W0047790

GESUNDHEIT
aus der Küche

GESUNDHEIT
aus der Küche

Wie Sie ganz einfach bei jeder Mahlzeit Ihre
Gesundheit fördern können

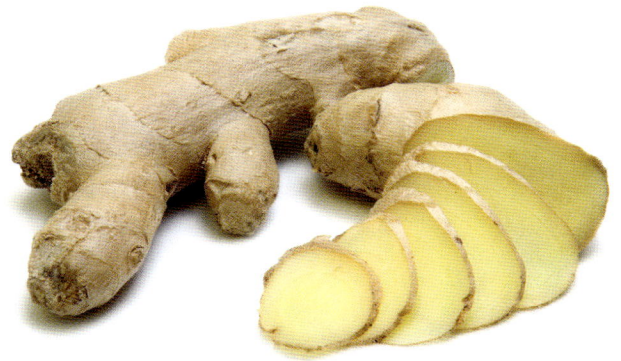

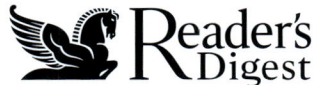
Reader's Digest

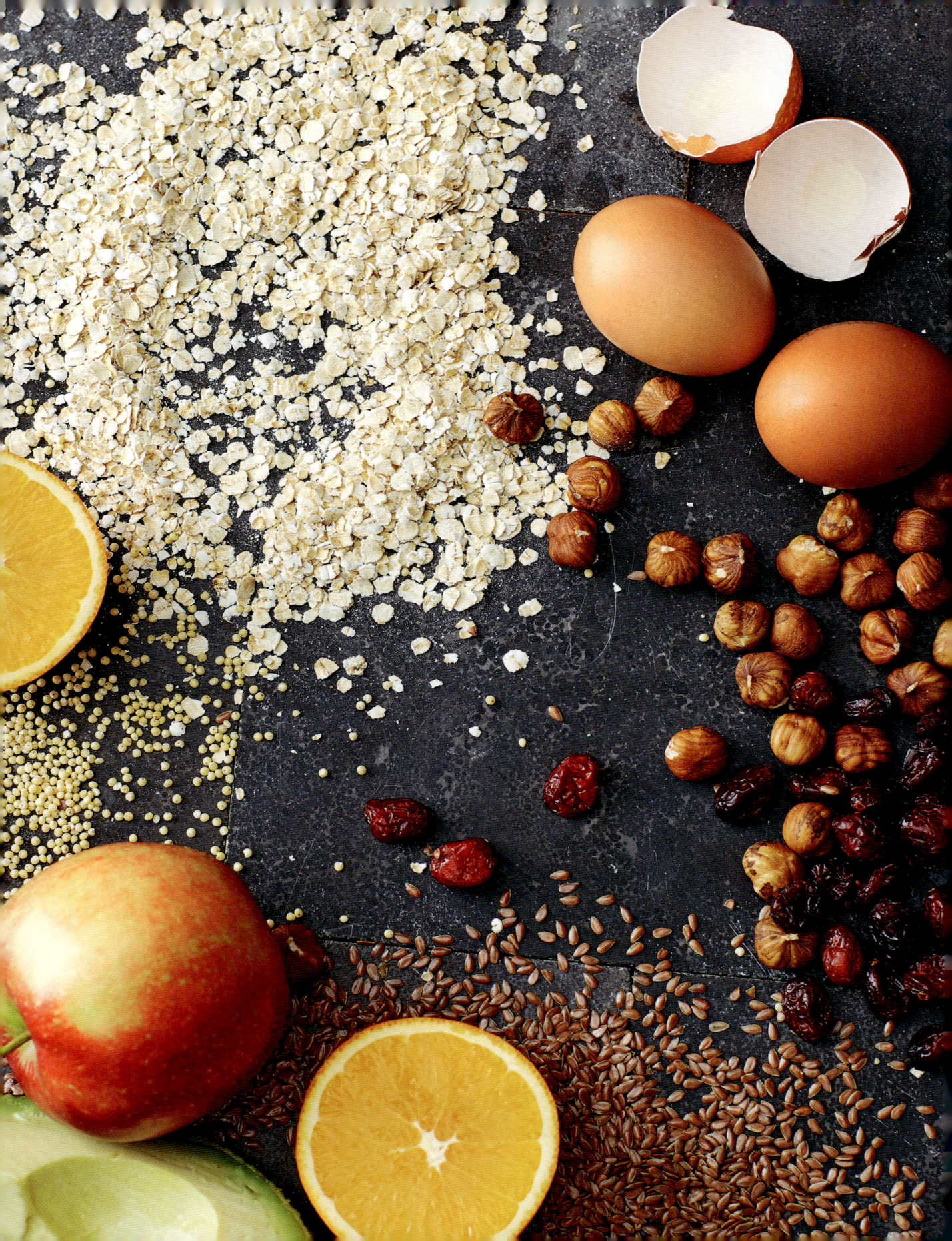

VORWORT

Eine ausgewogene Ernährung spielt eine Schlüsselrolle für unsere Gesundheit. Mittlerweile haben Ernährungsmediziner und -wissenschaftler herausgefunden, dass das falsche Essen krank machen kann. Unsere Wohlstandsernährung mit zu viel Zucker und „schlechten" Kohlenhydraten und „falschem" Fett tut dem Körper nicht gut. Ganz offensichtlich wird dieser Zusammenhang bei Krankheiten wie Diabetes, Gicht, Bluthochdruck oder Fettstoffwechselstörungen. Hier ist der Stoffwechsel aus der Balance geraten. Es gibt immer häufiger Menschen, die Übergewicht haben und gleichzeitig an Nährstoffmangel leiden. Ständig neue Diäten und einseitige Ernährungstrends machen die Situation nicht besser. Fast 80 Prozent aller Krankeiten in unserem Umfeld sind ernährungsbedingt. Dass wir uns immer weniger bewegen (müssen), ist ein weiterer Punkt, der hier ins Spiel kommt.

Doch jeder kann etwas dafür tun, um die sogenannten Zivilisationskrankheiten zu vermeiden oder abzumildern. Diabetes kann mit der richtigen Ernährung sogar geheilt werden. Studien besagen, dass die Chancen je nach Ursache der Erkrankung bei 10 bis 70 Prozent liegen. Auch auf Erkrankungen wie multiple Sklerose oder Colitis ulcerosa hat eine ausgewogene, gesunde Ernährung einen positiven Einfluss. Lassen Sie sich diese Möglichkeit auf ein gesundes, aktives Leben nicht entgehen.

Über Jahre entstandene Ernährungsgewohnheiten sind oft nicht einfach abzulegen. Viele Menschen haben Angst davor, auf alles verzichten zu müssen und ständig Hunger zu haben. Das hält sie davon ab, etwas zu ändern. Doch eine gesunde Ernährung soll mit Genuss und Freude am Essen zu tun haben. Dieses Buch zeigt Ihnen, wie Sie das erreichen können.

INHALT

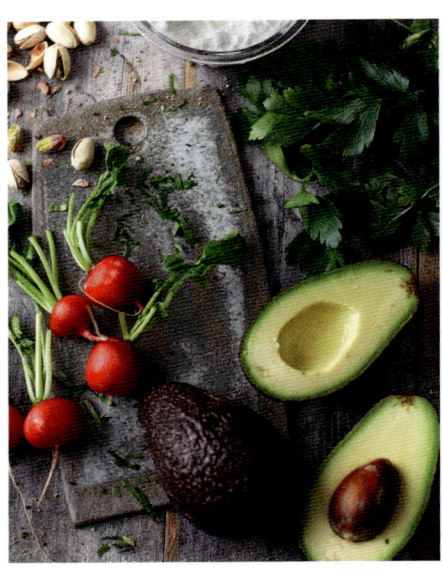

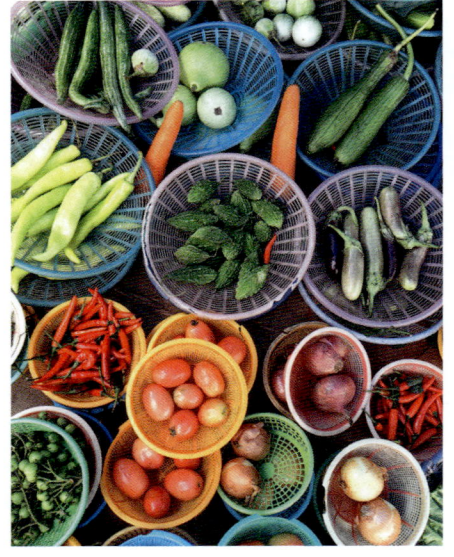

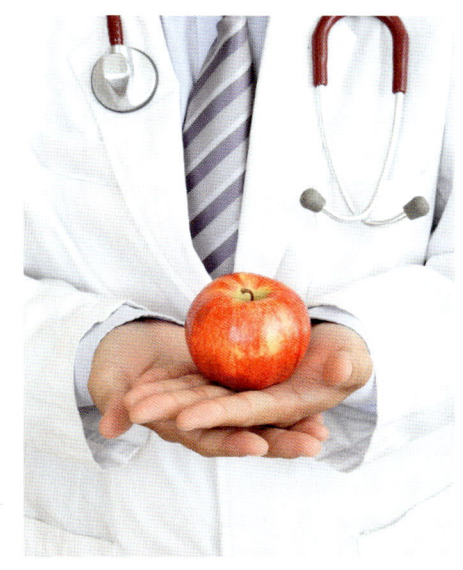

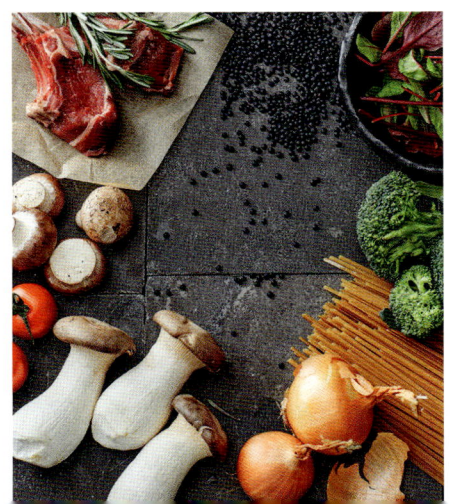

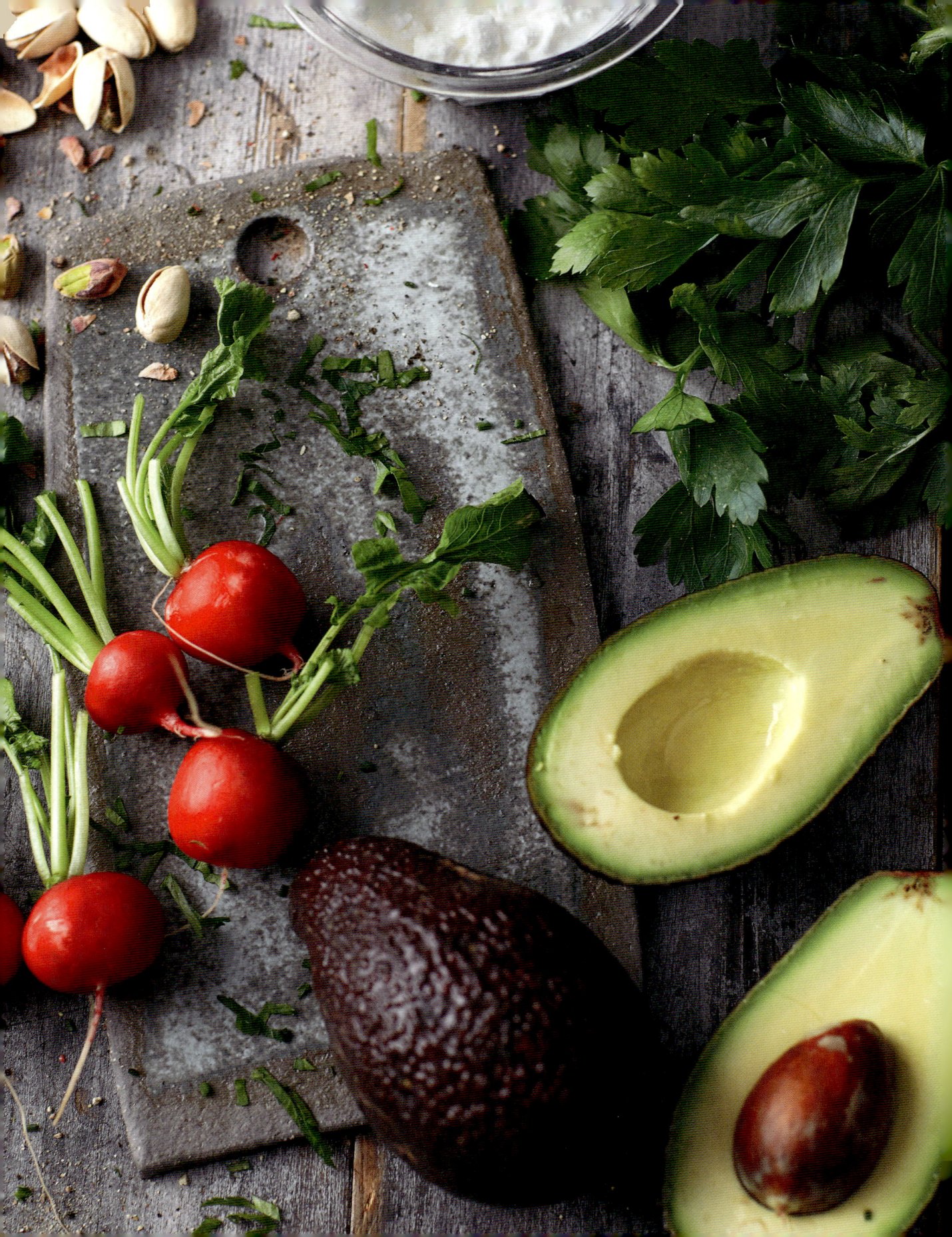

ERNÄHRUNG UND GESUNDHEIT

So manche Leckerei wie Schnitzel, Torte oder Lasagne
liegt uns schwer im Magen. Doch welche Lebensmittel sind
wirklich gut für uns? Welche Nährstoffe braucht
der menschliche Körper und wieviele davon?
Dieses Grundlagenwissen liefert Ihnen dieses Kapitel.
Denn ein gesundes Körpergewicht, ein funktionierender
Stoffwechsel und Freude am Essen sind Grundlagen für
unsere Gesundheit und unser Wohlbefinden.

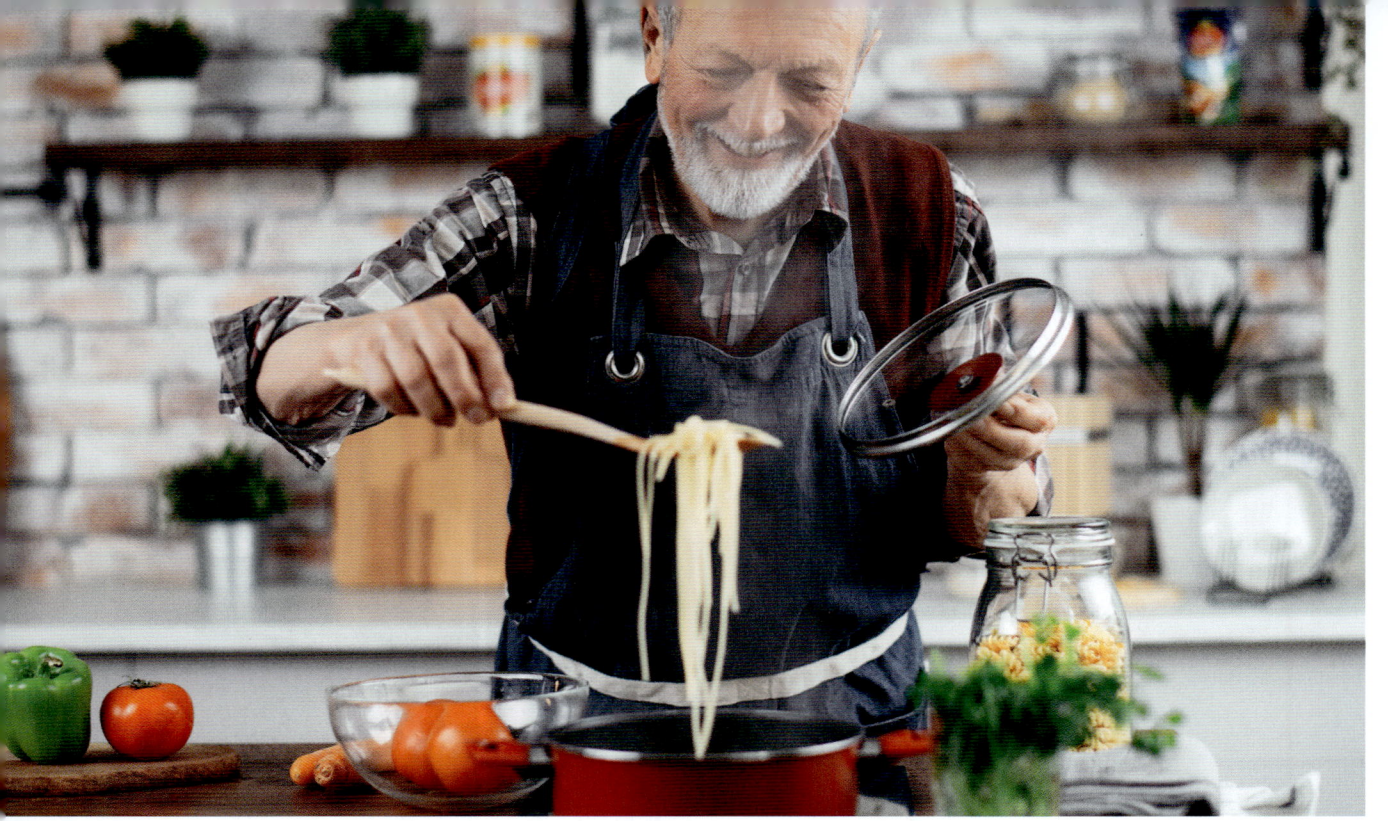

DER TREIBSTOFF DES KÖRPERS: KOHLENHYDRATE

Proteine, Fett und Kohlenhydrate sind die grundlegenden Säulen unserer Ernährung. Kohlenhydrate sind dabei wertvolle Energielieferanten.

Doch bei „Kohlenhydraten" schrillen bei manchem die Alarmglocken: Sie machen dick, sind ungesund und am besten sollte man möglichst wenig davon konsumieren. Doch sie gehören zu einer ausgewogenen Ernährung dazu. Vor allem beim Essen gilt die Weisheit des Schweizer Arztes und Philosophen Paracelsus (1493 bis 1541): „Allein die Dosis macht's, dass ein Ding kein Gift sei." Es kommt auf die Menge und die Art der Kohlenhydrate an. Ab und an Spaghetti sind kein Problem, vor allem wenn man die gesündere Vollkornvariante wählt. Auch mal ein Stück Kuchen oder eine Portion Pommes frites sind erlaubt. Gesunde Ernährung bedeutet keineswegs in erster Linie Verzicht. Der Körper entbehrt nichts, sondern gewinnt an Wohlbefinden und Gesundheit durch einen guten Mix an Nährstoffen.

Kohlenhydrate sind neben Fetten (siehe Seite 20) der wichtigste Energielieferant für den Körper, vor allem für Muskel- und Gehirnzellen. Des Weiteren sind sie wichtig für die Verstoffwechselung von Eiweißen und Fetten. Kohlenhydrate bestehen aus Zuckermolekülen. Je nachdem, wie viele Moleküle sich aneinanderreihen, spricht man von

- **Einfachzucker (Monosaccharide)** wie Traubenzucker (Glukose) und Fruchtzucker,
- **Zweifachzucker (Disaccharide)** wie Haushaltszucker, Malz- und Milchzucker oder
- **Mehrfachzucker (Polysaccharide)** wie die Stärke.

GLUKOSE, DER HAUPTBRENNSTOFF

Mit der Nahrung aufgenommene Kohlenhydrate müssen im Darm in Glukosemoleküle zerlegt werden, um in die Blutbahn gelangen zu können. Unter Anwesenheit des von der Bauchspeicheldrüse ausgeschütteten Hormons Insulin wird der Zucker aus dem Blut in die Körperzellen aufgenommen. Eine bestimmte Konzentration von Zucker im Blut ist überlebensnotwendig, darum wird bei Zuckermangel über den Abbau von Glykogen (Speicherzucker) aus der Leber der Blutzuckerspiegel wieder angehoben. Bei anhaltendem Hunger wird in der Leber aus Körpereiweiß Zucker synthetisiert, damit vor allem das Gehirn weiterhin mit Zucker versorgt werden kann.

Zweifachzucker, wie er zum Beispiel in Süßigkeiten enthalten ist, lässt den Blutzuckerspiegel rasch ansteigen und rasch wieder abfluten mit der Folge, dass der Hunger sehr schnell und plötzlich zurückkommt. Mehrfachzucker, wie er zum Beispiel in Vollkornprodukten vorkommt, sorgt hingegen für einen langsameren Blutzuckeranstieg und -abfall und damit für ein anhaltendes Sättigungsgefühl.

GUTE KOHLENHYDRATE

Zu den guten Kohlenhydraten zählen die vollwertigen, unverarbeiteten Kohlenhydrate mit einem niedrigen glykämischen Index. Der bedeutet, dass sie den Blutzucker nicht so rasch ansteigen lassen, unter anderem weil sie noch den ursprünglichen Ballaststoffgehalt besitzen.

Ballaststoffe sind unverdauliche Bestandteile natürlicher Lebensmittel, sie fördern die Verdauung, senken den Cholesterinspiegel, bewirken ein Sättigungsgefühl und mindern das Risiko, an Dickdarmkrebs zu erkranken. Eine 2019 in der Fachzeitschrift *The Lancet* veröffentlichte Studie zeigte, dass durch die Erhöhung der Ballaststoffzufuhr von < 15 Gramm auf 25 bis 30 Gramm das Risiko für einen vorzeitigen Tod um mindestens 15 Prozent sinkt!

Besonders ballaststoffreiche Lebensmittel:

- **Gemüse** wie Möhren, Brokkoli, Fenchel, Grünkohl, Kartoffeln (gekocht und abgekühlt), Spinat, Kürbis, Sellerie, Pastinaken.
- **Obst**, vor allem Avocado, Brombeeren, Johannisbeeren, Kumquats, Zitrusfrüchte.

> ### WIE VON SELBST
>
> Sollten Sie bislang eher zu denjenigen gehören, die sich überwiegend von Fastfood, Fertigprodukten mit künstlichen Aromen und Geschmacksverstärkern und gezuckerten Lebensmitteln ernährt haben, dann sind die gesunden Ernährungsempfehlungen in diesem Kapitel für Ihren Körper Neuland und durchaus gewöhnungsbedürftig. Geben Sie der gesunden Ernährung dennoch eine Chance. Nach dem Motto „Steter Tropfen höhlt den Stein" wird Ihr Körper nach einigen Wochen der Ernährungsumstellung die gesünderen, „neuen" Lebensmittel lieben. Er wird wie von selbst danach verlangen und die alten Ernährungsgewohnheiten links liegen lassen. Der Heißhunger auf Currywurst, Pommes frites und Co. wird seltener werden – das ist die Erfahrung aus der Praxis.

- **Vollkorngetreide** wie Gerste, Dinkel, Grünkern, Hafer, Roggen, Emmer.
- **Getreideähnliches** wie Buchweizen, Quinoa, Amarant.
- **Nüsse und Kerne** wie Walnuss, Haselnuss, Sonnenblumenkerne, Sesamsamen, Leinsamen, Flohsamen.
- **Hülsenfrüchte** wie Erbsen, Linsen, Bohnen, Kichererbsen, Soja.

SCHLECHTE KOHLENHYDRATE

Industriell verarbeitete (raffinierte, isolierte) Kohlenhydrate sind ungesund. Oft sind die Ballaststoffanteile reduziert, die Lebensmittel haltbarer oder leichter zu handhaben. Zu dieser Gruppe zählen vor allem Weißmehl, polierter Reis und Haushaltszucker. Zusätzlich sind diese Lebensmittel auch noch arm an wichtigen sekundären Pflanzenstoffen, Vitaminen und Spurenelementen (siehe ab Seite 22). Man spricht daher von leeren Kalorien. Fertigprodukte können große Mengen an verstecktem Zucker enthalten, etwa Fruchtjoghurt, Ketchup oder Dressings.

ZUCKER: EIN BESONDERER STOFF

Das Süßungsmittel Zucker gehört zu den schlechten Kohlenhydraten. Es ist aber in unseren Lebensmitteln in so vielfältiger Form allgegenwärtig, dass es sich lohnt, die verschiedenen Zuckerarten genauer anzusehen.

29 Stück Würfelzucker – das entspricht der Menge an Zucker, die jeder Deutsche pro Tag im Durchschnitt isst. Sie verstecken sich aber nicht nur in der Zuckerdose, sondern auch in Obst, Gemüse, Kartoffeln, Reis, Brot, Gebäck, in Fertiggerichten, Konserven und sogar in Fleischprodukten und Wurst.

Die Empfehlung für den täglichen Zuckerkonsum der Weltgesundheitsorganisation (WHO) liegt deutlich niedriger. Sie lautet: Höchstens 6 Teelöffel Zucker pro Tag sind noch gesund, höhere Mengen dagegen sind schädlich.

Aber dem Zucker zu entkommen ist gar nicht so einfach, denn Zucker macht süchtig, indem er das Gehirn für den Eiweißstoff Tryptophan sensibilisiert. Tryptophan wird im Gehirn in Serotonin umgewandelt. Dieser Neurotransmitter gilt als das Glückshormon schlechthin. Er wirkt antidepressiv und macht gute Laune. Nicht umsonst trösten sich viele bei Liebeskummer mit der berühmten Tafel Schokolade.

GÄNGIGE ZUCKERARTEN

GLUKOSE (TRAUBENZUCKER)
Glukose ist ein Einfachzucker, welcher direkt vom Darm in die Blutbahn gelangt. In Sportriegeln oder pur liefert er schnell Energie. Glukose ist Bestandteil anderer Zuckerarten wie Laktose. Ihre Süßkraft liegt bei 75 Prozent des Haushaltszuckers und ist damit relativ gering.

FRUKTOSE (FRUCHTZUCKER)
Fruktose besitzt die 1,2-fache Süßkraft von Haushaltszucker. Außer in Früchten, daher der Name, ist sie auch in Gemüse und Getreide enthalten. Haushaltszucker (Saccharose, siehe rechte Seite) hat einen Fruktoseanteil von 50 Prozent. Fruktose lässt den Blutzuckerspiegel langsamer ansteigen und für die Verstoffwechselung ist kein Insulin nötig. Darum wurde sie lange Zeit Diabetikern als Ersatz für Haushaltszucker empfohlen. Davon ist man mittlerweile abgekommen, weil Fruktose den Stoffwechsel anderweitig ungünstig beeinflusst. Vorsicht ist allgemein geboten bei Obst: Es ist zucker- und kalorienreicher, als viele denken. Das gilt besonders für Obstsäfte, weil diese nicht mehr die Ballaststoffe der natürlichen Frucht enthalten, und für Trockenobst, weil der Zucker hier in konzentrierter Form vorliegt.

Nicht nur für Diabetiker gilt darum: Obst in Maßen und möglichst naturbelassen verzehren. Ein zu hoher Obstkonsum lässt außerdem Harnsäure und Triglyzeridwerte im Blut ansteigen, Leberverfettung und nichtalkoholische Leberentzündungen wurden aus diesem Grund beobachtet. Die Empfehlung der

Wer Obst liebt, sollte es möglichst frisch und naturbelassen genießen.

Deutschen Gesellschaft für Ernährung lautet: Mindestens 400 Gramm und maximal 600 Gramm Obst pro Tag. Das sind zwei Portionen, entsprechend zwei Handvoll. Ich empfehle Ihnen zusätzlich: Ersetzen Sie fruchtzuckerreiches Obst wie Bananen und Weintrauben besser durch weniger kalorienreiche Früchte wie säuerliche Äpfel, Beeren und Zitrusfrüchte.

SACCHAROSE (HAUSHALTSZUCKER)

Der wohlbekannte Kristallzucker besteht je zur Hälfte aus Glukose und Fruktose. Daher Vorsicht bei Fruktoseintoleranz! Haushaltszucker wird aus Zuckerrüben und Zuckerrohr hergestellt. Er spendet schnell Energie und ist in fast jedem industriell verarbeiteten Lebensmittelprodukt enthalten, zum Beispiel in Limonaden und Fruchtsaftgetränken, Schokolade, Ketchup, Fertiggerichten und Süßwaren. Echter brauner Zucker (Rohrohrzucker oder Melasse – nicht weißer Zucker, der nachträglich gefärbt wurde) enthält durch das Herstellungsverfahren etwas mehr Mineralstoffe als weißer Zucker. Dies ist aber zu vernachlässigen, viel gesünder als weißer Zucker ist er nicht. Einen Vorteil hat er jedoch: Er schmeckt aromatischer, sodass wir vielleicht weniger davon verwenden.

LAKTOSE (MILCHZUCKER)

Sie kommt natürlicherweise in Milch und Milchprodukten vor. Die Süßkraft entspricht einem Viertel von der des Haushaltszuckers. Laktose lässt den Blutzuckerspiegel langsamer ansteigen. Vorsicht natürlich bei Laktoseunverträglichkeit!

MALTOSE (MALZZUCKER)

Maltose ist knapp halb so süß wie Haushaltszucker. Sie wird in der Industrie Lebensmitteln wie Backwaren, Frühstücksflocken und Getränken zugesetzt.

ZUCKERALTERNATIVEN

Besonders in den Bioabteilungen von Supermärkten finden wir die folgenden Süßungsmittel. Nicht alle eignen sich für eine gesunde Ernährung, weil sie nicht unbedingt besser sind als Zucker pur.

„ESSPAPIER"

Der Ernährungsmediziner Prof. Dr. med. Thomas Kurscheid machte 1989 als Medizinstudent in Indien folgende Beobachtung: Die Kühe, die als heilig gelten und darum auch in den Städten frei herumlaufen und fast alles dürfen, machten sich über das Altpapier her und fraßen es auf. Sie konnten Papier offensichtlich verdauen. Papier besteht aus Zellulose, dem Baustoff der Zellwände von Pflanzen. Ähnlich wie die Stärke in der Kartoffel setzt sich Zellulose aus vielen Zuckereinheiten zusammen. Die Kuh besitzt eine andere Mikrobiota (Bakterienzusammensetzung) im Darm, und die schafft es, die Zellulose bei der Verdauung in Zucker zu zerlegen. Dieser steht dann als Energielieferant zur Verfügung. Der Mensch kann diese Pflanzenbestandteile (und bekanntermaßen auch Papier) nicht verdauen.

AGAVENDICKSAFT

Der goldgelbe, klare Sirup wird aus dem Saft der Agave, einer mexikanischen Wüstenpflanze gewonnen. Man ritzt die Blätter an und kocht den austretenden Saft ein. Agavendicksaft besteht zu fast 100 Prozent aus Fruktose und süßt darum sehr stark. Dadurch braucht man weniger als im Vergleich zu Haushaltszucker für den gleichen Geschmack. Allerdings treffen natürlich die gesundheitlichen Nachteile der Fruktose (siehe dazu linke Seite) auch hier zu.

HONIG

Das köstliche Bienenerzeugnis enthält rund 30 Prozent Glukose und 40 Prozent Fruktose. Je nach Herkunft des Nektars schmeckt Honig unterschiedlich intensiv und süß. Geschmacklich ist er reinem Zucker weit überlegen, aber nicht von der gesundheitlichen Wirkung her. Genießen Sie ihn sparsam als Extra. Kaufen Sie Honig wenn möglich vom Imker, dann leisten Sie zusätzlich einen Beitrag zur Artenvielfalt.

REISSIRUP

Er zählt zu den ältesten Süßungsmitteln der Welt. Für die Herstellung wird Reismehl mit Wasser erhitzt und mit natürlichen Enzymen versetzt. Diese spalten die im Reis enthaltene Stärke auf. Reissirup süßt weniger intensiv als Honig, enthält aber auch wertvolle Mineralstoffe (Kalzium, Kalium, Magnesium, Phosphor und Eisen). Reissirup kann eine sinnvolle Alternative zu Zucker sein.

KOKOSBLÜTENZUCKER

Diese exotisch klingende Zuckerart wird aus dem Saft der Blüten der Kokospalme gewonnen. Der Zucker eignet sich etwas besser für Diabetiker, denn er lässt den Blutzuckerspiegel um einiges langsamer ansteigen. Nichtsdestotrotz besteht er zu 90 Prozent aus Saccharose wie der gewöhnliche Haushaltszucker. Kalorienreich ist also auch diese Zuckerart. Abgesehen davon sind aber Mineralstoffe, Spurenelemente, Vitamine, Proteine, Fette und Fasern (die wirken als Ballaststoffe) enthalten, die ihn wertvoller als Haushaltszucker machen und den Blutzuckeranstieg verlangsamen.

ZUCKERAUSTAUSCHSTOFFE

Gleich vorweg: Zuckeraustauschstoffe und Süßstoffe sind nicht empfehlenswert. Als künstlich hergestellte oder natürliche Ersatzstoffe für Zucker besitzen sie zwar eine wesentlich höhere Süßkraft und haben kaum Kalorien. Sie schlagen somit nicht beim Gewicht zu Buche. Aber der Körper lässt sich nicht so einfach täuschen. Die eingesparten Kalorien befriedigen oft nicht wirklich den Hunger auf Süßes, und darum neigt man dazu, an anderer Stelle umso mehr zuzuschlagen. Insulin wird bei dem Gebrauch von Zuckeraustauschstoffen nämlich trotzdem ausgeschüttet, wenn auch weniger. Zudem erhält das Gehirn die Information „süß" und erwartet das Anfluten von Glukose. Bleibt diese aus, fordert unser Steuerorgan unnachgiebig echten Zucker.

Wenn Sie Lebensmittel mit Süßstoffen verwenden wollen, zum Beispiel ein Cola-light-Getränk, dann bitte direkt zu den Mahlzeiten, damit diese Effekte nicht eintreten.

ZUCKERFALLEN IM SUPERMARKT

Ist ein Produkt wirklich so zuckerarm wie versprochen? Achten Sie beim Kauf von Joghurt und Co. darauf, auf welche Gesamtmenge des Produktes sich der auf der Verpackung angegebene Zuckergehalt bezieht. Bedenken Sie außerdem immer: Auch salzige Produkte wie zum Beispiel Krautsalat, Ketchup und Fertigsoßen enthalten sehr oft große Mengen an zugesetztem Zucker.

Vorsicht bei Aufdrucken wie „Weniger Zucker" oder Ähnlichem. Das Produkt enthält vielleicht weniger Zucker, die Frage lautet nur: weniger als was? Vielleicht weniger Zucker als im Vorgängerprodukt ... Ebenso zweifelhaft ist der Werbeslogan „Mit natürlicher Fruchtsüße". Das bedeutet meist einfach nur einen hohen Zusatz an Fruktose. Solche Werbeversprechen sind noch zu wenig reguliert und Gegenstand von Gerichtsprozessen.

Zuckeraustauschstoffe und ihre Lebensmittelkennnummern sind:
- Sorbit (E420)
- Mannit (E421)
- Isomalt (E953)
- Maltit (E965)
- Maltitol-Sirup (E965)
- Lactit (E966)
- Xylit / Xylitol (E967)

Diabetikern wird noch immer oft Sorbit empfohlen, weil zur Verstoffwechselung kein Insulin notwendig ist. Sorbit enthält weniger Kalorien als Zucker, aber nur die Hälfte der Süßkraft des Zuckers. Man muss doppelt so viel verwenden, um die gleiche Süße auf der Zunge zu erzielen. Außerdem tritt der beschriebene Effekt ein, dass das Gehirn unzufrieden ist. Der Vorteil von Sorbit und Xylit ist die geringe Karies auslösende Wirkung. Daher werden diese Zuckeraustauschstoffe gerne in Zahnpflegekaugummis und Zahnpasta verwendet.

ZUSATZSTOFFE – EINE BELASTUNG?

Leider findet sich in unserer täglichen Nahrung auch einiges, was hier besser nicht sein sollte: Neben Unmengen an Zucker auch industriell benötigte Zusatzstoffe oder Giftstoffe und Rückstände aus der Umwelt.

Die meisten Lebensmittelzusätze sind unbedenklich. Es gibt in der EU 320 zugelassene Zusatzstoffe, die auf der Verpackung mit E-Nummern gekennzeichnet werden müssen. Pektin (E440) ist ein altbewährtes Geliermittel, um Marmeladen und Konfitüre herzustellen. Ascorbinsäure (E300) ist auch für Bioprodukte zugelassen und verhindert, dass fetthaltige Lebensmittel wie Frikadellen ranzig werden.

Zusatzstoffe verbessern Geschmack sowie Haltbarkeit von Lebensmitteln und machen sie sicherer. Einige werden aus natürlichen Stoffen gewonnen, die meisten wurden im Labor entwickelt und unterliegen strengen Hygiene- und Zulassungsprüfungen.

Auch wenn Zusatzstoffe geprüft und getestet werden, sind sie nicht unbedingt gesundheitsfördernd. Die Konservierungsmittel Natriumsulfit und Natriumbenzoat beispielsweise hemmen das Sättigungsgefühl und verleiten dazu, mehr zu essen als nötig. Forscher sehen hier eine Ursache von Übergewicht.

Ein weiteres Beispiel ist Carragen. Der Stoff wird jeder konventionell hergestellten Sahne zugesetzt und mit dem Auftreten von Darmentzündungen in Zusammenhang gebracht. Besonders kritisch ist der Zusatz von künstlichem Phosphat in Cola, Schmelzkäse oder als Rieselhilfe in pulverförmigen Lebensmitteln wie Kakao.

Auch fast alle Wurstwaren sind damit versetzt. Phosphat stabilisiert das jeweilige Produkt, bindet Wasser und erhöht damit das Verkaufsgewicht. Es schädigt allerdings auch die Nieren – so ist nachgewiesen, dass durch die hohe Phosphataufnahme über viele Fertigprodukte in Deutschland rechnerisch 2000 Menschen jährlich früher sterben müssen, weil ihre geschädigten Nieren früher versagt haben. Außerdem schadet Phosphat in Nahrungsmitteln der Knochengesundheit und fördert „Arterienverkalkung" sowie Hautalterung.

UMWELTGIFTE – BEISPIEL ARSEN

Auch Umweltbelastungen können die Qualität unserer Nahrung verschlechtern. Und Bioware ist nicht immer frei von Umweltgiften. Fast weltweit ist beispielsweise Reis mit Arsen belastet.

Wird Arsen in kleinen Mengen regelmäßig aufgenommen, können Blutgefäße und Nerven geschädigt werden, die Gefahr von Herz-Kreislauf-Erkrankungen und Krebs steigt. Wäscht man den Reis vor dem Kochen, wird der Arsenanteil jedoch reduziert.

In Reiswaffeln, Reisbrei oder Reismilch wird auch Arsen nachgewiesen – die Verbraucherzentrale empfiehlt daher, solche Produkte nur in Maßen und gelegentlich zu verzehren. Dann überwiegen die gesundheitlichen Vorteile von Reis (siehe Seite 17).

GESCHMACKSVERSTÄRKER

Einer der bekanntesten Zusatzstoffe ist der Geschmacksverstärker Natriumglutamat (E621). Geschmacksverstärker haben selbst keinen Geschmack, verstärken aber den Geschmack von Nahrungsmitteln. Glutamat kommt natürlich in Lebensmitteln vor, wird aber auch sehr häufig zugesetzt. Eine gesundheitsschädliche Wirkung wird oft diskutiert, ist aber nicht bewiesen. Empfindliche Menschen mit Lebensmittelunverträglichkeiten sollten Produkte mit hohem Glutamatzusatz meiden. Ein weiterer Geschmacksverstärker wird oft unterschätzt: Salz. Es verleitet dazu, mehr zu essen und zu trinken. Zudem erhöht übermäßiger Salzverzehr die Gefahr für Bluthochdruck. Empfohlen werden nur 5 bis 6 Gramm Salz pro Tag.

GETREIDESORTEN –
DIE BESTEN DER BESTEN

Sogenannte Urgetreide mussten im Zuge der Industrialisierung Hochleistungsgetreidesorten wie stärke- und glutenreichem Weizen oder auch Roggen weichen. Jedes Getreide liefert uns – neben Kohlenhydraten – auch reichlich Eiweiß, Mineralstoffe und Vitamine.

1 EMMER

Wie Einkorn gehört er zu den ältesten kultivierten Getreidearten. Typisch für Emmerähren sind die Spelzen, die das Korn – wie bei Hafer, Dinkel oder Gerste – fest umschließen. Der „Steinzeit-Weizen" ist energieärmer als moderne Weizensorten, dafür reich an Mineralstoffen sowie Eiweiß. Sein hoher Gehalt an Betacarotin sorgt für die honigfarbene Färbung des Mehls, sein bemerkenswerter Gehalt an dem sekundären Pflanzenstoff Lutein schützt die Augen. Auch Magnesium, Zink und Eisen sind im Emmer in deutlich höherer Konzentration als in Reis oder Weizen enthalten. Emmer schmeckt nussig-herzhaft und ist ideal zum Brotbacken und als Einlage in Suppen, Salaten, Aufläufen und Bratlingen.

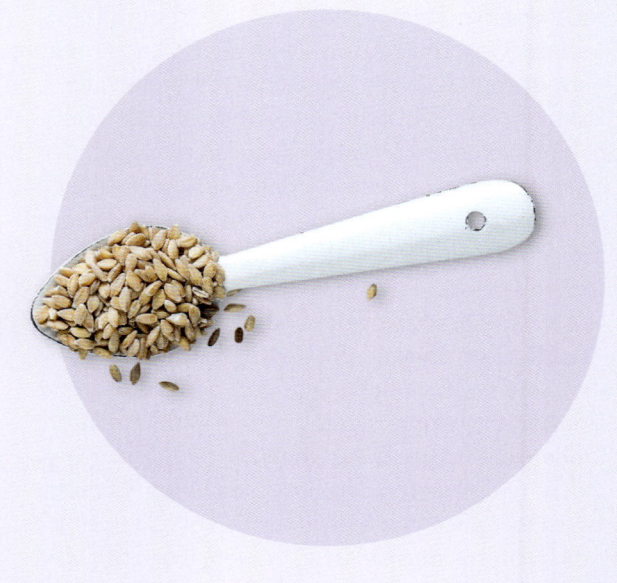

2 BUCHWEIZEN

Typisch für das Pseudogetreide aus der Familie der Knöterichgewächse ist sein kräftiger Geschmack. Es liefert reichlich B-Vitamine sowie die essenzielle Aminosäure Lysin. Diese ist unentbehrlich für die Bildung von Enzymen und Hormonen, die Gewebereparatur und für gesunde Arterienwände. Seine Ballaststoffe fördern die Verdauung.

3 HIRSE

Schon vor 8000 Jahren haben Menschen aus den goldgelben Kügelchen Fladenbrote gebacken – damit ist Hirse nicht nur das zweitälteste Getreide nach Einkorn, sondern auch das mit den meisten Mineralstoffen. Es gibt zahlreiche Arten in unterschiedlichen Farben, die auf weitere gesunde Inhaltsstoffe hinweisen.

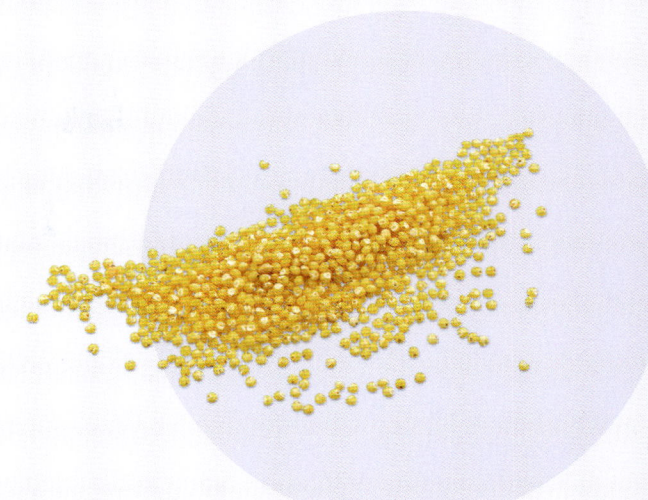

5 REIS

Reis ist – wie andere Getreidesorten – ein reines Naturprodukt. Das bedeutet, dass Reis nach der Ernte zwar gründlich gereinigt wird, aber ansonsten ohne weitere Behandlung von der Natur direkt in die Küche gelangt. Durch seinen ausgewogenen Anteil an wertvollen Mineralstoffen wie Kalium, Natrium, Jod, Zink, Kobalt, Fluor, Eisen und Phosphat spielt ungeschälter Reis in der gesundheitsbewussten Ernährung eine große Rolle. Der geringe Natriumgehalt sorgt dafür, dass nur wenig Wasser im Körper gespeichert wird. Außerdem ist er ballaststoffreich, glutenfrei und schützt so den Darm. Wann immer möglich, sollten Sie bei Reis die Vollkornvariante wählen, um die Nährstoffe aus den Randschichten mit aufnehmen zu können.

4 HAFER

Er ist eines der gesündesten Lebensmittel überhaupt, glutenarm und reich an vielen wichtigen Vitaminen, Mineralstoffen (besonders Magnesium, Phosphor, Eisen und Zink), Ballaststoffen und Antioxidantien. Besonders der lösliche Ballaststoff Beta-Glukan ist unter den Inhaltsstoffen hervorzuheben, er senkt den Blutzucker- und Cholesterinspiegel, wirkt positiv auf die Insulinreaktion, hält gut satt und unterstützt eine gesunde Darmflora. Zudem senkt Beta-Glukan effektiv den LDL-Anteil des Cholesterinspiegels. Als Faustregel für die optimale Aufnahmemenge in Hinblick auf seinen positiven Effekt gelten täglich 6 EL Haferflocken oder 4 EL Haferkleie.

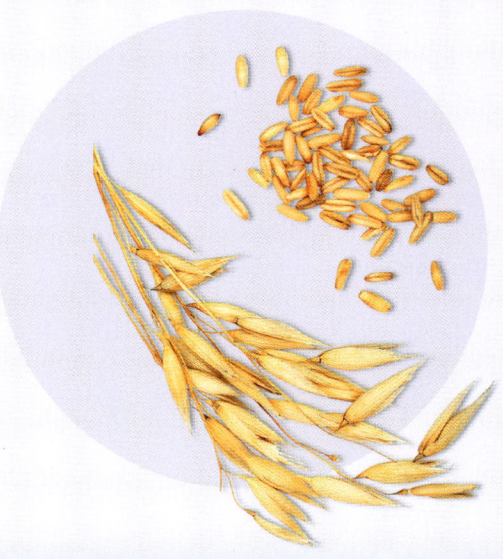

EIWEISSE (PROTEINE)

Protein ist die Sammelbezeichnung für alle in der Natur vorkommenden Eiweiße. Sie sind die Grundbausteine des menschlichen Körpers und daher lebenswichtig.

Neben Wasser (rund 70 Prozent der Körpermasse) sind Proteine die am häufigsten vorkommende Substanz im Körper. Sie sind unter anderem Bestandteile von Hormonen, Haut, Haaren und Enzymen, sind am Aufbau von Geweben und Organen beteiligt und spielen bei der Immunabwehr, Blutgerinnung, Steuerung der Genaktivitäten und vielen anderen Funktionen im Körper eine wichtige Rolle. Proteine sind die Grundbausteine des Lebens!

Diese Bausteine müssen wir regelmäßig mit der Nahrung aufnehmen. Hochwertige Proteine sind auch am Insulin- und Blutzuckerhaushalt beteiligt: Bei der Verstoffwechselung von Eiweiß wird das Hormon Glukagon freigesetzt, ein Gegenspieler des Insulins. Eiweiß im Essen sorgt also immer auch für einen ausgeglichenen Insulin- und Blutzuckerspiegel. Das ist für die Gesundheit und für das Körpergewicht von ganz entscheidender Bedeutung.

Es gibt noch einen weiteren Grund, uns mit hochwertigem Eiweiß zu versorgen, denn der Körper kann mindestens 8 der insgesamt 20 Aminosäuren, die er für die Zusammensetzung seiner Proteine benötigt, nicht selbst herstellen. Man nennt sie deshalb essenzielle Aminosäuren. Sie müssen also mit der Nahrung zugeführt werden, und das täglich, will man nicht die Risiken von Mangelerscheinungen in Kauf nehmen. Ein Eiweißmangel hat viele Folgen und wirkt sich zudem negativ auf das Körpergewicht aus: Wird dem Körper zu wenig Eiweiß mit der Nahrung zugeführt, dann holt er es sich aus den Muskeln. Das dort dann fehlende Eiweiß ersetzt er durch Fett, sodass ein Eiweißmangel mit einer Zunahme an Körperfett einhergeht.

Eiweiß enthält genauso viele Kalorien wie Kohlenhydrate, nämlich 4 Kilokalorien pro Gramm. Auf dem täglichen Speiseplan sollte mindestens 1 Gramm Eiweiß pro Kilogramm Körpergewicht stehen, also zum Beispiel 80 Gramm für einen 80 Kilogramm schweren Menschen. Ab dem 50. Lebensjahr sowie für Kraft- und Ausdauersportler werden bis zu 1,5 Gramm Eiweiß pro Kilogramm Körpergewicht empfohlen. Damit beugt man einem Muskelabbau und auch dem Verlust von Hirnmasse vor. Eine Studie des Deutschen Instituts für Ernährungsforschung in Potsdam (2011) konnte zeigen, dass Patienten, die abgenommen hatten, ihr Gewicht mittels einer eiweißreichen Ernährung am besten halten konnten. Beim Abbau von Eiweiß wird, wie bereits erwähnt, der Gegenspieler des Insulins, das Glukagon, ausgeschüttet. Ist die zugeführte Nahrung zu wenig eiweißreich, bleibt der Insulinspiegel erhöht, und das erzeugt Hunger.

GUTE UND NICHT SO GUTE PROTEINE

Es gibt gute und weniger gute Eiweißlieferanten. Lieber natürliches Eiweiß als Proteinshakes, das ist keine Frage. Bei der Herkunft des Proteins – ob rein pflanzlich, Milchprodukte, Fleisch oder Eier – gibt es allerdings ein paar Dinge zu beachten.

Um die – im Vergleich zu Tiereiweiß etwas schlechtere – Verwertungsrate von pflanzlichem Eiweiß zu verbessern, sollten verschiedene Eiweißquellen kombiniert werden. So kann die sogenannte biologische Wertigkeit sogar höher werden als die vom Eiweiß eines Hühnereis (Wertigkeit 100). Beispiele für gute Kombis sind: Ei und Kartoffel (Wertigkeit 136), Milch und Weizenmehl (125), Ei und Milch (119), Milch und Kartoffel (114), Ei und Mais (114), Bohnen und Mais (99). Natürlich sind auch andere Kombinationen denkbar – wie Reis mit Bohnen oder Linsen mit Pasta. Sie können auch auf tierische Proteine zurückgreifen, ein Übermaß davon ist jedoch kritisch zu sehen. Auch welches tierische Eiweiß man zu sich nimmt, ist entscheidend.

Eine Kombination aus hochwertigem pflanzlichem Eiweiß (Hülsenfrüchte, Sojaprodukte, Vollkorn) und magerem tierischem Eiweiß (mageres, unverarbeitetes Fleisch oder Fisch) ist ideal. Die Empfehlung der DGE (Deutsche Gesellschaft für Ernährung) lautet: maximal 300 bis 600 Gramm Fleisch pro Woche inklusive Wurstwaren. Es wäre allerdings am besten, gar keine Wurst zu essen, wegen des hohen Nitratgehaltes und dem damit verbundenen erhöhten Dickdarmkrebsrisiko. Wenn Sie Fleisch essen, dann bitte aus Biohaltung, denn es enthält bessere Fettsäuren und ist etwas magerer. Bevorzugen Sie generell mageres Fleisch. Sehr fettes oder stark marmoriertes Fleisch, wie es zum Beispiel für Schweinebraten verwendet wird, ist als Eiweißquelle nicht empfehlenswert, weil es zu viele ungesunde (gesättigte) Fettsäuren liefert.

Eine besonders gute Eiweißquelle ist Seefisch, er enthält neben wertvollen Proteinen auch Omega-3-Fettsäuren. Fettreiche Seefische wie Lachs, Makrele oder Hering liefern reichlich Omega-3-Fettsäuren. Magerfische wie Kabeljau oder Seelachs liefern zwar weniger Fettsäuren, sind jedoch bekömmlicher und kalorienärmer. Am besten greift man abwechselnd auf beide Fischarten zurück.

GESUNDE EIWEISSLIEFERANTEN
- Geflügel (Huhn, Pute möglichst aus artgerechter Tierhaltung – ohne fette Haut).
- Fisch (Lachs, Makrele, Thunfisch und andere fette Fischsorten).
- Mageres Fleisch (Kalb, Lamm, Wild).
- Magerer Schinken.
- Käse, Quark und Joghurt.
- Eier.
- Hülsenfrüchte (Erbsen, Bohnen, Linsen, Kichererbsen).
- Vollkornprodukte.
- Nüsse und Samen.
- Sojaprodukte (z. B. Tofu, ungesüßter Sojadrink)

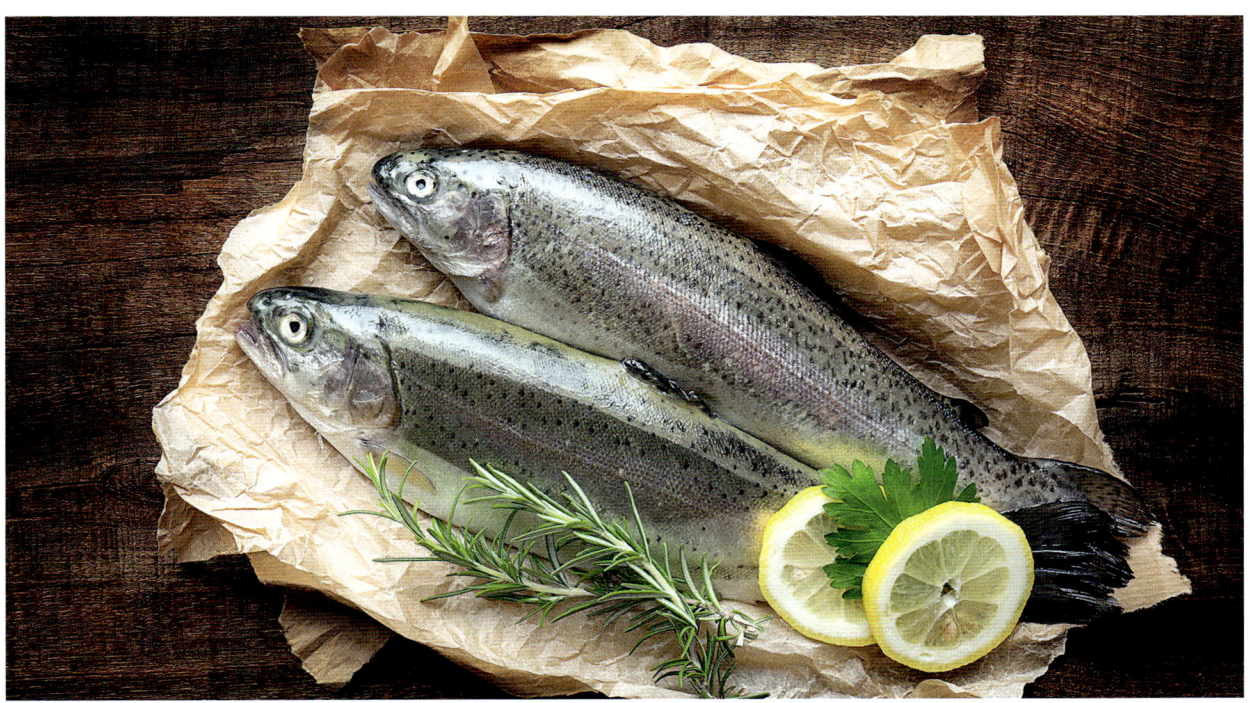

Fisch liefert Proteine und vor allem reichlich Omega-3-Fettsäuren – besonders fette Seefische wie Lachs, Makrele und Hering. Ein- bis zweimal pro Woche sollte Fisch auf Ihrem Speiseplan stehen.

FETTE – GUT ODER SCHLECHT?

Fett hat keinen guten Ruf – gilt es doch als Dickmacher und Verursacher vieler Krankheiten. Doch ohne die richtigen Fette funktioniert unser Körper nicht.

Fette gehören neben Kohlenhydraten und Eiweißen zu unseren Hauptenergielieferanten. Je nach der chemischen Struktur, genauer: der Anzahl der Doppelbindungen im Fettsäuremolekül, spricht man von gesättigten beziehungsweise einfach (eine Doppelbindung) und mehrfach (mehrere Doppelbindungen) ungesättigten Fettsäuren.

Vorwiegend die tierischen Fette sind reich an gesättigten Fettsäuren, pflanzliche Öle und fetthaltige pflanzliche Lebensmittel enthalten eher ungesättigte Fettsäuren.

Mehrfach ungesättigte Fettsäuren sind für den Körper essenziell, das heißt, er kann sie selbst nicht herstellen. Sie sind unverzichtbar für den Aufbau von Körperzellmembranen, für die Synthese von Hormonen und Enzymen, als Bestandteil der Gehirnsubstanz sowie für die unzähligen Stoffwechsel- und Reparaturvorgänge im Körper. Die Fettsäuren werden darüber hinaus für die Aufnahme der fettlöslichen Vitamine A, D, E und K benötigt.

DREI AUFGABEN

Fett erfüllt im Körper im Wesentlichen die folgenden drei Aufgaben:

- **Fett dient als Treibstoff:**
  In Form von Fettgewebe gespeichertes Fett ist ein kurzzeitig gespeicherter Treibstoff, der dem Körper Tag und Nacht zur Verfügung steht. Viele Reparaturprozesse in den Zellen werden erst durch Fett möglich. Zudem dient Fett für die Auffüllung der Glukosedepots der Muskeln.

- **Zellwachstum und -erneuerung benötigen Fett:**
  Die Zellwände der rund 30 bis 100 Billionen Körperzellen bestehen zum größten Teil aus ungesättigten Fettsäuren. Pro Sekunde sterben 50 Millionen Zellen ab und werden wieder erneuert, dementsprechend benötigen wir große Mengen an ungesättigten Fettsäuren. Aber nicht nur unsere Zellwände, sondern auch die Verbindungen zwischen den Gehirnzellen (Synapsen), Sexualhormone und viele andere chemische Botenstoffe bestehen aus ungesättigten Fettsäuren.

- **Fett fungiert als Energiespeicher:**
  Gesättigte Fettsäuren werden bevorzugt in der Industrie eingesetzt, weil sie lange haltbar sind. Deswegen werden Fettreserven im Bauch auch meist als gesättigte Fette gespeichert. Wie hoch der Anteil der gesättigten Fette in unserem Körper ist, hängt direkt mit unserer Ernährung zusammen: Nimmt man zu viel gesättigte Fette zu sich, wird ihr Anteil im Körper höher und damit die Zahl der möglichen Entzündungsherde.

GUTE FETTE, SCHLECHTE FETTE

Gesättigte Fettsäuren heißen so, weil sie chemisch gesättigt sind mit Wasserstoffmolekülen, das heißt, sie können keine weiteren chemischen Verbindungen mehr eingehen. Das macht sie sehr stabil und haltbar, und darum werden sie in der Lebensmittelindustrie bevorzugt eingesetzt.

Auch in unserem Körper werden überschüssige Kohlenhydrate und Fette meist in Form von gesättigten Fettsäuren gespeichert, vor allem im Bauchbereich. Gerade das Bauchfett aber produziert schädliche Botenstoffe. Viele Untersuchungen der letzten Jahre, unter anderem an der Universität Oslo (2014), konnten zeigen, dass Übergewichtige bis zu fünfmal mehr Entzündungsstoffe im Blut haben als schlanke Menschen.

Ein internationales Forschungsteam mit Beteiligung des Deutschen Zentrums für Diabetesforschung identifizierte erst kürzlich (2018) einen neuen Botenstoff (WISP-1) aus dem Bauchfettgewebe, der Insulinresistenz und chronische Entzündungen fördert. Entzündungsreaktionen im Fettgewebe erhöhen drastisch die Gefahr für

Arteriosklerose, Herzerkrankungen, Schlaganfall, Alzheimerdemenz sowie Krebs (Prostata-, Dickdarm-, Brust- und Ovarialkrebs). Das Gesundheitsrisiko steigt proportional zur Aufnahme gesättigter Fettsäuren.

Für die Ernährung heißt dies: Bevorzugen Sie ungesättigte anstelle von gesättigten Fettsäuren. Versorgen Sie sich darüber hinaus besonders mit mehrfach ungesättigten Fettsäuren. Diese senken den Cholesterinspiegel und damit das Risiko für Arteriosklerose, Herzerkrankungen und Rheuma. Das bestätigte im Jahr 2017 noch einmal – nachdem zwischenzeitlich eine Studie mit gegenteiligem Ergebnis im Umlauf war – die American Heart Association. Öle mit einem hohen Anteil an ungesättigten Fettsäuren senken das Risiko für Herz-Kreislauf-Erkrankungen um 30 Prozent und werden darum im Gegensatz zu Ölen mit einem hohen Anteil an gesättigten Fettsäuren wie Kokosöl oder Palmkernöl empfohlen, außerdem wird von einer übermäßig fleischreichen Ernährung abgeraten.

Eindeutig schädlich sind die haltbar gemachten, gehärteten Transfette, die in sehr vielen industriell hergestellten Lebensmitteln (Frittiertes, Fertiggerichte, Kekse) enthalten sind. Diese entstehen auch, wenn man zu Hause das Frittieröl über 170 °C oder Pflanzenöl beim Braten über 120 °C erhitzt. Dies sollten Sie also unbedingt vermeiden!

In den USA sind künstliche Transfette seit 2015 verboten, da sie vorzeitig Arteriosklerose auslösen können. Die WHO will sie weltweit verbieten.

SCHATZ DER NATUR: UNGESÄTTIGTE FETTSÄUREN

Die Wände der 30 bis 100 Billionen Zellen unseres Körpers bestehen überwiegend aus ungesättigten Fettsäuren. Die Hälfte unserer Zellen wird ungefähr einmal im Jahr erneuert, sodass ein regelmäßiger Nachschub an ungesättigten Fettsäuren gewährleistet sein muss. Aber nicht nur für die Zellwand benötigt der Körper ungesättigte Fettsäuren, auch für die Gehirn- und Nervenzellen, für Sexualhormone und viele andere Botenstoffe sind sie notwendig.

Einfach ungesättigte Fettsäuren (z. B. in Olivenöl) sind bei Zimmertemperatur flüssig und werden im Kühlschrank fest. Hingegen bleiben mehrfach ungesättigte Fettsäuren (wie in Weizenkeimöl) auch bei kalten Temperaturen flüssig.

In Verbindung mit Kohlenhydraten sorgen ungesättigte Fettsäuren für einen langsameren Abbau der Kohlenhydrate in Zuckermoleküle. Damit verhindern sie einen raschen Anstieg des Blutzuckerspiegels inklusive einer heftigen Insulinantwort. Darum ist es sinnvoll, Kohlenhydrate (z. B. Nudeln oder Brot) immer zusammen mit etwas Fett zu essen, zum Beispiel Olivenöl oder Avocadomus. So wird auch die blutdrucksteigernde Wirkung von Weißmehl etwas abgemildert. Das italienische Restaurant macht es vor, wenn zum Brot Olivenöl gereicht wird und bei Pasta reichlich Öl zum Einsatz kommt.

Eine besondere Stellung unter den mehrfach ungesättigten Fettsäuren haben Omega-3-Fettsäuren in (fettem) Seefisch. Sie wirken entzündungshemmend, halten die Zellmembranen geschmeidig und beugen darum Arteriosklerose vor. In Ländern, in denen bevorzugt Fisch verzehrt wird (Japan, Grönland), werden statistisch weniger Zivilisationskrankheiten wie Herz-Kreislauf-Erkrankungen, Rheuma oder Allergien verzeichnet.

GESUNDE FETTLIEFERANTEN

Diese Lebensmittel sind besonders reich an ungesättigten Fettsäuren:
- Nüsse und Kerne (z. B. Erdnüsse, Walnüsse, Mandeln, Kürbiskerne).
- Olivenöl.
- Mandelöl.
- Erdnussöl.
- Weizenkeimöl.
- Rapsöl.
- Leinöl.
- Avocado.
- Oliven.
- Fetter Meeresfisch wie Lachs, Hering, Sardine, Makrele.
- Fleisch von Tieren aus artgerechter Haltung.

MIKRONÄHRSTOFFE: KLEINE HELFER

Unter Mikronährstoffen versteht man Vitamine und sekundäre Pflanzenstoffe, Mineralstoffe und Spurenelemente. Sie alle sind lebensnotwendig.

Mikronährstoffe sind am Zellstoffwechsel und damit an den Grundfunktionen des Körpers beteiligt: Zellwachstum und die damit verbundene Erneuerung von Haut, Knochen, Muskeln und Blut, die Nervenfunktion und die Bildung von Botenstoffen sind ohne sie nicht möglich. Mikronährstoffe sind lebensnotwendig und können nicht im Körper hergestellt werden. Wir müssen sie mit der Nahrung aufnehmen.

HELFEN NAHRUNGSERGÄNZUNGSMITTEL?

Neuere Produkte, die auch sekundäre Pflanzenstoffe enthalten (siehe rechts), sind wirksam. Generell genügt aber auch eine ausgewogene Ernährung mit fünf Portionen Obst und Gemüse am Tag (aber immer mehr Gemüse als Obst).
Nahrungsergänzungsmittel sind sinnvoll, wenn:
- … Sie es an einigen Tagen nicht schaffen, fünf Portionen Gemüse und Obst zu essen.
- … Sie sehr gestresst sind.
- … Sie sich sportlich verausgabt haben.

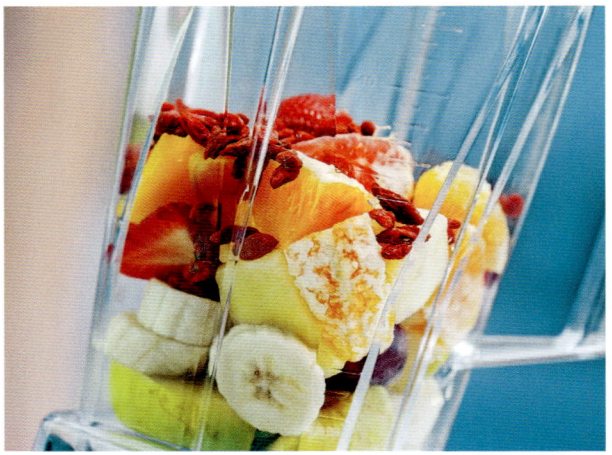

Eine ausgewogene Ernährung mit viel Obst und Gemüse ist eine gute Basis für die Versorgung mit Mikronährstoffen.

- … Sie Antibiotika oder Medikamente einnehmen, welche die Magensäure reduzieren und damit die Vitaminaufnahme behindern.

IM ALTER UND BEI KRANKHEITEN

Alte Menschen und chronisch Kranke haben ein deutlich höheres Risiko für eine Mangelversorgung an Eisen (zur Blutbildung), Jod (für die Schilddrüsenhormone), Kalzium (zum Knochenerhalt), Folsäure und B-Vitaminen (zur Zellteilung) sowie den Vitaminen C und E (zur Immunabwehr). Denn sie nehmen oft weniger Nährstoffe über die Nahrung auf oder aber Medikamente ein, die die Vitaminaufnahme behindern. Gleichzeitig kann die Aufnahme der Mikronährstoffe im Organismus aufgrund des verlangsamten Stoffwechsels im höheren Alter abnehmen.
Hier können Nahrungsergänzungsmittel sinnvoll sein, um einem Mangel vorzubeugen.

SEKUNDÄRE PFLANZENSTOFFE

Die sekundären Pflanzenstoffe sind die Bollwerke der Pflanzen und dienen ihrem Schutz. Überdies locken sie bestäubende Insekten an. Sie sind meist schon äußerlich zu erkennen. Die Farbe von Möhren zum Beispiel ist auf den sekundären Pflanzenstoff Betacarotin zurückzuführen, Knoblauch riecht so stark aufgrund schwefelhaltiger Verbindungen wie Allicin. Sekundäre Pflanzenstoffe schützen auch denjenigen, der sie isst, gegen Viren, Pilze und schädliche Bakterien. Sekundäre Pflanzenstoffe sind außerdem besonders gesund, weil sie den „Müll" aus Stoffwechselvorgängen zu entsorgen helfen. Sie stärken darüber hinaus das Immunsystem, senken das Krebsrisiko, schützen vor freien Radikalen – das sind kurzlebige aggressive Sauerstoffverbindungen, die für eine vorzeitige Alterung von Gewebe und Zellen sorgen. Auch genetische Veränderungen, die

Zellschäden und ein erhöhtes Krebsrisiko hervorrufen, gehen nicht selten auf ihr Konto.

Studien belegen inzwischen, dass sekundäre Pflanzenstoffe in diesem Sinne protektiv wirken und das Risiko für bestimmte Krebsarten senken. Der in Tomaten enthaltende sekundäre Pflanzenstoff Lycopin zum Beispiel wirkt gegen Krebs, indem er verhindert, dass bestimmte Krebszellen an die Blutversorgung andocken können. Das bedeutet, die Krebszellen werden ausgehungert und gehen ein. Grünkohl, Spinat und Brokkoli enthalten die sekundären Pflanzenstoffe Zeaxanthin und Lutein, welche die Sehkraft fördern. Ein Flavonoid, das vor allem in roten Trauben vorkommt, schützt die Gefäße. Darum kursiert die Empfehlung, täglich ein Glas Rotwein zu trinken. Roter Traubensaft tut es auch.

Sekundäre Pflanzenstoffe tragen zudem dazu bei, dass Vitamine in unserem Körper ihre volle Wirkung entfalten können. Dafür ist es wichtig, die Frucht oder das Gemüse im Ganzen zu verzehren und nicht zu schälen. Denn die über 4000 verschiedenen Stoffe in einem Apfel befinden sich in der höchsten Konzentration direkt in und unter der Schale. Die volle Wirkung entfalten diese Substanzen oft nur im Zusammenspiel mit allen in einer Pflanze enthaltenen Stoffen.

VITAMIN D

Kritisch kann die Versorgung mit Vitamin D werden: Das für die Vitaminproduktion in der Haut nötige UV-Licht wird weniger, je nördlicher man lebt.

Neuere Studien bewerten Vitamin D als zentralen Faktor bei der Vorbeugung verschiedenster Erkrankungen: Vitamin D kann an alle Körperzellen gut andocken – der Mikronährstoff fördert den Knochenaufbau und bremst Osteoporose. Das Vitamin reguliert auch die Insulinfreisetzung und wirkt so gegen Diabetes. In einer Studie mit Schulkindern konnte die Influenza-Erkrankungsrate um 42 Prozent gesenkt werden, da Vitamin D anscheinend die Produktion von Abwehrproteinen verbessert.

Zur Deckung des Vitamin-D-Bedarfs ist auch ausreichende UV-Strahlung wichtig: 20 Minuten Aufenthalt unter freiem Himmel pro Tag – nicht in der Mittagszeit wegen der Hautkrebsgefahr – reichen für die körpereigene Vitamin-D-Produktion aus.

WICHTIGE SEKUNDÄRE PFLANZENSTOFFE

- **Carotinoide:** Pflanzenfarbstoffe, vor allem in gelbem, orangefarbenem und rotem Gemüse und Obst.
- **Saponine:** Aromastoffe, unter anderem in Hülsenfrüchten, Spinat.
- **Glucosinolate:** Aromastoffe, zum Beispiel in Senf, Rettich, Kresse.
- **Flavonoide:** pflanzliche Farbstoffe in violetten Obst- und Gemüsesorten.
- **Phytosterine:** Membranbestandteile, unter anderem in Sonnenblumenkernen, Nüssen, Sojabohnen.
- **Protease-Inhibitoren:** hemmen eiweißspaltende Enzyme in eiweißreichen Pflanzen und verlangsamen somit den Proteinabbau, unter anderem in Getreide, Hülsenfrüchten, Kartoffeln. Manche werden in Medikamenten zur Senkung des Blutdrucks oder zur Blutgerinnungshemmung eingesetzt.
- **Terpene:** eine große Gruppe pflanzlicher Aromastoffe wie Menthol und weitere ätherische Öle in Kräutern und Gewürzen.
- **Phytoöstrogene:** pflanzliche Hormone in Getreiden, Hülsenfrüchten und Vollkornprodukten.
- **Sulfide:** schwefelhaltige pflanzliche Verbindungen, unter anderem in Zwiebeln, Lauch und Knoblauch.
- **Phytinsäure:** pflanzlicher Schutzstoff, kommt zum Beispiel in Leinsamen und Hülsenfrüchten vor.
- **Quercetin:** gelber Pflanzenfarbstoff, unter anderem in Zwiebeln, Äpfeln, Weintrauben.
- **Bitterstoffe:** Wirkstoffklasse in bitter schmeckenden Salaten wie Chicorée, Endivien oder Radicchio, in Artischocken sowie in Früchten wie Pampelmuse. Bitterstoffe wurden leider größtenteils weggezüchtet und sind am häufigsten noch in Bioware enthalten.

GESUNDE SNACKS & SÜSSUNGSMITTEL

Wenn Sie bei Heißhunger auf die richtigen Snacks oder beim Kochen auf gesunde Süßungsmittel setzen, können Sie (auch beim Nachtisch) Ihren Blutzuckerspiegel stabil halten und eine Insulinresistenz vermeiden.

1 MANDELN

Ihr feines Aroma wird seit über 4000 Jahren geschätzt. Ursprünglich aus Asien stammend, werden Mandelbäume heute vor allem in Spanien und anderen Ländern im Mittelmeerraum kultiviert. Die energiereichen Früchte mit essenziellen Fettsäuren und hochwertigem pflanzlichem Eiweiß enthalten Kalzium, Magnesium und Kalium sowie B-Vitamine und reichlich Folsäure. Das schützt das Verdauungssystem und senkt bei regelmäßigem Verzehr nachweislich den Spiegel von LDL-Cholesterin um 15 bis 20 Prozent. Zudem beugen diese Inhaltsstoffe Krebs, Diabetes, Übergewicht und Arterienverkalkung vor. Tatsächlich nehmen Nussesser zwar mehr Kalorien zu sich, sind aber im Durchschnitt schlanker und gesünder.

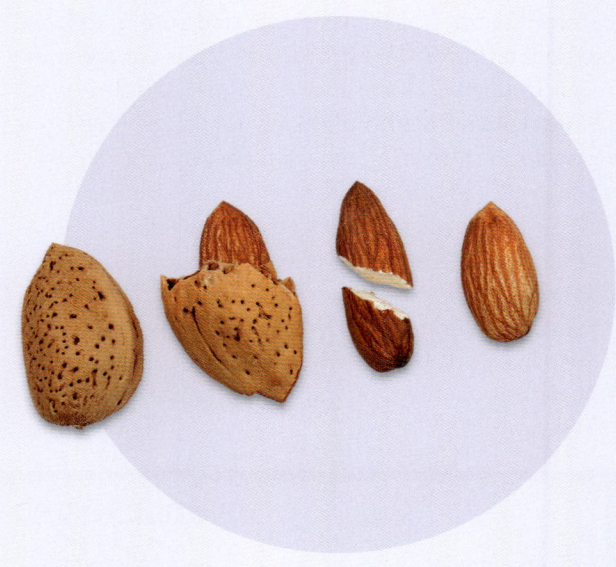

2 WALNÜSSE

Sie sehen aus wie die beiden Hemisphären des menschlichen Gehirns. Und tatsächlich belegen Studien, dass die biochemischen Wirkungen der Walnuss hirnschützend sind: Schon 1 Handvoll (ca. 30 g) Walnüsse deckt den Tagesbedarf an Linolsäure, einer für den Körper und insbesondere für unser Gehirn unentbehrlichen mehrfach ungesättigten Fettsäure. Der Verzehr von Walnüssen – egal ob als Snack oder in anderen Lebensmitteln – wirkt sich positiv auf unsere Blutfette aus. Außerdem sind die Nüsse eine gute Quelle für Vitamin E – wichtig für Fettstoffwechsel und Zellschutz.

3 ZUM SÜSSEN

Während Honig, Agaven- und Fruchtdicksäfte aromatische Alternativen zu Haushalts- und Rohrzucker darstellen, gibt es auch noch gesündere Alternativen. Zucker wirkt immer nach Verzehr unmittelbar auf den Blutzucker- und den Insulinspiegel. Sogenannte gesunde Zucker schmecken süß, werden aber insulinunabhängig verwertet und belasten weder den Blutzuckerspiegel noch die Verdauungsorgane. Dazu gehören darmschützendes Inulin und Apfelpektin oder zellschützende Galaktose, der Einfachzucker Xylose aus Beeren und bestimmten Holzarten (z. B. Birkenzucker, Xylit) sowie das stark süßende Süßkraut Stevia, das allerdings einen leicht metallischen und bitteren Nachgeschmack hat.

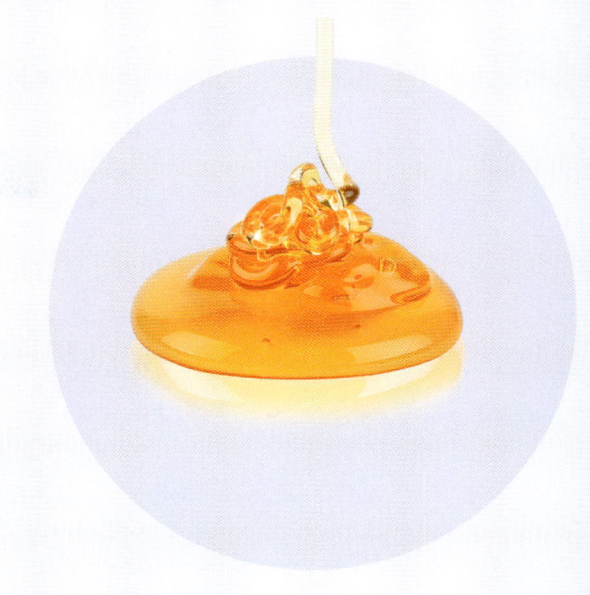

4 MACADAMIA

Die Früchte des Macadamia-Baums mit ihrem leicht süßlichen, butterartigen Aroma stammen aus den australischen Regenwäldern. Außer ungesättigten Fettsäuren hat die „Königin der Nüsse" reichlich Magnesium, Phosphor, Kalzium und B-Vitamine für gute Nerven, starke Knochen und Muskeln zu bieten.

5 SCHOKOLADE

Kakaobohnen enthalten viele zellschützende Antioxidantien in Form sekundärer Pflanzenstoffe. Wer Bitterschokolade mit hohem Kakaoanteil wählt, liegt richtig. Flavonole bekämpfen im Zellstoffwechsel freie Radikale und schützen so vor vorzeitiger Zell- und Hautalterung, sie senken den Cholesterinspiegel, schützen vor Arterienverkalkung und reduzieren das Risiko für Herz-Kreislauf-Erkrankungen.

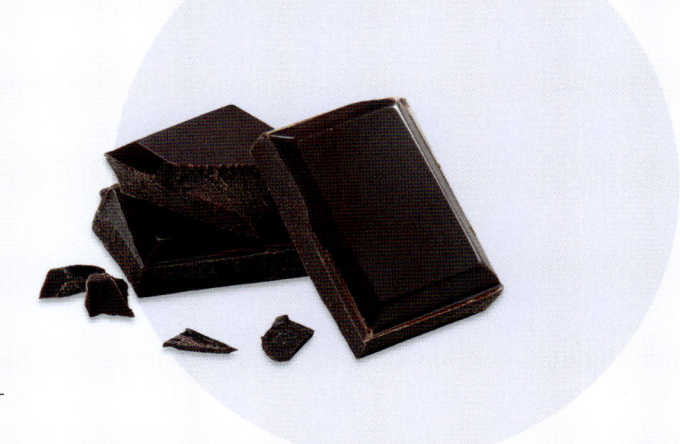

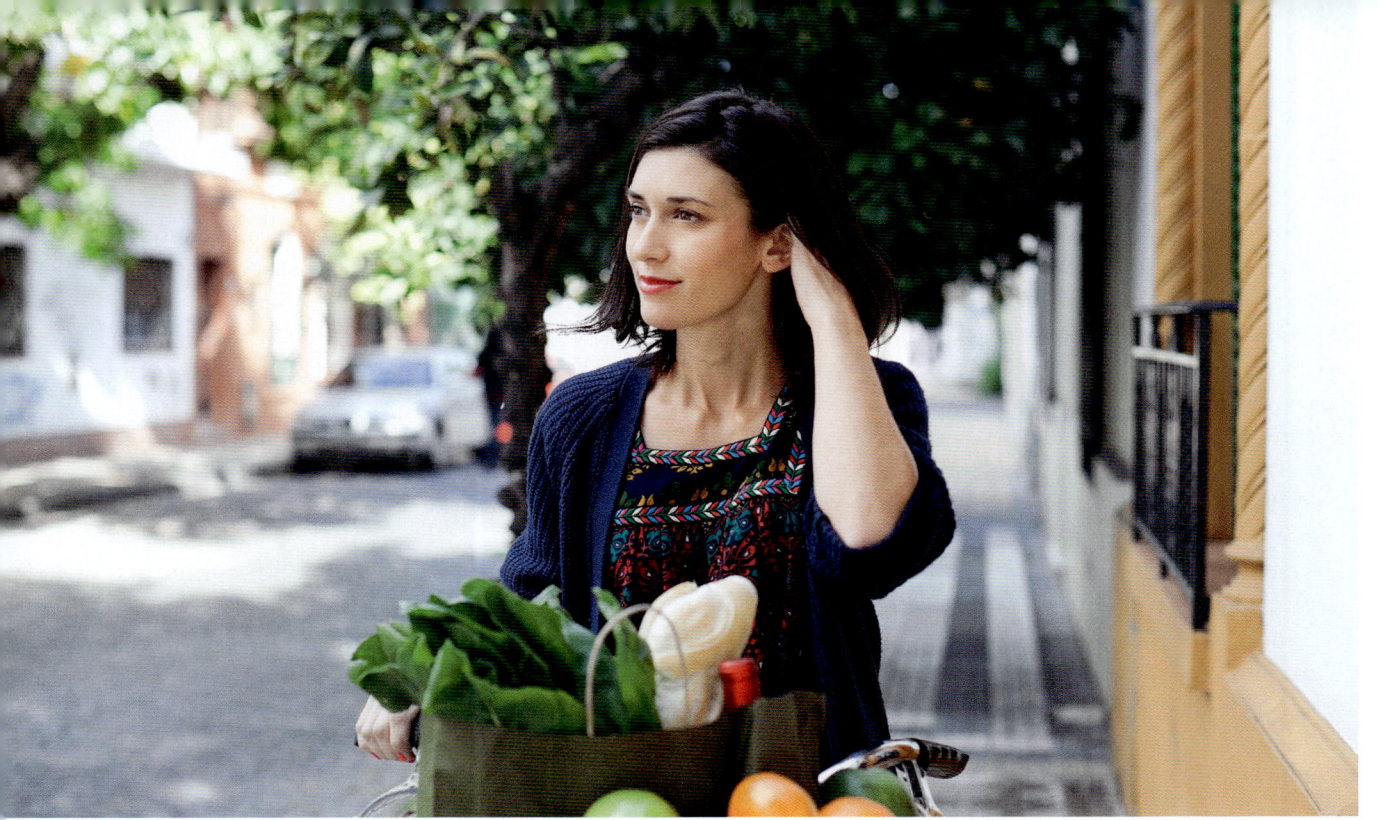

EIN KORB VOLL GUTER SACHEN: GESUNDHEIT BEGINNT BEIM EINKAUF

Einkaufen ist doch was Schönes. Denn was macht mehr Spaß, als in sinnlichen Reizen zu schwelgen? Das Auge isst ja bekanntlich mit.

Genau das sollte Ihr Einkauf sein: ein Fest für die Sinne. Das hat überhaupt nichts mit einem dicken Geldbeutel zu tun. Auf dem Bauernmarkt zum Beispiel bekommen Sie Vitalstoffe satt zum geringen Kilopreis. Da Sie jetzt auf zuckerhaltige Limonaden (samt der lästigen Schlepperei) verzichten, ist dann auch mal ein schönes Steak vom glücklichen Weiderind drin oder ein Einkauf im Bioladen.

Übrigens: Einen dicken, aber schlank machenden Zusatznutzen bekommt Ihr Einkauf, wenn Sie zu Fuß oder mit dem Fahrrad losziehen. Dann ist auch der Entspannungseffekt wesentlich größer, weil die leidige Parkplatzsuche fürs Auto entfällt, man Zeit für einen kleinen Plausch hier und da hat und weil man auf einfache Weise eine Extraportion Bewegung und frische Luft bekommt.

GEMÜSE UND OBST: JE BUNTER, DESTO GESÜNDER

Die Medizin- und Ernährungsforschung ist sich selten so einig gewesen wie darin, dass mindestens 5 Portionen Obst und Gemüse pro Tag unverzichtbar für eine gesunde Ernährung sind. Kurz gesagt: „Five a Day!"

Eine Portion entspricht dabei ungefähr 1 Handvoll (200 Gramm Gemüse oder Salat oder alternativ 250 Gramm Obst).

Vor allem die EPIC-Herzstudie (European Prospective Investigation into Cancer and Nutrition) aus dem Jahr 2011 ist bis heute immer noch maßgeblich für diese Empfehlung. Es wurden Daten von mehr als 300 000 herzgesunden Menschen aus acht europäischen Ländern gesammelt und ausgewertet hinsichtlich Ernährungsgewohnheiten und Erkrankungsraten. Heraus kam, dass bei mehr als 3 Portionen Obst oder Gemüse das Risiko für einen Herztod um 4 Prozent sank, bei 5 Portionen um 12 Prozent. Amerikanische Ärzte empfehlen sogar, bis zu 12 Portionen Obst und Gemüse pro Tag zu essen.

Das ist doppelt sinnvoll, denn bei der Menge passt fast nichts „Ungesundes" mehr in den Magen. Man sollte häufig zu Gemüse als zu Obst greifen, um den Blutzuckerspiegel weniger oft anzuheben.

Ideal für zwischendurch sind Knabbergemüse wie beispielsweise Salatgurke, Paprika, Kohlrabi, Minitomaten, Radieschen und Rettich, Chicoréeblätter oder Stangensellerie, nach Belieben mit etwas Olivenöl, Pfeffer und Salz gewürzt. Für die Obstportionen eignen sich am besten Beeren, Zitrusfrüchte und säuerliche Äpfel.

Gemüse und Obst sind vitaminreich, enthalten lebensnotwendige Nährstoffe, große Mengen an Ballaststoffen und versorgen den Körper mit Energie. Der hohe Ballaststoffanteil (unverdauliche Faseranteile), der die Aufspaltung der Kohlenhydrate in einfache Zucker verzögert, sorgt für einen gleichmäßigen Insulin- und Blutzuckerspiegel, solange man es nicht mit süßem Obst übertreibt.

Gleichzeitig sorgen der hohe Ballaststoffgehalt und die in Gemüse und Obst enthaltene große Menge an Wasser für einen hervorragenden Sättigungseffekt bei relativ niedrigem Kaloriengehalt. Vor allem Gemüse und Salate sind sozusagen von Natur aus Light-Produkte.

Für eine Ernährungsumstellung – auch gegen Übergewicht – eignen sich Gemüse, Salate und Obst also besonders gut. Wenn Sie kalorienreiches Beiwerk wie Sahnesoßen, Mehlschwitze, Butter oder tierische Fette reduzieren, können Sie bei Gemüse und Salat tüchtig und ohne Einschränkung zugreifen. Davon ist mit Sicherheit noch niemand übergewichtig geworden!

FEST ODER FLÜSSIG?

„Esst mehr Früchte, und ihr bleibt gesund", so steht es auf den braunen Papiertüten, die Marktleute für die Verpackung der frischen Köstlichkeiten verwenden. Da ist etwas Wahres dran. Zurückhaltung ist jedoch bei Obstsäften angebracht. Sie enthalten oft zu viele Kalorien aufgrund ihres Fruktosegehaltes, gleichzeitig fehlen die Ballaststoffe der naturbelassenen Frucht, welche die Insulinausschüttung verringern. Mitunter liefert ein Glas Obstsaft so viele Kalorien wie ein Glas Cola. Der Fruktosegehalt in einem Glas Apfelsaft entspricht zum Beispiel ungefähr dem von sechs ganzen Äpfeln. Hinzu kommt, dass der Vitamingehalt im Saft durch die Verarbeitung und Lagerung geringer ist. Noch größer ist der Unterschied von frischem Obst zu Fruchtsaftgetränken und Fruchtnektaren, denen Wasser und Zucker zugesetzt wird.

Eine Rolle spielt auch der Sättigungseffekt: Würde man sechs Äpfel essen, wäre man satt. Von einem Glas Apfelsaft kann man das kaum behaupten.

BIO ODER KONVENTIONELL?

Berechtigt ist die Frage, ob unser Obst und Gemüse noch genug Vitamine enthält. Vieles schmeckt wässrig und sieht sehr blass aus. Das Team von Dena Bravata von der Stanford University hat sich 2012 alle bislang zu dem Thema veröffentlichten Studien vorgenommen. Das Ergebnis: Es gibt keine Unterschiede zwischen konventionell und biologisch angebautem Obst. Eine mögliche Erklärung: Die modernen Düngemittel gleichen die Auslaugung der Böden schneller aus, als es die biologische Düngung kann, sodass die Pflanzen alle benötigten Nährstoffe bekommen oder selbst herstellen. Die Belastung durch Pflanzenschutzmittel ist bei Bioprodukten jedoch eindeutig geringer. Wählen Sie also am besten bio, regional und saisonal, dann stimmen sowohl Geschmack und Aussehen als auch die gewünschten Inhaltsstoffe.

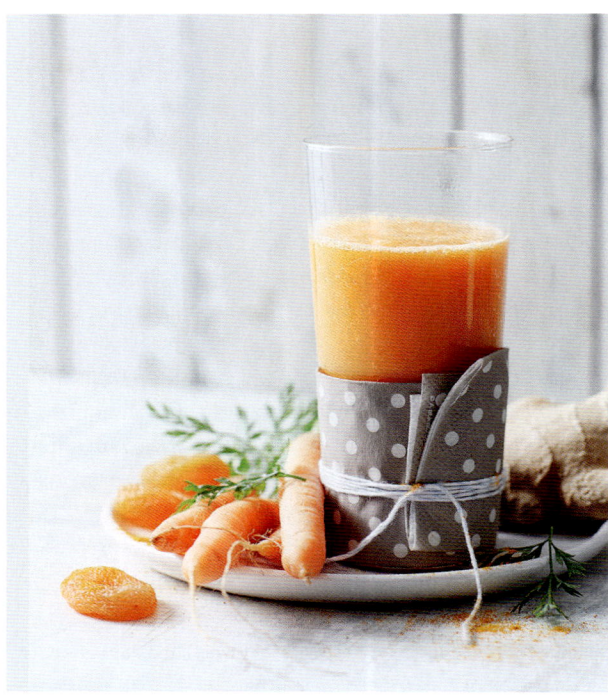

Frisch gemixte Smoothies enthalten noch alle Vitamine und Ballaststoffe aus dem verwendeten Gemüse und Obst.

Das literweise Trinken von Saft ist auch deshalb nicht ungefährlich, weil zu große Mengen an Fruchtzucker den Harnsäuregehalt im Blut erhöhen können und damit das Risiko für einen Gichtanfall. Nicht zuletzt lassen sich zwei Gläser Apfelsaft schneller und gerne mal eben nebenbei „gegen den Durst" trinken, und schon hat man einige Hundert Kalorien intus.

Summa summarum wird durch den Pressvorgang das Beste aus der Frucht herausgefiltert und weggeworfen. Meine Empfehlung lautet darum: Ersetzen Sie höchstens 1 der 5 empfohlenen Portionen Obst oder Gemüse durch einen Saft.

Wenn Sie Saft trinken möchten, verdünnen Sie ihn im Verhältnis 1:3 mit Wasser. Am besten beißen Sie aber direkt in einen frischen Apfel oder bereiten sich aus frischem Obst und nach Belieben auch Gemüse oder Salat einen Smoothie zu. Wenn Sie öfter Smoothies zubereiten wollen, lohnt sich für Sie die Anschaffung eines Hochleistungsmixers. Dieser zerkleinert die Zutaten zügig, ohne sie zu erwärmen.

FLEISCH ODER NICHT FLEISCH?

Zahlreiche Studien konnten in den letzten Jahren zeigen, dass der übermäßige Verzehr von tierischem Protein gesundheitsschädlich sein kann. So ist bewiesen, dass rotes Fleisch von Rind und Schwein, vor allem wenn es verarbeitet ist (Gepökeltes, Wurst), direkt mit der Entstehung von Darmkrebs verbunden ist. Vor allem Fleisch aus Masttierhaltung sollte vermieden werden, es enthält bis zu 30 Prozent Fett (in Form von gesättigten Fettsäuren).

Fleisch von frei lebenden Wildtieren (wie Wildschwein, Reh, Hirsch, Fasan) hingegen enthält nur bis zu 10 Prozent Fett, schließlich sind diese Tiere ständig in Bewegung, sodass sie nur wenig Fett ansetzen. Auch Geflügelfleisch ist magerer. Es sollte unbedingt aus artgerechter Haltung stammen, denn die dort besseren Lebensbedingungen sind nicht nur für die Tiere wesentlich angenehmer, sondern auch für den Menschen, der das gesündere Fleisch isst.

Der 13. Ernährungsbericht der Deutschen Gesellschaft für Ernährung (DGE) aus dem Jahr 2016 kommt zu dem Ergebnis, dass jeder Deutsche im Jahr 60 Kilogramm Fleisch isst. Das ist doppelt bis viermal so viel wie empfohlen. Die Empfehlung der DGE sieht 300 bis 600 Gramm Fleisch pro Woche

BESSER ESSEN MUSS NICHT TEUER SEIN

Menschen, die Wert auf qualitativ hochwertiges Essen legen (saisonal, frisch, bio, hochwertiges Fleisch aus artgerechter Tierhaltung) geben laut einer Studie etwa 5 Prozent mehr Geld für hochwertige Nahrungsmittel aus als andere Verbraucher. Das mag viel klingen, wenn man aber genauer hinhört, dann geben diese im Vergleich zu Käufern, die nicht gezielt gesund einkaufen, 14 Prozent weniger Geld für Fertiggerichte und 22 Prozent weniger für zuckerhaltige Getränke wie Limonaden oder Cola aus. Gesund essen lohnt sich also nicht nur für die Gesundheit und das Tierwohl, sondern auch für den Geldbeutel.

vor, inklusive Aufschnitt, Wurst und Schinken. Am besten essen Sie maximal dreimal pro Woche 150 Gramm Fleisch, also jeweils ein ungefähr handtellergroßes Stück, zum Beispiel ein mageres Schnitzel oder Steak. Aufschnitt und Wurst sowie Geräuchertes und Gepökeltes sollten Sie nicht jeden Tag essen. Auf dem Brot schmecken auch etwas aufgeschnittener kalter Braten oder Roastbeef gut.

EIN PAAR WORTE AN DIE VEGANER

Wenn Sie sich streng vegan ernähren, achten Sie darauf, den Mangel an hochwertigem Eiweiß unbedingt zu kompensieren.

Hülsenfrüchte, Nüsse, Saaten und Getreide enthalten wertvolles, pflanzliches Protein. Sie erhöhen außerdem die Verwertbarkeit dieser Proteine für den Körper durch geschicktes Kombinieren. Zum Beispiel: Kartoffeln mit grünen Bohnen, Reis mit Gemüse und Kichererbsen, Haferflocken mit Nüssen und Sojajoghurt …

In der Apotheke erhalten Sie außerdem Vitamin-Kombinationspräparate (Vitamine, Mineralstoffe), die einen möglichen Mangel ausgleichen, vor allem an Vitamin B_{12}.

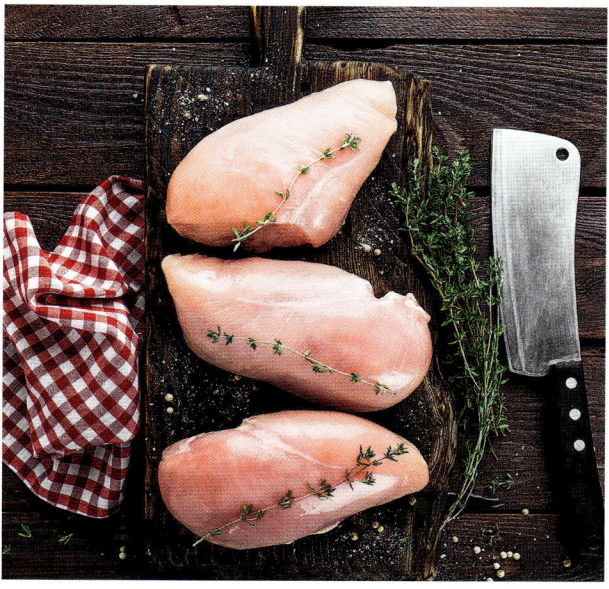

Hähnchenbrust ohne Haut enthält viel Eiweiß und kaum Fett. Man sollte jedoch darauf achten, dass das Tier aus artgerechter Haltung stammt.

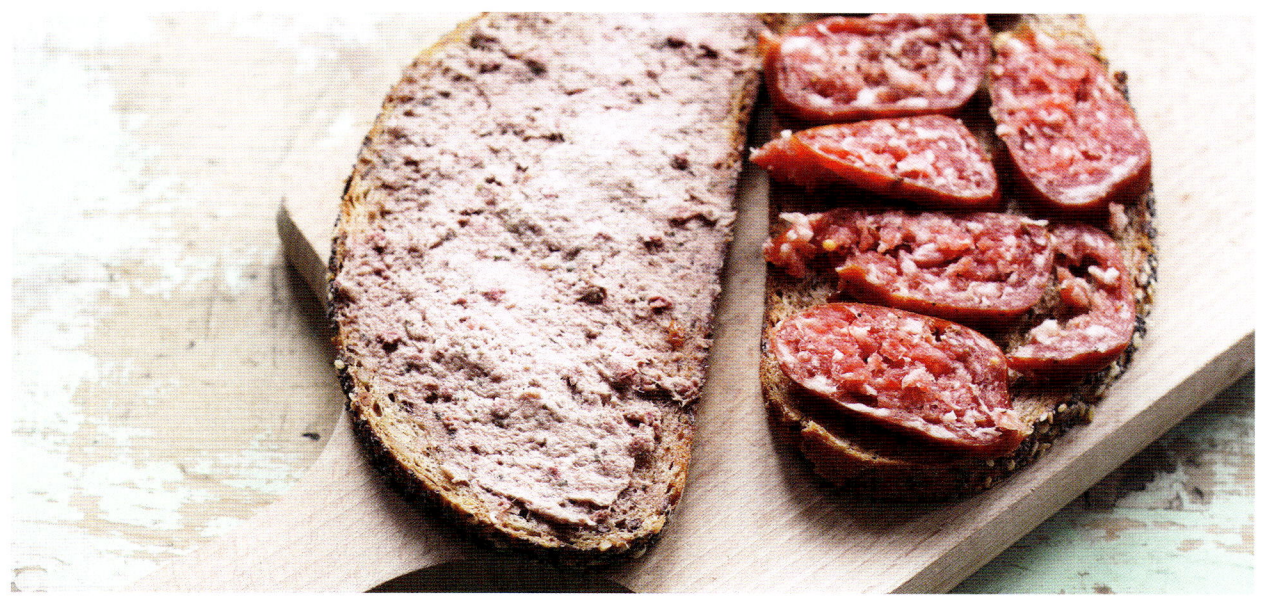

Bei einer gesunden, ausgewogenen Ernährung sollte Wurst nur selten auf den Tisch kommen.

TIERISCHE LEBENSMITTEL –
DIE BESTEN DER BESTEN

Auf diese kann man in einer ausgewogenen Ernährung durchaus verzichten, da es auch gute pflanzliche Eiweiß- und Omega-3-Quellen gibt. Doch einige tierische Lebensmittel haben äußerst gesunde Inhaltsstoffe.

1 GEFLÜGEL

Bei allen Völkern ist Fleisch von Huhn, Pute, Wachtel, Truthahn und Taube ein geschätztes Lebensmittel. Wie Fisch enthält es gut verwertbares Eiweiß, aber wenig Fett. Es liefert beachtliche Mengen an B-Vitaminen, außerdem Eisen, Kupfer, Kalium und Zink. Hühner- und Putenfleisch ist besonders wertvoll, da es stark unserem körpereigenen Eiweiß ähnelt und sehr gut verwertet werden kann. Beide Fleischsorten sind mager (1 g Fett/100 g). Empfehlenswert ist Fleisch aus ökologischer Haltung: Die Tiere haben mehr Auslauf und bekommen Futter ohne Gentechnik. Medikamente werden nur einmalig eingesetzt – und nur dann, wenn andere Methoden nicht geholfen haben.

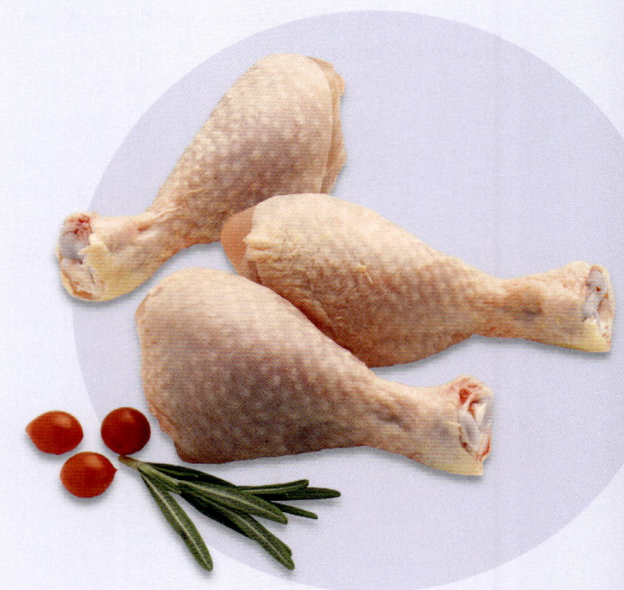

2 WILD

Das Fleisch von Fasan, Hase, Reh, Hirsch oder Wildschwein enthält deutlich größere Mengen an mehrfach ungesättigten Fettsäuren als andere Fleischsorten. Dies entspricht in etwa dem Gehalt, den hochwertige Pflanzenöle und fetter Seefisch bieten. Zudem ist das Verhältnis von Omega-6- zu Omega-3-Fettsäuren mit 5:1 optimal, da die Fettsäuren in dieser Kombi vor entzündlichen Prozessen, Gefäßablagerungen und Herz-Kreislauf-Erkrankungen schützen können. Gründe dafür sind artgerechtes Futter und viel Bewegung. Ähnlich gesund ist Rentier. Die in Skandinavien heimischen wild lebenden Herdentiere wachsen ohne menschliches Eingreifen heran, wodurch eine einzigartige Fleischqualität entsteht.

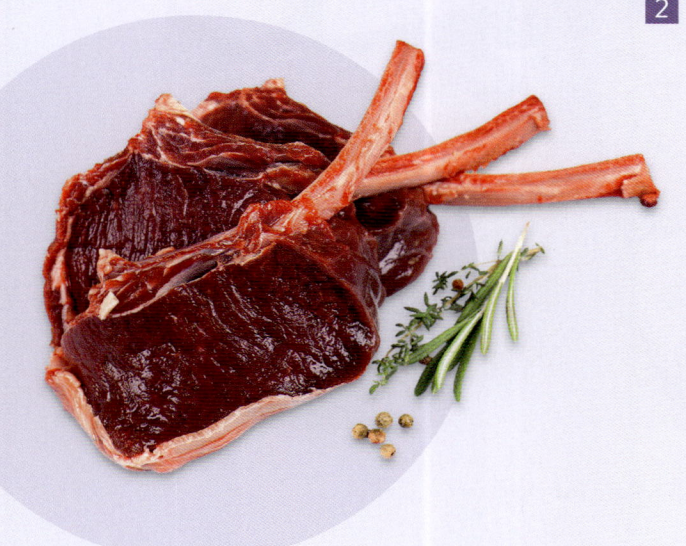

3 EIER

Sie sind nicht nur Alleskönner in der Küche, sondern auch extrem nährstoffreich. In der Vergangenheit als Krankmacher verpönt, zeigen neueste Studien, dass Eier-Liebhaber ein niedrigeres Risiko für Herz-Kreislauf-Krankheiten wie Herzinfarkt oder Schlaganfall haben. Zwar stimmt es, dass Hühnereier viel Cholesterin enthalten – nämlich rund 280 Milligramm pro Ei. Der Körper nimmt dieses jedoch nicht vollständig auf. Zudem enthalten Eier wertvolle Proteine, Vitamine (A, D, E, K), Kalzium, Eisen und Jod. In ihnen stecken auch alle essenziellen Aminosäuren, die der Körper nicht selbst bilden kann.

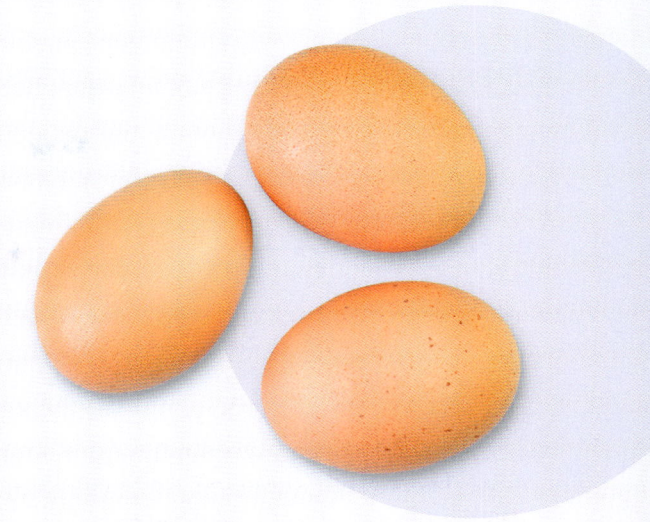

4 FISCH & MEERESFRÜCHTE

Fisch und Meeresfrüchte sind reich an hochwertigem, leicht verdaulichem Eiweiß, essenziellen Fettsäuren und Mineralstoffen sowie Vitamin D. Omega-3-Fettsäuren machen Fisch zusätzlich wertvoll, die mehrfach ungesättigten Fette schützen vor Entzündungen und Herz-Kreislauf-Erkrankungen, sie stärken das Immunsystem und unterstützen die Gehirnfunktion. Vitamin D wird für das Knochenwachstum bei Kindern benötigt, außerdem stärkt es unser Immunsystem. Und dann ist Fisch die wichtigste natürliche Jodquelle. Zudem ist in Makrele, Hering, Lachs und anderen fetten Seefischen das Spurenelement Selen enthalten – es unterstützt ebenso wie Jod die Funktion der Schilddrüse.

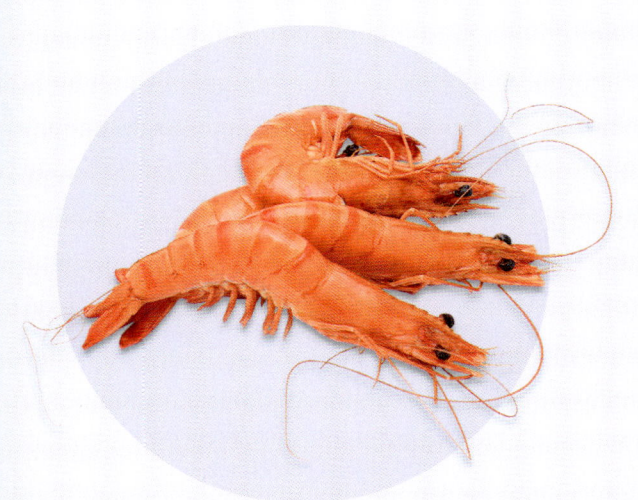

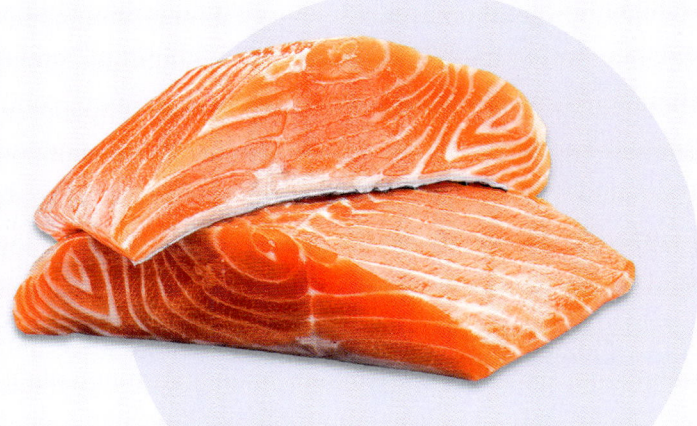

SUPERFOODS: GEBALLTE VITALSTOFFE

Hinter dem englischen Begriff „Superfood" verbergen sich die unterschiedlichsten Lebensmittel, die von einem Vitalstoff oder mehreren besonders große Mengen liefern. Die Nahrungsmittel sind in der Regel naturbelassen und stammen häufig aus biologischem Anbau. Es müssen aber nicht unbedingt die Beeren, Blätter oder Nüsse aus Übersee sein, die durch die langen Transportwege auch keine gute Ökobilanz haben. Es gibt hierzulande, vielleicht sogar in Ihrem eigenen Garten, eine reiche Auswahl. Die hier genannten Superfoods wirken antioxidativ, entzündungshemmend und entgiftend. Lassen Sie sich diese Lebensmittel möglichst oft schmecken!

- **Beeren:** Sehr angesagt sind Cranberrys aus den USA – und in der Tat senken sie bei Frauen nach den Wechseljahren den Blutdruck und helfen bei häufigen Harnwegsentzündungen. Doch alle Beeren liefern Inhaltsstoffe, die die Elastizität der Gefäßwände fördern und antioxidativ wirken, also vor freien Radikalen, die den Alterungsprozess beschleunigen, schützen. Möchten Sie Beeren (Erd-

beeren, Johannisbeeren, Blaubeeren usw.) aufbewahren, dann besser tiefkühlen als einkochen, denn so bleiben die wertvollen Nährstoffe erhalten. Aus diesem Grund können Sie auch gut auf Tiefkühlware zurückgreifen.

- **Kürbis, Paprika, Tomaten:** Sie enthalten große Mengen des Pflanzenfarbstoffs Lycopin, der das Herz stärkt. Der Stoff wird beim Erhitzen frei und ist besonders auch in Dosentomaten enthalten. Diese sind auf jeden Fall vitalstoffreicher als das blasse Treibhausgemüse, das wir im Winter bekommen – weshalb es in diesem Fall ruhig mal eine Konserve sein darf.

- **Blattsalate, Mangold, Spinat:** Sie enthalten die unterschiedlichsten sekundären Pflanzenstoffe, Vitamine und Mineralstoffe, die unter anderem das Immunsystem und die Verdauung stärken und antioxidativ wirken. Je intensiver und dunkler das Grün, umso besser!

- **Kreuzblütler:** Hierzu zählen unter anderem alle Kohlsorten wie Brokkoli, Rosenkohl, Grünkohl, Schwarzkohl, außerdem Rucola, Radieschen, Meerrettich. Bereiten Sie diese Gemüsesorten schonend beziehungsweise als Rohkost zu, denn dann kann das hochwirksame Senföl Sulforaphan seine volle gesundheitsfördernde Wirkung entfalten. Der Stoff wirkt zum Beispiel Krebs entgegen.

- **Leinsamen:** Die kleinen braunen Samen senken Cholesterinspiegel und Blutdruck. Sie enthalten große Mengen an Omega-3-Fettsäuren und haben eine verdauungsfördernde Wirkung. Verwenden Sie Leinsamen geschrotet im Müsli oder eingeweicht in einem Glas Wasser. Reich an den gesunden Fettsäuren (60 Prozent!) ist auch kalt gepresstes Leinöl.

- **Nüsse:** Alle Sorten der kleinen Kraftpakete sind gesund und reich an Ballaststoffen. Genießen Sie Nüsse naturbelassen und am besten selbst geknackt. Walnüsse beispielsweise senken den Blutdruck und sind reich an mehrfach ungesättigten Fettsäuren, sie wirken antisklerotisch und halten so die Gefäße geschmeidig und durchlässig. Paranüsse senken den Cholesterinspiegel. 30 Gramm bunt gemischte Nüsse täglich wirken sich laut der Predimed-Studie – eine der größten Ernährungs-

---

DGE-EMPFEHLUNGEN

Die 10 Empfehlungen der DGE (Deutsche Gesellschaft für Ernährung) für eine gesunde Ernährung:

- Lebensmittelvielfalt genießen.
- 5 Portionen Gemüse und Obst am Tag.
- Bevorzugt Vollkornprodukte.
- Tierische Lebensmittel eher als Ergänzung.
- Vorwiegend Fette und Öle mit mehrfach ungesättigten Fettsäuren.
- Zucker und Salz reduzieren.
- Trinken: bevorzugt Wasser.
- Schonende Zubereitung der Lebensmittel (roh, dünsten).
- Achtsam essen und genießen.
- Auf das Gewicht achten, sich bewegen.

studien weltweit – positiv auf das Herzinfarkt-, Diabetes- und Schlaganfallrisiko aus.

- **Olivenöl:** Das ungefilterte, trübe Öl enthält die meisten Nährstoffe. Benutzen Sie kalt gepresstes Olivenöl (extra vergine) und verwenden Sie es nicht zum Braten. Auch sonst ist es nicht hitzestabil, bei Temperaturen über 170 °C können aus den wertvollen Inhaltsstoffen ungesunde Verbindungen wie Transfette entstehen (siehe Seite 21).
- **Bohnen, Erbsen, Linsen:** Hülsenfrüchte sind reich an gut verwertbarem pflanzlichem Eiweiß. Mehrmals pro Woche eine Portion Hülsenfrüchte zu essen ist sehr gesundheitsfördernd. Gegen mögliche Blähungen helfen folgende Gewürze: Kurkuma, Kreuzkümmel, Kümmel, Pfeffer, Ingwer, Zimt, Knoblauch, Nelken.
- **Kurkuma (Gelbwurz):** Dieses Gewürz hilft bei entzündlichen Darmerkrankungen, Rheuma, verbessert die Blutwerte und senkt das Diabetesrisiko.

Mischen Sie Kurkuma mit Pfeffer, dann werden seine Inhaltsstoffe besser aufgenommen. Sie können das Pulver oder die frische Wurzel verwenden (die bekommt man im Asienladen und oft auch im Biosupermarkt).

- **Chiasamen:** Die kleinen, kugeligen Samen sind sehr proteinreich und haben einen hohen Gehalt an Antioxidantien, Kalzium, Kalium, Eisen und ungesättigten Fettsäuren. Durch ihren Ballaststoffgehalt wirken sie blutzuckerstabilisierend und sehr stark sättigend. 1 Teelöffel täglich in Joghurt oder Müsli einrühren oder durch Einweichen über Nacht einen köstlichen Chia-Pudding herstellen. Es gibt die Samen mittlerweile auch aus einheimischem Anbau zu kaufen.
- **Weitere Superfoods aus der Region:** Brennnessel, Löwenzahn, Petersilie, Sauerkraut, Oregano, Gerstengras, Zwiebeln, Knoblauch, Grünkohl, Johannisbeeren, Brombeeren.

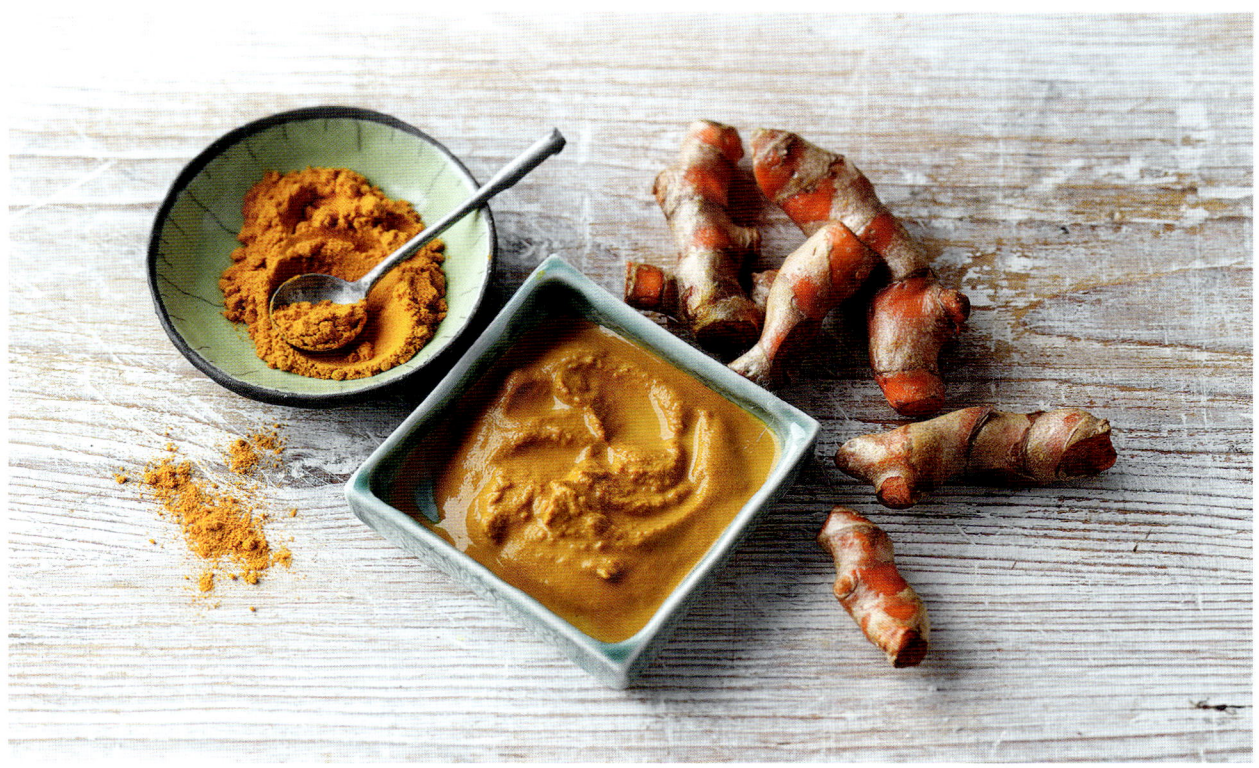

Kurkuma wird aufgrund der intensiven gelben Farbe als Farbstoff verwendet. Auch im Currypulver ist die Wurzel zu finden.

GESUNDER STOFFWECHSEL

Zucker, Cholesterin und Co. beeinflussen unsere Stoffwechselgesundheit enorm. Ernährungsmediziner haben dazu wichtige Erkenntnisse gewonnen.

WAS BEDEUTET STOFFWECHSELGESUNDHEIT?

Unter Stoffwechsel (Metabolismus) verstehen wir alle lebenswichtigen, biochemischen Vorgänge, die in den Körperzellen ablaufen. In diesem Sinne wird im Körper ständig ab-, um- und aufgebaut, das heißt, die mit der Nahrung zugeführten Nährstoffe (Kohlenhydrate, Fette, Eiweiße) sowie Vitamine, Mineralstoffe und Spurenelemente werden für lebensnotwendige Abläufe im Körper verwendet.

EXISTIERT DIE OPTIMALE ERNÄHRUNGSWEISE?

Der Trend geht gemäß wissenschaftlicher Grundlage zur kohlenhydratreduzierten, gemüsereichen mediterranen Ernährung/Diät mit der Verwendung von ungesättigten Fettsäuren (Olivenöl), Fisch und wenig Fleisch. Alle Produkte sollten wünschenswerterweise von guter Qualität sein.

High Carb, also zu viele Kohlenhydrate, sollten vermieden werden und – das klingt vielleicht erst einmal ungewohnt – auch zu viel Obst. Denn dieses enthält große Mengen an Fruchtzucker, also an Kohlenhydraten. Statt einem reinen Obst-Smoothie also zum Beispiel lieber die Variante mit Gemüse. Weiterer Vorteil: Gemüse ist ballaststoffreicher und sättigt dadurch erheblich besser als Obst.

WELCHE BEDEUTUNG HAT DER CHOLESTERIN-SPIEGEL FÜR DIE GESUNDHEIT?

Das Nahrungscholesterin wurde lange Zeit als Krankheitsverursacher für Arteriosklerose und in der Folge vor allem für Herz-Kreislauf-Erkrankungen verteufelt. Heute weiß man, dass die Nahrung nur zu 20 Prozent zum Gesamtcholesterin beiträgt, die restlichen 80 Prozent sind stoffwechselbedingt: Der Körper stellt das überschüssige Cholesterin bei einer Hypercholesterinämie selber her. Zugrunde liegt eine Funktionsstörung des LDL-Rezeptors, der schädliches Cholesterin nicht mehr abfängt.

Milchprodukte als natürliche Lebensmittel sind zu empfehlen. In diesem Sinne sind sie ebenso wie Eier inzwischen rehabilitiert. Achten Sie aber bei Milchprodukten auf den Kaloriengehalt, vor allem bei Käse. Essen Sie Eier und Butter in Maßen.

WIE KOMMT MAN EINER STOFFWECHSEL-FUNKTIONSSTÖRUNG AUF DIE SCHLICHE?

Beim Check-up liegt ein Augenmerk auf der Leber: Wie stellt sie sich im Ultraschall dar? Ein Thema ist die Leberverfettung, die genetisch bedingt sein kann oder, häufiger, auf die Ernährungsweise zurückzuführen ist. Dabei muss nicht Fett schuld sein: Auch schlanke Menschen, die extrem viel Obst essen oder Alkohol trinken, können eine Fettleber aufweisen. Hat sich die Fettleber entzündet, dann sehen wir veränderte Leberwerte. Diese Untersuchungen sind sehr wichtig, da die Forschung herausfand, dass sehr wahrscheinlich die meisten kryptogenen (ohne nachweisbaren Grund entstandenen) Leberentzündungen und Leberzirrhosen (Endstadium des krankhaft bindegewebigen Umbaus der Leber) auf eine Fettleber zurückzuführen sind.

Spielte früher das Gesamtcholesterin eine wichtige Rolle in der Bewertung und auch das Verhältnis von HDL und LDL, so betrachtet man heute die LDL- und HDL-Werte einzeln. LDL ist ein eigenständiger Risikofaktor. Liegt der Wert über 190 mg/dl und besteht eine familiäre Hypercholesterinämie, dann ist dieser Patient ein Risikopatient, auch wenn sein HDL in Ordnung ist. Ist der Patient Diabetiker, dann reicht ein LDL von über 100 mg/dl, damit er behandelt wird – selbst wenn er sonst gesund ist.

Diese Werte werden heute viel strenger gehandhabt als früher und es gibt für jeden Menschen je nach individuellem Risiko einzeln gültige Zielwerte. Die Therapie besteht in Gewichtsreduktion, Ernährungsumstellung, Bewegung und Medikamenten.

WIE KANN ICH DEM STOFFWECHSEL HELFEN?

Bei vielen Menschen mit Stoffwechselproblemen ist der Leidensdruck höher, als sie im ersten Moment zugeben. Dabei muss man bedenken: Wenn der Patient die Tablette nicht einnimmt, wird er nicht gesund. Dasselbe gilt für eine Veränderung des Lebensstils. Es gibt teure Medikamente zur Behandlung von Diabetes, aber durch eine falsche Ernährung bessert sich diese Krankheit kein Stück.

Ein Appell an Diabetespatienten: Machen Sie mit, übernehmen Sie Verantwortung für Ihren Körper! Es geht um Ihr Wohlbefinden und Ihre Gesundheit!

WIE WICHTIG SIND DIE SCHILDDRÜSENWERTE?

Sollten Sie schon lange Schilddrüsenmedikamente (Thyroxin) aufgrund einer Unterfunktion einnehmen, dann lassen Sie trotzdem Ihre Werte regelmäßig kontrollieren. Schilddrüsenunterfunktionen sind sehr häufig übertherapiert, das bedeutet ein erhöhtes Risiko für Herz-Kreislauf-Erkrankungen.

WANN BIN ICH MIT MEINEN ZUCKERWERTEN AUF DER SICHEREN SEITE?

Lange bevor ein Diabetes Typ 2 diagnostiziert wird, kann man den sogenannten HOMA-Index im Blut bestimmen. Das ist ein Parameter, der angibt, wie viel Insulin der Körper im nüchternen Zustand braucht, um den Blutzuckerspiegel adäquat niedrig zu halten. Bei Typ-2-Diabetiker kann als erstes Anzeichen der Erkrankung eine Insulinresistenz festgestellt werden. Mit dem HOMA-Test lässt sich diese Stoffwechselstörung nachweisen.

Bei erhöhten Werten helfen Bewegung, Speicherfettabbau und Muskelaufbau, dadurch kann das Risiko für den erworbenen Diabetes selbst bei hohen Werten um 70 Prozent reduziert werden.

WIE UNTERSTÜTZE ICH MEINEN DARMSTOFFWECHSEL?

Des Öfteren berichten Patienten von einem wechselnden Stuhlgang: Durchfall, Verstopfung, Blähungen. Kann eine organische Erkrankung ausgeschlossen werden, dann empfiehlt sich in den meisten Fällen eine Ernährungsumstellung. Statt industriell vorgefertigter Lebensmittel natürliche Produkte: frisches Gemüse, Faserstoffe, vegetarisch statt fleischreich. Achten Sie auf Diversität, das heißt, essen Sie abwechslungsreich, denn das liebt die Darmflora (beziehungsweise Mikrobiota, wie die Bakteriengemeinschaft im Darm heute meist genannt wird). Nahrungsergänzungsmittel mit Akazienfasern, Prä- und Probiotika (siehe Seite 57)können sinnvoll sein, wenn es darum geht, Fäulnisbakterien im Darm auszuschalten und das Darmmilieu wieder zu normalisieren.

Ganz wichtig: Gehen Sie zur Darmkrebsvorsorge! Dort werden Stuhlproben auf Blut- und Entzündungsstoffe untersucht. Bei Auffälligkeiten ist eine Darmspiegelung (Koloskopie) zwingend, denn nur durch diese Untersuchung kann Darmkrebs präventiv ausgeschaltet werden. Spätestens ab einem Alter von 54 Jahren sollten Sie auch ohne Auffälligkeiten zur Darmspiegelung gehen.

WIE BIN ICH VORBILD FÜR MEINE ENKEL?

Stoffwechsel- und Darmgesundheit bedingen einander. Was wir essen, wird im Darm verstoffwechselt und kommt unseren Zellen zugute – oder nicht. Darum ist es wichtig, dass schon kleine Kinder lernen, sich gesund zu ernähren und Sport zu treiben.

Als Best Ager ist das die Weisheit, die Sie wirklich vorleben und an die nächsten Generationen weitergeben können. Zeigen Sie, dass Genuss und Gesundheit zusammengehören!

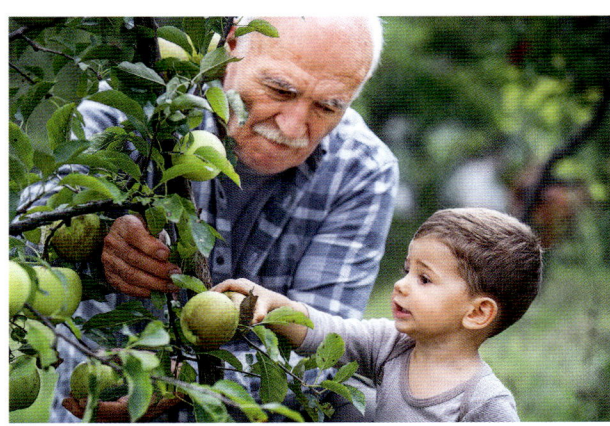

Seien Sie ein gesundes Vorbild für die nächste Generation!

IHR ERNÄHRUNGSCHECK

Überprüfen Sie mithilfe des Tests auf dieser und der folgenden Seite Ihre Ernährungsgewohnheiten. Die Testauswertung finden Sie auf Seite 38. Sie gibt Ihnen Anhaltspunkte, ob Sie möglicherweise besser essen sollten …

Wie viel trinken Sie täglich (Wasser, Tee)?

☐ Bis zu 1,5 Liter. 0

☐ 1,5 bis 2 Liter. 3

☐ 3 Liter und mehr. 5

Wie oft nehmen Sie Süßigkeiten und/oder Softdrinks zu sich?

☐ Täglich 2- bis 3-mal. 0

☐ Täglich 1-mal. 3

☐ Nicht täglich/selten. 5

Wie viel Obst und Gemüse essen Sie?

☐ Täglich 5 Portionen. 7

☐ Täglich 3 Portionen. 3

☐ Nicht täglich/selten. 0

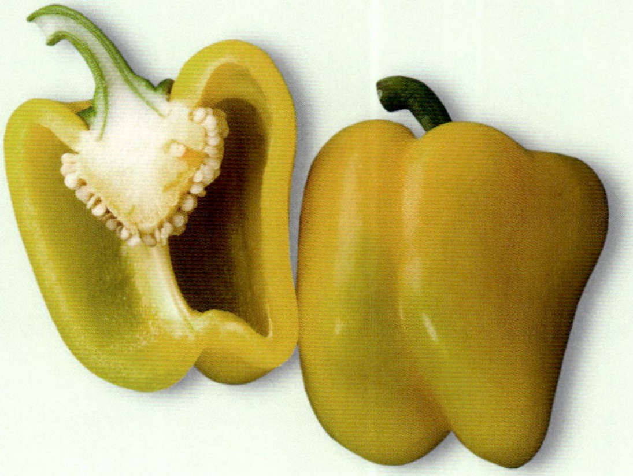

Wie oft essen Sie am Tag?

☐ 2 bis 3 regelmäßige Mahlzeiten in Ruhe. 4

☐ Eher unregelmäßig. 3

☐ Ohne festen Rhythmus. 0

Was essen Sie bevorzugt?

☐ Mediterran: Fisch, Geflügel, viel Gemüse, Olivenöl. 7

☐ Hauptsache abwechslungsreich, auch Salat und Gemüse sind oft dabei. 4

☐ Pizza, Fleischgerichte, Wurst, Pommes, Knödel, Fertiggerichte. 0

Wie viele Portionen Nudeln, Brot, Reis essen Sie?

☐ Wenig, 1 Portion täglich. 7

☐ 2 bis 3 Portionen täglich, bevorzugt Vollkornprodukte. 4

☐ 2 bis 3 Portionen täglich, Weißmehlprodukte. 0

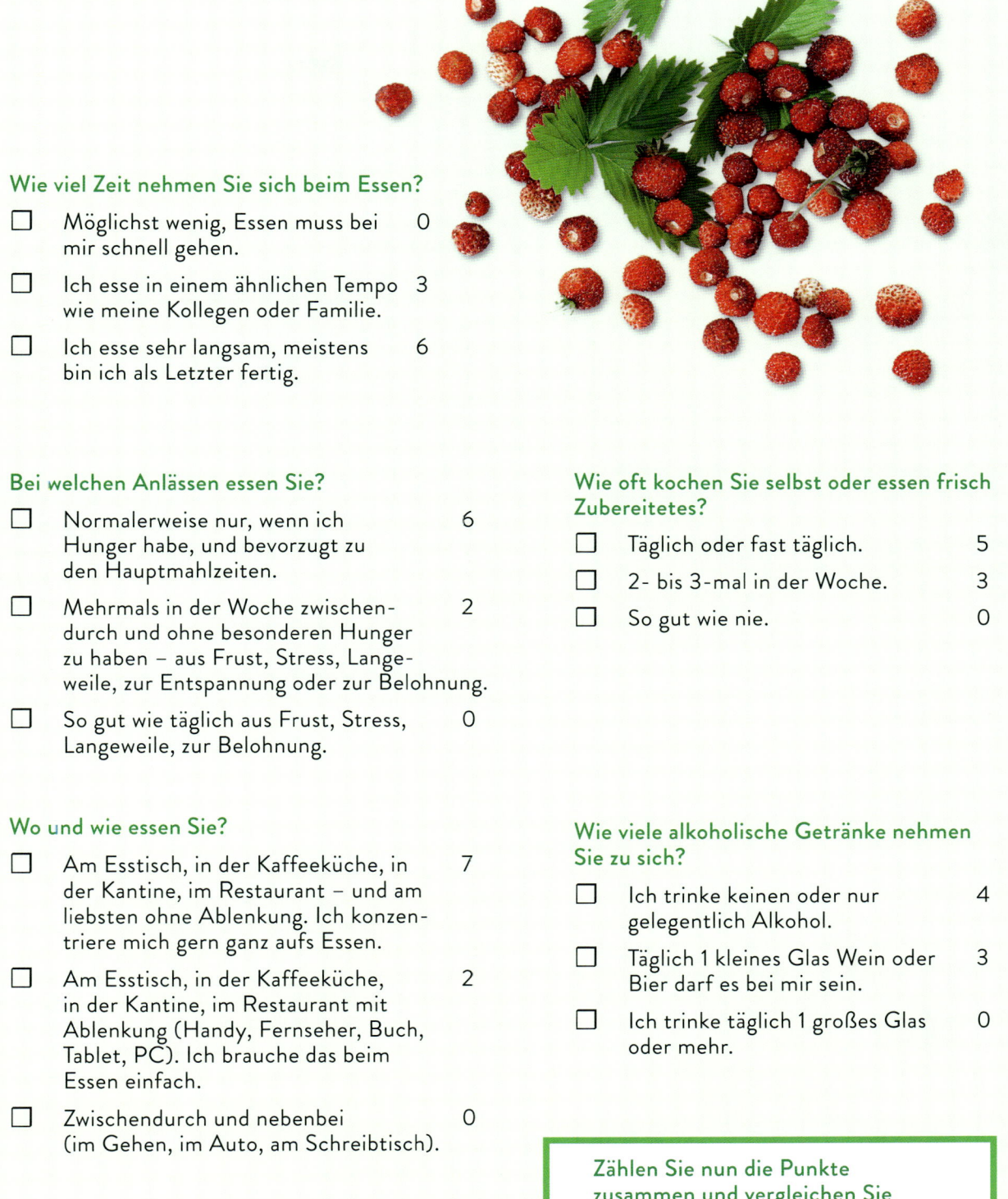

Wie viel Zeit nehmen Sie sich beim Essen?

☐ Möglichst wenig, Essen muss bei mir schnell gehen. 0

☐ Ich esse in einem ähnlichen Tempo wie meine Kollegen oder Familie. 3

☐ Ich esse sehr langsam, meistens bin ich als Letzter fertig. 6

Bei welchen Anlässen essen Sie?

☐ Normalerweise nur, wenn ich Hunger habe, und bevorzugt zu den Hauptmahlzeiten. 6

☐ Mehrmals in der Woche zwischendurch und ohne besonderen Hunger zu haben – aus Frust, Stress, Langeweile, zur Entspannung oder zur Belohnung. 2

☐ So gut wie täglich aus Frust, Stress, Langeweile, zur Belohnung. 0

Wo und wie essen Sie?

☐ Am Esstisch, in der Kaffeeküche, in der Kantine, im Restaurant – und am liebsten ohne Ablenkung. Ich konzentriere mich gern ganz aufs Essen. 7

☐ Am Esstisch, in der Kaffeeküche, in der Kantine, im Restaurant mit Ablenkung (Handy, Fernseher, Buch, Tablet, PC). Ich brauche das beim Essen einfach. 2

☐ Zwischendurch und nebenbei (im Gehen, im Auto, am Schreibtisch). 0

Wie oft kochen Sie selbst oder essen frisch Zubereitetes?

☐ Täglich oder fast täglich. 5

☐ 2- bis 3-mal in der Woche. 3

☐ So gut wie nie. 0

Wie viele alkoholische Getränke nehmen Sie zu sich?

☐ Ich trinke keinen oder nur gelegentlich Alkohol. 4

☐ Täglich 1 kleines Glas Wein oder Bier darf es bei mir sein. 3

☐ Ich trinke täglich 1 großes Glas oder mehr. 0

Zählen Sie nun die Punkte zusammen und vergleichen Sie das Ergebnis mit der Auswertung auf der nächsten Seite.

AUSWERTUNG

Wie steht es um Ihre Ernährungsweise? Natürlich gibt dieser Test nur Anhaltspunkte, aber er spiegelt die wichtigsten Aspekte Ihres Essverhaltens wider.

60–67 PUNKTE: WEITER SO!

Sie ernähren sich offenbar bereits in jeder Hinsicht gesund und ausgewogen. Auch Ihr Essverhalten ist vorbildlich. Wenn Sie sich zusätzlich regelmäßig bewegen und ein aktives Sozialleben pflegen, machen Sie alles richtig. Lassen Sie sich aber von diesem Lob nicht zum Schlendrian verleiten, denn der innere Schweinehund ist schon ein, nun ja, Hund und schlechte Gewohnheiten kommen oft auf leisen Sohlen.

50–59 PUNKTE: SCHON GANZ GUT

Sie sind auf dem richtigen Weg. Im Großen und Ganzen ernähren Sie sich gesund, Sie sollten aber besonders darauf achten, dass Sie regelmäßig, langsam und genüsslich essen. Sorgen Sie dafür, dass Sie nicht abgelenkt werden durch Handy, PC oder Fernseher. Achten Sie außerdem ganz besonders in Stresszeiten darauf, beim Essen nicht zu viele Kompromisse zu machen, die bekanntlich schnell zu ungesunden Gewohnheiten werden.

BIS 49 PUNKTE

Essen oder besser gesagt das Bewusstsein dafür ist für Sie offenbar Nebensache. Dadurch entgeht Ihnen viel Genuss und Ihr Körper bekommt nicht das, was er braucht. Außerdem kann es zu ernsten gesundheitlichen Problemen kommen. Verändern Sie allmählich Ihre Gewohnheiten, drehen Sie an den momentan für Sie greifbaren Stellschrauben: Essen Sie nur, wenn Sie Hunger haben, beziehungsweise zu den Mahlzeiten. Achten Sie auf gesunde, ballaststoffreiche Kost (Vollkorn, Gemüse, Beerenobst, Nüsse), trinken Sie mehr Wasser und reduzieren Sie gegebenenfalls Ihren Alkoholkonsum. All das gelingt Ihnen, wenn Sie einer gesunden, ausgewogenen Nahrungsaufnahme wieder einen größeren Stellenwert einräumen. Zum Einstieg eignet sich zum Beispiel die „Suppenübung" auf Seite 52.

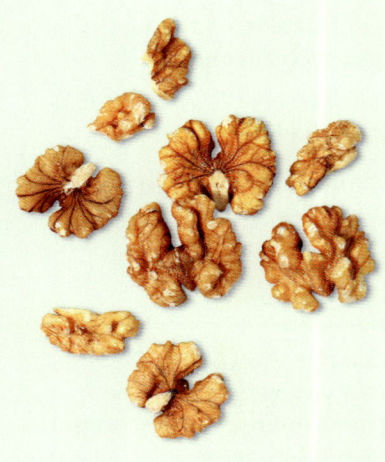

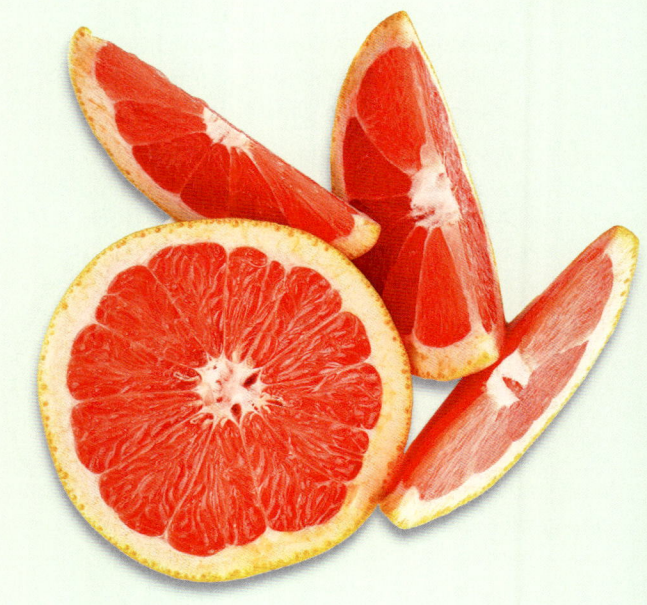

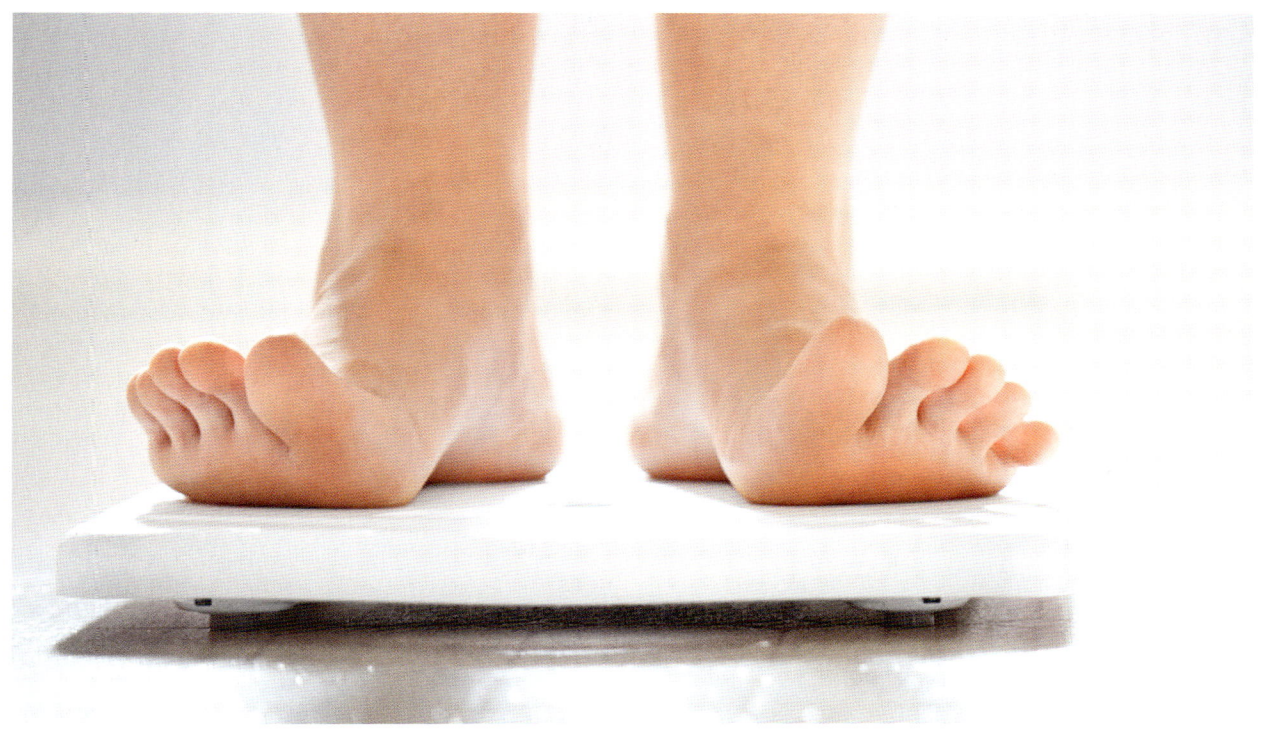

GEWICHT IM GRIFF, GESUNDHEIT IM LOT, GUTE LAUNE GRATIS DAZU

Wir leben in geradezu paradiesischen Verhältnissen: Das Nahrungsangebot ist grenzenlos, allgegenwärtig und bezahlbar. Die täglichen Wege lassen sich bequem mit Auto, Bus und Bahn zurücklegen.

Nur wenn der Pizzabote klingelt, ist Bewegung notwendig. Doch das Leben im vermeintlichen Paradies ist für den Körper kein Zuckerschlecken, wünscht er sich doch sehnlichst Bewegung und gesunde Nahrung. Litten und starben die Menschen bis vor 100 Jahren vorwiegend an Infektionskrankheiten, weil es an Hygienewissen und Medikamenten fehlte, so birgt heute der bequeme Lebensstil das Krankheitspotenzial. Nicht von ungefähr sprechen wir von Wohlstandskrankheiten. Besonders Übergewicht ist eine gefährliche Errungenschaft der Moderne.

DAS GEWICHT RICHTIG BEURTEILEN

Normalerweise können Menschen ihr Körpergewicht selbst ganz gut einschätzen und bewerten: Wie sitzt die Hose? Was sagt der Spiegel? Wie fühle ich mich insgesamt? Betrachtet man sich selbst ganz ehrlich, dann findet jeder selbst seine eigenen Schwachstellen heraus.

Die drei folgenden Formeln liefern aussagekräftige Schwarz-auf-weiß-Ergebnisse, die Ihnen helfen, sich zu vergewissern.

BODY-MASS-INDEX (BMI)

Die BMI-Skala zeigt an, wie viele Kilogramm auf der Waage für Ihre Größe normal sind. Sportler oder körperlich sehr trainierte Menschen wiegen mehr, weil Muskeln schwerer sind als Fettgewebe. Unter anderem deshalb ist zusätzlich der Bauchumfang (siehe unten) von Bedeutung.

FORMEL BMI:

$$\frac{\text{Körpergewicht (kg)}}{\text{Körpergröße (m)}^2}$$

Das bedeutet der BMI
Untergewicht: 17 bis 18,5
Normalgewicht: 18,5 bis 24,9
Übergewicht: 25 bis 29,9
Adipositas Grad I: 30 bis 34,9
Adipositas Grad II: 35 bis 39,9
Adipositas Grad III: ab 40

BAUCHUMFANG

Sie treiben keinen Sport, haben eine sitzende Tätigkeit, eigentlich ganz schlanke Gliedmaßen, aber am Bauch eine kleine Vorwölbung? Messen Sie zusätzlich zum BMI Ihren Bauchumfang. Liegen Sie über den empfohlenen Maßen (Männer < 102 cm, Frauen < 88 cm), dann sind Sie wahrscheinlich ein TOFI. Als TOFI (*Thin-Outside-Fat-Inside*) werden Menschen bezeichnet, deren BMI zwar im Normalbereich ist und die schlank wirken, deren Körperzusammensetzung aber ungünstig ist. Sie haben zu wenig Muskelmasse und einen zu großen (inneren) Fettanteil vor allem im Bauchraum. Das Fett ist entzündungsaktiv und lagert sich um die Organe an. Bewegungsmangel und Fehlernährung sind die Ursachen. Das Risiko für Herz-Kreislauf-Probleme, Fettstoffwechselstörungen und chronische Erkrankungen ist erhöht. Gehören Sie zu diesem Typus, dann hilft Ihnen eine gute Mischung von Ausdauer- und Muskeltraining.

TAILLENUMFANG

Eine weitere aussagekräftige Berechnungsgrundlage ist die sogenannte Waist-to-Height-Ratio (WtHR). Dieser Index zeigt den gesundheitlich relevanten Taillenumfang im Verhältnis zur Körpergröße. Er gibt Auskunft über die Fettverteilung im Körper. Messen Sie Ihren Taillenumfang mit dem Maßband (analog zur Messung des Bauchumfangs). Teilen Sie das Ergebnis durch Ihre Körpergröße (in Zentimetern).

Für Menschen unter 40 Jahren ist ein Wert unter 0,5 normal, im Alter zwischen 40 und 50 dürfen es 0,55 sein, ab 50 auch 0,6.

DAS 20:80-PRINZIP

Wenn Sie sich auf den nächsten Seiten mit Ihrer Energiebilanz auseinandersetzen, stellen Sie am Ende nicht alle Ihre Ernährungsgewohnheiten auf den Kopf. Wenn Sie Ihre Ernährung langfristig verändern möchten, gehen Sie am besten Schritt für Schritt nach dem 20:80-Prinzip vor. Mit wenigen Änderungen (20 Prozent) viel erreichen (80 bis 100 Prozent) und die meisten Gewohnheiten beibehalten (80 Prozent). Analysieren Sie zunächst Ihr Essverhalten sowie Ihren Esstyp und führen Sie eine Woche lang ein Ernährungstagebuch. Legen Sie die drei wichtigsten Änderungen fest, die Sie umsetzen möchten und die auch für Sie machbar sind. Die übrigen behalten Sie bei. Wenn Sie erfolgreich waren, können Sie mit der Umstellung fortfahren und weitere Maßnahmen ergreifen.

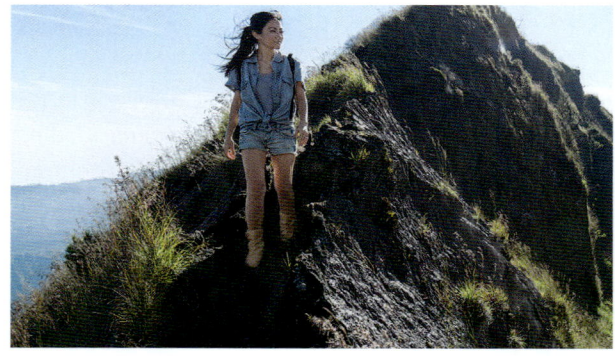

Der Weg zu einem gesunden Lebensstil kann anstrengend sein, soll aber nicht überfordern.

WIE VIEL ENERGIE BENÖTIGEN SIE?

Kalorienumsatz und Nahrungsverwertung sind zwei Parameter, die erklären, warum der eine Mensch bei gleicher Kalorienzufuhr zunimmt und der andere erstaunlicherweise nicht.

GRUNDUMSATZ

Dies ist die Energie, die der Körper im Ruhezustand verbraucht, um sämtliche lebenswichtigen Funktionen – von der Körpertemperatur bis zur Funktionstüchtigkeit aller Organe – aufrechtzuerhalten. Der Grundumsatz kann von Mensch zu Mensch sehr unterschiedlich sein, je nach Konstitution und vorhandener Muskelmasse. Der eine verbrennt in Ruhe nur 1100 Kalorien pro Tag, der andere 2000.

Ein simpler Trick, um den Grundumsatz und damit auch den Kalorienverbrauch pro Tag zu erhöhen, ist das Antrainieren von Muskeln, denn hier wird das Fett verbrannt. Die Muskelmasse ist zwar grundsätzlich genetisch bedingt, sie kann aber über gezielte Kraftübungen in jedem Alter gut aufgebaut werden.

NAHRUNGSVERWERTUNG

Es gibt Menschen, die bessere Futterverwerter sind als andere. In Mangelzeiten hatten sie einen Vorteil gegenüber denjenigen, die ein Übermaß an zugeführten Kalorien zum großen Teil in Wärme umsetzten, also gleich wieder abgaben. Heute führt es schnell zu Übergewicht, wenn unser Körper „für schlechte Zeiten vorsorgt" und überflüssige Kalorien in Form von Fettpolstern speichert.

TÄGLICHER GRUNDUMSATZ

Der Grundumsatz bei einem 80 kg schweren Mann beträgt 80 kcal x 1 x 24 Stunden = 1920 kcal pro Tag (bei Frauen nimmt man statt 1 den Faktor 0,9).
Am genauesten kann man den Grundumsatz durch die Bestimmung der Atemgase im Liegen ermitteln. Viele Ernährungsmediziner bieten diese Untersuchung an.

Übergewicht scheint den Grundumsatz noch einmal zu senken. Mit dem Übergewicht nimmt nämlich auch die Wärmeisolierung des Körpers zu. In der Folge werden weniger Kalorien pro Kilogramm Körpergewicht gebraucht, der Körper muss also weniger „heizen", um seine Temperatur konstant zu halten. Im umgekehrten Sinne ist dies der Grund, warum sehr schlanke Menschen leichter frieren.

ARBEITSUMSATZ

Der tägliche Kalorienbedarf eines Menschen setzt sich aus dem Grundumsatz und dem Arbeitsumsatz zusammen. Der Arbeitsumsatz ist die Energie, die wir über unsere Muskeln verbrauchen, um uns zu bewegen. Dieser Arbeitsumsatz kann individuell erheblich variieren. Ein Gerüstbauer benötigt naturgemäß sehr viel mehr Energie als ein Büroangestellter, der den ganzen Tag an seinem Schreibtisch sitzt. Um seinen Gesamtkalorienbedarf zu ermitteln, multipliziert man den Grundumsatz mit einem dem Arbeitsumsatz entsprechenden Multiplikationsfaktor. Der fällt je nach Tätigkeit und täglichem Bewegungspensum höher oder niedriger aus.

MESSUNG BEIM ARZT

In der Arztpraxis kann der tägliche Kalorienverbrauch entweder über den wirklichen Gesamtumsatz mittels eines Kalorienverbrauch-Messgeräts, das Sie mit nach Hause nehmen können, ermittelt werden oder über den Grundumsatz. Hierbei wird gemessen, wie viele Kalorien in Ruhe verbrannt werden. Dazu wird im Liegen der Sauerstoffverbrauch gemessen. Sie atmen Sauerstoff ein und die verbrauchte Luft (CO_2) wieder aus. Je muskulöser Sie sind, desto höher ist der Kalorienverbrauch. Ein Kilogramm Muskeln verbrennt nämlich circa 50 Kalorien am Tag, auch in Ruhe.

Muskeln sind also exzellente Kalorienverwerter und helfen, schlank zu werden und zu bleiben. Und das Besondere: Muskeln sind im Grunde das einzige Stellrädchen, an dem wir bewusst drehen können, um unseren Energieverbrauch zu erhöhen. Muskeltraining lohnt sich für eine gute Figur, aber auch für eine gute Haltung und zahlreiche weitere gesundheitliche Vorteile.

41

Bewegungsform	Frauen	Männer
Gartenarbeit / Hausarbeit / Tanzen (Standard)	160–360	200–400
Gehen (3 km/h)	170	200
Volleyball	250–600	300–600
Basketball / Fußball / Handball	350–600	400–700
Golf	170–400	200–400
Squash	400–700	500–800
Schlittschuhlaufen	250–400	300–500
Skiabfahrt	350–500	400–600
Skilanglauf (7/8 km/h)	400/700	500/800
Windsurfen	250–500	300–600
Radfahren (15 km/h)	350	400
Joggen (8/10/12 km/h)	350/500/700	400/600/800
Schwimmen	350–700	400–800

Abhängig von der Intensität der Bewegung verbraucht eine Stunde der genannten Betätigungen die angegebene Kalorienmenge, die sich zum Grundumsatz (siehe Seite 41) hinzuaddiert.

GENETISCHE STOFFWECHSELANALYSE

Eine Möglichkeit, Ihr Ernährungsprofil (Verbrauch und Bedarf) passgenau zu bestimmen, bietet das Verfahren der genetischen Stoffwechselanalyse. Dafür werden Schleimhautzellen – wie wir das auch aus dem „Tatort" kennen – von Ihrer Wangenschleimhaut im Mund mit einem Wattebausch abgestrichen und anschließend im Labor untersucht. Grundlage ist der Umstand, dass in jeder Ihrer Körperzellen, also auch in den Schleimhautzellen des Mundes, das komplette Erbgut mit mehr als 30 000 Genen gespeichert ist. Viele Hundert Gene sind für Stoffwechsel und Ernährung zuständig. Je nach Anbieter werden 6 bis 10 davon bei der Stoffwechseluntersuchung analysiert.

Oft werden weitere Gene analysiert, die Auskunft über die Körpermuskulatur geben, um die Frage zu klären, ob Sie mehr Ausdauer- oder Schnellkraft-Fasern besitzen. Die Art der Beschaffenheit Ihres Stoffwechsels (langsam, schnell) und der Muskelfasern bestimmt, ob Ihr Körper bevorzugt Eiweiß, Kohlenhydrate oder Fett verstoffwechselt. Die Analyse beinhaltet auch eine Empfehlung, ob Sie lieber (Schnell-)Krafttraining oder Ausdauertraining absolvieren sollten. Studien zeigen, dass Patienten durchaus von einer Stoffwechselanalyse profitieren können, allerdings steht die Wissenschaft hier noch am Beginn ihrer Forschung.

GEWINN DER STOFFWECHSELANALYSE

Eine Studie der Stanford University zeigte, dass Personen, bei denen eine genetische Stoffwechselanalyse durchgeführt worden war und die daraus resultierende Empfehlungen berücksichtigt hatten, mehr als doppelt so viel Gewicht im selben Zeitraum abnahmen wie die Vergleichsgruppe ohne genetische Stoffwechselanalyse. Das deckt sich mit Ergebnissen der Studie von Prof. Dr. med. Thomas Kurscheid zusammen mit der Sporthochschule Köln im Jahr 2013: 103 Patienten im Alter von 30 bis 59 Jahren erhielten eine Beratung zu Ernährung, Bewegung und Lebensstil. BMI, Fett- und Muskelgehalt des Körpers wurden über einen Zeitraum von neun Monaten gemessen sowie das Wohlbefinden mittels Fragebogen ermittelt. 79 Patienten erhielten zusätzlich eine genetische Stoffwechselanalyse mit individueller Ernährungs- und Bewegungsempfehlung. Die Daten zeigten, dass diejenigen, für die auch eine genetische Stoffwechselanalyse durchgeführt worden war, mehr Gewicht verloren und sich im eigenen Körper deutlich wohler fühlten als die Vergleichsgruppe.

ENERGIEBILANZ IM LOT

Überflüssige Pfunde in Form von Pölsterchen auf den Hüften und am Bauch stammen von Kalorien, die wir zu uns genommen haben, aber gar nicht brauchen. Sie werden vom Körpermotor nicht verbrannt und für Mangelzeiten in unseren Fettdepots endgelagert. Lange Phasen von Hunger waren in der Entwicklungsgeschichte des Menschen normal, sodass der Körper heute immer noch nach der Devise handelt „Man kann ja nie wissen".

Überflüssige Pfunde, das heißt Übergewicht mit all seinen gesundheitlichen Folgen, sind also auch eine Frage der Energiebilanz.

Um diese ins Lot zu bringen, ist Bewegung unverzichtbar. Das wird klar, wenn man weiß, dass eine Ernährungsumstellung nur etwa 20 Prozent zum Abnehmen beiträgt. Als Erstes wird das Essverhalten beobachtet und anschließend verändert (Essfallen ausmachen: Wann esse ich, wie schnell, wie abgelenkt, wieso esse ich?). Muskelkraft- und Ausdauertraining, also Bewegung, machen weitere 40 Pro-

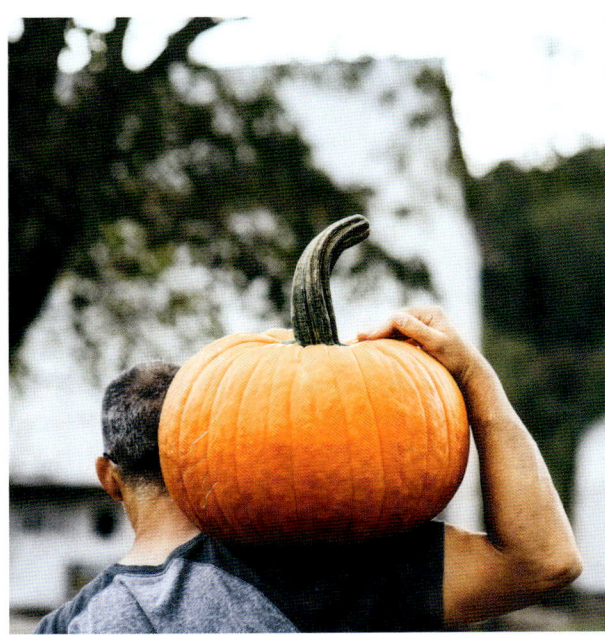

Wer seine Energiebilanz in den Griff bekommt, profitiert von einer der wichtigsten Vorsorgemaßnahmen.

zent des langfristigen Erfolgs aus. Regelmäßige Bewegung verbraucht nicht nur mehr Kalorien, sondern durch den Aufbau von mehr Muskelmasse werden auch mehr Kalorien in Ruhe verbrannt (höherer Grundumsatz).

Der Kalorienbedarf verändert sich im Laufe des Lebens und auch je nach Betätigung im Job und in der Freizeit. Die meisten Menschen gingen noch vor 100 Jahren 9 bis 10 Stunden am Tag an 6 Tagen in der Woche – nur der Sonntag war frei – einer körperlich anstrengenden Arbeit nach.

Die Wochenarbeitszeit hat sich grundsätzlich verkürzt. Heute arbeitet außerdem die überwiegende Mehrheit an einem Bildschirmarbeitsplatz oder geht einer nicht körperlichen Arbeit nach. Das verbraucht natürlich weniger Kalorien.

Auch im Alter benötigen wir weniger Energie. Das ist der geringeren Muskelmasse geschuldet, mit der das Älterwerden einhergeht. Bei Frauen in den Wechseljahren bewirkt der Hormonabfall eine Veränderung in der Zusammensetzung des Körpers, der Fettanteil nimmt zu und der Muskelanteil nimmt ab. Dadurch sinkt einerseits der Grundumsatz um etwa 100 kcal/Tag, andererseits bewegen sich die meisten Frauen weniger als vor den Wechseljahren, dadurch werden etwa 130 kcal/Tag weniger verbraucht, in Summe also 230 kcal. Auch wenn man genauso weiter isst wie früher, nimmt man plötzlich zu.

QUALITÄT VOR QUANTITÄT!

Jeder Mensch muss essen, auch derjenige, der schlank ist oder bleiben will. Gewöhnen Sie sich darum an, die richtigen Lebensmitteln zu wählen. Dann können Sie sich ohne Bedenken satt essen. Das bedeutet: Greifen Sie statt zu Fastfood und verarbeiteten Lebensmitteln zu Obst und Gemüse. Sollte der Heißhunger auf eine Currywurst oder einen Döner unbeherrschbar sein, dann ist das nicht tragisch, wenn es die Ausnahme bleibt. Aber auch beim Döner haben Sie die Wahl: Ob Döner mit Salat oder mit Fritten, macht einen großen Unterschied.

Noch besser: Verhindern Sie von vornherein Heißhunger, indem Sie möglichst regelmäßig und gesund essen. Denn wenn der Heißhunger einmal da ist, haben Sie und Ihre guten Vorsätze schnell verloren.

ESSVERHALTEN UNTER DER LUPE

Wollen Sie den Kalorien und Ihren Fettpolstern auf die Schliche kommen, beobachten Sie Ihr Essverhalten. Oftmals sitzt der Teufel im Detail, sprich, versteckte Kalorien sind uns oft nicht bewusst. Auch gesunde Zwischenmahlzeiten wie ein Smoothie können zu Buche schlagen. Je nach Obstsorte kann dieser aufgrund des hohen Fruchtzuckergehaltes oft sogar viel mehr Kalorien enthalten als geplant. Vieles, was wir zwischen den Mahlzeiten am Tag zu uns nehmen, zählen wir oft nicht richtig, weil es nicht als vollwertige Mahlzeit wahrgenommen wird. Weit gefehlt, denn genau diese kleinen Sünden summieren sich am Ende des Tages!

KLEINER HELFER: ERNÄHRUNGSTAGEBUCH

Darum kann es sinnvoll sein, vor allem wenn Sie über die Ernährung Gewicht reduzieren möchten, zunächst Ihren täglichen Kalorienbedarf einzuschätzen (siehe ab Seite 41) und dann über eine Woche ein Ernährungstagebuch zu führen. Tragen Sie dort wirklich alles ein, was Sie über den Tag verteilt essen, also auch jeden Snack, jeden Teelöffel Zucker im Kaffee und jeden Keks. Listen Sie auch auf, wie viel Sie trinken, und vor allem was. Fruchtsäfte, Alkohol und natürlich Softdrinks wie Limonaden, gezuckerte Fruchtsaftgetränke und Cola sind sehr kalorienhaltig. Hilfreich ist hier eine gute Nährwerttabelle.

Notieren Sie darüber hinaus, warum Sie gegessen haben: Hatten Sie wirklich Hunger oder waren Sie gestresst, haben Sie sich geärgert, hatten Langeweile, einfach Lust auf ein Stück Kuchen oder haben Sie aus Frust gegessen? Das sind wichtige Fragen und die Antworten darauf helfen, langfristig Ihre Essgewohnheiten zu verändern.

Nach einer Woche Ernährungstagebuch berechnen Sie anhand einer Kalorientabelle, wie viele Kalorien zusammengekommen sind. Vergleichen Sie diesen Wert mit Ihrem tatsächlichen Kalorienbedarf, der sich vor allem auch nach Ihrer Tätigkeit richtet. Arbeiten Sie am Schreibtisch, also vorwiegend sitzend, oder arbeiten Sie schwer körperlich? Passen Sie die Mahlzeiten und die zugeführten Kalorien entsprechend Ihrer Tätigkeit an.

> ### GUTER RAT
>
> Wenn Sie über Ihre Ernährung einen Gewichtsverlust erzielen wollen, sollten Sie etwa ein Drittel unter Ihrem täglichen Kalorienbedarf bleiben, in der Regel sind dies 500 bis 1000 Kalorien weniger am Tag. Sollten Sie ein sehr hohes Gewicht haben, müssen eventuell noch mehr Kalorien eingespart werden. Um eine Mangelernährung auszuschließen, sollte die Gesamtkalorienzufuhr jedoch nie unter 1200 Kalorien fallen. Erhöhen Sie also lieber Ihren Verbrauch.

GROSSE HILFE: ERNÄHRUNGSBERATUNG

Holen Sie sich im Zweifelsfall bei der Überlegung, wie Sie am besten Ihre Ernährung umstellen, Unterstützung von einem Ernährungs- oder Sportmediziner. Eine professionelle Ernährungsberatung wird von den Krankenkassen bis zu sechsmal pro Jahr übernommen. Voraussetzung ist eine Diagnose wie Übergewicht, erhöhte Cholesterin-, Triglyzerid- oder Harnsäurewerte.

Bei der Beratung werden auch Ihre Gewohnheiten unter die Lupe genommen. Gewohnheiten, die sich über Jahre gefestigt haben, sind sehr mächtig. Aber es ist möglich, sie durch simple Tricks zu ändern. Manchmal braucht man einfach nur genau hinschauen, damit einem bestimmte Verhaltensmuster bewusst werden: die zwei Teelöffel Zucker morgens im Kaffee, der Sahnejoghurt im Müsli. Verhaltensänderungen benötigen zwischen 40 Tagen und einem halben Jahr, bis sie sich etabliert haben und zur neuen Gewohnheit geworden sind.

HUNGER, APPETIT ODER DURST?

Prinzipiell ist unser Gehirn so veranlagt, dass es fortwährend nach Zucker verlangt – und macht uns dadurch manchmal ganz verrückt. Denn sein „Hilfe, ich verhungere!" kann auch etwas ganz anderes heißen, zum Beispiel „Ich hätte gerade unbändige Lust auf Schokolade". Oder aber es bedeutet: „Mensch, bin ich durstig!"

VORSICHT VOR KALORIEN IN SOFTDRINKS UND ALKOHOL

Allein durch den Verzicht auf Softdrinks (Cola, Limo, Eistee etc.) lassen sich bis zu 40 Kalorien pro 100 Milliliter sparen. Gegen ein kleines Glas Bier oder Wein ist nichts einzuwenden. Bei zwei Gläsern jeden Abend verhält es sich schon anders. Bluthochdruck, Impotenz und Leberschäden sind oft Folgen von zu viel Alkohol, eine weitere häufige Folge ist Übergewicht. Denn 1 Gramm Alkohol (7 Kalorien) besitzt fast doppelt so viele Kalorien wie Zucker (4 Kalorien) und beinahe so viel wie 1 Gramm Fett (9 Kalorien). Bei der Energie von Alkohol handelt es sich um sogenannte leere Kalorien. Das bedeutet, dass diese auf den Hüften landen, aber ansonsten nichts von Wert im Gepäck haben: keine Vitamine, keine Mineralstoffe, keine Spurenelemente, keine Ballaststoffe – nichts. Darüber hinaus lässt Alkohol den Blutzuckerspiegel absinken und fördert dadurch den Appetit, das ist der Sinn des Aperitifs. Durch Alkoholverzicht oder Einschränkung lässt sich also schon viel gewinnen: Lassen Sie täglich nur ein Glas Alkohol weg, sparen Sie im Laufe eines Jahres so viele Kalorien ein, wie 5 Kilogramm Hüft-speck entsprechen! Abgesehen von den Kalorien liegt die gerade noch gesunde Schwelle für Alkohol bei gesunden Männern bei 20 g/Tag (ca. 0,15 l Wein oder 0,3 l Bier) und für gesunde Frauen bei 10 g/Tag (0,075 l Wein oder 0,15 l Bier).

Ein Versuch zu dieser Frage lohnt sich: Kauen Sie auf einem Bissen Brot mindestens eine Minute lang, bevor Sie den nächsten Bissen essen. Was schme-cken Sie? Wetten, das Stück Brot schmeckt süß, obwohl es kein Rosinenbrot ist. Die Verdauungsen-zyme im Mund zerlegen die Stärke im Brot zu Glu-kose (Traubenzucker). Die gelangt über die Mund-schleimhaut ins Blut und von da ins Gehirn, wo sie das Hungergefühl reduziert. Zum Wissen kommt also die Erkenntnis: Wenn Sie so gut kauen, schme-cken Sie auf einmal die Lebensmittel viel intensiver. Das kann dazu führen, dass Sie merken, wie fad das meiste industrielle Fastfood schmeckt. Das macht automatisch Lust auf frische, naturbelassene Nah-rungsmittel.

Außerdem verlängert langsames Essen den Genuss, macht ihn sinnlicher und intensiver. Übrigens: Indem Sie den Durst löschen, lässt oft schon der Hunger nach. Eine klinische Studie der American Chemical Society konnte den Erfolg zei-gen: Die Probanden, die zwei Gläser Wasser vor dem Essen tranken und sich kalorienarm ernährten, nah-men in drei Monaten fast 2,5 Kilogramm mehr ab als die Studienteilnehmer in der Vergleichsgruppe, bei denen nur die Kalorienreduktion auf dem Programm

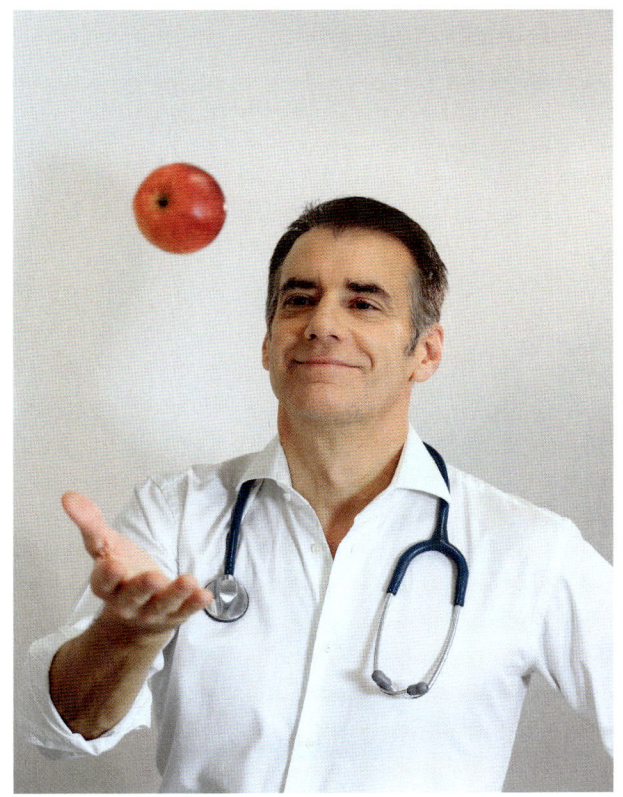

Genuss und Gesundheit gehen Hand in Hand!

stand. Die beiden Gläser Wasser bewirkten, dass die Teilnehmer 75 bis 90 Kalorien pro Mahlzeit weniger zu sich nahmen – einfach darum, weil sie schon satt waren. Rechnete man diese Kalorienersparnis einmal hoch, dann entspräche dies einer Einsparung von 270 Kalorien täglich und 100 000 Kalorien jährlich (unter kalorienreduzierter Diät). Bis zu 14 Kilogramm auf den Hüften ließen sich damit abnehmen oder von vornherein verhindern!

EMOTIONALER HUNGER

Bei dem Thema Hunger muss auch der wichtige Aspekt des emotionalen Hungers angesprochen werden. Bei Stress, emotionalen Belastungen und schlechter Laune greifen viele Menschen zu Süßigkeiten, Eis, Chips und Co., um das schlechte Gefühl loszuwerden. Das funktioniert meistens ganz gut, zumindest kurzfristig. Es macht sich aber schnell auf den Hüften bemerkbar und ist natürlich auch keine gesunde Lösung.

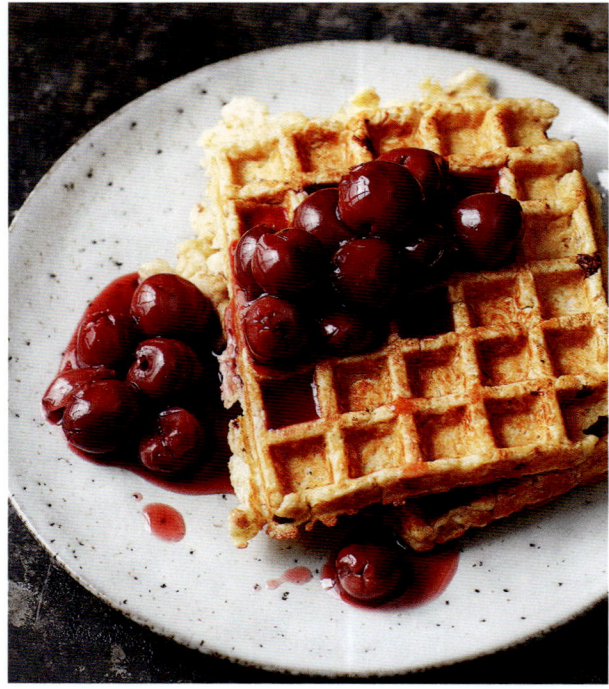

Das Verlangen nach Süßem kann auch ein Zeichen von emotionalem Stress sein.

Emotionaler Hunger ist gar nicht so schwer zu erkennen: Er fühlt sich körperlich anders an als normaler Hunger. Er wird nicht im Magen selber gespürt, sondern etwas oberhalb, oft auch als Sog im Mund. Bei normalem Hunger knurrt der Magen. Beobachten Sie das nächste Mal bei einem aufkommenden Hungergefühl, wo dieses in Ihrem Körper lokalisiert ist, und fühlen Sie in sich hinein. Sind Sie gerade emotional angespannt, sitzt Ihnen Druck oder Stress im Nacken, fühlen Sie sich unwohl, sind Sie erschöpft und müde?

Vielleicht empfinden Sie auch eine Langeweile und innere Leere, die schlussendlich ein Zeichen dafür ist, dass Ihnen in einem bestimmten Bereich Ihres Lebens etwas Bestimmtes fehlt. Das geht vielen Menschen so und sozusagen als Erste Hilfe wird dann der Magen gefüllt.

Schrecken Sie nicht davor zurück, auf Ihre Gefühle zu hören, sie sind ein Schlüssel zu Ihrem Traumgewicht. Die logische Reaktion auf Hunger ist nämlich in dem Sinne nicht immer unbedingt eine nächste Mahlzeit. Vor allem übermäßiger Hunger kann ein Wegweiser zu unterdrückten Gefühlen sein. Suchen Sie sich gegebenenfalls (professionelle) Hilfe, um dieser grundlegenden Frage in Ihrem Leben auf die Schliche zu kommen.

Vielleicht stellen Sie fest, dass schon ein kurzer Spaziergang den Stress, den Anflug von Melancholie oder die Müdigkeit auflösen kann und so die Hungergefühle verschwinden. Oft ist es aber nicht so einfach. Manche Ernährungsmediziner sehen die Klärung der eigenen Gefühle sogar als Voraussetzung dafür, sich in seinem eigenen Körper zu Hause zu fühlen und auf Dauer ein normales Gewicht zu erreichen und dann auch zu halten.

Manchmal kann die Aufarbeitung unterdrückter Emotionen sehr hilfreich sein, die sich ihren Weg in einen „Schutzpanzer" in Form von überflüssigen Pfunden gebahnt haben und Sie nun wie eine Ritterrüstung vor weiteren Verletzungen oder unangenehmen Gefühlen schützen sollen. Sich aufmerksam mit den eigenen Gefühlen auseinanderzusetzen ist oft sogar wichtiger und erfolgreicher als eine Ernährungsberatung. Zudem ist die psychische Gesundheit genauso relevant wie die körperliche.

BAUCH UND KOPF

Das Essverhalten des Menschen wird weniger von seinem Magen gesteuert als von seinem Gehirn. Das können wir uns bei der gesunden Ernährung zunutze machen.

„ROHRPOST" ANS GEHIRN

Organe wie Magen und Darm melden mithilfe zahlreicher Botenstoffe ans Gehirn, dass aus Sicht des Körpers das Essen eingestellt werden könnte. Im Hypothalamus, der wichtigen Schaltzentrale im Gehirn, befindet sich das Melanokortinsystem. Es steht mit drei wichtigen Hirnregionen in Verbindung: dem Serotonin-, dem Belohnungs- und dem Stresssystem. Diese drei sehr mächtigen Systeme beeinflussen – unabhängig von unserem Ernährungszustand, also auch etwa bei vollem Magen – unser Essverhalten. Die genauen Zusammenhänge sind sehr kompliziert und nach wie vor Gegenstand intensiver Forschungen.

Die ersten Sättigungsimpulse beim Essen kommen vom Magen. Dehnt sich die Magenwand, wird dieser Reiz von Mechanorezeptoren an den Hypothalamus gemeldet. Sogenannte Chemorezeptoren im Darm und in der Leber registrieren gleichzeitig, wie viele Nährstoffe aufgenommen wurden. Diese Signale beeinflussen gemeinsam Hunger und Sättigung. Wenn wir eine kleine Menge sehr energiereicher Nahrung essen, die zwar den aktuellen Energiebedarf deckt, aber den Magen nicht genügend dehnt, wird kein Sättigungssignal gesendet. Es muss also beides stimmen: Magendehnung und Nährstoffgehalt. Deshalb fühlen wir uns durch einen schönen Gemüseeintopf oder eine große Schüssel Salat satt und zufrieden.

Sobald die Verdauung im Darm beginnt, werden dort Hormone gebildet, die über Nerven und Blut weitere Sättigungssignale ans Gehirn senden. Sobald sehr viele im Hypothalamus ankommen, reagiert er mit der Ausschüttung appetitzügelnder Substanzen, etwa Serotonin.

DIE MACHT DER GEFÜHLE

Unsere Emotionen haben nicht nur Einfluss auf unser Essverhalten, das Essverhalten beeinflusst auch unsere Gefühlswelt. Dabei spielen unter anderem Geruch- und Geschmackssinn eine Rolle sowie (positiv oder negativ) emotional besetzte Assoziationen wie zum Beispiel Kindheitserinnerungen. Wenn es die Süßigkeit immer als Belohnung gab, neigt man eventuell auch als Erwachsener dazu, sich mit zuckerreichen Lebensmitteln zu belohnen und sich so zu entspannen.

Darüber hinaus sind es auch physiologische Vorgänge, die bei einer Mahlzeit Emotionen hervorrufen können. Auch verschiedene Inhaltsstoffe in Nahrungsmitteln werden von der Wissenschaft zum Beispiel auf ihre Wirkung auf die Ausschüttung des stimmungsaufhellenden Serotonins untersucht.

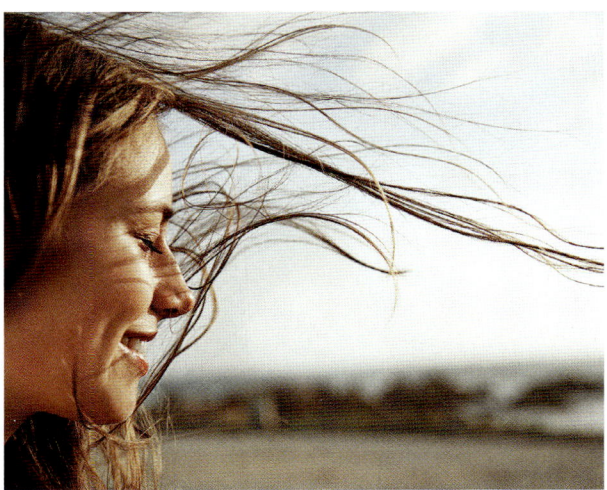

Gesunde Ernährung ist auch Kopfsache, denn das Gehirn steuert unser Sättigungsgefühl.

FAKTENCHECK ERNÄHRUNGSMYTHEN

Nie wussten wir so viel über Lebensmittel und verschiedene Ernährungstrends. Trotzdem sind viele unsicher und verwirrt: Was ist tatsächlich gesund? Was kann Krankheiten auslösen oder verstärken?

OHNE KALORIENZÄHLEN KEIN ABNEHMEN

Besonders wichtig ist die Sättigung. Nur wer wirklich satt ist, vermeidet unnötige Zwischenmahlzeiten. Vor allem Gemüse und Eiweiß machen satt und bewahren vor dem fatalen Snacken. Besser Nüsse naschen, sie enthalten zwar viele Kalorien, aber auch gesundes Fett. Nussesser sind im Durchschnitt jedoch schlanker, weil Nüsse schnell satt machen und vor Heißhunger auf ungesunde Snacks schützen.

FRUCHTSÄFTE SIND GESUND

Das ist falsch, vor allem wenn man viel davon trinkt. Denn im Gegensatz zu frischem Obst fehlen dem Saft die sättigenden Fruchtfasern. Die Folge: In kurzer Zeit nimmt man mehr Kalorien auf als beim reinen Obstessen. Beispiel: 1 Glas Fruchtsaft kommt auf ebenso viel Zucker wie 600 GrammErdbeeren. Außerdem enthält Fruchtsaft oft viel Fruchtzucker (Fruktose), der die Blutfette erhöht, zu Fettleber und damit Diabetes führt.

EIN GLÄSCHEN WEIN AM TAG FÖRDERT DIE GESUNDHEIT

Leider nicht. Denn jedes Gramm Alkohol fördert das Risiko für Krebs genauso wie das für Herzrhythmusstörungen. Wein kann immerhin das gute HDL-Cholesterin etwas erhöhen. Und das Risiko für Bluthochdruck und Herzschwäche wird mit Alkohol – jedoch nur in sehr geringen Mengen – verringert. Dieser Vorteil verliert sich allerdings mit steigendem Alkoholkonsum wieder.

TIEFKÜHLKOST IST UNGESUND

Das trifft nur auf tiefgekühlte Fertiggerichte zu – problematisch sind dabei aber vor allem die Zusätze, wie Soßen, Zucker, Salz, Geschmacksverstärker und Emulgatoren. Pures Tiefkühlgemüse ist gerade im Winter eine wertvolle Alternative zu Frischware aus Übersee sowie zu Fertiggerichten. Es wird erntefrisch eingefroren, Verluste bei Vitaminen und Spurenelementen sind nahezu ausgeschlossen. Teilweise enthält Tiefkühlgemüse sogar mehr Nährstoffe als Lebensmittel, die weit transportiert oder lange gelagert wurden.

WENIGER SALZEN IST GESUND

Das stimmt nur für Menschen mit Übergewicht, Bluthochdruck und Diabetes. Bei bis zu einem Drittel der Menschen kann weniger Salz im Essen den Blutdruck senken. Meist sind es die, die deutlich mehr als die empfohlenen 6 Gramm am Tag zu sich nehmen.

BIO IST NICHT GESÜNDER

Das stimmt nicht. Das Fleisch von ökologisch gehaltenen Tieren enthält mehr Omega-3-Fettsäuren. Bioeier haben einen höheren Vitamingehalt. Das Fettsäuremuster von Biomilch ist besser. Außerdem sind in Biolebensmitteln weniger Pestizidrückstände nachweisbar. Allerdings sind die Unterschiede oft nur minimal oder wirken sich kaum auf die Gesundheit aus. Kleiner Wermutstropfen dabei: Bioprodukte können häufiger mit Kolibakterien belastet sein und somit eine mögliche Infektionsquelle darstellen – daher immer gut waschen!

FETTREICHES ESSEN MACHT DICK

Das gilt so allgemein nicht. Der Fettgehalt der Nahrung spielt erst bei hoher Zufuhr und bei gleichzeitigem (!) Übergewicht eine Rolle. Wer sich an die Regeln hält, gute Fette hoch zu dosieren und bei schlechten Fetten zu sparen, dürfte mit einem höheren Fettgehalt in der Nahrung keine Probleme bekommen. In der *Women's Health Study* konnte nachgewiesen werden, dass Frauen, die vollfette Milch tranken, in puncto Gewicht besser abschnitten als solche, die fettreduzierte Milch tranken.

STRESSFREI ESSEN

In der Mittagspause schnell vor dem nächsten Termin ein Brötchen vom Bäcker hinunterschlingen, Schokoladen-Frustessen, weil man sich über etwas ärgert – steht man unter Stress, wird das Essen oft zur Nebensache.

Stress macht Hunger, insbesondere Heißhunger auf Zucker. Fühlt sich das Gehirn unterversorgt, verlangt es mit Nachdruck eine Extraportion Zucker (Glukose). Der Körper könnte auch selbst Zucker aus gespeichertem Fett oder aus seinen Zuckerdepots (Glykogenspeicher) freisetzen. Er geht aber den vermeintlich leichteren Weg und fordert neue Energie in Form von Essen an.

Bei Insulinresistenz ist die Unterversorgung mit Zucker nur vorgegaukelt, in Wirklichkeit kann der Körper den Zucker bei Vorliegen einer Insulinresistenz nicht voll nutzen. Auch hätte der Körper als Alternative immer noch genügend Energiereserven in Form von Fettgewebe, trotzdem reagiert er mit Hunger. Stehen Sie also unter starkem emotionalem oder anderweitigem Stress, dann wird eine Diät wenig erfolgreich sein, vor allem nicht langfristig. Das gestresste Gehirn ist auch während einer Diät süchtig nach seiner Lieblingsspeise, dem Zucker. Zuckerentzug bedeutet in diesem Fall sogar noch einen zusätzlichen Stressfaktor.

WENN HUNGER IN WIRKLICHKEIT EIN WUNSCH NACH RUHE IST

Bei Dauerstress wiederholt sich der fehlgeleitete Kreislauf fortwährend. Stressreduktion täte in dieser Situation Not oder zumindest kann das tägliche Praktizieren von Entspannungstechniken in stressigen Zeiten Heißhungerattacken verhindern.

Unser Nervensystem hat nämlich Einfluss auf unseren Stoffwechsel. Der Sympathikus – der Teil des Nervensystems, der für Kampf und Verteidigung zuständig ist – behindert die Verdauung und stellt alles ab, was nicht dringend notwendig ist für Verteidigung und Kampf. Sein Gegenspieler, der Parasympathikus, regelt Ruhe, Schlaf, Sexualität sowie Verdauung und senkt Herzfrequenz und Blutzucker.

Regelmäßige Entspannung ist für einen gesunden Stoffwechsel notwendig, ständige Überlastung und Überaktivierung des Sympathikus machen auf Dauer krank. Herzinfarkt, Schlaganfall, Tumore und Autoimmunerkrankungen wie Rheuma beispielsweise können Zeichen einer ständigen Übererregung des Körpers sein. Während kurzfristige Stressbelastung die Aufmerksamkeit fokussiert und Herz-Kreislauf- und Atemfunktion optimiert, bedeutet dauerhafter Stress Überforderung. Der Sympathikus stellt die Verdauung ab und verengt den Darmausgang. Beides zusammen kann die Ursache werden für Verstopfung, Hämorrhoiden und schließlich krankhafte Ausstülpungen in der Darmwand durch den erhöhten Druck im Dickdarm. Diese können sich später sogar entzünden.

Es ist hilfreich, richtig mit Stress umzugehen – oder es zu lernen. Wer abends im Bett merkt, dass ihn die Belastungen des Tages noch wach halten, oder wenn Auswirkungen der Sympathikusaktivität andauern (wie Herzklopfen, Verstopfung, Panikattacken und innere Unruhe), dann ist es Zeit, dem Sympathikus Einhalt zu gebieten.

Das An- und Abschalten von Stress lässt sich lernen: Entwickeln Sie mit Meditationstechniken Hilfestellungen für Ihren beruhigenden Parasympathikus. Sie können lernen, die Herzfrequenz, die eigentlich bewusst nicht beeinflussbar ist, herunterzuregulieren – ebenso Atmung und Verdauung. Beim Meditieren werden Sie merken, wie Ihre Füße warm werden und Ihr Darm beruhigend gluckert. Auch Herz- und Atemfrequenzen sinken drastisch. Egal ob Yoga, progressive Muskelrelaxation oder autogenes Training – alle meditativen Übungsformen tun unserer Gesundheit gut: Das Stressniveau wird abgesenkt, die Stimmung hebt sich, Schmerzen werden gelindert und der Schlaf bessert sich.

GUTER RAT

Stressreduktion steht oft an erster Stelle beim Abnehmen. Stress macht anfällig für kohlen-hydrat- und fettreiches Essen. Das bedeutet nicht, dass man Currywurst oder Döner grundsätzlich verbannen muss, solange die Energiebilanz insgesamt stimmt. Die Gefahr von klassischem Fastfood besteht darin, dass man in einer kurzen Zeit sehr viele Kalorien zu sich nimmt, die kaum Vitalstoffe mitbringen. Anstelle eines Burgers wäre ein Vollkornsand-wich mit Frischkäse, Räuchertofuscheiben oder magerem Schinken und ein paar Schei-ben frischer Gurke oder Tomate die wesentlich bessere Wahl.

BEWEGUNG REGULIERT DEN BLUTZUCKER

Ein weiterer wichtiger Faktor für den Stoffwechsel ist der Insulinspiegel. Regelmäßige Bewegung sorgt dafür, dass der Insulinspiegel im Blut konstant bleibt und wenig schwankt. Damit kommt es seltener zu Hungerattacken. Ausnahme: Wenn Sie es mit der Intensität des Sports übertreiben. Dann fahren Sie Ihre Glykogenspeicher leer und haben nach dem Sport Kohldampf. Deswegen sollten Sie sich idealer-weise einen Trainingsplan mithilfe der Spiroergo-metrie erstellen lassen.

ACHTSAM ESSEN

Das Wissen über die Baustoffe unserer Ernährung sowie über Stoffwechsel- und Verdauungsvorgänge im Körper ist die eine Seite der Medaille, die andere Seite zeigt die Frage auf, wie man schlank wird und es langfristig bleibt. Wie kann es gelingen, nur die Kalorien aufzunehmen, die man auch tatsächlich benötigt? Hier kommt das Thema Achtsamkeit ins Spiel. Achtsamkeit bedeutet, Verantwortung für sein eigenes Handeln zu übernehmen und den Autopilo-ten abzuschalten. „Das mache ich doch schon immer so" oder „Das liegt nicht in meiner Hand" sind Denkmuster, die Sie erkennen und in die Ver-gangenheit verbannen sollten.

Beim Thema Essen gilt es sich ganz bewusst mit dem auseinanderzusetzen, was auf den Teller kommt. Selbst wenn sich die Schöpfkelle mit der dicken gebundenen Sahnesoße schon Ihrem Teller mit den Kartoffeln nähert, ist immer noch Zeit für ein „Danke, nein". Wenn der Kollege Ihre Kaffeetasse in der Hand hält und gut gelaunt fragt: „Wie viele Löf-fel Zucker?", dann ist die Antwort „Kein Zucker, bitte" durchaus eine Alternative.

Probieren Sie es aus. Spätestens nach ein bis zwei Wochen wird der Kollege Ihnen keinen Zucker mehr anbieten. Wenn Ihnen der Kaffee ohne Zucker ein-fach nicht schmeckt, kann das auch ein Anstoß zu einer weiteren Verhaltensänderung sein: „Warum trinke ich eigentlich dieses bittere Zeug, das mir offenbar nur mit Zucker schmeckt?" Vielleicht kommen Sie darauf, dass ein guter Espresso beim Italiener um die Ecke oder aber schwarzer oder grü-ner Tee eine gute Wahl wäre und Sie so gleich noch etwas Bewegung im Alltag haben. Neue Gewohn-heiten setzen sich manchmal viel schneller durch, als man gemeinhin denkt.

Das Gleiche gilt für Ihr Sättigungsgefühl. Dieses passt sich leichter an, als Sie vielleicht im ersten Moment meinen. Man muss sich nicht einen Berg auf den Teller häufen, um satt zu werden, auch eine gehaltvolle, ballaststoffreiche und leckere Mahlzeit, die vielleicht etwas bescheidener daherkommt, kann sehr gut sättigen. Die richtige Einstellung zum Essen

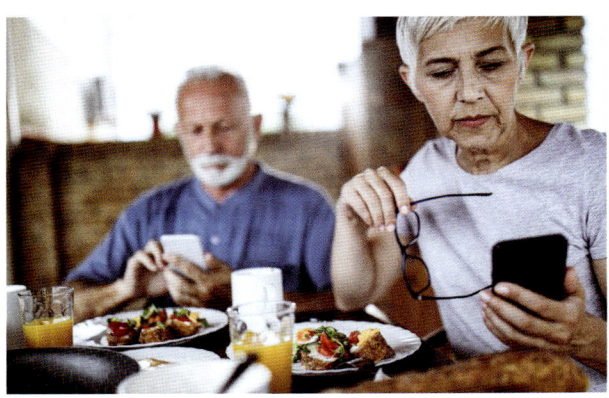

Ablenkung beim Essen verhindert, dass sich das Sättigungsgefühl einstellt, und stört die Gemeinschaft am Tisch.

DIE SUPPENÜBUNG

Viele Speisen wie Eiscreme oder Soßen essen wir so gerne, weil sie ein befriedigendes Glücksgefühl im Mund erzeugen. Das machen wir uns jetzt einmal zunutze. Setzen Sie sich an einen gedeckten Tisch, auf dem ein Teller leckere Suppe steht, zum Beispiel eine selbst gekochte Gemüsebrühe mit Nudeln oder eine pürierte Kürbissuppe mit etwas Kürbiskernöl. Setzen Sie sich bequem und entspannt auf den Stuhl. Alles, was Sie ablenken könnte, wie Handy, Tablet, Zeitung oder auch gesprächige Tischgenossen, bleibt außen vor.

Schließen Sie für einen Moment Ihre Augen und achten Sie, noch bevor Sie zum Löffel greifen, auf Ihre Empfindungen. Was riechen Sie, welche Brühe, welches Gemüse, welche Gewürze? Öffnen Sie dann die Augen und schauen Sie sich Ihr Essen genau an: Welche Farben sehen Sie, wie ist die Konsistenz der Suppe – durchsichtig, gebunden, sämig? Schätzen Sie die Menge: 200, 250, 300 Milliliter. Nehmen Sie jetzt einen Löffel Suppe in den Mund, ohne hinunterzuschlucken. Wie fühlt sich das an: heiß, lauwarm, salzig, süßlich, würzig, welche Gewürze schmecken Sie heraus?

Schlucken Sie jetzt die Suppe hinunter, verändert sich dadurch der Geschmack? Verfolgen Sie einmal genau, wie die Flüssigkeit die Kehle und Speiseröhre hinunterrutscht. Überprüfen Sie bei jedem Löffel Suppe, ob Sie weiterhin konzentriert essen.

ist entscheidend, sie ist erwiesenermaßen der Schlankmacher Nummer eins. Daran lohnt es sich zu arbeiten.

Achtsamkeit beim Essen bedeutet, in sich hineinzuhören: Warum esse ich genau jetzt? Weil alle es tun (Mittagspause, Gruppenzwang)? Weil ich seit zehn Jahren am frühen Nachmittag im Büro eine Tasse Kaffee trinke und ein Stück Kuchen dazu esse? Weil ich gerade nichts anderes zu tun habe und mich langweile? Weil der Chef mich gerade so gestresst hat, dass ich jetzt unbedingt ein Stück Schokolade brauche, um meine strapazierten Nerven zu beruhigen? Oder weil ich jetzt wirklich ein ganz reales Hungergefühl habe?

KONZENTRIERT ESSEN

Konzentration auf das Essen ist ein weiterer wichtiger Baustein auf dem Weg zu einem normalen Gewicht. Wo essen Sie eigentlich meistens: gemeinsam mit Familie, Partner oder Freunden am Tisch, alleine vor dem PC, nebenbei vor dem Fernseher? Lesen Sie womöglich Zeitung, während die Gabel den Weg zum Mund alleine findet, oder essen Sie meistens im Gehen auf dem Weg zum Auto – oder gar im Auto und schieben sich an jeder roten Ampel

einen Bissen in den Mund? Nebenbei zu essen ist nicht empfehlenswert. Ihr Gehirn ist vom Essen abgelenkt, wenn Sie dabei fernsehen oder lesen. Genuss stellt sich dann erst einmal nicht ein und auch das Sättigungsempfinden kommt verzögert oder gar nicht. Dass etwas lecker ist oder man das Essen überhaupt genießt, wird einem in einer solchen Situation erst dann bewusst, wenn man weiterisst – keine gute Lösung. Sogar Kartoffelchips sind durchaus mal erlaubt, aber füllen Sie sich ein Schälchen und genießen Sie Stück für Stück ohne Ablenkung, statt sich bis zum Boden der Tüte vorzuarbeiten und sich dann zu fragen: „Ups, wer hat die denn leer gegessen?"

Konzentriert essen bedeutet auch, die Mahlzeit nicht herunterzuschlingen. Das Sättigungsgefühl braucht etwa 20 Minuten, um vom Magen im Gehirn anzukommen. Können Sie sich vorstellen, wie viel Sie in dieser Zeit verputzt haben, möglicherweise schon den dritten Nachschlag? Vielleicht ist es Ihnen auch schon einmal so ergangen, dass Sie im Nachhinein dachten: „Hätte ich doch mal nicht so schnell so einen Berg in mich reingestopft. Mein armer Magen." Darum ist es sinnvoll langsam zu essen und vor allem jeden Bissen ganz bewusst zu kauen. Sie werden feststellen, dass Sie fitter und zufriedener vom Tisch aufstehen. Oft wird allein durch diese kleine Veränderung auch die Verdauung besser und regelmäßiger.

ESSEN ZUR RICHTIGEN ZEIT

Es sollte regelmäßig gegessen werden und nicht erst, wenn ein starkes Hungergefühl aufkommt. Bei Heißhunger wird unkontrolliert und mehr gegessen. Nehmen Sie sich Zeit und essen Sie in Ruhe, dann nehmen Sie automatisch weniger Kalorien zu sich.

Neue Studien legen nahe, dass weniger Mahlzeiten am Tag und der Verzicht auf Nebenmahlzeiten positive Auswirkungen auf das Abnehmen haben. Eine Studie aus Padua konnte zeigen, dass längere Essenspausen sich günstig auf den Stoffwechsel auswirken: Insulin und Entzündungsparameter verringern sich im Blut. Viele Ärzte empfehlen das Intervallfasten (siehe Seite 61), das mit solchen Essenspausen arbeitet.

LANG SÄTTIGENDE NAHRUNGSMITTEL

• **Komplexe Kohlenhydrate** bestehen aus mindestens drei oder mehr verketteten Glukosemolekülen, die vom Körper aufwendig und langsam gespalten werden müssen. Sie lassen in der Folge den Insulinspiegel langsamer steigen. Lebensmittel mit komplexen Kohlenhydraten sind zum Beispiel Kartoffeln, Süßkartoffeln, Vollkorngetreide, Quinoa, Hülsenfrüchte, Hirse.
• **Ballaststoffe** werden erst im Dickdarm aufgespalten und dienen dort den guten Darmbakterien als Futter. Ballaststoffreich sind zum Beispiel Brokkoli, Möhren, Hülsenfrüchte, Beeren, Vollkorngetreide, Samen und Nüsse.
• **Eiweiße**, die grundsätzlich in den Körper eingebaut werden, sättigen durch Beeinflussung von Hormonen wie Peptid YY und Ghrelin. Eiweißreiche Lebensmittel sind zum Beispiel Milch und Milchprodukte, Fleisch, Fisch und Eier, Hülsenfrüchte, Tofu, Pilze (Pfifferling und Steinpilz) und Nüsse.
• **Wasser**, etwa im Eintopf, erhöht das Volumen und damit die Dehnung des Magens ohne Kalorien. Es sättigt zwar nicht nachhaltig, lässt uns aber Sättigungssignale viel früher wahrnehmen.

BESONDERER TIPP

Der Gastrokolische Reflex ist eine Reaktion des Dickdarms auf einen plötzlichen Dehnungsreiz des Magens. Das führt meist zu promptem Stuhlgang. Trinken Sie am besten morgens auf nüchternen Magen ein großes Glas (mindestens 0,3 Liter) zimmerwarmes Wasser sehr zügig. Dieser Reflex ist bei den meisten verschüttet und muss über Tage und Wochen wieder antrainiert werden. Er führt dann zu einem geregelten Stuhlgang.

MENTALE TRICKS BEIM ESSEN

Hinterfragen Sie immer wieder Ihre Gewohnheiten. Achten Sie dabei auf äußere Faktoren: Wer sitzt mit am Tisch, wie groß ist die Portion, wie ruhig ist die Umgebung, wie ästhetisch das Porzellan und die Gläser. Untersuchungen zeigen, dass bei einem Büfett mehr auf einen größeren Teller aufgetan und in der Folge auch gegessen wird als auf einen kleineren Teller. Es werden mehr Erdnüsse geknabbert, wenn sie in großen Schüsseln dargereicht werden. Dieselbe Menge erscheint auf einem kleineren Teller optisch viel mehr (und damit befriedigender) als auf einem großen Teller. Man isst auch mehr, wenn zwischendurch die Teller mit den Essensresten abgeräumt werden.

Fließt in einen Suppenteller Suppe nach, ohne dass es der Proband merkt, wird durchschnittlich 73 Prozent mehr gegessen. Satt fühlen sich die Probanden aber schon vor dem unbemerkten Nachschlag.

Die Erkenntnis, dass unser Essverhalten auch optisch gesteuert wird, sollten wir uns zunutze machen: kleinere Teller, kleinere Portionen, langsam essen. Ist der Hunger nach 20 Minuten immer noch groß, kann man immer noch nachlegen.

DIE ROLLE DES DARMS BEIM ABNEHMEN

Im menschlichen Darm sind etwa 100 verschiedene Bakterienstämme von Bedeutung für die Gesundheit, die Steuerung vieler Stoffwechselfunktionen und anderer Körpervorgänge. Dazu zählt auch die Regulierung des Körpergewichts.

Rund 100 Billionen Bakterien bilden vor allem im Dickdarm die Darmflora (Mikrobiom oder Mikrobiota genannt).

Innerhalb der Mikrobiota existieren Bakterienstämme, die darauf spezialisiert sind, Kohlenhydrate aufzuspalten und Fettsäuren zu produzieren.

VARIANTENREICHTUM MACHT SCHLANK

Aus der Mikrobiomforschung weiß man, dass die Mikrobiota von übergewichtigen Menschen weniger variantenreich ist als die von Normalgewichtigen sowie mehr Bakterienarten enthält, die überwiegend Kohlenhydrate herstellen, die an die Körperfettzellen weitergegeben werden. Wird über lange Zeit zu fettreich gegessen, können über Signalstoffe dieser Bakterienarten zusätzlich im Körper Entzündungsprozesse ausgelöst werden, die Übergewicht fördern. Auch das Verhältnis der Bakterienstämme untereinander beeinflusst den Fettstoffwechsel.

Bei schlanken Menschen werden gewisse Bakterienstämme in anderen Konzentrationen beobachtet als bei übergewichtigen Menschen. Übergewichtige haben relativ gesehen weniger Bakterien des Stammes *Bacteroides* und mehr *Firmicutes*. Nimmt jemand ab, dann gleicht sich sein Mikrobiom dem von schlanken Personen an. Bei einer variantenreichen Darmflora schlagen auch Diäten besser an.

Bifidobakterien, *Bacteroides* oder *Provotella* heißen zum Beispiel die guten Darmbakterien. Sie entscheiden mit über Körpergewicht und Diabetesrisiko. So gibt es Bakterienstämme, die aus den bereits verdauten Speiseresten nochmals Nahrung ziehen und so unsere Kalorienaufnahme steigern. Ist das eine Erklärung für sogenannte gute und schlechte Futterverwerter? Eventuell, denn die Bakterien können zusätzlich 100 bis 200 Kalorien pro Tag aus dem Stuhl herauslösen – und die lassen in der Summe das Gewicht ansteigen.

WOHER KOMMEN DIE UNTERSCHIEDE?

Welches Mikrobiom Sie besitzen, ist von vielen verschiedenen Faktoren wie Gene, Umwelt, Kultur (westlich, asiatisch, vor allem hinsichtlich der Ernährung), Wohnort (Stadt oder Land), Lebensstil (ruhig, unruhig) abhängig.

In Zwillingsstudien wollte man herausfinden, ob die unterschiedliche Mikrobiota Ursache oder Folge des Übergewichtes ist. Dafür nahm man eine von Geburt an dicke und eine dünne Zwillingsmaus. Die Mäuse blieben, unabhängig von der Art der Fütterung, bei ihrem angeborenen Gewicht, es sei denn, man sperrte sie zusammen in einen Käfig. Dann verlor die dickere Maus plötzlich massiv an Gewicht.

Des Rätsels Lösung: Nagetiere fressen ihren eigenen Kot. Die dicke Maus fraß im gemeinsamen Käfig

---

DIE FODMAP-DIÄT

Manchmal bleibt die Ursache für Magen-Darm-Beschwerden unklar. Dann ist ein Versuch mit der FODMAP-Diät sinnvoll. Das Wort ist eine Abkürzung für „fermentierbare Oligosaccharide, Disaccharide, Monosaccharide und Polyole". Diese Zuckerarten und Zuckeralkohole kommen in vielen Obst- und Gemüsesorten vor, sie gilt es zu meiden.

auch den Kot von der dünnen Schwester. Deren Darmbakterien schafften es, sich im Darm der dicken Maus anzusiedeln und sich gegen andere Bakterienstämme durchzusetzen. Das galt insbesondere für die Bakterienart *Bacteroides*.

Es braucht keine Kottransplantationen – auch wenn diese inzwischen bei einigen schweren chronischen Darmerkrankungen vorgenommen werden –, um schlank zu werden. Aber eine Ernährung, welche Buttersäure produzierende Bakterien unterstützt, ist sinnvoll, wenn man schlank werden und bleiben will. Präbiotische Nahrungsmittel wie Ballaststoffe gehören in diese Kategorie (siehe auch Seite 57 und Kasten rechts), sie unterstützen das Wachstum der Darmbakterien, die uns wohlgesonnen sind.

DIE DARMFLORA IST STOFFWECHSELAKTIV UND AUCH SONST VIEL BESCHÄFTIGT

Auch den Fettstoffwechsel beeinflusst die Darmflora, indem Darmbakterien eigentlich wasserunlösliche Fette im Darm so verändern, dass diese von Enzymen bearbeitet und über die Darmwand aufgenommen werden können. Wie gut Fett vom Darm verstoffwechselt wird, ist unter anderem für die Entstehung einer nichtalkoholischen Fettleber, der Leberfibrose, und auch eines Diabetes von Bedeutung. Mit guten Darmbakterien kann dieser Stoffwechselschritt gefördert werden.

Im Darm finden darüber hinaus auch appetitanregende und -zügelnde Vorgänge statt. Die Bakterien stellen die für den Körper lebenswichtigen Aminosäuren Tyrosin und Tryptophan her. Diese beeinflussen Muskelaufbau, erholsamen Schlaf und gute Stimmung.

Eine gesunde Darmflora ist also nicht nur für einen normalen Stuhlgang wichtig und als Schutz vor Darmerkrankungen. Sie beeinflusst das Gewicht, normalisiert den Cholesterinspiegel, kann vor Diabetes schützen und das Immunsystem stärken.

Noch sind die Wirkungen der Darmflora nicht im Einzelnen geklärt. Fest scheint zu stehen, dass die Billionen Bakterien Auswirkungen auf Gefühlswelt, Gehirn, Appetit und Wohlbefinden haben und die Entstehung zahlreicher Krankheiten wie multipler Sklerose oder der Darmentzündung Morbus Crohn

PROBIOTIKA ODER PRÄBIOTIKA

Probiotika sind Bakterienstämme, die helfen, das Gleichgewicht unserer Darmflora zu halten. Präbiotika sind eine Form von Ballaststoffen, das heißt unverdauliche Pflanzenbestandteile, und dienen als Futter für diese guten Darmbakterien.

Allerdings sind nicht alle Ballaststoffe Präbiotika. Nur solche, die auch dem Magensaft standhalten und im Darm ankommen, können präbiotisch wirksam werden – wie Inulin und Pektin. Sie sind in vielen Gemüsesorten enthalten wie Hülsenfrüchten, Nüssen, Knoblauch, Spargel, Zwiebeln und Chicorée.

beeinflussen. Was die Bakterien nicht mögen: Stress und Antibiotika. Auch Zucker und Fruchtzucker stören die Darmflora.

Was wir selbst für unsere Darmgesundheit tun können ist, dem Darm regelmäßig geeignete Nahrung für die guten Darmbakterien zuführen. So kann sich eine gesunde Darmflora entwickeln.

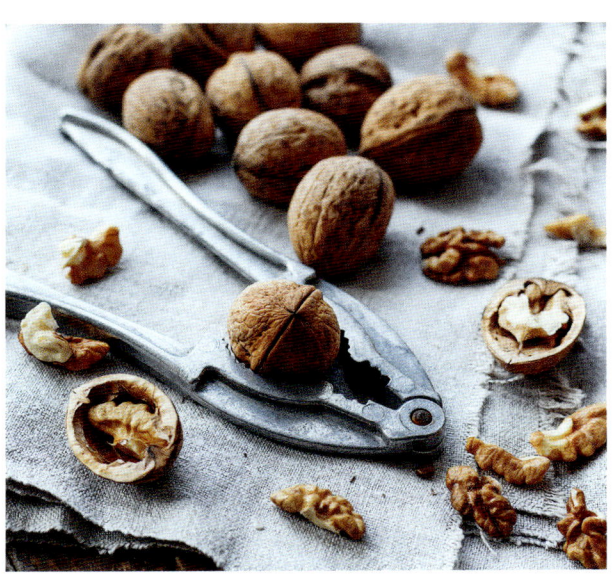

Nüsse liefern nicht nur wertvolle Fettsäuren und Eiweiß, sondern auch Ballaststoffe für einen gesunden Darm.

DEN DARM UNTERSTÜTZEN

Helfen Sie Ihrem Immunsystem über den Darm! So gewinnen Sie an körperlicher Widerstandsfähigkeit und auch an innerem Gleichgewicht, denn der Darm hat auch eine große Bedeutung für unser psychisches Wohlbefinden.

Das größte Immunorgan des menschlichen Körpers befindet sich im Darm. Das mit dem Darm verbundene lymphatische Gewebe (GALT = *Gut Associated Lymphoid Tissue*) verfügt über 80 Prozent aller immunologisch aktiven Zellen, die den Körper vor Keimen, Bakterien und Viren von außen schützen. Spezifische Immunabwehrzellen (Antikörper) reagieren bei einem erneuten Keimkontakt sofort und können auf diese Weise Infektionen verhindern. Zu diesen Zellen gehören die sogenannten Fresszellen, T- und B-Zellen. Sie binden sich an schädliche Krankheitserreger und zerstören sie, sodass sie nicht weiter in unseren Organismus eindringen können.

Gleichzeitig leben im Darm 100 Billionen „gute" Bakterien und Keime, die zusammen die Darmflora, die sogenannte Mikrobiota, bilden. Die Mikrobiota produziert Vitamine sowie Nährstoffe und unterstützt das Immunsystem. Immun- und Abwehrzellen des GALT lernen nämlich durch Kontakt mit der Mikrobiota, gesunde von krank machenden Keimen zu unterscheiden. Erwünschte Schimmelpilze in Nahrungsmitteln wie zum Beispiel in Gorgonzola werden deshalb vom Körper nicht bekämpft, gesundheitsgefährdende Keime wie *Clostridium difficile* (Durchfallerkrankungen) oder Hefen wie *Candida* hingegen schon.

Eine beispielsweise durch Antibiotikaeinnahme aus dem Gleichgewicht geratene Mikrobiota, deren gute Bakterien genauso aggressiv angegriffen werden wie die krank machenden Keime, hat für den gesamten Körper Folgen. In Studien haben Wissenschaftler herausgefunden, dass bei fehlender Mikrobiota die Darmzellen weniger Defensine (Abwehrmoleküle) gegen fremde Keime produzieren sowie weniger Antikörper. Die körpereigene Immunabwehr ist damit erheblich geschwächt.

Eine intakte Mikrobiota ist also entscheidend für eine gesunde Immunabwehr. Stärkt man die Darmflora, beugt man Verdauungsbeschwerden, Stress, Darmkrebs und sehr wahrscheinlich sogar einer Alzheimerdemenz vor. Wählen Sie also bewusst Lebensmittel aus, die Ihre Darmflora unterstützen und die „guten" Mikroorganismen fördern.

DARMFREUNDLICHE LEBENSMITTEL

Gut für den Darm sind sogenannte Probiotika und Präbiotika. Probiotika sind Lebensmittel, die lebende Bakterien enthalten, wie Joghurt und milchsauer

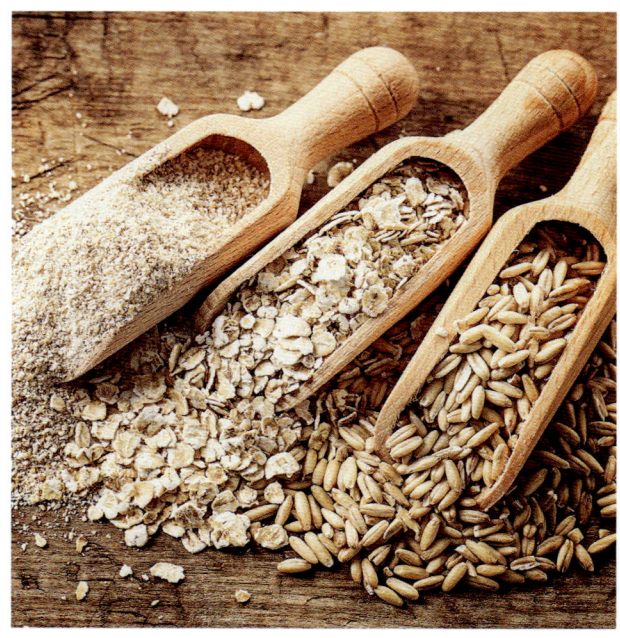

Wer bei Getreide, Reis und Co die Vollkornvariante wählt, erhöht damit automatisch seinen Ballaststoffanteil.

vergorenes Gemüse, vor allem Sauerkraut. Präbiotika hingegen sind unverdauliche Ballaststoffe, die als „Futter" für die in der Darmflora lebenden „guten" Bakterien dienen.

PROBIOTIKA

Probiotika ergänzen mengenmäßig geschwächte Bakterienarten im Darm und erhöhen so die natürliche Barriere für Krankheitserreger. Zudem stellen sie Stoffe her, die dem Körper nutzen: Die kurzkettigen Fettsäuren Butyrat und Propionat beispielsweise helfen beim Aufbau von Nervenzellen.

Damit Probiotika gut wirken, müssen sie in ausreichenden Mengen verzehrt werden, den langen Weg bis zum Darm überstehen und über Wochen kontinuierlich eingenommen werden. Denn die Bakterienkultur baut sich erst allmählich auf und erst dann wirkt sie positiv auf die Darmflora.

Probiotika können sogar medizinisch wirksam sein, wie der E.-coli-Stamm Nissle 1917, der zur Behandlung der entzündlichen Darmerkrankung Colitis ulcerosa eingesetzt wird.

PRÄBIOTIKA (BALLASTSTOFFE)

Präbiotika oder Ballaststoffe sind keine lebenden Mikroorganismen, sondern unverdauliche Pflanzenfasern und Quellstoffe, die unverzichtbar für unseren Darm sind.

Es gibt unlösliche Ballaststoffe wie Cellulose oder Lignin. Sie nehmen Flüssigkeit im Verdauungstrakt auf, vergrößern ihr Volumen und machen uns satt. Auf diese Weise wird der Stuhlgang gelockert und die Entleerung erleichtert. Der Darm wird „durchgeputzt". Das verhindert Hämorrhoiden und Verstopfung. Allerdings sollte man dabei ausreichend trinken, damit die Fasern überhaupt aufquellen können.

Lösliche Ballaststoffe wie Inulin oder Pektin dienen als Futter für die „guten" Darmbakterien. Bifidobakterien im Dickdarm können wie viele andere die Ballaststoffe sehr gut verwerten und sich so vermehren. Dadurch werden krankmachende Bakterien wie bestimmte E-coli-Stämme zurückgedrängt. Die Stoffwechselprozesse der „guten" Bakterien sorgen auch für Bewegung im Darm und helfen so bei Darmträgheit, Verstopfung und Durchfall.

Ballaststoffe unterstützen aber auch unseren Fett- und Zuckerstoffwechsel. Hafer und Gerste geben beispielsweise Beta-Glukane ab, die den Blutzuckerspiegel langsamer ansteigen lassen und so einer Insulinresistenz entgegenwirken können.

Präbiotika sind vor allem in Vollkornprodukten sowie in vielen Gemüse- und Obstsorten (siehe Seite 11) zu finden. Besonders reich an löslichen Ballaststoffen sind Hülsenfrüchte und Pilze. Diese Nahrungsmittel stecken darüberhinaus noch voller sekundärer Pflanzenstoffe und bringen weitere Vorteile für den Stoffwechsel.

Einige Fertigprodukte werden damit beworben, dass sie zusätzlich mit Präbiotika versetzt werden und sollen damit gesünder erscheinen. Oft sind jedoch die Mengen nicht ausreichend, um eine Wirkung zu entfalten. Zucker oder künstliche Zusatzstoffe machen zudem den Effekt wieder zunichte. Greifen Sie besser zu Gemüse und Obst in natura.

Die ärztliche Empfehlung lautet: Pro Tag mindestens 30 Gramm Ballaststoffe zu sich zu nehmen, ideal sind 40 Gramm. Studien belegen jedoch, dass die Deutschen im Durchschnitt nur 22 Gramm Ballaststoffe essen. Eine ausgewogene Ernährung mit Gemüse, Obst, Hülsenfrüchten und Vollkorn genügt jedoch, um den Tagesbedarf zu decken. Nur bei akuter Verstopfung oder Unverträglichkeit von ballaststoffreichen Nahrungsmitteln kann in Absprache mit dem Arzt eine Einnahme von Ballaststoffpräparaten sinnvoll sein.

> ### VIELFÄLTIGE WIRKUNG
>
> Ballaststoffe sind nicht nur gut für die Verdauung, sondern haben auch Einfluss auf andere Körperfunktionen. Eine ballaststoffreiche Ernährung senkt den Cholesterinspiegel, wirkt entzündungshemmend und beugt vielen Zivilisationskrankheiten vor. Studien belegen, dass Übergewicht, Diabetes, Herz-Kreislauf-Beschwerden, Bluthochdruck, Arteriosklerose und Darmkrebs auch auf eine ballaststoffarme Ernährung zurückzuführen sind.

DIÄTEN UNTER DER LUPE

Wenn Sie Ihre Ernährung umstellen wollen, sollten Sie am gesunden Essen Freude haben. Denn nur wenn es Ihnen schmeckt, stellen Sie gerne um und werden langfristig von einer gesunden Ernährung profitieren – auch in Bezug auf Ihr Körpergewicht.

Wenn Ernährung Spaß macht, können sich neue Essgewohnheiten rasch und vor allem dauerhaft etablieren. Verbote helfen kaum weiter, sich langfristig auf eine gesunde Ernährungsweise einzulassen. Einseitige Diäten, von Ananasdiät bis Reiswochen, oder Crashdiäten mit extrem geringen Kalorienzahlen sollten Sie meiden. Einseitige Diäten sind oft so konzipiert, dass bestimmte Nahrungsmittel weggelassen werden. Das Abnehmen funktioniert dann eine Zeit lang gut, der Körper fordert aber nach Beendigung der Diät seine ursprüngliche Kost zurück (aus Gewohnheit, weil es einfach schmeckt, weil ihm der Zucker oder das Fett und vor allem wichtige Nährstoffe gefehlt haben). Darum eignen sich Diäten nicht für eine langfristige, dauerhafte Ernährungsumstellung.

Ärzte schätzen die zahlreichen Diäten und Ernährungstrends unterschiedlich ein, manche durchaus positiv. Hier werden die bekanntesten Ernährungsformen kurz vorgestellt und aus ernährungsmedizinischer Sicht betrachtet:

PALEO: ZURÜCK IN DIE STEINZEIT

Vom Paläolithikum stammt der Name dieses Food-Trends. Roh, unbearbeitet und naturbelassen sind die Nahrungsmittel. Statt auf Zucker, Milchprodukte und Getreide – das erst angebaut wurde, als der Mensch sesshaft wurde – schwören die modernen Jäger und Sammler auf Fleisch (vom Wild), Fisch, Kräuter, Pilze, Beeren und was die Natur sonst noch so alles zu bieten hat.

Die Idee hinter dieser Ernährungsform: Seit 2,5 Millionen Jahren sei der menschliche Organismus an diese Ernährung gewöhnt. Und damals standen natürlich auch keine Fertiggerichte und kein Alkohol auf dem Speiseplan.

Einschätzung: Im Großen und Ganzen entspricht die Diät einer Low-Carb-Ernährung ohne Milchprodukte. Wer an einem metabolischen Syndrom leidet, kann von dieser Art der Ernährung durchaus positiv beeinflusst werden.

CLEAN EATING

Aus Amerika stammt das sogenannte Clean Eating. Clean bedeutet „sauber", und in diesem Sinne sind nur Lebensmittel erlaubt, die keine künstlichen Zusatzstoffe enthalten. Die Nahrungsmittel werden naturbelassen gewonnen, die Umwelt dadurch geschont. Das bedeutet, keine Dosen-, Tiefkühl- und Fertiggerichte, kein Fastfood, keine industriell verarbeiteten Lebensmittel oder gentechnisch hergestellten Nahrungsmittel. Die Produkte werden bevorzugt saisonal und regional gewählt.

Wie bei fast jeder „hippen" Ernährungsform entwickelten sich auch bei Clean Eating schnell Varianten. Einige davon schließen den Verzicht auf Gluten, Getreide und Milchprodukte ein und empfehlen den Verzehr von Rohkost bis hin zu einer rein vegetarischen oder veganen Ernährungsweise.

Clean Eating kann religiöse Anklänge haben („reines Essen für reine Menschen") und den psychologischen Druck, das Richtige zu essen, verstärken (besonders fatal für krankhafte Orthorektiker, das sind Menschen, die große Angst haben, etwas Falsches zu essen).

Einschätzung: Von der Idee her ist an dieser Ernährungsform eigentlich nichts auszusetzen, wenn sie nicht pseudoreligiös praktiziert wird. Dann nämlich kann der psychische Druck beim Essen sich trotz gesunder Ernährungsweise negativ auf die Gesundheit auswirken.

DETOX

Detox verspricht, wie der Name es sagt, Entgiftung, und das möglichst schnell. Innerhalb von 7 bis 21 Tagen sollen alle Schlackenstoffe und Gifte aus dem Körper entfernt werden, indem nur flüssige Nahrung zugeführt wird: Wasser, Kräutertees, frisch gepresste Säfte.

Einschätzung: Das beste Detox macht immer noch der Körper selbst, wenn wir ihn gut behandeln und ihm vor allem nicht schneller Gifte zufügen, als er sie entsorgen kann. Wenn der Anlass, weniger zu rauchen und zu trinken, eine „Detox-Kur" ist, ist das in Ordnung. Das Entscheidende dabei ist, die Gifte aus dem Körper zu lassen.

LOW CARB

Low Carb bedeutet mehr oder weniger starker Verzicht auf Kohlenhydrate und stattdessen mehr Eiweiß und Fette. Der Körper kann weder auf Eiweiß noch auf Fett verzichten. Aber auf Kohlenhydrate! Schon allein diese Eigenschaft macht Low Carb zur perfekten Ernährungsform. Über eine Reduktion der Kohlenhydrate erreichen wir, dass die Nahrung alles enthält, was wir brauchen, nur eben weniger Kalorien. Bei Low-Carb-Diäten wird empfohlen nur 50 bis 150 Gramm Kohlenhydrate pro Tag zu essen.

Wichtig: Low Carb heißt nicht No Carb. Vollkornprodukte enthalten die lebenswichtigen und schlank machenden Ballaststoffe, die auch für die Darmgesundheit unentbehrlich sind.

Empfehlung: Die aus ärztlicher Sicht sinnvollste und praktikabelste Form, gesund und schlank zu werden und zu bleiben. Die Erfahrung mit zahlreichen Patienten und auch die wissenschaftliche Literatur bestätigen dies. Zum neuesten Stand von Low Carb gibt es viele gute Bücher, die beim Einstieg in diese Ernährungsform helfen können.

LOW CARB HIGH FIBRE (HIFI©)

Im Durchschnitt nimmt jeder 350 Gramm Kohlenhydrate pro Tag zu sich, das ist viel zu viel. Auch werden vorrangig die schlechten Kohlenhydrate gegessen, also zu viel Zucker und Weißmehl und zu wenig Vollkorn und andere Ballaststoffe.

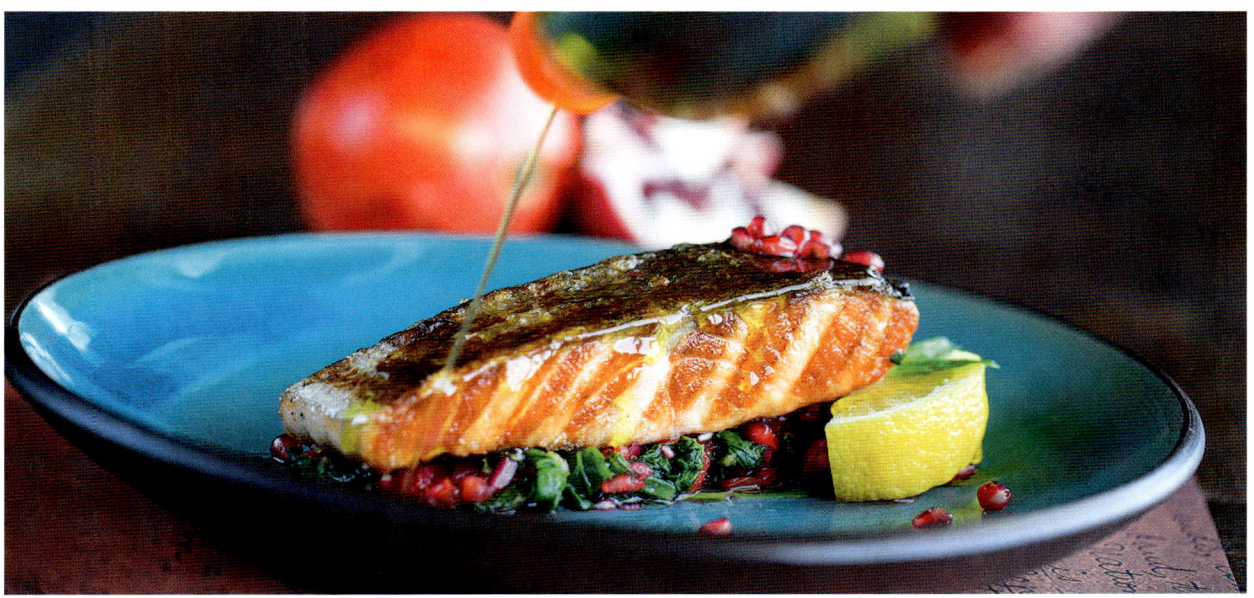

Die Mittelmeerküche vereint viele Vorteile der einzelnen Diätformen. Sie enthält viel Gemüse, gesunde Pflanzenöle und frischen Fisch. Aus ärztlicher Sicht für den Alltag sehr zu empfehlen!

Low Carb ist aus der praktischen Erfahrung und laut Studienlage die beste Methode, abzunehmen und das Gewicht zu halten. Bislang hatte sie aber einen Nachteil: Wenn die (Vollkorn-)Kohlenhydrate reduziert werden, nimmt der Körper zu wenig Ballaststoffe auf. Diese sind wichtig für die Sättigung und unsere Gesundheit. HiFi behebt diesen Mangel, indem bei den Rezepten auf genügend Ballaststoffe geachtet wird.

HiFi ist gewissermaßen die Weiterentwicklung von Low Carb. Man fühlt sich fitter, ist gesünder und hat keine Gewichtsprobleme. Der Insulinspiegel bleibt bei dieser Ernährungsform den ganzen Tag über niedrig, Heißhungerattacken treten nicht auf, genauso wenig wie ein Mittagstief. Patienten, die sich nach HiFi ernähren, beobachten, dass die Kilos in gesundem Maße purzeln, der Blutdruck sinkt und Herz-Kreislauf-Beschwerden sich bessern. Ein niedriger Insulinspiegel schützt zudem vor Krebserkrankungen, denn Insulin regt als Wachstumsfaktor nicht nur gesunde, sondern auch kranke Zellen zum Wachstum an.

Einschätzung: Aus ärztlicher Perspektive ist es eine gute Entscheidung, von der kohlenhydratreduzierten Form Low Carb noch einen Schritt weiter zu gehen: Low Carb High Fibre bedeutet wenig Kohlenhydrate und diejenigen, die Sie zu sich nehmen, sollten reich an wertvollen Ballaststoffen sein. Empfohlen werden 30 bis 40 Gramm Ballaststoffe am Tag. Ballaststoffe füttern als Präbiotika die Bakterienarten in der Mikrobiota, die das Gewicht günstig Richtung schlank regulieren (siehe auch Seite 54 und 57).

Ganz nah dran an Low Carb ist eine mediterrane Kost, die nachgewiesenermaßen zu den gesündesten Ernährungsformen zählt. Typisch sind mageres Fleisch oder Fisch mit frischem Gemüse, das mit Olivenöl serviert wird. Brot und Pasta sollten sparsam und in der Vollkornvariante konsumiert werden.

EIWEISSDIÄT
Statt Kohlenhydrate und Fette soll man nur Eiweiß zu sich nehmen. Die Idee dahinter: Eiweiß sättigt lange und ist kalorienärmer als Kohlenhydrate und Fette. Proteine werden langsamer verdaut und es werden dabei mehr Kalorien verbrannt.

Einschätzung: Bestenfalls kurzfristig einsetzbar, ansonsten drohen eine Mangelernährung sowie eine viel zu hohe Eiweißbelastung des Körpers, vor allem der Nieren.

ATKINS-DIÄT
Zum Frühstück so viele Eier mit Speck wie Sie möchten und trotzdem abnehmen – das verspricht die Atkins-Diät. Eiweiß und Fette dürfen unbegrenzt gegessen werden, Kohlenhydrate und auch Obst und Gemüse sind wegen des Fruchtzuckers nicht erlaubt.

Einschätzung: Wenn man sein Gewicht reduzieren will, ist die Atkins-Diät vorübergehend durchaus geeignet, wegen des Mangels an Vitalstoffen sollte sie aber nicht langfristig angewendet werden.

LOGI-ERNÄHRUNG
Ernährungsmediziner haben in einer Praxis 3000 Patienten hinsichtlich ihres Körpergewichts beraten. Bei einer Umstellung auf die LOGI-Ernährung zeigten sich gute und lang anhaltende Erfolge.

LOGI hat als Grundlage einen sehr niedrigen Anteil an Kohlenhydraten. Trotzdem kann man sich satt essen. Eine sehr kohlenhydratreiche Ernährung empfiehlt sich heutzutage ohnehin nur bei schwerer körperlicher Arbeit.

Getreideprodukte aus raffiniertem Weißmehl (wie Weißbrot, helle Brötchen), Kartoffelprodukte, geschälter Reis, Süßwaren, mit Zucker versetzte Erfrischungsgetränke werden durch Vollkornprodukte beziehungsweise kohlenhydratarme Alternativen ersetzt. Der Kohlenhydratanteil (Kartoffeln, Nudeln, Reis, Brot) ist reduziert. Mageres Fleisch, Geflügel, Fisch oder Tofu mit Gemüse oder Salat besitzen einen sehr geringen und zudem „guten" Kohlenhydratanteil.

Einschätzung: Die Umstellung fällt leicht und sie wird auch am besten durchgehalten, da keine komplizierten Verbote aufgestellt werden und das Sättigungsgefühl eintritt. LOGI wurde in Deutschland durch Dr. Nicolai Worm bekannt und entspricht einer mediterranen Ernährung.

KETOGENE DIÄT

Die wichtigsten Vorteile gleich vorweg: Da Krebszellen sich vorwiegend von Zucker ernähren, zeigt sich in vielen Untersuchungen, dass sie im Rahmen einer Keto-Diät quasi ausgehungert werden. Auch Patienten mit multipler Sklerose, Alzheimer, Epilepsie und Parkinson berichten von deutlichen Verbesserungen ihres Befindens.

Bei der Keto-Diät, die einmal im Jahr zum Abnehmen durchaus sinnvoll ist, nimmt man bei streng ketogener Kost nur 30 Gramm Kohlenhydrate zu sich, bei der moderaten Form 50 Gramm. Der Körper sucht sich dann andere Energiequellen, hauptsächlich gute Fette, und wirft den Fettstoffwechsel an. Bei diesem Vorgang, der sogenannten Ketose, bei der statt Zucker vor allem Fett verbrannt wird, werden Ketonkörper gebildet, welche die Zellen mit Energie versorgen. Praktisch entspricht die Keto- der Atkins-Diät, nur dass hier Wert auf natürliche Vitalstoffe gelegt wird.

INTERVALLFASTEN

Eine Möglichkeit, sich über seine Beweggründe, übermäßig oder falsch zu essen, klar zu werden, besteht darin, eine Zeit lang bewusst auf Nahrung zu verzichten. Neben dem Heilfasten, das bei chronischen Krankheiten einen Heileffekt hat, ist das Intervallfasten seit einigen Jahren in aller Munde. Durch Intervallfasten verbessern sich Zucker- und Fettstoffwechsel, der Stoffwechsel wird aber nicht gedrosselt, die Muskelmasse wird nicht abgebaut. Dadurch verhindert man einen Jo-Jo-Effekt.

Achtung: Nicht im Intervall fasten bei niedrigem Blutdruck, während Schwangerschaft und Stillzeit, bei Essstörungen wie Anorexie und Bulimie und bei Untergewicht! Sprechen Sie bei bestehender Stoffwechselerkrankung oder chronischer Erkrankung mit Ihrem Arzt, ob Sie im Intervall fasten können.

Es gibt mehrere mögliche Varianten
• **16:8-Formel:** Eine gängige Methode ist es, die nächtliche Nahrungskarenz zu verlängern, indem man mindestens 16 Stunden (Frauen 14 Stunden) nichts isst. Das gelingt durch ein frühes Abendessen (18 Uhr) und ein spätes Frühstück (10 Uhr). Intervallfasten ist eine Lebenseinstellung. Man hält sein Gewicht, wenn man zu diesen beiden Mahlzeiten des Tages normal isst. Menschen, die im Intervall fasten schlafen in der Regel besser, weil ihr Körper nachts nicht verdauen muss.
• **5:2-Formel:** An 5 Tagen in der Woche kann wie gewohnt gegessen werden, an 2 Tagen wird gefastet. Frauen dürfen 500 Kalorien, Männer 600 Kalorien zu sich nehmen. Wichtig ist, an diesen Tagen mindestens 3 Liter kalorienfreie Flüssigkeit (Wasser, ungesüßter Tee) zu trinken. Auf Kohlenhydrate (Pasta, Brot, Zucker, Kartoffeln etc.) wird an den Fastentagen komplett verzichtet.

Tipps zum Intervallfasten
• Wählen Sie bei der 5:2-Formel Tage, an denen Sie wenig Stress haben und die Sie weitgehend frei gestalten können, als Fastentage aus.
• Vermeiden Sie in den Fastenphasen große körperliche Belastung wie Bergsteigen, Marathonlaufen und Ähnliches.
• Essen Sie zwischen den Fastenphasen bewusst und in Maßen.
• Verzichten Sie grundsätzlich auf Zwischenmahlzeiten und Snacks.
• Trinken Sie pro Tag rund 3 Liter Wasser oder ungesüßten Tee.

HEILFASTEN MIT DER 5-TAGE-KUR NACH BUCHINGER

Die nach dem deutschen Arzt Otto Buchinger benannte Heilfastenmethode ist die bekannteste. Verdauung und Stoffwechsel werden entlastet, der Körper gereinigt, der Start in eine gesündere Lebensweise wird erleichtert, dasselbe gilt für die Gewichtsabnahme. Sie nehmen während der Heilfastenkur täglich 2 bis 3 Liter Gemüsebrühe und Säfte zu sich, sonst nichts. Diese versorgen während des Fastens den Körper ausreichend mit Vitaminen und Mineralstoffen.

Die Kur beginnt mit einem Entlastungstag, an dem Sie 500 bis 600 Kalorien zu sich nehmen dürfen, 1,5 bis 2 Kilogramm frisches Obst oder Gemüse eignen sich dafür gut. Verteilen Sie dieses im Tagesverlauf auf 4 bis 5 Mahlzeiten.

Der Tag danach ist der 1. Fastentag. Entleeren Sie morgens Ihren Darm, zum Beispiel mit einem Einlauf, mit Flohsamenschalen (Packungsangabe beachten) oder Glaubersalz aus der Apotheke. Das nimmt den Hunger!

An allen Fastentagen gibt es morgens und nachmittags je ¼ Liter Tee mit etwas Honig, mittags trinken Sie ¼ Liter frisch gepressten Saft, abends ¼ Liter heiße Gemüsebrühe. Trinken Sie unbedingt zusätzlich 2 Liter kalorienfreie Flüssigkeit in Form von stillem Mineralwasser oder Tee.

Gegen ein Absinken des Blutzuckers, zum Beispiel wenn Sie in dieser Zeit Sport treiben oder sich für einige Stunden in eine geistige Arbeit vertiefen, helfen 2 bis 3 Teelöffel Honig.

Kauen Sie am letzten Fastentag mittags einen Apfel bewusst und langsam, abends genießen Sie eine pürierte Kartoffel-Gemüse-Suppe.

Essen Sie am 1. Tag nach dem Fasten nicht mehr als 800 Kalorien, am 2. Tag 1000 Kalorien.

Rezept für Gemüsebrühe

Geben Sie 600 Gramm gewaschenes und grob zerkleinertes Gemüse (Möhren, Sellerie, Porree, Pasti-

> ### ACHTUNG
>
> Wenn Sie Medikamente einnehmen, sprechen Sie vor einer geplanten Fastenkur mit Ihrem Arzt. Durch eine Darmreinigung kann die Wirkung der Medikamente herab- oder heraufgesetzt werden. Im Anschluss an eine Darmreinigung kann eine Dosisanpassung notwendig sein. Nehmen Sie Medikamente immer 1 bis 2 Stunden nach der Einnahme der abführenden Mittel ein.

naken, Petersilienwurzeln, Blattpetersilie, Zwiebeln) zusammen mit Kümmel, Lorbeerblatt, Nelken, Wacholderbeeren in einen Topf mit 3 Liter kaltem, ungesalzenem Wasser. Aufkochen und bei geschlossenem Deckel 45 Minuten köcheln. Dann gießen Sie die Suppe über einem Sieb ab und fangen die Flüssigkeit auf, drücken Sie die Gemüseschnitze noch etwas aus. Über den Tag verteilt getrunken, versorgt diese Brühe Sie mit Flüssigkeit, Wärme und wichtigen Mineralstoffen.

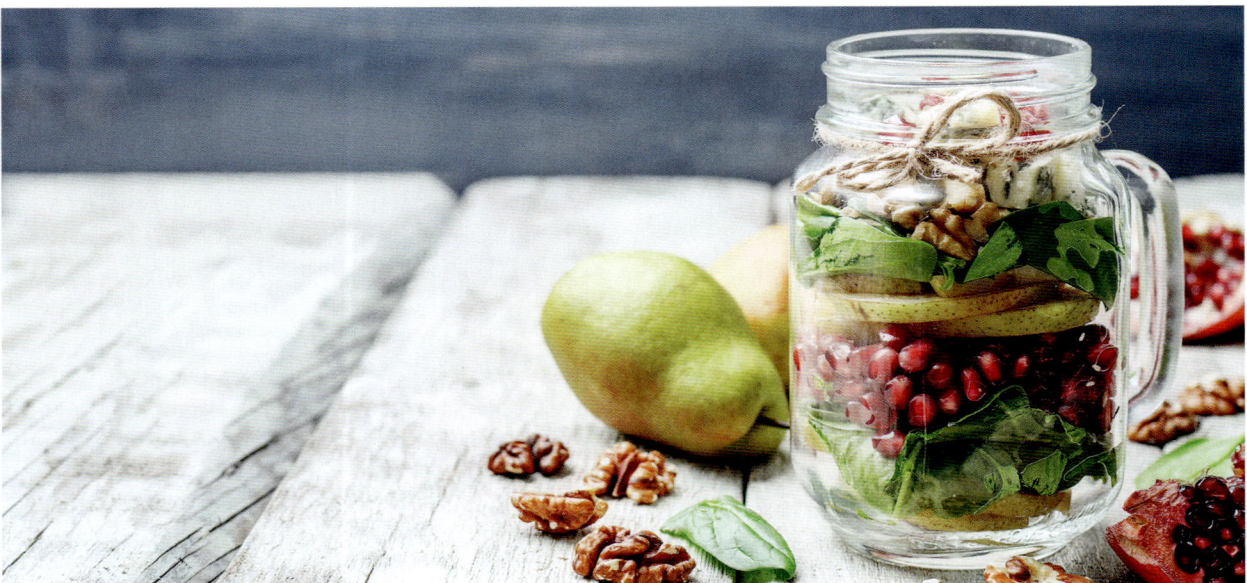

Selbst gemachte Salate im Rahmen einer Diät sind ideal für unterwegs, um den Versuchungen von Bäcker und Imbiss zu widerstehen.

TIPPS FÜR DIE SCHLANKE LINIE

Diese Tipps haben sich ernährungsmedizinisch besonders bewährt. Wenn Sie die Ratschläge befolgen, sind Sie auf dem Weg zu einer guten Figur.

ACHTSAM ESSEN UND SICH ZEIT NEHMEN

Nicht wahllos essen nach dem Motto „Hauptsache, ich werde satt". Essen Sie langsam und kauen Sie gut, das sättigt besser, weil die Verdauung schon im Mund beginnt und der Sättigungsreiz 10 bis 20 Minuten benötigt, um im Gehirn anzukommen. Wer schnell isst, der „überholt" den Reiz und isst deswegen mehr, als er benötigt.

KEINE ABLENKUNG BEIM ESSEN!

Wir sind nicht multitaskingfähig bei bewusst ablaufenden Prozessen. Beim Autofahren und gleichzeitigen Telefonieren steigt die Unfallrate mindestens um das Vierfache! Genauso „verunfallen" wir, wenn wir parallel zum Essen fernsehen oder lesen oder aufs Smartphone schauen. Wir bekommen nicht alles mit, auch den Genuss nicht, und wollen diesen dann nachholen durch noch mehr Essen.

NEGATIVE ENERGIEBILANZ

Wer sein Gewicht reduzieren möchte, sollte rund 500 bis 1000 Kalorien weniger zu sich nehmen, als er eigentlich benötigt. An dieser Tatsache führt kein Weg vorbei.

KOHLENHYDRATE TAGSÜBER, ABENDS EIWEISS

Bevorzugen Sie tagsüber Ballaststoffe und ungesättigte Fettsäuren (siehe Seite 20) und genießen Sie abends lieber eine Eiweißmahlzeit, zum Beispiel Fischfilet mit Salat. Diese macht satt, spart Kalorien und Sie schlafen besser.

NICHTS ZWISCHENDURCH

Verzichten Sie möglichst ganz auf Zwischenmahlzeiten oder wählen Sie, wenn Sie wirklich Hunger haben, eine leichte, kalorienarme Snack-Variante wie ein Stück Knabbergemüse, ein Glas Buttermilch mit Zimt oder eine Handvoll frische Beeren.

WASSER ZUERST

Trinken Sie vor jeder Mahlzeit ein Glas Wasser oder essen Sie als Vorspeise eine Suppe (Brühe, keine cremigen Suppen auf Sahne- oder Kokosmilchbasis), das füllt den Magen und besänftigt schon mal den ersten Hunger.

GEMÜSE, GEMÜSE!

Füllen Sie Ihren Magen auch mit kalorienarmem Gemüse und Salat. Essen Sie über den Tag verteilt ruhig bis zu 1 Kilogramm (Rohgewicht) davon.

GUT FRÜHSTÜCKEN

Ohne Frühstück leidet die Leistungsfähigkeit und die Gefahr für kalorienreiche Zwischenmahlzeiten nimmt zu. Im Rahmen des Intervallfastens (siehe Seite 61) kann der Verzicht sinnvoll sein. Aber wenn Sie frühstücken, dann gesund mit Vollkorn, Milchprodukten und Früchten!

OPTIMALE SÄTTIGUNG WÄHLEN

Lebensmittel wie zum Beispiel Hühnerfleisch (eiweißreich, wenig Volumen) mit Brokkoli und Salat (wenig Kalorien, aber ausgezeichnete Magenfüller) bewirken einen milden Blutzuckeranstieg, fördern den Magendehnungsreiz und sättigen dadurch perfekt und nachhaltig.

NICHT HUNGRIG EINKAUFEN

Gesunde Ernährung fängt mit dem Einkaufen an. Hunger ist kein guter Berater, man kauft zu viel und die falschen Nahrungsmittel ein.

NULL PROMILLE

Alkohol wirkt appetitanregend, das ist der Sinn des Aperitifs. Verzichten Sie darauf. Grundsätzlich hat Alkohol viele Kalorien (siehe auch Seite 45), auf die Sie gut verzichten können.

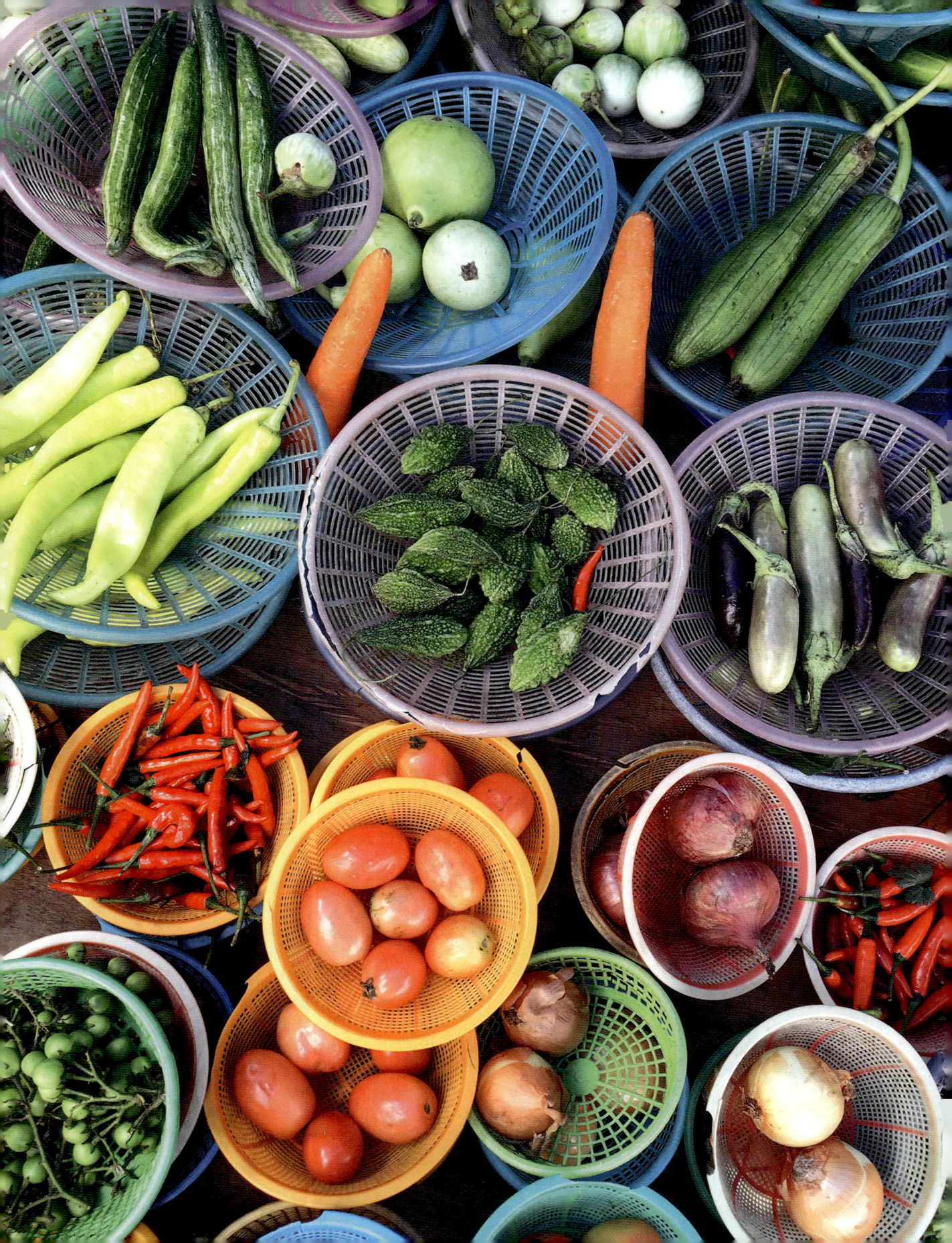

GESUNDE SUPERFOODS AUS ALLER WELT

Auf der Insel Sardinien gibt es so viele Hundertjährige wie sonst nirgendwo. Das Geheimnis dieses hohen Alters liegt in der Lebensweise. Die gesündesten Ländern der Welt zeigen, wie man gesund bleiben und sich ausgewogen ernähren kann. Dabei muss man nicht auf teure, exotische Lebensmittel zurückgreifen. In jeder Region wachsen Superfoods, die dort auf eine lange Tradition zurückblicken können.

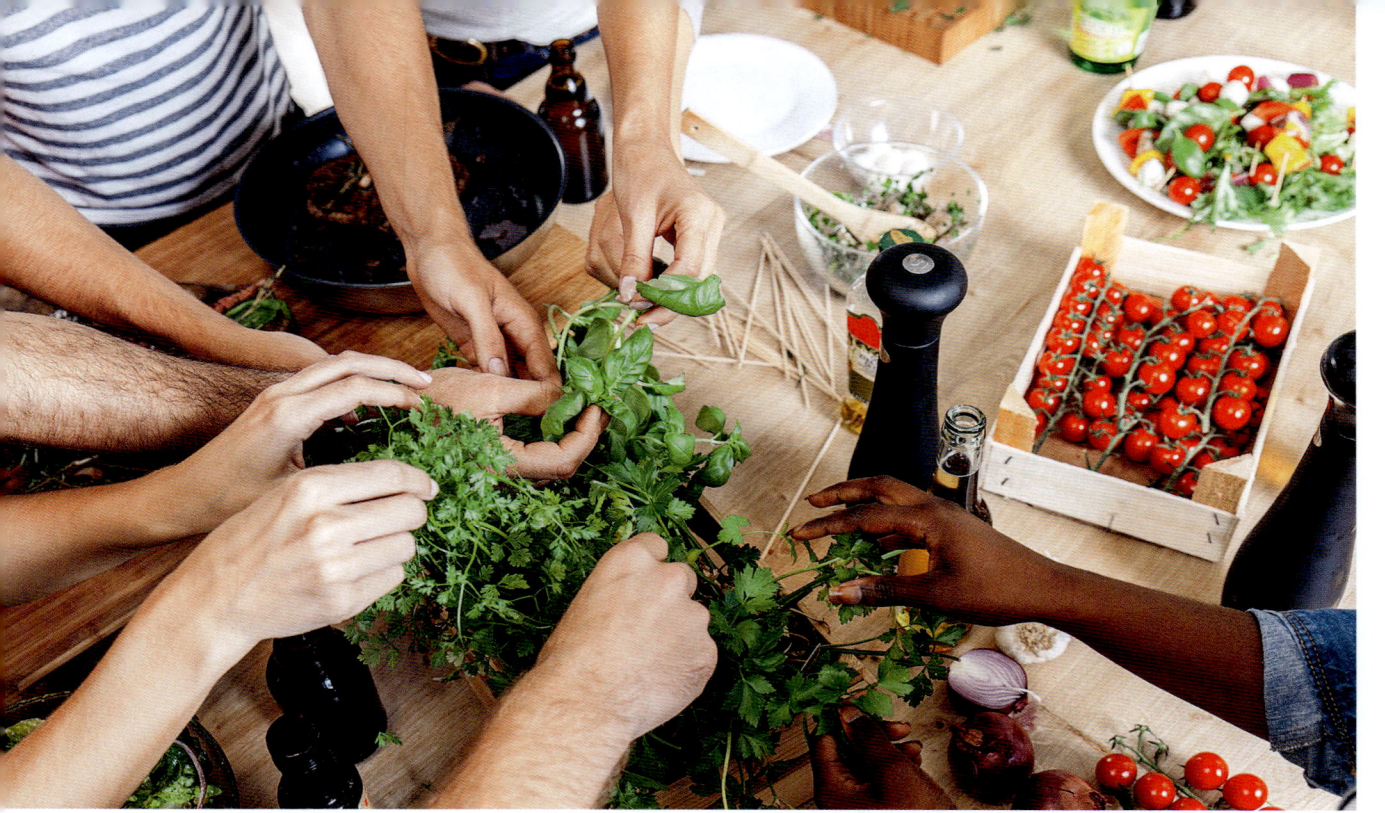

EINE KULINARISCHE
REISE UM DEN GLOBUS

In jedem Land gibt es gesunde Superfoods, die in der Ernährung eine zentrale Rolle spielen: in Spanien Knoblauch, in Italien Olivenöl, in Japan Algen und in der Schweiz Käse. Das wirkt sich auf die Gesundheit der Menschen aus.

Doch mit dem Begriff „Superfood" verbinden viele Menschen hierzulande Chiasamen, Gojibeeren und Granatapfel – exotische und angeblich besonders vitalstoffreiche Lebensmittel, die die Gesundheit fördern. Doch was steckt eigentlich hinter diesem Superfood-Trend? Tatsächlich gibt es keine wissenschaftliche Vorgaben, welche Eigenschaften Superfoods haben müssen. Das heißt, jedes Obst oder Gemüse kann so bezeichnet werden – auch wenn keine positiven Effekte für die Gesundheit nachgewiesen werden können. Weil die Verbraucher aber Superfoods für gesund halten, nutzt die Werbung das Etikett „Superfood" gern als Verkaufsargument.

Die meisten bekannten Superfoods wie Chiasamen, Acaibeeren oder Granatapfel haben jedoch tatsächlich eine positive Wirkung: zum Beispiel einen hohen Nährstoffgehalt, Ballaststoffe, viele Vitamine und Mineralstoffe oder Omega-3-Fettsäuren.

Allerdings werden oft exotische Früchte und Gemüse als Superfoods angepriesen, die von weit her kommen. Das ist schlecht für die Klimabilanz. Und selbst bei Bioware weiß niemand genau, unter welchen Bedingungen diese Lebensmittel im Ausland angebaut werden. Frische Gojibeeren sind in ihrer Heimat China durchaus gesund und liefern wertvolle Nährstoffe. Getrocknet und über Tausende

Kilometer transportiert büßen die Beeren viel von ihrer Wirkkraft ein.

Exotische Superfoods sind eine willkommene Abwechslung auf dem Speiseplan, aber als Grundlage der Ernährung gibt es günstigere und einheimische Alternativen: Leinsamen statt Chia, schwarze Johannisbeeren oder Brombeeren statt Goji und vieles mehr. Schaut man auf den Speiseplan der gesündesten Länder der Welt, zeigt sich, dass jede Länderküche ihr eigenes Superfood zu bieten hat.

DIE WELT DER GESUNDEN

Dolce Vita – wer sehnt sich nicht nach dem „süßen Leben" der Italiener? Man denkt an Urlaub, Strand und gutes Essen. Die italienische Küche ist in aller Welt berühmt und gilt als gesund. Die ursprüngliche italienische Küche hat nämlich wenig mit fettiger Pizza und Spaghetti bolognese zu tun. Ihre Hauptbestandteile sind Olivenöl, frisches Gemüse, Obst und Fisch. Darum zählen die Italiener auch zu den gesündesten Menschen der Welt. Genauso wie die Spanier, die eine ähnliche Ernährungsweise pflegen.

Der Bloomberg Health Index ist eine Liste, die Länder nach ihrem Gesundheitsstatus bewertet. Spanien liegt ganz vorne, gefolgt von Italien und Island. Deutschland liegt auf Platz 23, Großbritannien auf Platz 19 und die USA auf Platz 35 – nach Kuba, das auf Platz 30 gelistet wird. Es kommt also nicht auf die Wirtschaftsleistung an, ob die Menschen eines Landes gesund sind.

Vergleicht man die *blue zones* der Welt – die Regionen, in der die Menschen am längsten leben –, dann stellt man einige Gemeinsamkeiten fest. Die Menschen sind bis ins hohe Alter in Bewegung, haben eine positive Lebenseinstellung, pflegen stabile soziale Bindungen und ernähren sich ausgewogen mit reichlich pflanzlichem Fett wie zum Beispiel aus Olivenöl und Nüssen.

In Ländern wie Spanien, Italien oder der Schweiz sind die Menschen stolz auf ihre einheimischen Produkte und bereiten daraus vielseitige Gerichte zu, die oft eine lange Tradition haben. Die Ernährung und die Essenskultur sind also aus den regionalen Gegebenheiten hervorgegangen. So liegt es nahe, dass in den Küstenregionen Spaniens fast täglich

	Bloomerg Health Index 2020
Platz 1	Spanien
Platz 2	Italien
Platz 3	Island
Platz 4	Japan
Platz 5	Schweiz
Platz 6	Schweden
Platz 7	Australien
Platz 8	Singapur

frischer Fisch auf den Tisch kommt. In der Schweiz spielen Milch und Milchprodukte eine sehr wichtige Rolle. Denn für die Bildung des Vitamins D braucht der menschliche Körper die UV-Strahlung der Sonne, aber im Verhältnis zu den Mittelmeerländern haben die Schweizer, insbesondere in den Tälern und im Winter, deutlich weniger „Sonnentage". In früheren Zeiten waren Milch und Milchprodukte die besten Lieferanten für Vitamin D, und so entstand die bis heute prägende „Käsetradition" in der Schweiz.

VIELFALT STATT VERZICHT

Die traditionelle Ernährungsform der gesündesten Länder beruht auf abwechslungsreichen, regionalen, saisonalen und frischen Lebensmitteln. Dagegen stehen manche Ernährungstrends, bei denen Verzicht auf bestimmte Lebensmittel im Vordergrund steht und damit auch der Genuss eingeschränkt wird: Atkins-Diät, Low Fat, Paläo und viele mehr. Dem ein oder anderen helfen die klaren Regeln dieser Foodtrends, nicht zu ungesunden Lebensmitteln zu greifen. Aber zu einem gesunden Leben gehört auch eine gesunde Lebenseinstellung. Wer ständig verzichten muss und sich unter Druck setzt, verliert an Lebensfreude. Und gerade die Lebensfreude leistet einen wichtigen Beitrag zu einem gesunden Leben. Dazu eine gesunde und abwechslungsreiche Ernährung – das ist die beste Medizin für ein gesundes und langes Leben!

SUPERFOODS AUS SPANIEN

Im Durchschnitt werden die Spanier 83 Jahre alt, und das bei bester Gesundheit. Ihr Rezept: Siesta und kleine, aber feine Essensportionen aus einer vielfältigen Gemüseküche. Wie in allen mediterranen Ländern kommt auch hier auf den Tisch, was die Region zu bieten hat.

Das Gesundheitsgeheimnis der Spanier vermuten (neidische) Nordländer in deren Stressmanagement – die mitunter stundenlange Siesta, die für Menschen, die auf dem Feld arbeiten oder in stickigen Büros, bei Hitze zur rechten Zeit Ruhe in den Alltag bringt. Die Spanier zelebrieren ihre Siesta, auch wenn viele heute in klimatisierten Büros arbeiten. Landwirtschaftliche Betriebe, Firmen und Geschäfte schließen in der Zeit zwischen 14 und 17 Uhr. Die Menschen gehen dann oft nach Hause zum Mittagessen und eventuell zu einem Nickerchen. Danach läuft es aber betriebsam weiter bis in die späten Abendstunden. In der längeren Pause findet jeder zur Ruhe. Das senkt den Stresshormonspiegel und ist auch gut für die Verdauung.

Der Tagesablauf ist an das Klima angepasst. Morgens wird ein schnelles Frühstück verzehrt, das meist aus einem *Café con Leche* und Gebäck besteht. Später trinkt man gerne noch eine Tasse Kaffee, das spanische Nationalgetränk. Zwischen 14 und 15.30 Uhr isst man zu Mittag. Beliebt in den heißen Monaten ist die kalte Suppe *Gazpacho*. Gerne nimmt man jetzt die Hauptmahlzeit des Tages zu sich, drei Gänge, bestehend aus Suppe oder Tapas, einem Hauptgang mit Fisch oder Fleisch und Gemüse und einem Dessert. Dann wird in der größten Hitze pausiert und ab etwa 17 Uhr geht es weiter. In Spanien ist es durchaus üblich, erst gegen 22 Uhr zu Abend zu essen oder in einer Tapas-Bar bei ein paar köstlich frischen Vorspeisen den Tag ausklingen zu lassen. Beliebt sind *Gambas al ajillo* (Knoblauchgarnelen), gebratene Chorizo (Wurst aus Schweinefleisch), gegrillte Sardinen, Manchego (Hartkäse aus Schafsmilch) oder Tortilla-Stückchen.

Der Einfluss der arabischen Küche, die berühmt ist für ihre sagenhaften *Mezze* (Vorspeisen), ist hier unverkennbar. Was den Wein angeht, halten die Spanier es ähnlich wie Italiener und Griechen: ein bis zwei Gläser am Abend, um den Tag ausklingen zu lassen.

Die Mengen, die verzehrt werden, sind deutlich geringer als in Deutschland. Und natürlich verwendet man in der spanischen Küche das Gesundheitswunder Olivenöl. Alle pflanzlichen Zutaten sind in der Regel sonnengereift, der Fisch fangfrisch, das Fleisch meist von hoher Qualität. Auch isst man nicht so viel tierische Fette wie hierzulande, sondern kleinste Portionen. Dazu kommen gesunde Früchte wie etwa Granatäpfel, Wassermelonen oder die aromatischen spanischen Orangen.

Spanier sind Genussmenschen! Auch wenn die Portionen eher klein sind, kann ein Essen im Restaurant durchaus zwei bis drei Stunden dauern – denn Essen ist nicht nur reine Nahrungsaufnahme. Man nimmt sich Zeit für eine der schönsten Beschäftigungen der Welt. So findet tatsächlich beim Essen und Zusammensitzen mit Familie und Freunden Entschleunigung statt.

KEIN STRESS BEIM SOBREMESA

Das Wort „Sobremesa" bedeutet „Tischdecke", bezeichnet aber auch die Zeit nach dem Essen, bei der Freunde oder Familie noch am Tisch sitzen und miteinander reden. So zieht sich das Essen bei Nachtisch und Kaffee gemütlich in die Länge und wird zu einer ganz besonderen Entschleunigungszeit. Allerdings macht sich der Vormarsch von Fertiggerichten und Snackfood auch in Spanien bemerkbar.

1 GEFLÜGEL **>> proteinreich & fettarm**

Wie Fisch enthält Hühnerfleisch gut verwertbares
Eiweiß, aber wenig Fett. Empfehlenswert ist Fleisch aus
ökologischer Haltung. Die Tiere haben mehr Auslauf und
bekommen seltener genmanipuliertes Futter.

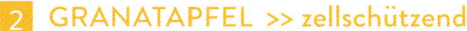

2 GRANATAPFEL **>> zellschützend**

Granatapfelkerne wirken antientzündlich, schützen die Zellen
noch besser als grüner Tee oder Rotwein und wirken positiv auf
den Cholesterinspiegel. Möglicherweise bremsen sie Arteriosklerose und fördern die Krebsabwehr.

3 KNOBLAUCH **>> gefäßschützend**

In den Küchen heißer Länder wird die würzige Knolle seit
jeher verwendet – nicht zuletzt wegen ihrer antibakteriellen
Eigenschaft. Allicin hat eine blutverdünnende und antientzündliche Wirkung. Es hemmt die Verklumpung der Thrombozyten ähnlich wie ASS und senkt den Blutdruck
sowie die Blutfette: Infarktvorbeugung par
excellence.

4 MANDELN **>> cholesterinsenkend & gefäßschützend**

Essenzielle Fettsäuren, pflanzliches Eiweiß sowie Kalzium,
Magnesium und B-Vitamine schützen das Verdauungssystem
und senken den Spiegel von LDL-Cholesterin um 15 bis
20 Prozent. Sie wirken vorbeugend gegen Krebs, Diabetes,
Übergewicht und Arterienverkalkung. Nussesser nehmen
zwar mehr Kalorien zu sich, sind aber schlanker und gesünder.

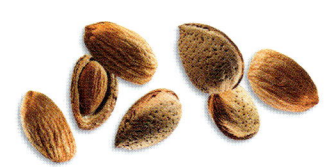

5 PAPRIKA **>> immunstärkend & zellschützend**

Die roten und gelben Exemplare enthalten Vitamin A, Magnesium, Zink und Kalzium sowie Karotine und Flavonoide. Sie
stärken das Immunsystem, die Sehkraft und schützen Herz
und Kreislauf sowie die Zellen. Flavonoide wirken Demenz
entgegen. Paprika kann ebenso wie Wassermelone zur Erhal-
tung der Potenz beitragen.

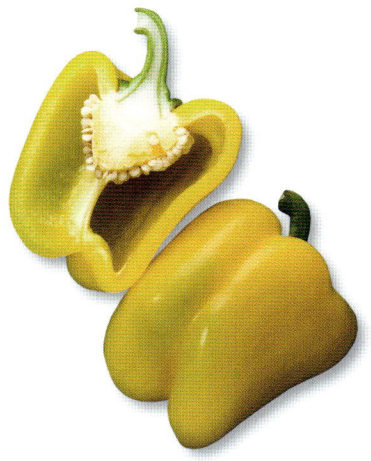

MEDITERRANE LEBENSART AUS ITALIEN

Die gut 20 Regionen Italiens zwischen Südtirol und Sizilien haben unzählige Spezialitäten aus der einfachen Küche der Bauern hervorgebracht. Diese urtypische italienische Küche ist in der ganzen Welt berühmt.

Die Provinz Ogliastra auf der Insel Sardinien gehört zu den sogenannten blauen Zonen – Regionen der Erde, in denen die Menschen besonders gesund sind und sehr alt werden. Sardinien scheint ein Paradies für fitte Senioren zu sein. Nirgendwo werden die Menschen älter als hier und nirgendwo gibt es mehr hundertjährige Frauen und Männer. Für Demografen, Humanbiologen, Endokrinologen und Genetiker sind die Dörfer in Ogliastra seit 1999 eine Art Echtzeitlabor.

Die Wissenschaftler sind sich sicher: Das sonnige Klima, die körperliche Aktivität und die Ernährung der Menschen in Ogliastra tragen in hohem Maß zu deren Langlebigkeit bei. Auf dem Weg zu den Feldern, Obstbäumen und Gemüseäckern legen selbst die Ältesten täglich viele Höhenmeter zurück. Gegessen wird nur frisch Geerntetes aus der Umgebung. Und das bedeutet Lebensqualität. Denn Altwerden an sich ist nicht spektakulär. Es geht vielmehr darum, wie man alt wird.

Morgens gibt es Kekse oder eine kleine Brioche zum Cappuccino – den man in Italien übrigens nur zum Frühstück trinkt, niemals als Digestif.

Mittags ab etwa 13:30 Uhr gibt es ein mehrgängiges, leicht verdauliches Essen mit einer kleinen Portion Pasta oder Risotto als erstem Gang, danach Fleisch oder Fisch mit viel Gemüse und zum Nachtisch Obst oder ein Dolce, etwas Süßes. Als „Absacker" einen Espresso! Nachmittags steht für die sardischen Senioren dann eine Siesta auf dem Programm und danach ein Rundgang durchs Dorf, um sich zu unterhalten. Das Abendessen beginnt typischerweise mit dünnen Scheiben von getrockneten Würsten oder Schinken und *Thipula*, würzigen Kartoffelkrapfen. Auf die Antipasti folgen meistens die

Culurgiones, Ravioli mit Püree, Pecorino und Minze. Danach kommt Lamm oder Schwein auf den Tisch mit einem gemischten Salat. Nicht fehlen darf der Cannonau, der lokale Rotwein.

Die sardische Küche ist eine Spielart der traditionellen italienischen Küche. Was diese auszeichnet, ist ihre Einfachheit – Speisen, die aus wenigen Zutaten frisch zubereitet werden. Durch die Vielzahl an Gemüsen und Kräutern und allem, was der Boden und das Vieh, das Meer und die Seen hergeben, gibt es saisonale Gerichte. Käse und Wein spielen eine Rolle, die größte kalt gepresstes Olivenöl.

Übrigens: Italiener trinken fast nur Wasser, mittags und abends gibt es gelegentlich ein (!) Glas Wein zum Essen. Zudem verfügt Italien über ein effizientes Gesundheitswesen, das eine bezahlbare medizinische Grundversorgung garantiert. Und auch wenn in Italien die Wirtschaft stagniert, geht es – im Gegensatz zu Amerikanern und Briten, die häufiger an Bluthochdruck und Fettstoffwechselstörungen leiden – den Italienern gesundheitlich gesehen top.

AUF DIE EINSTELLUNG KOMMT ES AN!

Nicht weniger wichtig ist die Haltung der Italiener zum Essen. Man legt nicht nur viel Wert aufs Essen, sondern spricht auch viel darüber, betrachtet Essen nicht nur als satt machendes Ereignis, sondern als Genusserlebnis, und dies jeden Tag aufs Neue. Zudem lässt man sich's gerne in Gesellschaft schmecken, mit der Familie, Freunden oder mittags mit Geschäftspartnern.

1 ARTISCHOCKE >> leberstärkend

Bitterstoffe wie Cynaropikrin wirken appetitanregend und cholesterinsenkend. Flavonoide und
Caffeoylchinasäure-Abkömmlinge stärken Leber und
Gallenblase. Außerdem: geringere Blutzuckerspitzen,
hemmend gegenüber Krebs und Arterienverkalkung.

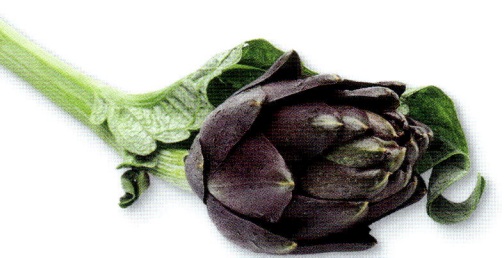

2 KAFFE >> darmschützend & antientzündlich

Espresso stärkt die Darmflora und wirkt antientzündlich.
Koffein regt Kreislauf, Gehirndurchblutung und Stoffwechsel an. Kaffeesäure liefert zell- und gefäßschützende Polyphenole.

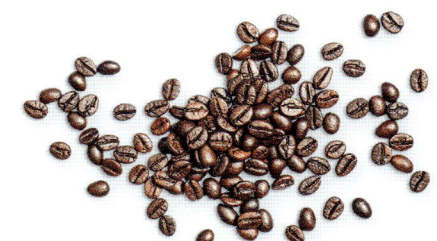

3 OLIVENÖL >> gefäß- & gehirnschützend,

Seine Polyphenole machen die mediterrane Küche
so besonders gesund. Sie hemmen die Arterienver-
kalkung und senken das Krebsrisiko bei Frauen.
Außerdem schützen die gesunden Fettsäuren das
Gehirn und helfen das Gewicht und damit auch
Blutdruck und Blutzucker zu senken.

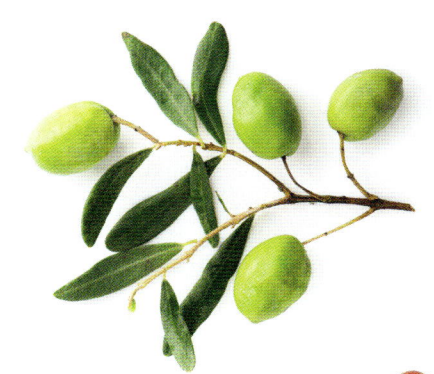

4 TOMATE >> zellschützend

Die sonnengereiften Strauchfrüchte sind reich an
dem sekundären Pflanzenstoff Lycopin, der zu den
Karotinoiden gehört und und gegen altersbedingte
Augenerkrankungen wie Makuladegeneration sowie
Arterienverkalkung, Diabetes und Krebs wirkt.

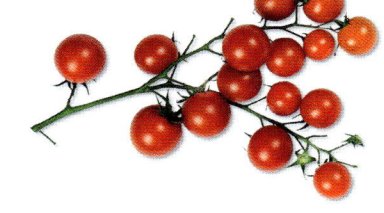

5 ZITRONE >> gefäßschützend, beugt Demenz vor

Die ergiebigen Vitamin-C-Lieferanten enthalten über
200 sekundäre Pflanzenstoffe, die zell- und gefäßschützend wirken sowie antientzündlich. Besonders
Polyphenole und Flavonoide beugen Demenz vor.
Monoterpere senken den Cholesterinspiegel und
hemmen Krebszellen.

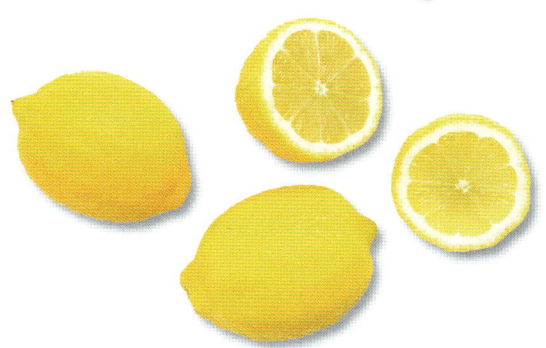

GESUNDER FISCH AUS ISLAND

Ein Bad in einer der zahlreichen natürlichen heißen Quellen senkt schnell den toxischen Stress, sofern es den auf dieser Insel überhaupt gibt. Seit Hunderten von Jahren haben die Isländer die Küchentechnik des Konservierens kultiviert. Das sorgt für gesunde Wintervorräte.

Kultur, Tradition und Essen sind in Island eng miteinander verknüpft. Gekocht wird mit den Zutaten der Region und der Saison, alle in hervorragender Qualität und ohne Umweltbelastungen. Auch der isländische Fisch erfüllt höchste Standards und wird verantwortungsbewusst gefangen.

Beim Fleisch wird ebenfalls sehr auf Qualität geachtet – alle Produkte stammen von einheimischen Tieren. In Island gibt es viel biologische Landwirtschaft, die auch das zarte isländische Lammfleisch hervorbringt. Isländische Schafe verbringen den Sommer in den Bergen, wo Bergkräuter den Geschmack und die Hochwertigkeit des Fleisches verstärken. Denn nur Fleisch von frei laufenden Tieren, die sich artgerecht ernähren, gewinnt ein optimales Fettsäuremuster.

Isländer essen gern und viel, entsprechend reichhaltig fallen die Mahlzeiten aus. Zu einem Frühstück gehören Cornflakes mit *súrmjólk* (Dickmilch) und braunem Zucker, Brot, Aufschnitt, Marmeladen – aus heimischen Beeren –, Tomaten, Gurken und natürlich *síld* (Heringshappen). Mittagszeit ist regulär von 12 bis 13 Uhr, meist gibt es Suppe und ein Fischgericht. Wie wäre es mit einer Island-Moos-Suppe? Felsengras kennen wir nur in Form von Hustenpastillen. Tatsächlich aber verwenden die Isländer es auch in der Küche: In einer Suppe als Vorspeise macht es sich besonders gut, da es nicht nur hustenstillend und entzündungshemmend wirkt, sondern auch den Appetit anregt und gut für den Magen ist. Danach isst man gerne *ýsa* (Schellfisch), *þorskur* (Kabeljau) und *karfi* (Rotbarsch), gedünstet oder gegrillt. Das Abendessen im Kreis der Familie ist die wichtigste Mahlzeit. Die Isländer schwören auf Fisch und Meeresgetier zur Hauptmahlzeit. Aber auch Lamm ist beliebt.

Seit jeher konservieren die Isländer Nahrungsmittel entweder durch Fermentieren, in der Regel mit Molke oder Salzlake, oder durch Trocknen oder Räuchern, um sie lange haltbar zu machen. Durch die natürliche Konservierung schmecken Lebensmittel besser und sind zudem gesünder als behandelte oder pasteurisierte. Diese traditionellen Arten der Nahrungsmittelkonservierung werden in den Wintermonaten Januar und Februar als Sonnwendfeiern zelebriert. Für die Isländer ist es eine Form der Winteraustreibung, wenn sie auf traditionelle Weise konservierte Speisen essen, denn erst mit dem Frühling begann in früheren Jahrhunderten wieder die Zeit der frischen Lebensmittel.

Seit dem Bau von geothermischen Gewächshäusern gibt es jetzt frische Tomaten, Gurken, Paprikaschoten, Salate und Pilze auf der Insel, vorher war das Angebot auf Rhabarber und Kohl beschränkt. In den letzten Jahrzehnten haben die Isländer ihre fleisch- und fischlastige Küche um das einst verpönte „Grünzeug" bereichert.

VON NATUR AUS GESUND

Die Isländer zählen zu den gesündesten Menschen der Erde. Das könnte unter anderem damit zusammenhängen, dass Fisch eine große Rolle in der Ernährung der Isländer spielt. Lachs und Hering beispielsweise sind reich an Omega-3-Fettsäuren, die gesundheitsfördernd sind. Außerdem mögen die Isländer ihr Roggen- oder Pumpernickelbrot mit reichlich komplexen Kohlenhydraten und darmschützenden Ballaststoffen.

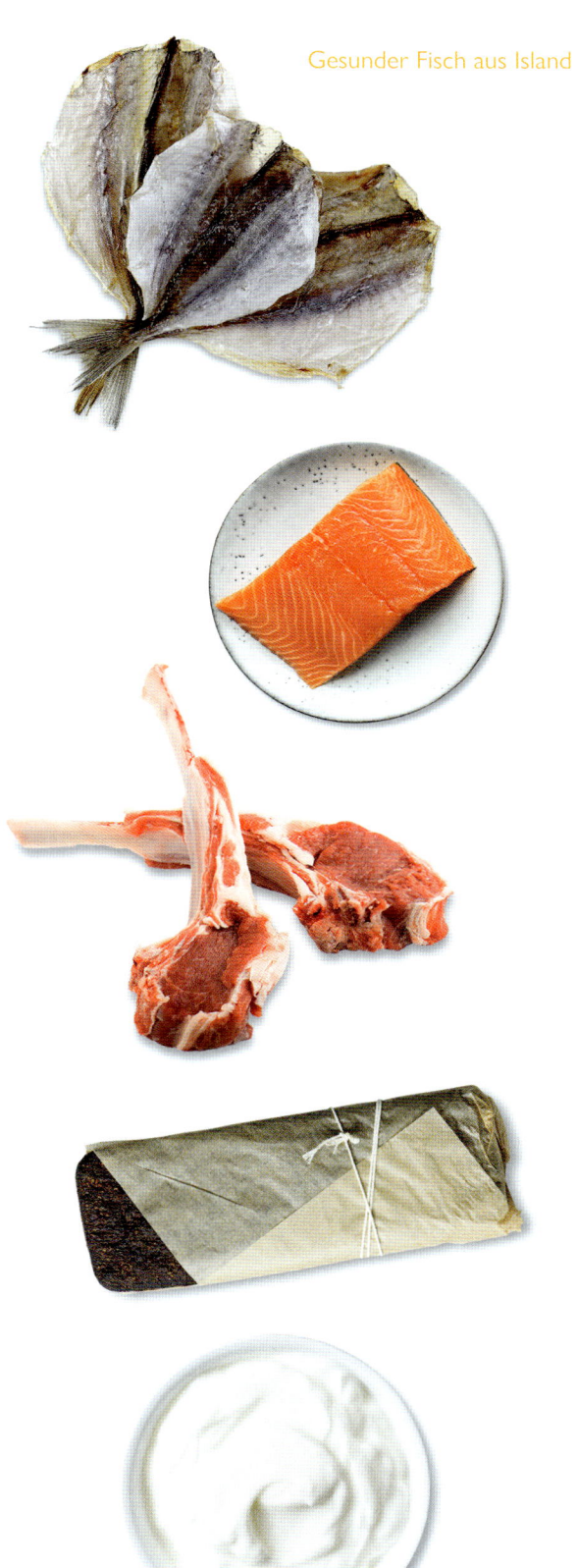

1 HARÐFISKUR >> fettarm & proteinreich

Trockenfisch, meistens Schellfisch oder Kabeljau. Der beliebte Snack ist reich an Eiweiß, enthält gesunde Omega-3-Fettsäuren und schmeckt köstlich mit ein bisschen Butter.

2 LACHS >> gefäß- & gehirnschützend

Ganzjährig gibt es Zuchtlachs und im Sommer Wildlachs aus einem der berühmten Lachsflüsse. Der Fisch ist besonders reich an hirnschützenden und entzündungshemmenden Omega-3-Fettsäuren. *Reyktur silungur* (geräucherte Forelle) ist eine mit Wacholder geräucherte Spezialität.

3 LAMM >> günstiges Fettsäuremuster

Traditionell verbringen isländische Schafe und Lämmer die Sommer frei grasend im Hügelland, das sorgt für ein günstiges Fettsäuremuster des Fleischs (Mengenverhältnis der unterschiedlichen Fettsäuren im Fettanteil).

4 RÚGBRAUÐ >> darmschützend

Das dunkle, kompakte Roggenbrot wird traditionell in einem speziellen Holzbehälter dampfgegart, und zwar neben einer heißen Quelle im Boden. Es ist reich an Ballaststoffen und gesunden Fetten.

5 SKYR >> knochenschützend

Das kalziumreiche Milchprodukt ähnelt Magerquark. Es ist beliebt wegen seines geringen Fettgehalts und hohen Proteinanteils und extrem lecker mit Heidelbeeren und einem Spritzer Sahne. Dieser Sattmacher verhindert Snacken.

JAPANS SPARTANISCHE KÜCHE

Bis heute spiegeln auch die Grundzutaten der einfachen und sehr eigenwilligen Küche Japans die Weisheit des Konfuzius wider: „Hara Hachi bu„. Sinngemäß bedeutet das „Hör auf zu essen, wenn dein Magen zu 80 Prozent gefüllt ist".

In dem abgeschotteten Inselreich war Nahrung lange ein knappes Gut. Auf dem Territorium Nippons gedieh Reis und etwas Gemüse, aus dem Meer gewann man Fisch und Meeresfrüchte. Noch heute sprechen die berühmten Hundertjährigen der Insel Okinawa, einer der vier blauen Zonen der Erde, das „Hara hachi bu" vor dem Essen. Es geht dabei nicht um Sparsamkeit der Figur zuliebe, sondern darum, dass diese Essensregel einst das Überleben sicherte. Die karge, sehr wohlschmeckende Ernährungsweise pflegen gesundheitsbewusste Japaner noch heute. Dank ihr hat Japans Bevölkerung die höchste Lebenserwartung weltweit.

Mit dem Wirtschaftswunder hat sich die Gastronomie dem Westen geöffnet. Heute kann man in Japans Städten die Kulinarik der Welt kosten. Da die Japaner einen Hang zu leichten, gut verträglichen Speisen und zur Perfektion haben, schmecken viele Gerichte hier besser als in ihren Ursprungsländern. Das wird oft mit Sternen belohnt. So hält Tokio die meisten Michelin-Sterne der Welt – vor Paris.

Das Frühstück beginnt mit einer Miso-Suppe. Mittags oder abends gibt es Reis, sauer eingelegtes Gemüse, gegrillten, kalten Fisch und grünen Tee. Die Auswahl an Nudelsuppen ist groß, die Portionen eher klein. Viele Japaner lieben *Soba*, *Udon* oder *Ramen*, und sie essen diese meist in Brühe angerichteten Teigwaren morgens, mittags oder abends.

Fleisch kam nicht nur wegen der isolierten Insellage, sondern auch aus religiösen Gründen lange Zeit nur selten auf den Tisch. In den letzten Jahrzehnten haben Japaner jedoch eigene Köstlichkeiten wie *Teppanyaki*, *Shabu-Shabu* und *Sukiyaki* entwickelt. Besonders fein schmeckt das fein marmorierte japanische Rindfleisch von Weidetieren, das *Kobe*-Beef. Die Hauptrolle in der japanischen Küche spielt Fisch, der Tokioter Fischmarkt ist der größte der Welt. Klassiker sind Sushi oder Sashimi, beides mit rohem Fisch. Die japanische Haute Cuisine, *Kaiseki*, zeichnet sich durch Perfektion und aufwendige Zubereitung aus. Sie verkörpert die drei Ideale der japanischen Küche: ausgezeichneter Geschmack, perfekter Anblick und erlesenes Geschirr.

Dass die Menschen auf Okinawa so alt werden, haben sie ihrer Küche zu verdanken, der Tatsache, dass sie bis ins hohe Alter körperlich aktiv sind, und ihrem spartanischen Essensmodus. Es ist erwiesen, dass Fasten und ein leichtes Hungergefühl im Zellstoffwechsel einen Prozess anstoßen, der die Zellen jung hält. Man nennt dies Autophagie. Dabei handelt es sich um eine Art Zellreinigung. Der Körper baut „minderwertiges" Zellmaterial ab und verwertet es zum Aufbau neuer Strukturen. Es ist wohl die Ansammlung von alten Zellbestandteilen, die zahlreiche Alterungsprozesse verursacht. Eine Kalorienrestriktion gilt als eines der besten Mittel, um Alterungsprozesse in Schach zu halten.

ÄLTER WERDEN IM UNRUHESTAND

Die seit 1975 laufende Okinawa-Studie zeigt eine weitere Besonderheit der japanischen Alten: ihren aktiven Lebensstil. Es gibt keine „Rente". Als bäuerliche Selbstversorger und Fischer sind die Okinawer auch im Alter gefordert. Daneben treiben sie gerne Teamsport: Karate und Gateball (Krocket). Auch soziale Verantwortung wird in den intakten Großfamilien der Insel noch gelebt. Jahreshöhepunkt ist das Sportfest für alle ab 65 mit einer Spezialwertung für Familien, die mit drei Generationen an den Start gehen.

1 ALGEN >> zellschützend

Das Gemüse aus dem Meer umfasst etwa
500 000 Arten. Es ist reich an Antioxidanzien,
Omega-3-Fettsäuren, Chlorophyll, Jod und
Kalzium. Es stärkt die Abwehr und wirkt Demenz
entgegen. Das in Algen enthaltene Fucoidan zerstört
sogar Krebszellen.

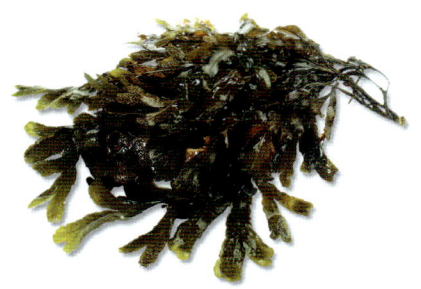

2 MISO >> blutbildend, knochen- & darmschützend

Miso-Paste gilt in Japan als Lebenselixier. Neben wert-
vollem pflanzlichen Eiweiß und viel Kalzium sind viele
darmschützende Enzyme und Bakterien enthalten.

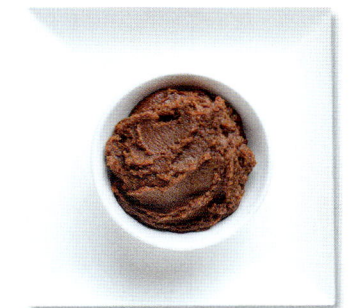

3 SHIITAKEPILZE >> antientzündlich & zellschützend

Der „König der Heilpilze" enthält Eritadenin, das blutverdünnend und antientzündlich wirkt und die Blutfette senkt.
Sehr gesund ist auch Lentinan, das stark zellschützend und
tumorhemmend wirkt.

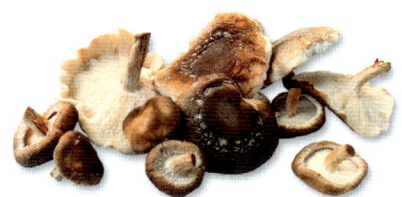

**4 SOBA-NUDELN >> antientzündlich
& blutverdünnend**

Die Nudeln bestehen aus besonders kalorienarmem
Buchweizen. Der liefert B-Vitamine und die Aminosäure
Lysin, die für die Gewebereparatur wichtig ist und die
Arterienwände stärkt. Rutin und Quercetin wirken anti-
entzündlich.

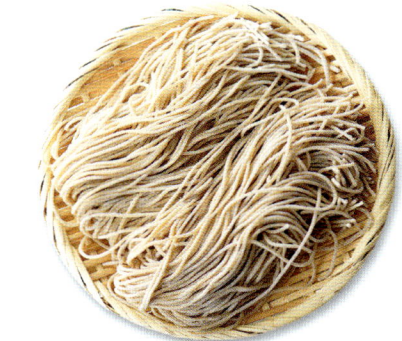

5 WASABI >> immunstärkend & darmschützend

Glucocochlearin und Sinigrin aus dem japanischen
Wassermeerrettich regen die Verdauung an und wirken
antiviral und -bakteriell. Die scharfen Senföl-Glykoside
hemmen Krebs, wirken gegen stille Entzündungen und
Infektionen.

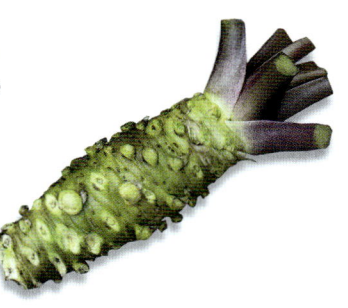

SCHWEIZER SCHÄTZEN QUALITÄT

Viel Bewegung, ein Top-Gesundheitssystem und eine vollwertige Ernährung mit hochwertigen Lebensmitteln sind das Geheimnis der Gesundheit der Schweizer. Kühe prägen die Landschaft und Milch die Ernährungskultur. In dem Berg- und Grasland werden gut 450 Käsesorten und die legendäre Schweizer Schokolade hergestellt.

Den Schweizern geht es ziemlich gut. Lebensqualität wird hier großgeschrieben. Die Wirtschaft prosperiert, und auch der Gesundheitszustand der Eidgenossen ist so gut wie noch nie. Vier von fünf Schweizern geben an, bei guter Gesundheit zu sein. Im Schnitt der OECD-Länder liegt dieser Wert nur bei 69 Prozent. Die Selbstwahrnehmung deckt sich auch mit objektiven Zahlen. So steigt die Lebenserwartung kontinuierlich. Vor 100 Jahren hatte ein Neugeborenes im Schnitt nicht einmal 60 Jahre in der Schweiz vor sich. Heute werden Männer durchschnittlich 82 Jahre alt, Frauen sogar 85 Jahre.

Die Schweizer Steuermehreinnahmen fließen indirekt wieder an die Bevölkerung zurück. Eine gute Anstellung in einem wohlhabenden Land mit einer grandiosen Naturlandschaft trägt also sicherlich dazu bei, dass man gut alt werden kann. Auch ein Faktor ist sicherlich, dass die Eidgenossen beim Umweltschutz ganz gut abschneiden. Im Verhältnis zur Wirtschaftsleistung hat die Schweiz einen relativ geringen Kohlendioxidausstoß und die Themen Umweltschutz sowie Nachhaltigkeit gewinnen zunehmend an Bedeutung in der Gesellschaft.

Ihre Ernährung ist den Schweizern wichtig. So schätzen über 80 Prozent frisch zubereitete Mahlzeiten, kaufen, wenn möglich, Schweizer Lebensmittel ein und halten die Qualität von Lebensmitteln für wichtiger als ihren Preis. Gut die Hälfte der Befragten achtet auf die Herkunft ihrer Nahrungsmittel aus kontrolliert ökologischem Anbau. Die Schweizer Esskultur ist so vielfältig wie das Land selbst, jeder Kanton hat seine eigenen Spezialitäten. Auch wird die Kulinarik von den Feinschmecker-Nachbarländern Frankreich und Italien beeinflusst. Schweizer lieben bodenständige Gerichte, die gut sättigen und einfach in der Zubereitung sind, zugleich aber Vielfalt und höchste Qualität bieten.

Zum Frühstück mögen die Schweizer *Gipfeli zum Zmorgen*, also Croissants. Am Sonntag essen viele Familien Zopf mit Butter und Marmelade.

„Zmittag" kommt in ländlichen Gegenden etwas Warmes auf den Tisch, etwa Rösti mit Bratwurst und Spiegelei oder *Älplermagronen* (Makkaroni in Milchsoße mit Bergkäse überbacken). Nach einer Wanderung oder dem Sonntagsspaziergang schmeckt auch die *Z'Vieri-Plättli*: Käse (meist Greyerzer, Emmentaler, Appenzeller, Hobelkäse oder ein Alpkäse), Trockenfleisch, Speck und Butter auf einem Holzteller zusammen mit Brot und Rot- oder Weißwein aus der Region. Abends essen die Schweizer nicht nur zu besonderen Anlässen im Winter ein Raclette oder ein Käsefondue mit mindestens zwei verschiedenen Sorten Käse, Knoblauch und Weißwein. Hier ist das gesellige Beisammensein wichtiger als das Essen selbst. Wer Desserts mag, ist in der Schweiz goldrichtig. Köstlich sind die Klassiker Engadiner Nusstorte oder Rüeblitorte aus geriebenen Karotten und Haselnüssen.

OHNE GESUNDHEIT IST ALTERN NICHTS

Das Land mit dem Matterhorn, dem Rheinfall und dem Vierwaldstättersee leistet sich eines der teuersten Gesundheitssysteme der Welt – und das zahlt sich aus. Die Bewohner werden immer älter, überleben Krebs und Herzinfarkte. Nur die Demenz trübt das Bild. Es gibt eben doch noch Ungesundes auf den Tellern.

1 HASELNUSSKERNE >> gefäß- & gehirnschützend

Ungesättigte Fettsäuren wirken sich positiv auf die Blutfettwerte aus. Vitamin E schützt die Zellen. Kalzium und
Magnesium stärken die Knochendichte, Zink fördert die
Immunantwort. Außerdem: Gewichtssenkung, Wirkung
gegen Krebs, Diabetes und Arterienverkalkung.

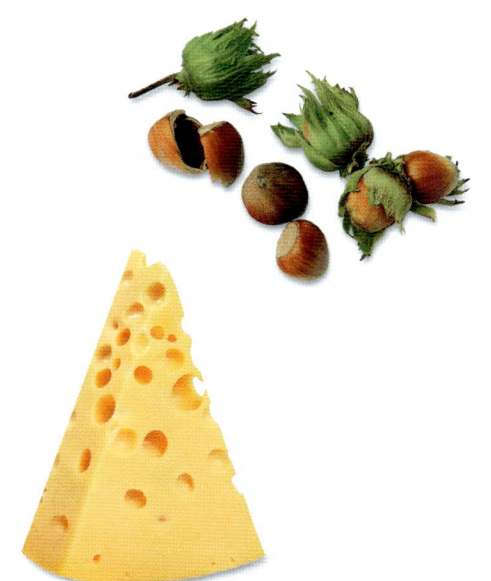

2 KÄSE >> kalziumreich & blutdrucksenkend

Das Kalzium im Käse stärkt die Knochen und wird leichter
vom Darm aufgenommen als das aus Milch. Buttersäure
senkt LDL-Cholesterin und bestimmte Tripeptide senken
bei regelmäßigem Verzehr (30 g/Tag) den Blutdruck.

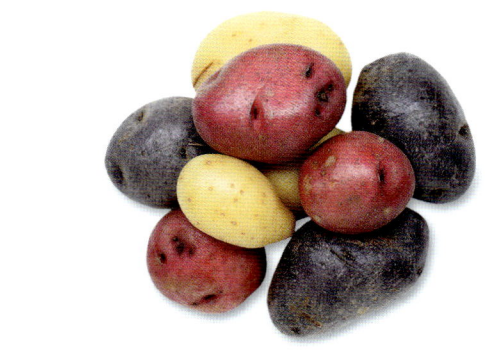

3 KARTOFFEL >> ballaststoffreicher Darmschutz

Die kalorienarme Knolle liefert Ballaststoffe, Eiweiß und
Vitamin C. Besonders gesund ist sie, wenn sie nach dem
Garen in der Schale erkaltet. So bildet sich resistente
Stärke, die wie ein darmschützender Ballaststoff verdaut
wird. Außerdem reduziert sich so die blutzuckersteigernde
Wirkung.

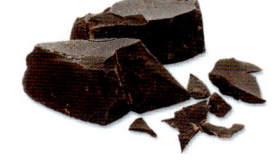

4 SCHOKOLADE >> gefäßschützend

Kakaobohnen enthalten viele zell- und gefäßschützende
Flavanole. Ab 70 Prozent Kakaogehalt wirkt „Schoki"
antientzündlich und kann Alterungsprozesse in den
Adern verlangsamen.

5 ZWIEBEL >> zell- & gefäßschützend

Das vielschichtige Gemüse enthält stark zellschützende
Sulfide. Sie wirken antientzündlich, senken den Choles-
terinspiegel und regen die Magensaftsekretion sowie die
Darmbewegung an.

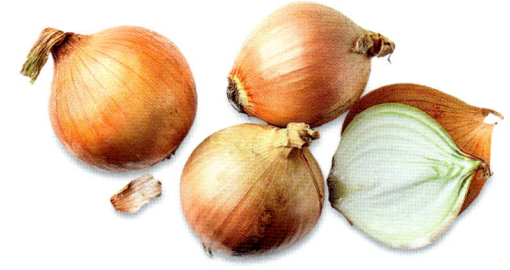

SCHWEDISCHE BALANCE

Im Vergleich mit anderen Ländern des *OECD Better Life Index* schneidet Schweden sehr gut ab. Die Werte in puncto Beschäftigung, Bildung, Work-Life-Balance, Umwelt, Wohlbefinden, soziale Bindungen und Gesundheit sind überdurchschnittlich hoch. Die schwedische „Husmanskost" bietet Elch- und anderes Rotwildfleisch, Hering, Beeren – und immer wieder Kartoffeln.

Ein hoher Lebensstandard, ein großes Maß an Freiheit und Gleichheit, eine leistungsstarke Sozialversicherung und dabei eine wohlgesonnene Haltung anderen Menschen gegenüber zeichnet die Schweden aus. Kein Wunder, dass das Leben in dem sehr gut entwickelten Land mit seinen oft unberührten Naturlandschaften als äußerst lebenswert gilt. Keine Hektik, keine Staus, viel Platz, frische Luft mit einer unterdurchschnittlichen Feinstaubbelastung, zahlreiche Seen mit einer extrem guten Wasserqualität und das Meer sorgen für einen hohen Lebensstandard. So wundert es kaum, dass die Lebenserwartung der Schweden bei der Geburt fast 82 Jahre beträgt – zwei Jahre über dem OECD-Durchschnitt.

Die Esskultur ist geprägt vom rauen Klima und der Tradition aus Landwirtschaft und Fischereiwesen. Die Gerichte sind einfach. Weil die klassischen Zutaten wie Kartoffeln, Fisch, Fleisch, Pilze und Waldbeeren jedoch von hoher Qualität sind, gibt es jede Menge leckerer „Husmanskost": Die traditionellen Speisen unterscheiden sich je nach Region. Oft gehören Hering, Lachs und Dorsch dazu und *bullar*, Frikadellen aus Fisch (*fiskbullar*) oder Fleisch (*köttbullar*). Viele traditionelle Gerichte sind jahreszeitgebunden: Im August findet in Schweden das alljährliche Flusskrebsessen *kräftskiva* statt. Der Verzehr von Seefisch und Rapsöl könnte mit ein Grund dafür sein, dass es in Schweden weniger Herz-Kreislauf-Erkrankungen gibt.

Gerne verzehrt wird auch Elch- und anderes Rotwildfleisch. Zu vielen Gerichten wird das Superfood Preiselbeeren gereicht, egal ob als Marmelade, Soße, im Kuchen oder Dessert. Das Frühstück entspricht mit Brot und Marmelade oder Käse dem kontinentalen Durchschnitt. Was aber nicht fehlen darf, ist Sauermilch (*filmjölk*) mit gesunden Milchsäurebakterien. Man genießt sie pur oder im Müsli. Relativ früh, ab 11.30 Uhr, isst man zu Mittag. Auch das Abendessen gibt es schon gegen 18 Uhr.

Da die Schweden gerne naschen, gibt es ein Riesenangebot an Süßigkeiten. Diese *godis* gibt es grammweise. Damit alles im Rahmen bleibt, gibt es in vielen Familien einen bestimmten *godisdag*, an dem genascht werden darf. Alkoholische Getränke sind in Schweden sehr teuer, Leitungswasser ist in den meisten Restaurants und Kneipen gratis. Das Lieblingsgetränk: Kaffee.

Auch in Schweden wird immer weniger Zeit in der Küche zum Zubereiten von Essen verbracht, aber jedes Schulkind lernt irgendwann in der Grundschule (die bis zur neunten Klasse geht) im Fach *Hemkunskap* (Hauswirtschaftskunde), wie man einfache Gerichte zubereitet, sich gesund hält, umsichtig einkauft, mit Geld umgeht und sich umweltfreundlich verhält.

BESCHEIDENHEIT IST EINE ZIER

Wichtig im Alltag ist „Lagom". Das bedeutet „locker bleiben, nicht übertreiben" und „gerade richtig, nicht zu viel und nicht zu wenig". Beim Essen ist „Lagom" der Moment, wenn man angenehm gesättigt ist, ohne sich zu voll zu fühlen. Dieses Maßhalten gilt für alle Lebensbereiche: keine Angeberei – stattdessen Bescheidenheit, keine Konkurrenz, sondern Gemeinschaft, ambitioniert sein statt von Ehrgeiz besessen.

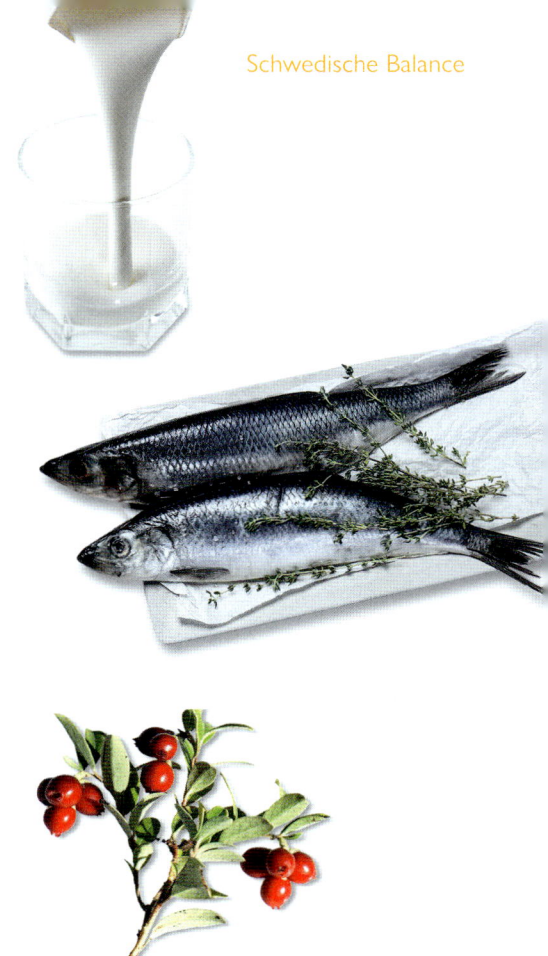

1 FILMJÖLK >> darmschützend

Die fermentierte Schwedenmilch ist eine ausgezeichnete Kalziumquelle und reich an Milchsäurebakterien, das ist gut für Knochen und die Darmflora. Ähnliches gilt auch für andere fermentierte Milchprodukte.

2 HERING (SILL) >> gefäß- & gehirnschützend

Wie in Geflügel oder Hülsenfrüchten steckt in Hering reichlich Eiweiß, stoffwechselförderndes Jod und Omega-3-Fettsäuren. Gekauft wird Fisch aus nachhaltigem Fischfang oder in Bioqualität

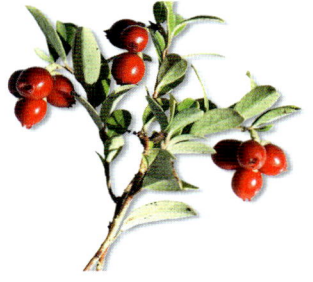

3 PREISELBEEREN >> immunstärkend

Sie sind reich an Vitamin C, das wichtig für den Aufbau von Geweben und Knochen ist, Vitaminen der B-Gruppe sowie Kalium, Kalzium und Magnesium, außerdem Anthocyan, das die Harnblase vor Infekten schützt. Schließlich senken die Superbeeren den Blutdruck, mindern stille Entzündungen und wirken antithrombotisch.

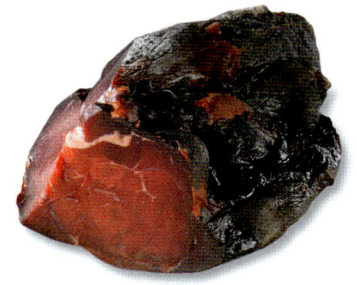

4 RENTIERFLEISCH >> zell- & gefäßschützend

Es enthält mehr Mineralien und Spurenelemente als andere Fleischsorten, zellschützendes Selen und Eiweiß. Zudem ist das Rentierfett dem Fischfett sehr ähnlich. Die Ölsäure schützt vor Herz- und Kreislauferkrankungen.

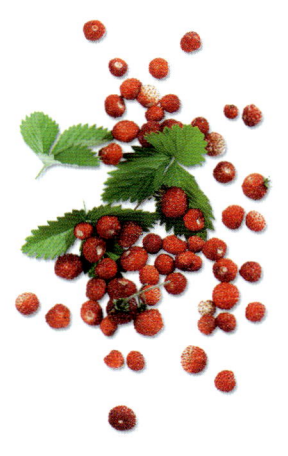

5 WALDERDBEEREN (SMULTRON) >> gefäßschützend

Die zuckerarmen süßen Früchte des schwedischen Sommers enthalten Vitamin C und sind reich an Eisen und Flavonoiden. Sie wirken entzündungshemmend und und erhöhen durch Magnesium und Phosphor die Knochendichte. Weitere Wirkungen: antibakteriell, gefäßschützend, antioxidativ. Wer viele Beeren zu sich nimmt, ist im Alter häufiger geistig rege.

AUSTRALISCHES BUSHFOOD

Australien gehört zu den schönsten Flecken auf unserem Planeten und die Aussies lieben ihr Land. Deshalb tun sie auch viel für die Lebensqualität von Flora, Fauna und Mensch. Die frische, leichte und abwechslungsreiche Küche dieses Landes hat ihre Wurzeln im traditionellen Bushfood und in den Küchen der Einwanderer.

Dem *Australian Institute of Health and Welfare* zufolge leben die Einwohner Australiens länger ohne gesundheitliche Einschränkungen. Die Lebenserwartung liegt bei etwa 81,95 Jahren.

Eine der wichtigsten Ursachen dafür sind sicherlich die innovative und moderne Gesundheitsversorgung, der hohe Stellenwert des Sports und die Tatsache, dass Australier viele regionale, naturbelassene Speisen essen. Vielleicht auch, weil Importwaren sehr teuer sind.

Dank der klimatischen Vielfalt findet man ein Riesenangebot an frischen, regionalen Lebensmitteln: duftende Mangos, Ananas und Kokosnüsse aus dem Norden, Pfirsiche, Passionsfrüchte und Zitrusfrüchte aus Victoria und New South Wales, Äpfel und Birnen aus Tasmanien, Trauben aus Südaustralien. Hinzu gesellen sich Kräuter und Gewürze, asiatische Blattgemüse, zarte Brokkolini und Avocados. Dazu gibt es Fleisch von Weiderindern und Schafen. Fischmärkte bieten alles aus Meer, Flüssen und Seen: Barramundi, John-Dory-Filets, Thunfisch, Lachs, Riesenkrabben, Muscheln und Austern.

Sport ist Teil der Kultur: Schwimmen, Rugby, Mountainbiking, Wandern und natürlich Wellenreiten. Wovon man sich ebenfalls eine Scheibe abschneiden kann, ist von der Entspanntheit der Australier. „Laid back" nennt man die Lebensphilosophie, die in etwa bedeutet, sich weniger zu sorgen, weniger zu beschweren und weniger um Statussymbole zu kümmern.

Darüber hinaus gilt die Ernährung der Jäger und Sammler, der „Bush Tucker", mit als Grund für die hohe Lebenserwartung. Ihre Nahrungsmittel halten wieder vermehrt Einzug in den modernen Alltagsspeiseplan. Der ist mit vielen einheimischen Lebensmitteln bestückt: Känguru, Krokodil, frischer Fisch und Pflanzen aus dem australischen Busch wie Riberry oder Zitronenmyrte.

Australier lieben frische, saisonale Lebensmittel. Zum Frühstück gibt es im Outback gerne ein britisch inspiriertes Frühstück mit Würstchen, Speck und Eiern. Wer nicht so viel Zeit hat, streicht sich etwas Butter und Vegemite, einen Vitamin-B-reichen Aufstrich, auf eine Scheibe Toast (für Nichtaustralier kaum essbar!) und trinkt dazu einen Kaffee. Auf dem Land essen die Menschen gerne Pies zum Frühstück (ein mit Fleisch oder Gemüse gefüllter Blätterteig).

Mittags besorgen sich Aussies ihren Lunch bei einem Take-away. Beliebt ist gesundes Fast Food mit frischen Aussie-Burgern, Sushi oder Fisch des Tages (meist Hai), Garnelen, Krebsbällchen und Muscheln mit Sauce Tartare und Zitronen aus einem der vielen Fish-&-Chips-Restaurants.

Abends genießt man (gerne mit Freunden) Barbecues – liebevoll „Barbie" genannt – unter freiem Himmel am Strand mit Fisch und Meeresfrüchten, Rindfleisch, Lamm und Gemüse.

SEI GLÜCKLICH!

Laut dem *World Happiness Report* 2020 liegt Australien auf Platz 12 der glücklichsten Länder der Welt – zweifelsohne ein weiterer wichtiger Beitrag zur Gesundheit. Diese Bewertung ist der niedrigen Arbeitslosenquote, dem Mindestlohn (etwa 12 Euro pro Stunde) und der Tatsache geschuldet, dass die Wirtschaft im Land in über 20 Jahren kontinuierlich gewachsen ist.

1 <u>AKAZIENSAMEN</u> **>> zellschützend**

Die Gold-Akazie ist die australische Nationalblume.
Die Samen schmecken haselnussartig, besitzen
einen hohen Eiweiß- und Fettgehalt und können
krebshemmend wirken.

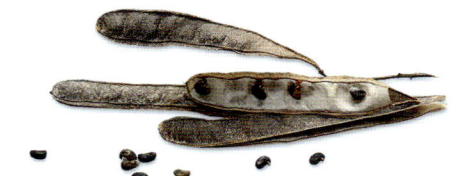

2 <u>MACADAMIANUSS</u> **>> darmschützend**

Außer ihren herzfreundlichen, ungesättigten Fettsäuren
haben die Nüsse reichlich Magnesium, Phosphor, Kalzium und
B-Vitamine für gute Nerven und gesunde Knochen zu bieten.
Dazu kommt die positive Wirkung der Nüsse auf Blutzucker
und Cholesterin. Sie wirkt auch krebshemmend.

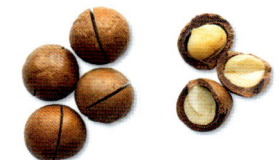

3 <u>SEAFOOD</u> **>> immunstärkend & blutbildend**

Barramundi, Red Snapper, Hummer, Austern und noch
mehr sind reich an hochwertigem Eiweiß und Mineralstoffen (vor allem Jod). Omega-3-Fettsäuren wirken
antientzündlich, schützen Gefäße und Gehirn.

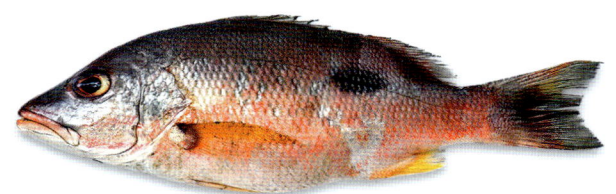

4 <u>SCHWARZE JOHANNISBEERE</u>
>> immunstärkend & zellschützend

Die schwarzen zuckerarmen Johannisbeeren sind reich an
Vitamin C und cholesterinsenkenden Ballaststoffen. Sie
haben auch eine günstige Wirkung auf den Blutdruck, stille
Entzündungen sowie die Immun- und Krebsabwehr.

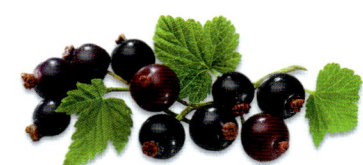

5 <u>ZITRONENMYRTE</u> **>> antientzündlich**

Die Inhaltsstoffe wirken antibiotisch, antiviral und stark
pilzhemmend. Zitronenmyrte enthält außerdem reichlich
Magnesium, Kalium und Zink sowie die Vitamine A und E.

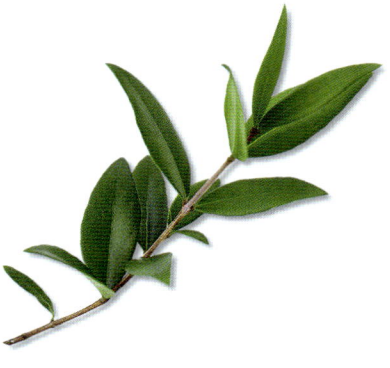

SINGAPUR – KULINARISCHE VIELFALT

In dem kleinen Stadtstaat, der zu den reichsten Ländern der Welt gehört, ist Essen neben der Arbeit eine der wichtigsten Alltagsbeschäftigungen. Malaysisch, indisch, chinesisch – wenn es um kulinarische Vielfalt und hochwertige Zutaten geht, kann kaum eine Stadt mit der berühmten Straßenküche in Singapur mithalten.

Die Menschen in Singapur haben mit die höchste Lebenserwartung der Welt. Da ein Drittel der Bevölkerung ursprünglich aus dem Ausland kommt, findet man hier Menschen unterschiedlicher Konfessionen, Kulturen und Lebensstile. Sowohl malaysische, indonesische, chinesische als auch indische Einflüsse prägen nicht nur das Stadtbild, sondern auch die Esskultur. Die Händler aus dem fernen Europa und aus Arabien trugen ihren Teil dazu bei. Als sich vor 300 Jahren die Einwanderer mit der malaysischen Bevölkerung mischten, brachten sie Teile ihrer Kultur ein und formten daraus eine eigene: *Peranakan*. Sie zeichnet sich durch die Bereitschaft aus, sich aus allen Kulturen, mit denen man in Berührung kommt, das anzueignen, was einem gefällt.

Heute ist Singapur eines der reichsten Länder der Welt – Fleiß, Disziplin, strenge Ordnung sowie ein ausgeprägter Sinn für nützliche Ideen haben dazu beigetragen. Wohlstand, so gut wie keine Kriminalität sowie die friedliche Koexistenz der Ethnien und Religionen beruhen auf kapitalistischen Prinzipien, die kaum durch westliche Freiheitsideale „getrübt" sind. Mittlerweile bringen es die Singapurer mit westlichem Lebensstil und östlichen Traditionen auf eine stolze durchschnittliche Lebenserwartung von 81 Jahren (Männer) bzw. über 85 Jahren (Frauen). Zu verdanken haben die Singapurer dies in erster Linie ihrer Ernährung. Denn Essen ist den Singapurern ausgesprochen wichtig. Aufgrund der zahlreichen kulturellen Einflüsse genießen die Menschen hier eine kunterbunte Küche, reich an frischem Gemüse und Obst, Kräutern, Gewürzen, magerem Fleisch und Fisch sowie Meeresfrüchten.

So isst man zum Frühstück gerne *Congee*, chinesischen Reisschleim, oder ein ursprünglich aus Indien stammendes süßes Fladenbrot, *Roti prata*. Mittags kann man zu einer chinesischen Suppe greifen oder einem traditionellen *Rojak* (Früchte-Gemüse-Salat mit Mango und Tintenfisch, Erdnüssen und Krabbenpaste) und abends zu einer *Laksa* (Reisnudeln mit Kokosnuss-Currysoße, Shrimps, Ei und Hähnchen), *Char kway teow* (gebratene Nudeln mit dunkler süßer Soße, Bohnensprossen, Fischfrikadellen, Venusmuscheln und chinesischen Würstchen) oder *Bak kut teh* (Schweinerippchen mit fünf Gewürzen, Knoblauch und Paprika in einer Suppe, dazu frittierte Teigtaschen).

Darüber hinaus verfügt Singapur über ein außerordentlich effizientes Gesundheitswesen und, da man sich auf die frühzeitige Prävention konzentriert, ein effektives Management chronischer Krankheiten. Der Stadtstaat hat außerdem ein exzellentes Regelsystem, um die Umwelt sauber zu halten. So ist Rauchen auf vielen öffentlichen Plätzen verboten. Die gut ausgebauten öffentlichen Gehwege und staatliche Sportförderungsprogramme sorgen dafür, dass Singapur im internationalen Vergleich der Übergewichtigen auf der Tabelle am hinteren Ende zu finden ist.

EIN LAND DES LÄCHELNS

Die meisten Einwohner Singapurs haben chinesische Wurzeln und die Traditionen des Landes sind entsprechend geprägt. Dazu gehört auch, dass den Älteren stets Respekt gezollt wird und dass es kaum etwas Schlimmeres gibt als das „Gesicht zu verlieren". Mit Höflichkeit, Ruhe und einem Lächeln kommt man im Leben wesentlich weiter.

1 **CHILI** **>> immunstärkend**

Capsaicin regt die Durchblutung an und wirkt antibakteriell. Außerdem wird mehr Magensaft produziert und die Verdauung angeregt. Chilis stärken aufgrund ihres hohen Vitamin-C-Gehalts (dreimal mehr als Zitrusfrüchte) die Immunabwehr enorm. In Studien zeigen Chiliesser sogar eine höhere Lebenserwartung.

2 **INGWER** **>> antientzündlich & immunstärkend**

Die scharfe Knolle ist reich an Vitamin C und enthält darüber hinaus Eisen, Kalium, Kalzium, Magnesium, Natrium und Phosphor. Das Rhizom wirkt antibakteriell, antiviral und ist gut für die Darmflora. Zudem kann Ingwer wirkungsvoll die Vermehrung von Viren hemmen. Acetylsalicylsäure lindert Schmerzen und dämmt Entzündungen ein.

3 **KORIANDER** **>> antibakteriell**

Er wirkt gleich gegen zwei Geißeln der Menschheit: einmal wie ein natürliches Antibiotikum gegen Bakterien und zum anderen gegen Alterungsprozesse durch chronische, stille Entzündungen.

4 **KURKUMA** **>> gehirnschützend**

Die Gelbwurz verleiht Currymischungen die gelbe Farbe, enthält ätherische Öle und das Polyphenol Kurkumin. Kurkumin aus dem Rhizomgewächs wirkt entzündungshemmend, antibiotisch, krebshemmend und fördert im Gehirn das Wachstum von Nervenzellen.

5 **REIS** **>> darmschützend**

Frei von Gluten, reich an Ballaststoffen und wertvollen Mineralien wie Kalium, Natrium, Jod, Zink und Eisen, wirkt ungeschälter Basmatireis darmschützend. Außerdem ist er entwässernd. Erkaltet liefert er unverdauliche Stärke, die eine gesunde Darmflora fördert.

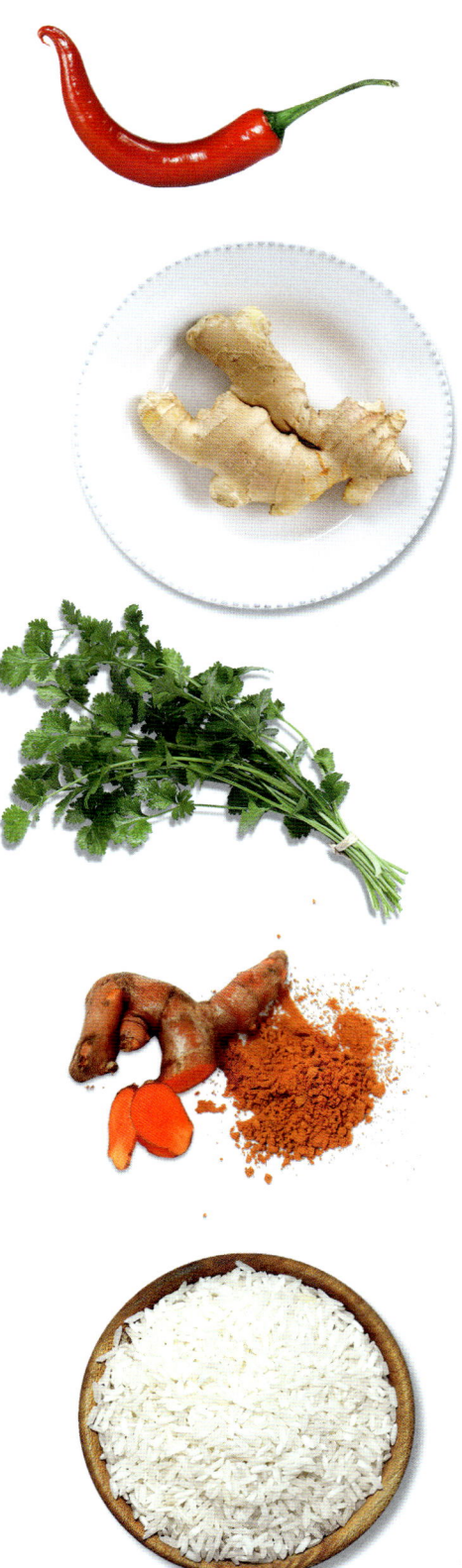

MULTIKULTURELL IN ISRAEL

Frisches Gemüse, exotische Gewürze wie Kreuzkümmel und Kardamom
sowie eine gesellige Esskultur: Israelisches Essen ist so beliebt wie nie.
Dank der über 80 zugewanderten Nationalitäten entfaltet sich in
der sonnenreichen Region ein einzigartiger kulinarischer Mix.

In dem Land, in dem seit biblischen Zeiten Milch und Honig fließen, stehen Fisch und Lammfleisch, Getreide, Hülsenfrüchte, Bulgur, Hirse, Rüben, Lauch, Gurken, Knoblauch und Zwiebeln zur Verfügung. Wein floss immer reichlich, Olivenöl ist allgegenwärtig – beim Kochen, in Lampen, in der Religion. Granatäpfel, Feigen, Datteln, Quitten, Trauben, Aprikosen und Honig sind die Basis für raffinierte Speisen.

Die heute als „sephardisch" bezeichnete Küche stammt von Juden aus Spanien, Italien, Griechenland und der Türkei, die sich im 16. Jahrhundert ansiedelten. Diese besteht heute, bereichert um orientalische Einflüsse, neben der „ashkenasisch-jüdischen" Küche, die ihre Wurzeln in Osteuropa und im Balkan hat. Auch nordafrikanische, iranische und kurdische Einwanderer hatten ihre Zutaten im Gepäck, ebenso wie Migranten aus Syrien, Libanon und Indien. Heute speist man in dem kulturellen Schmelztiegel vorzüglich französisch, jemenitisch, marokkanisch, österreichisch, russisch, polnisch oder argentinisch – immer mit einer Prise Orient.

Essen ist für Israelis die Essenz des Lebens, und zwar nicht nur an Feiertagen, sondern jeden Tag. Das hat etwas mit der israelischen Lebenseinstellung zu tun: „Sie haben versucht, uns zu töten, wir haben [uns] überlebt, lasst uns essen."* Das israelische Frühstück ist üppig. Es gibt frische Früchte, Eier – beliebt ist *Shakshuka* aus Eiern mit frischen Tomaten und Gewürzen –, viele Käsesorten, Oliven und Gemüse, Hummus und Joghurt, aber auch geräucherten und marinierten Fisch. Zum Mittagessen trifft man sich gern mit Freunden. Israelis beginnen eine Mahlzeit mit *Mezze*, in kleinen Schüsselchen servierte, gekochte, gegarte oder rohe Köstlichkeiten, zum Beispiel gefüllte Weinblätter und Hummus,

gegrillte Hühnerleber und saure Gurken, Zwiebelringe in Essig, Taboulé und Oliven, Relishes mit Chili und der Würzsauce *Zhoug*.

Viele biblische Speisen haben in Israel ihre Bedeutung bis heute behalten. Wichtig sind die Brotarten, die ausschließlich Weizen, Gerste, Hirse und Roggen enthalten. Bekannt sind das runde *Rosh-ha-shanah*-Brot, das geflochtene *Shabbat*-Brot, *Challah*-Brote und Pitabrot. Das Abendessen der Israelis ist relativ leicht. Beliebt ist Fisch, gern auf Holzkohle gegrillt und gewürzt mit Knoblauch, Paprikapulver und Zitronensaft. Berühmt ist der St.-Peter-Fisch, der allerdings nicht mehr aus dem See Genezareth stammt, sondern aus Zuchtbecken. Das bekannteste aller Fischgerichte ist der *Gefilte fisch*, der seine Ursprünge wohl in Polen hat. Dabei handelt es sich um eine Art Pastete, die in Form eines Fisches auf den Tisch kommt. Dank der Familie Rothschild kann man in Israel vorzügliche Weine trinken. 1886 schenkte Baron Edmond Siedlern an den Westhängen des Carmel-Gebirges mehrere Weinpressen, um koschere Weine für religiöse Feiern herzustellen.

* aus: *Guten Morgen, Tel Aviv* (Katharina Höftmann)

DAS BESTE AUS DEM ORIENT

Wo immer Juden in der Diaspora leben, haben sie aufgrund der koscheren Nahrungsmittelvorschriften sehr oft ihre eigenen Rezepte erfunden. Heute fließen all diese Traditionen zusammen, ergänzt durch regionale Einflüsse. Die moderne israelische Küche enthält deshalb südeuropäische, libanesische, irakische und palästinensische Elemente.

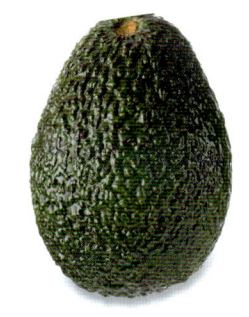

1 AVOCADO >> zellschützend

Avocados sind reich an cholesterinsenkenden einfach und mehrfach ungesättigten Fettsäuren sowie Kalium, Vitamin E, Vitamin B6 und Provitamin A. Der hohe Luteingehalt schützt Gehirn und Augen vor dem Altersabbau. Eine Avocado liefert ein Fünftel des täglichen Ballaststoffbedarfs von 30 g.

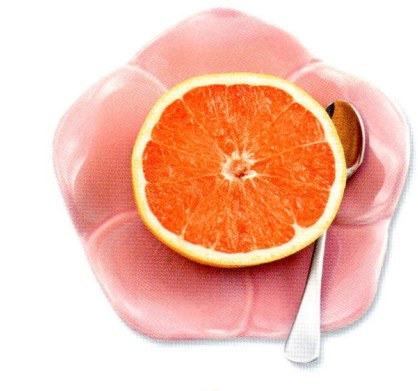

2 GRAPEFRUIT >> gefäß- & zellschützend

Lycopin schützt vor Arterienverkalkung und Diabetes. Vitamin C ist wichtig für den Bindegewebsaufbau. B-Vitamine unterstützen zahlreiche Stoffwechselvorgänge. Der Pflanzenstoff Naringin soll Blutzucker- und Blutfettwerte senken und stärkt wie alle Bitterstoffe Leber und Galle.

3 KICHERERBSEN >> darmschützend

Die Hülsenfrüchte sind reich an pflanzlichem Eiweiß und Ballaststoffen. Dazu enthalten sie Vitamine der B-Gruppe sowie die Vitamine A, C und E, die Nerven und Immunsystem schützen. Weitere Wirkungen: antioxidativ, Hemmung der Arterienverkalkung, antidiabetisch, wegen der Ballaststoffe gut für eine gesunde Darmflora und gegen Darmerkrankungen.

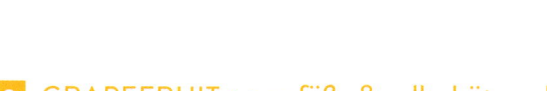

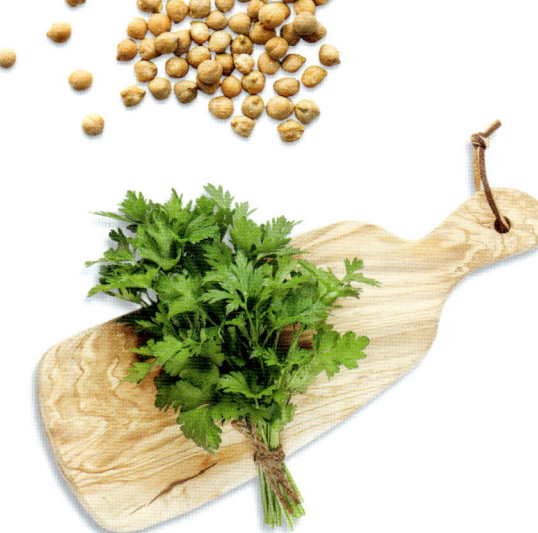

4 PETERSILIE >> gefäß- & zellschützend

Vitamine der B-Gruppe, Vitamin C, Vitamin E, Folsäure, Flavonoide und Apigenin sorgen für optimalen Zellschutz. Zudem wirken die sekundären Pflanzenstoffe antientzündlich, nierenschützend und antidepressiv.

5 SESAMSAMEN >> zell- & knochenschützend

Sie sind reich an Kalzium und enthalten Magnesium, Eisen und Zink. Außerdem wirkt Sesam antioxidativ, antientzündlich, blutdrucksenkend, knochenstärkend, gegen Verstopfung und liefert gutes Öl sowie hochwertiges Eiweiß.

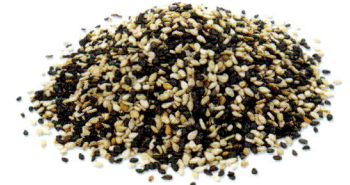

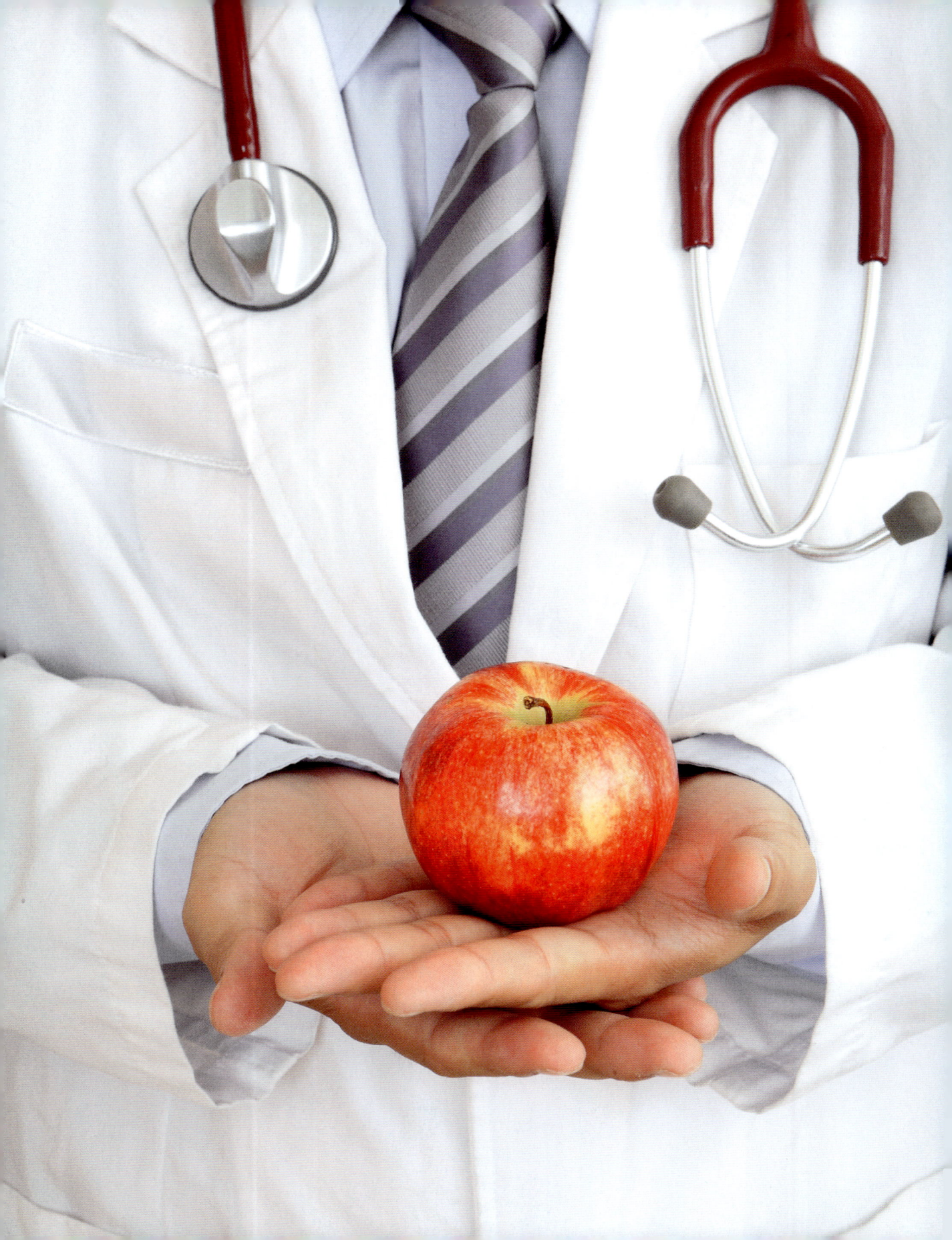

KRANKHEITEN VON A BIS Z

Fast jeder wird einmal krank, das gehört zum Leben dazu. Deshalb ist es wichtig, dass man Symptome, Ursachen und Behandlungsmöglichkeiten einer Krankheit kennt. Dabei kommt es nicht nur auf den Arzt an – mit der richtigen Ernährung kann man die Selbstheilungskräfte des Körpers erfolgreich unterstützen. Auf den folgenden Seiten werden daher Krankheiten von A bis Z und viele Ernährungstipps vorgestellt.

ARTHROSE

Mit konservativen Maßnahmen wie entzündungshemmenden Medikamenten oder Physiotherapien lassen sich Arthrosebeschwerden allenfalls lindern, aber leider nicht heilen.

ÜBERBLICK: WAS IST ARTHROSE?

Die weltweit häufigste Gelenkerkrankung macht sich durch den fortschreitenden Abrieb des Knorpels an den Gelenken bemerkbar. Der Knorpel zwischen Gelenkkopf und Gelenkpfanne kann sich nur begrenzt regenerieren. Durch den Verschleiß dieser Schutzschicht werden die elastischen und stoßdämpfenden Eigenschaften stark eingeschränkt. Der Knorpel kann schließlich ganz verschwinden.

Eine Arthrose kann in jedem Gelenk entstehen. Am häufigsten tritt sie jedoch in stärker durch das Körpergewicht belasteten Gelenken auf: Knie (Gonarthrose), Hüften (Coxarthrose), aber auch Hand- und Fingergelenke. Sind mehrere Gelenke betroffen, spricht man von einer Polyarthrose.

SYMPTOME: WORAN ERKENNT MAN EINE ARTHROSE?

Typische Anzeichen für Gelenkverschleiß sind:
- **Schmerzen, Steifigkeitsgefühl und Bewegungsdefizit** im betroffenen Gelenk.
- **Belastungsschmerzen** bei starker Beanspruchung.
- **Anlaufschmerz:** Die ersten Bewegungen nach längerem Ruhen sind schmerzhaft, beispielsweise nach dem Aufstehen aus der Ruhe.
- **Eine kurze Morgensteifigkeit der Gelenke:** Diese hält kurz an. Bei entzündlichen Gelenkerkrankungen wie der rheumatoiden Arthritis dauert die Steifigkeit oft sogar Stunden.
- **Schwellungen am Gelenk durch Entzündungen:** Im Laufe der Erkrankung kann sich das Gelenk wiederholt entzünden, was sehr schmerzhaft ist, und es kann zur Zunahme des Gelenkumfangs kommen.

URSACHEN: WIE ENTSTEHT ARTHROSE?

Mit dem Alter nimmt der Verschleiß im Gelenk zu. Die Knorpelschicht wird dünner und rauer, trotzdem müssen Gelenke nicht unbedingt Schaden nehmen, sofern man konsequent Risikofaktoren meidet. Eine Ausnahme ist jedoch eine primäre Arthrose, bei der es ohne Grund zu Beschwerden kommt – hier vermutet man genetische Faktoren.

Die Hauptrisikofaktoren für eine sekundäre Arthrose mit eindeutig benennbaren Risikofaktoren sind:
- **Übergewicht:** Knie, Hüften und Rückenwirbel müssen das Körpergewicht tragen. Starkes Übergewicht trägt deshalb zur Entstehung von Arthrose bei. Hinzu kommt, dass die Zellen des Fettgewebes im Bauch Entzündungsbotenstoffe produzieren. Wichtig zu wissen: Bereits ein paar Kilo weniger können bei bestehendem Übergewicht das Arthroserisiko deutlich senken, denn so werden die Gelenke entlastet und entzündliche Vorgänge spürbar abgemildert.
- **Verletzungen**, die zu einer Instabilität des Gelenks führen, wie Knochenbrüche, unbehandelte Meniskus- oder Kapselbandverletzungen, können zu einer Arthrose beitragen.
- **Fehlbelastungen durch Beruf oder Sport:** Bei einigen Berufen oder (Leistungs-)Sportarten kommt es zu starken und andauernden Gelenkbelastungen, also zu einer Überbeanspruchung der Gelenke.

SCHLEICHENDER VERLAUF

Die Abnutzung der Gelenkknorpelschicht erfolgt lange Zeit nahezu ohne Beschwerden. Durch einen Auslöser wie Überanstrengung oder ein Trauma wandelt sich die ruhende Arthrose in eine aktive Arthrose. Erst bei der aktiven Arthrose treten schmerzhafte Entzündungen, Schwellungen und starke Schmerzen auf und die Gelenkflächen können nach und nach Schaden nehmen.

Wer schwer heben oder tragen muss oder sich häufig hinhockt oder hinkniet, entwickelt möglicherweise eher eine Arthrose ebenso wie Dauersitzer. Auch Fehlstellungen wie X- oder O-Beine führen zu Verschleiß.

- **Krankheiten:** Bei **Rheuma** (siehe Seite 194) können am Knorpel Entzündungen auftreten, was die Entstehung einer Arthrose fördern kann. Beide Erkrankungen treten oft gleichzeitig auf. Auch Menschen mit **Typ-2-Diabetes** oder **Gicht** leiden häufig unter Arthrose.

DIAGNOSE: WIE STELLT DER ARZT ARTHROSE FEST?

Zusätzlich zur Anamnese prüft der Arzt meist die allgemeine Beweglichkeit sowie das Gangbild, den Bewegungsumfang und den Bewegungsschmerz, die Bandstabilität, Gelenkschwellungen, Hautveränderungen (etwa Rötung) und druckschmerzhafte Punkte. Weitere Untersuchungsmethoden sind Röntgen, Ultraschall, MRT (Magnetresonanztomografie), CT (Computertomografie) und Labortests (Blut, Urin und Gelenkpunktion).

DAS KANN IHR ARZT FÜR SIE TUN

Eine Heilung der Arthrose ist mit standardisierten Therapien nicht möglich. Das Ziel der konservativen Arthrosebehandlung ist es, die Schmerzen zu lindern, den fortschreitenden Gelenkverschleiß zu verlangsamen und die Lebensqualität zu verbessern. Zum Einsatz kommen dabei Physiotherapie, physikalische Therapien (Wärme, Hochfrequenzstrom, Infrarotlicht, Ultraschall, Packungen, Massage,

PHYSIKALISCHE THERAPIEN

Sie bieten ein breites Spektrum sanfter und natürlicher Behandlungsmethoden, die die Therapie der Arthrose unterstützen. Magnetfeldtherapie, Wärme, Kälte und Strom verbessern die Durchblutung und lindern so Schmerzen. Kryotherapie (Kältetherapie) wird nur bei der akuten, entzündlichen Arthrose eingesetzt.

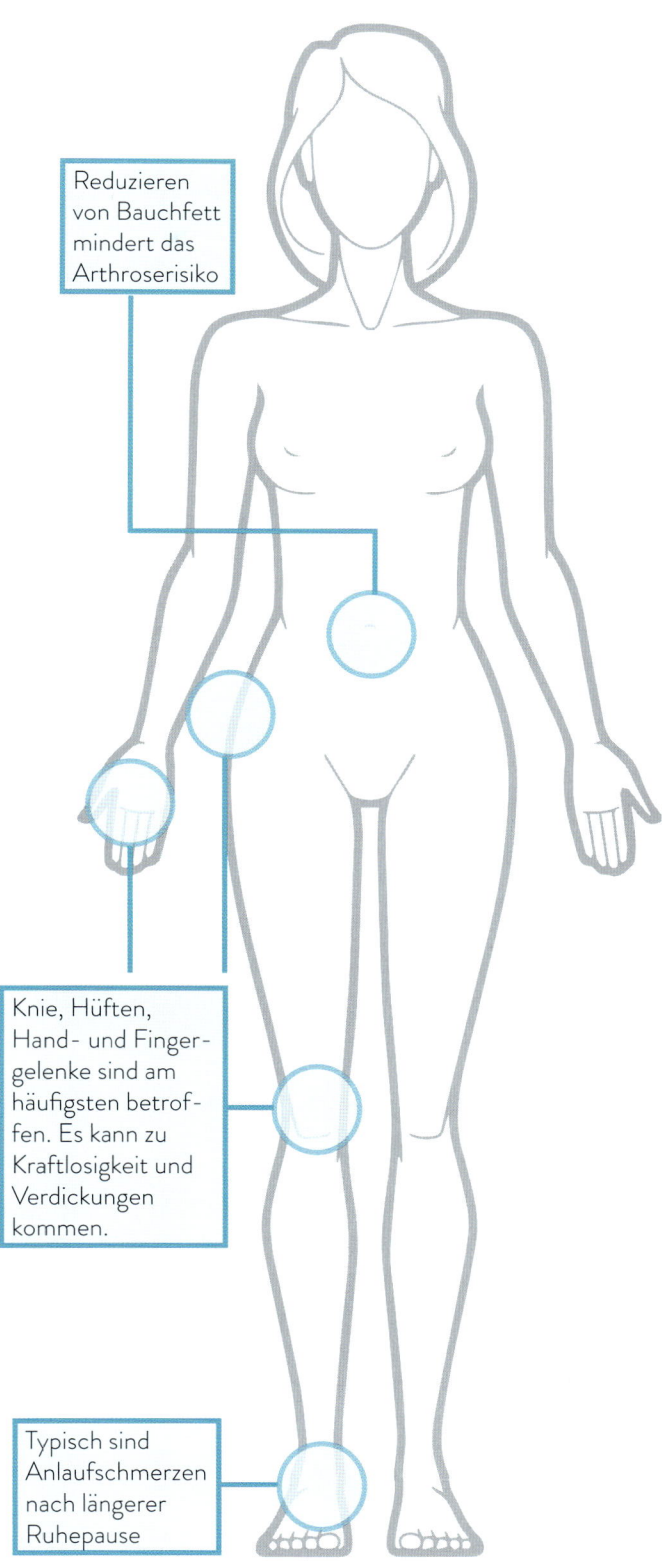

Reduzieren von Bauchfett mindert das Arthroserisiko

Knie, Hüften, Hand- und Fingergelenke sind am häufigsten betroffen. Es kann zu Kraftlosigkeit und Verdickungen kommen.

Typisch sind Anlaufschmerzen nach längerer Ruhepause

ERNÄHRUNG, DIE HILFT
DIE TOP-3-LEBENSMITTEL

Kreuzkümmel (Kumin)

Eine Gewürzmischung aus Kreuzkümmel, Koriander und Muskat ist reich an entzündungshemmenden Antioxidantien (je eine Messerspitze, 1- bis 2-mal täglich).

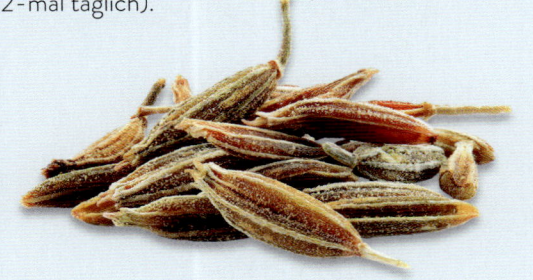

Topinambur

Die Erdartischocke ist reich an knorpelstabilisierendem Silizium. Auch der Kalziumgehalt ist beachtlich. Die Knolle kann wie eine Kartoffel verwendet werden.

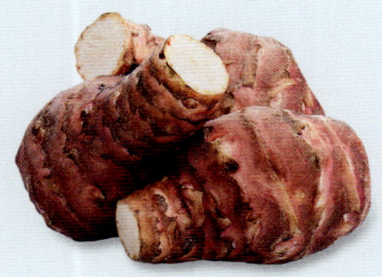

Gemeiner Lein

Die besonders in Lein-, Hanf- und Walnussöl enthaltenen Omega-3-Fettsäuren unterstützen den Organismus effektiv dabei, die Entzündung zu bekämpfen.

Krankengymnastik) und Medikamente (Salben, Antirheumatika). Kortison-Injektionen können den Schmerz einige Wochen lang lindern, jedoch schwächt die Langzeitanwendung des Medikaments die Knochen. Die Wirksamkeit von Hyaluronsäure-Injektionen, um Knorpel wiederaufzubauen, ist nicht wissenschaftlich belegt.

Tabletten mit Wirkstoffen wie Diclofenac oder Acetylsalicylsäure unterdrücken den Schmerz und hemmen Entzündungen, haben aber in der Daueranwendung Nebenwirkungen wie Magenschleimhaut- oder Nierenschädigungen (bei Diclofenac).

Mithilfe endoskopischer Operationstechniken ist es möglich, die Knorpeloberfläche zu glätten oder abgeriebene Knorpel- und Knochenteile zu entfernen. Bei fortgeschrittener Arthrose müssen häufig Gelenkprothesen (Hüften, Knie) eingesetzt werden.

DAS KÖNNEN SIE SELBST FÜR SICH TUN

- Sorgen Sie für ein gesundes Gewicht, um Ihre Gelenke zu entlasten. Hierzu empfehlen sich neben einer Ernährungsumstellung Intervallfastenphasen von etwa 16 Stunden Dauer. Das erreicht man ganz einfach durch ein verlängertes Nachtfasten: Nehmen Sie ein frühes Abendessen ein und frühstücken Sie spät am Vormittag.
- Stellen Sie auf eine antientzündliche Ernährungsweise um (siehe Spalte links und Tabelle).
- Hören Sie mit dem Rauchen auf.
- Bewegen Sie sich regelmäßig. Durch Walking, Radfahren, Schwimmen oder Aquagymnastik bei niedriger Belastung kann man das Fortschreiten der Arthrose verlangsamen. Durch die Bewegung wird die Nährstoffversorgung der Knorpel verbessert. Diese erfolgt nicht durch Blutgefäße, sondern aus Stabilitätsgründen durch die Gelenkflüssigkeit. Vermeiden sollte man Sportarten mit Start-Stopp-Bewegungen wie Tennis, Fuß- oder Basketball, sie belasten die Gelenke zu sehr.
- Nehmen Sie täglich 5 Gramm Hagebuttenpulver zu sich. Die Hagebutte enthält sogenannte Galaktolipide, die den Knorpelabbau wirksam hemmen können. Abgesehen von dieser Phytotherapie bieten Medikamente bei Arthrose auf die Dauer keine befriedigende Lösung.

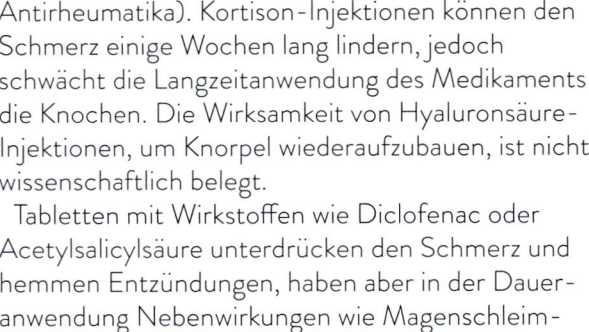

Lebensmittel	Empfehlenswert	Bitte darauf verzichten
Brot, Getreide und Beilagen wie Nudeln, Kartoffeln, Reis	Vollkornbrot; Haferflocken, Müsli ohne Zucker; Vollkornnudeln, Vollkornreis, Pellkartoffeln; Hirse, Quinoa, Buchweizen	Croissants, Hartweizennudeln, Kartoffelbrei und -puffer, Knäckebrot, Kroketten, Laugengebäck, Pfannkuchen, Pommes, Reis, Toast, Weißbrot, Weizenbrötchen, Zwieback
Knabbereien und Snacks		süße Backwaren, Chips, Eiscreme, süße Milchprodukte, Salzgebäck, Süßigkeiten
Nüsse und Samen	Cashewnüsse, Hasel- und Macadamianüsse, Mandeln, Kürbis-, Sonnenblumen- und Pinienkerne, Walnüsse, Leinsamen	Erdnüsse und gesalzene Nüsse
Gemüse	Artischocken, Rote-Bete-Blätter, Bohnen, Erbsen, Fenchel, Gurke, alle Kohlarten, Kohlrabi, Linsen, Löwenzahn, Möhren, Möhrengrün in Smoothies, Pilze, Salat, Sauerkraut, Sojabohnen, Spargel, Spinat, Radieschen, Zucchini	nur in Maßen: Tiefkühlgemüse mit Butter oder Sahne
Obst	Apfel, Aprikosen, Brombeeren, Clementinen, Erdbeeren (frisch), Grapefruit, Himbeeren, Heidelbeeren, Johannisbeeren, Kiwi, Nektarinen, Orangen, Papaya, Pflaumen, Pfirsiche, Sauerkirschen, Stachelbeeren, Wassermelone, Zwetschgen	nur in Maßen: Ananas, Bananen, Birnen, Honigmelonen, Kaki, Kirschen, Mango, Weintrauben; möglichst verzichten: gezuckerte Obstkonserven und Obstmus, Physalis, kandiertes Trockenobst
Fette und Öle	Leinöl, Olivenöl, Rapsöl, Walnussöl, Weizenkeimöl, Hanföl	Butterschmalz, Distelöl, Mayonnaise, Palmfett, Schmalz; in Maßen: Butter, Sonnenblumenöl
Eier, Milch und Milchprodukte	Eier (max. 2–3 pro Woche); in Maßen: Buttermilch, Crème fraîche, Joghurt (1,5 % Fett), Milch (1,5 % Fett), Quark (bis 20 % Fett), Sahne, Schmand	Fruchtbuttermilch, Fruchtjoghurt, Fruchtquark, Kakaozubereitungen, Milchreis, Pudding, Sahnequark; selten: Käse (bis 45 % Fett i. Tr.): Feta, Frischkäse, Mozzarella, Schnitt- und Weichkäse
Fisch und Meeresfrüchte	Aal, Forelle, Hering, Kabeljau, Karpfen, Sardine/Sardellen, Scholle, Seezunge, Steinbutt, Thunfisch; Schalentiere wie Flusskrebs, Garnelen, Hummer, Krabben	Fisch in Mayonnaise oder Sahne eingelegt, panierter Fisch
Fleisch und Wurst	in Maßen: Hühner- und Putenfleisch bzw. -aufschnitt	Schweinefleisch, Schinkenspeck, Fleischkäse, Leberkäse, Nackenfleisch, Bauchspeck; Wurstwaren: Aufschnitt, Grill-, Brat- oder Bockwurst; paniertes Fleisch; selten: Corned Beef, Kalbfleisch, Rinderfilet, Wild

ATHEROSKLEROSE

Bei Atherosklerose (auch Arteriosklerose) verengen sich die Schlagadern (Arterien) schleichend. Das Blut kann nicht mehr ungehindert fließen und es kommt zu Herz-Kreislauf-Erkrankungen.

ÜBERBLICK: WAS IST ATHEROSKLEROSE?

Eine Atherosklerose ist durch Medikamente nicht heilbar. Durch die Arterien wird unser Blut in alle Gewebe, Muskeln und Organe weitergeleitet. „Verkalken" können sie im Lauf des natürlichen Alterungsprozesses.

Allerdings kann ein ungünstiger Lebensstil die Atherosklerose beschleunigen und verschlimmern. Dabei reichern sich Blutfette, Bindegewebe und weiße Blutkörperchen an den Gefäßwänden an. Diese Plaques lagern sich an der innersten der drei Schichten ab, aus denen eine Arterie besteht. Im Erwachsenenalter können dann Blutbestandteile und Blutplättchen dazukommen. Diese Ablagerungen (arteriosklerotische Plaques) kann ein Operateur bei einem Eingriff mit bloßem Auge erkennen.

SYMPTOME: WORAN ERKENNT MAN ATHEROSKLEROSE?

Erst wenn der Gefäßdurchmesser durch die Plaques stark reduziert ist oder sich im Bereich der Plaques ein Blutgerinnsel (Thrombus) bildet, zeigen sich Symptome, je nachdem, an welchen Gefäßen die Veränderungen auftreten. Die „Arterienverkalkung" ist häufig verantwortlich für:

- **Koronare Herzkrankheit (KHK)** mit der Komplikation Herzinfarkt und Herzschwäche (Herzinsuffizienz). Typische Symptome sind: ein Engegefühl im Brustkorb, Schmerzen auf der linken Seite (Angina pectoris).
- **Erkrankungen der Halsschlagader und der Gefäße im Gehirn** mit der Komplikation Schlaganfall (Apoplex). Typisch sind neurologische Ausfälle, wie plötzliche Muskelschwäche und Lähmungserscheinungen einer Gesichts- oder Körperhälfte, plötzlich auftretende, heftige Kopfschmerzen, Sprach- und/oder Sehstörungen, Schwindel, Benommenheit bis hin zur Ohnmacht.

- **Periphere arterielle Verschlusskrankheit** (pAVK/Schaufensterkrankheit) mit der Komplikation des Verlusts der unteren Gliedmaßen.
- **Bei verengten Bein- und Beckenarterien** kommt es zu starken Muskelschmerzen schon nach kurzen Gehstrecken.
- **Weitere Folgen** können sein: Erektionsstörungen (erektile Dysfunktion), Bluthochdruck und eingeschränkte Nierenfunktion durch Ablagerungen in den Nierenarterien.

URSACHEN: WIE ENTSTEHT ATHEROSKLEROSE?

Noch sind die Ursachen für Atherosklerose (Arteriosklerose, „Arterienverkalkung") nicht restlos geklärt. Ein Risikofaktor scheint Cholesterin zu sein, vor allem das LDL-Cholesterin („schlechtes" Cholesterin). Dieses wird in der Leber gebildet und gelangt über den Blutkreislauf von dort in andere Organe und Gewebe, wo es sich unter anderem in den Gefäßen ablagert.

Im Gegensatz dazu wandert das HDL-Cholesterin („gutes" Cholesterin) zurück zur Leber. Insofern wird ein hoher HDL-Wert im Blut (> 50 Milligramm pro Deziliter) positiv bewertet, bei einem hohen LDL-Wert (> 115 Milligramm pro Deziliter) dagegen besteht Anlass zur Sorge.

FRÜHZEITIGER BEGINN

Bis die Atherosklerose Symptome verursacht, können Jahre vergehen. Beginnt sie jedoch bereits im Jugendalter, machen sich Anzeichen bereits zwischen 30 und 40 Jahren bemerkbar. Umso wichtiger ist eine ausgewogene Ernährung als vorbeugende Maßnahme bereits im Kindes- und Jugendalter.

Ein weiterer Faktor ist die sogenannte Lipidtheorie. Demnach entsteht die Atherosklerose durch die Umwandlung bestimmter Zellen in fettreiche Schaumzellen.

Voraussetzung ist eine Veränderung der innersten Arterienschicht (Intima), zum Beispiel durch Verletzungen, Bakteriengifte, Viren oder Immunreaktionen. An diese Stellen hängen sich bestimmte weiße Blutkörperchen (Monozyten), die in die Schicht eindringen und sich in Fresszellen umwandeln können. So können Lipide (wozu auch das LDL-Cholesterin gehört) und andere Blutzellen einströmen. Außerdem können die Fresszellen durch Andockstellen an der Außenwand (LDL-Rezeptoren) ungehemmt Cholesterin aufnehmen. Das hat schließlich zur Folge, dass sich die Fresszellen in fettreiche Schaumzellen umwandeln.

Auf diese Weise kommt es zu einer Entzündungsreaktion, die nach der Intima auch die Muskelzellen der mittleren Arterienschicht (Media) befallen und schädigen kann.

Die Hauptrisikofaktoren für eine Atherosklerose sind demnach:

- Alter über 60 (bei Männern) beziehungsweise über 70 (bei Frauen)
- Bewegungsmangel
- Bluthochdruck (Hypertonie)
- eine unausgewogene Ernährung mit viel Zucker und leicht verdaulichen Kohlenhydraten, die unter anderem schlechtes LDL-Cholesterin fördert
- genetische Veranlagung
- erhöhte Harnsäure
- Hypercholesterinämie (erhöhter Cholesterinspiegel bei erhöhten LDL-Werten und erniedrigten HDL-Werten)
- erhöhte Konzentration von Fibrinogen oder Lipoproteinen
- erhöhte Konzentration von Homocystein
- Rauchen
- Schlafapnoe-Syndrom (Schnarchen mit Atempausen in der Nacht)
- Stress und psychosoziale Faktoren
- Typ-1- und Typ-2-Diabetes
- Übergewicht besonders durch viel inneres Bauchfett

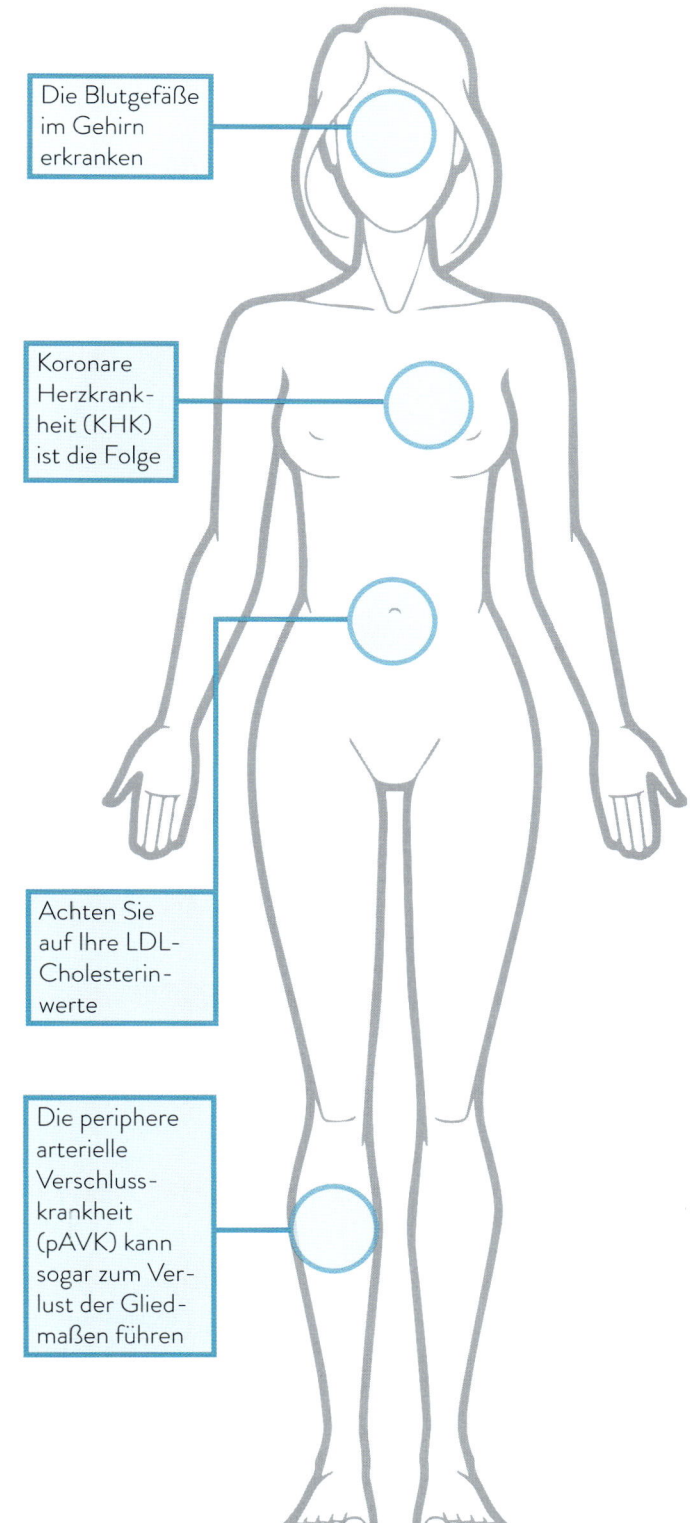

Die Blutgefäße im Gehirn erkranken

Koronare Herzkrankheit (KHK) ist die Folge

Achten Sie auf Ihre LDL-Cholesterinwerte

Die periphere arterielle Verschlusskrankheit (pAVK) kann sogar zum Verlust der Gliedmaßen führen

ERNÄHRUNG, DIE HILFT
DIE TOP-3-LEBENSMITTEL

Avocado
Avocados helfen, das ungünstige LDL-Cholesterin zu senken und das gute HDL-Cholesterin zu erhöhen. Die Früchte sind auch reich an blutdrucksenkendem Kalium.

Mandeln
Mandeln senken das schlechte LDL-Cholesterin. Sie sind reich an einfach und mehrfach ungesättigten Fettsäuren, die HDL-Cholesterin erhöhen. Das enthaltene Magnesium wirkt positiv auf den Blutdruck.

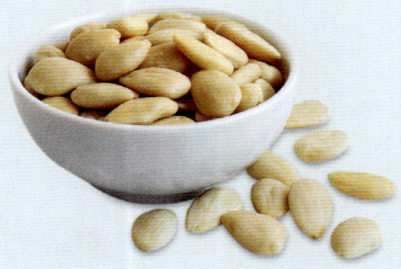

Olivenöl
Besonders kalt gepresstes extra-natives Olivenöl ist reich an Antioxidantien (Polyphenole) und einfach ungesättigten Fettsäuren, was Arterienverkalkung entgegenwirkt.

DIAGNOSE: WIE STELLT DER ARZT ATHEROSKLEROSE FEST?
Die Krankengeschichte gibt dem Arzt einen ersten Hinweis auf die Erkrankung und die Verortung der Gefäßverengung. Anhand einer Blutuntersuchung kann er feststellen, ob Grunderkrankungen vorliegen, die die Atherosklerose begünstigen (siehe vorherige Seite). Weitere Tests wie ein EKG oder eine Dopplersonografie geben Aufschluss über Verkalkungen in den Herz-, Hals- oder Kopfarterien. Eine Angiografie oder ein intrakoronarer Ultraschall können die Diagnose zusätzlich unterstützen.

DAS KANN IHR ARZT FÜR SIE TUN
Da eine Arterienverkalkung nicht durch Medikamente geheilt werden kann, ist die Vorbeugung besonders wichtig. Schwere Verkalkungen können chirurgisch durch einen Bypass oder per Kathetertechnik mit einer Ballonerweiterung (Stent) behandelt werden. Trotzdem sollten bestimmte Medikamente eingesetzt werden, um die Ablagerungen zu stabilisieren oder die Bildung von Thromben zu verhindern (etwa durch ASS, Clopidogrel). Bei Fettstoffwechselstörung werden auch Cholesterinsynthesehemmer oder Statine verschrieben. Alle Medikamente können Nebenwirkungen haben.

DAS KÖNNEN SIE SELBST FÜR SICH TUN
Durch die Änderung des Lebensstils können sich Schäden durch eine Atherosklerose wieder zurückbilden. Beachten Sie diese Empfehlungen:
• ein gesundes Gewicht mit normalem Bauchumfang
• regelmäßige körperliche Bewegung (idealerweise fünfmal pro Woche)
• nicht rauchen
• eine ausgewogene Ernährung, mit wenigen tierischen, entzündlich wirkenden Fetten

LEBENSWICHTIG
Bei Herzinfarkt- oder Schlaganfallsymptomen sofort den Notarzt alarmieren! Die Notrufnummer lautet 112!

Lebensmittel	Empfehlenswert	Bitte darauf verzichten
Brot, Getreide und Beilagen wie Nudeln, Kartoffeln, Reis	Haferflocken, Vollkornprodukte, Naturreis, erkaltete gekochte Kartoffeln oder Reis (dann auch wieder erwärmt oder verarbeitet zu Püree, Bratreis oder Bratkartoffeln, am besten mit hochwertigem Rapsöl zubereitet)	Nudeln aus Hartweizengrieß, geschälter Reis, Couscous und Bulgur aus Hartweizengrieß, Weißbrot, Baguette, weiße Brötchen, Kroketten, Pommes frites, Fertigprodukte
Nüsse und Samen	Haselnüsse, Leinsamen, Mandeln, Sesamsamen, Walnüsse	Erdnüsse, gesalzene Nüsse
Gemüse	Brokkoli, Chicorée, Endivie, Feldsalat, Grünkohl, Hülsenfrüchte (Bohnen, Erbsen, Linsen, Lupinen, Kichererbsen), Ingwer, frischer Knoblauch, Kopfsalat, Lauch, Löwenzahn, Mangold, Möhren, Rettich, Rosenkohl, Rote Bete, Rucola, Sauerkraut, Spinat, Tomaten, Zwiebeln	fettreiche Salatdressings, fettreiche Soßen
Obst	zuckerarmes Obst: Äpfel, Avocado, Beeren (Heidelbeeren), Feigen, Granatapfel, Grapefruit, Kiwis, Mandarinen, Orangen Wassermelone	zuckerreiches Obst oder Trockenobst, gezuckerte Obstkonserven in großen Mengen
Fette und Öle	Hanföl, Kürbiskernöl, Leinöl, Olivenöl, Rapsöl, Sesamöl, Walnussöl	größere Mengen Butter, Fettglasuren, versteckte Fette in Soßen und Knabberzeug, Schweineschmalz, Mayonnaise, Remoulade
Eier, Milch und Milchprodukte	frische Bio-Eier, Buttermilch, Hüttenkäse, fettreduzierte Milchprodukte, Naturjoghurt, Skyr, Schwedenmilch, Kefir	fettreiche Milch und Milchprodukte (Crème fraîche, Käse mit 45 % Fett i. Tr., Sahne)
Fisch und Meeresfrüchte	Kaltwasserfische, fettreicher Seefisch (Hering, Lachs, Makrele, Rotbarsch, Schellfisch)	frittierter oder panierter Fisch, Fisch in Sahnesoße
Fleisch und Wurst	Hähnchen, Pute, Wild, kalter Braten, mageres Fleisch wie Lamm- oder Schweinefleisch ohne sichtbares Fett, Geflügelaufschnitt, Kalb, Rind	fettreiche Fleisch- und Wurstwaren, Bratwurst, Ente, Gans, Mett, Mortadella, Salami, Schinken mit Fettrand, Schweinebraten, Speck
Getränke	zuckerarme Getränke, grüner Tee, in Maßen: Kaffee und schwarzer Tee	Alkohol in größeren Mengen, Fruchtsäfte, Limonaden
Kräuter und Gewürze	Chili, Curry, Kurkuma, Zimt	Salz in größeren Mengen
Knabbereien und Snacks		Chips, Kekse, Kuchen, Marmelade, Süßigkeiten, Zucker

BLUTHOCHDRUCK

In Deutschland leiden 20 bis 30 Millionen Menschen an Bluthochdruck (auch: Hypertonie). Hoher Blutdruck schädigt die Gefäße und trägt zur Entstehung von Herz-Kreislauf-Erkrankungen bei. Er lässt sich medikamentös in Schach halten, allerdings nicht ohne Nebenwirkungen.

ÜBERBLICK: WAS IST BLUTHOCHDRUCK?

Bei Bluthochdruck (Hypertonie) werden dauerhaft zu hohe Blutdruckwerte gemessen. Die Werte kommen dadurch zustande, dass bei jedem Herzschlag Blut aus dem Herzen in die Blutgefäße gepumpt wird. Dabei übt das Blut von innen Druck auf die Gefäßwände aus. Abhängig von der Herzaktion unterscheidet man zwei Blutdruckwerte.

- **Systolischer Blutdruck:** Er entsteht, wenn sich das Herz zusammenzieht (Systole). Dabei wird Blut aus dem Herzen in die Hauptschlagader (Aorta) gepumpt. Die entstehende Druckwelle setzt sich über die Gefäßwände der Arterien fort. So ist auch in den Extremitäten eine Pulswelle messbar.
- **Diastolischer Blutdruck:** In der Diastole dehnt sich der Herzmuskel aus, um sich erneut mit Blut zu füllen. In den Gefäßen herrscht ein Druck, der jedoch niedriger ist als der systolische Blutdruck.

Bei jedem Menschen schwankt der Blutdruck. Bei Aufregung und körperlicher Anstrengung steigt der Blutdruck, während er in Ruhe oder im Schlaf deutlich niedriger ist. Diese Schwankungen sind normal, der Körper passt sich an die jeweilige Situation an.

Bei gesunden Menschen pendeln sich die Blutdruckwerte immer wieder im Normalbereich ein. Sind sie dauerhaft zu hoch, muss gehandelt werden.

Die Messeinheit für den Blutdruck ist mmHg (Millimeter Quecksilbersäule). Ein Messwert von etwa 126/79 mmHg (also: 126 zu 79) bedeutet, dass der systolische Blutdruck bei 126 und der diastolische bei 79 mmHg liegt. Als optimalen Blutdruck bezeichnen Ärzte Werte von weniger als 120 mmHg systolisch und weniger als 80 mmHg diastolisch. Die **isolierte systolische Hypertonie** ist ein rein systolischer Bluthochdruck. Der diastolische Blutdruck ist dagegen erniedrigt. Ursache kann eine Funktionsstörung einer Herzklappe sein.

Bluthochdruck schädigt auf Dauer Arterien, Herz, Gehirn und Nieren. Das kann lebensbedrohliche Erkrankungen zur Folge haben. Atherosklerose ist eine davon und in westlichen Ländern sogar die häufigste Todesursache. Herz-Kreislauf-Erkrankungen wie die koronare Herzkrankheit, Herzinsuffizienz, Herzinfarkt und Schlaganfall können auftreten, auch vaskuläre Demenz, chronische Niereninsuffizienz (sie beschleunigt die „Arterienverkalkung"), die periphere arterielle Verschlusskrankheit sowie Schädigung der Netzhaut mit abnehmender Sehschärfe und sogar Ausfällen im Gesichtsfeld.

SYMPTOME: WORAN ERKENNT MAN BLUTHOCHDRUCK?

Ein erhöhter Gefäßdruck bleibt oft lange unbemerkt und ohne irgendwelche Beschwerden. Dabei ist eine frühzeitige Therapie wichtig, um Folgeschäden zu verhindern. Deshalb sollte man erste Anzeichen sehr ernst nehmen: Schwindel, Kopfschmerzen (vor allem kurz nach dem Aufwachen und eher im Hinterkopf), Schlafstörungen, Nervosität, Ohrengeräusche,

---

ZWEI ARTEN VON BLUTHOCHDRUCK

Primäre Hypertonie:
Hier liegt keine nachweisbare Grunderkrankung für den Bluthochdruck vor. Diese essenzielle Hypertonie macht ungefähr 90 Prozent aller Bluthochdruck-Fälle aus.

Sekundäre Hypertonie:
Dabei liegt dem Bluthochdruck eine andere Krankheit als Auslöser zugrunde. Das können Nierenkrankheiten, Schilddrüsenstörungen oder andere Stoffwechselkrankheiten sein.

leichte Ermüdbarkeit, Nasenbluten, Kurzatmigkeit, gerötetes Gesicht (Couperose) und Übelkeit. Treten diese Symptome häufiger auf, sollten Sie sich von Ihrem Arzt gründlich untersuchen lassen.

URSACHEN: WIE ENTSTEHT BLUTHOCHDRUCK?

Viele Faktoren begünstigen die Entstehung der primären Hypertonie: genetische Veranlagung, Übergewicht (Bauchumfang bei Frauen > 88 Zentimeter, ideal sind 80 Zentimeter; bei Männern > 102 Zentimeter, ideal sind 94 Zentimeter), Bewegungsmangel, hoher Salzkonsum (schädigt zusätzlich die Darmflora), hoher Alkoholkonsum, niedrige Kaliumzufuhr (durch zu wenig Gemüse und Obst), Rauchen, Alter (Männer ≥ 55, Frauen ≥ 65 Jahre), Typ-2-Diabetes, erhöhte Blutfettwerte, aber auch Stress und das Schlafapnoe-Syndrom. Bei Frauen können außerdem Schwangerschaften (nach der 20. Schwangerschaftswoche) und die Wechseljahre eine Ursache für Bluthochdruck sein.

Bei der sekundären Hypertonie liegen die Ursachen für den Hochdruck in einer anderen Erkrankung begründet. Meist sind dies Nierenerkrankungen, Stoffwechselstörungen oder Gefäßkrankheiten.

DIAGNOSE: WIE STELLT DER ARZT BLUTHOCHDRUCK FEST?

Mehrmalige Blutdruckmessungen etwa zu drei verschiedenen Zeitpunkten können Aufschluss über Auffälligkeiten geben. Auch Langzeitmessungen über 24 Stunden sind sinnvoll. So kann der Arzt Schwankungen genau beobachten. Auch der gefährliche nächtliche Bluthochdruck wird dabei entdeckt. Zur Erholung der Adern muss der Blutdruck in der Nacht absinken. Bleibt dies aus, steigt das Infarktrisiko.

Falls nötig, werden Blut- und Urinuntersuchungen oder eine Ultraschalluntersuchung der Nieren vorgenommen.

DAS KANN IHR ARZT FÜR SIE TUN

Bluthochdruck lässt sich medikamentös in Schach halten, allerdings nicht ohne Nebenwirkungen. Jede Therapie hängt von verschiedenen Faktoren ab, etwa dem individuellen Risiko für Folgeerkrankungen wie

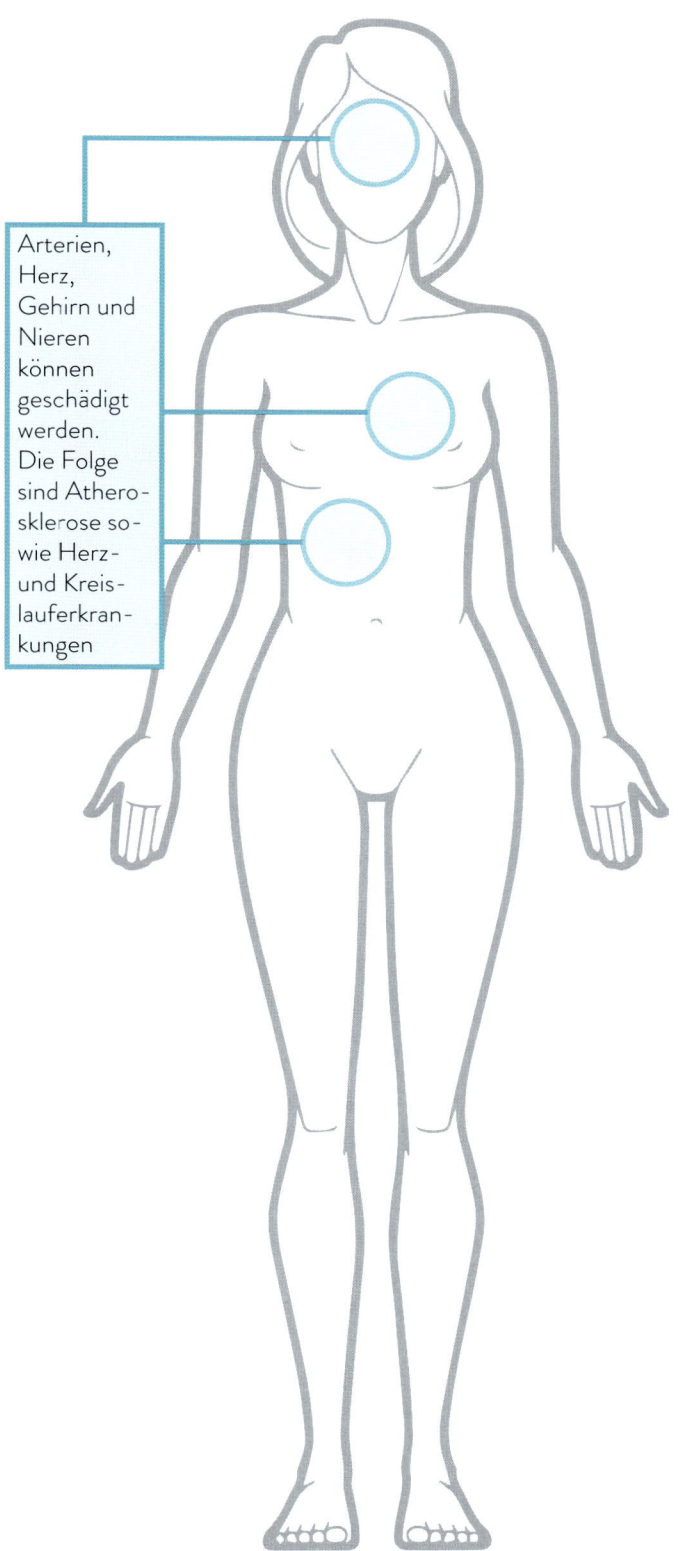

Arterien, Herz, Gehirn und Nieren können geschädigt werden. Die Folge sind Atherosklerose sowie Herz- und Kreislauferkrankungen

ERNÄHRUNG, DIE HILFT
DIE TOP-3-LEBENSMITTEL

Hibiskus
Studien haben gezeigt: Wer 3 große Tassen Hibiskustee pro Tag trinkt, kann innerhalb von 6 Wochen seinen Blutdruck messbar senken. Auslöser dafür sind die darin enthaltenen Anthocyane.

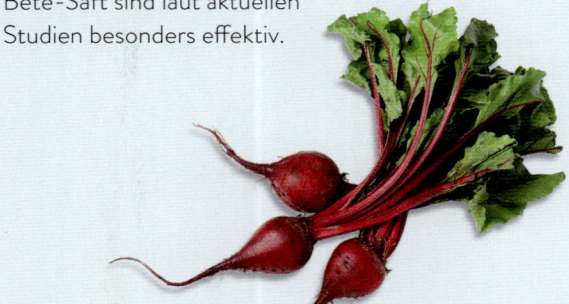

Rote Bete
Die rote Knolle soll den Blutdruck genauso gut senken wie Medikamente. 0,5 Liter Rote-Bete-Saft sind laut aktuellen Studien besonders effektiv.

Nüsse
Wer viel Nüsse isst, weist in Studien niedrigere Blutdruckwerte bei geringem Gewicht und Taillenumfang auf – sicher auch wegen der guten Fette und des Kaliums. Gleichzeitig sinken dabei die Blutzucker- und Blutfettwerte.

Herzinfarkt oder Schlaganfall. Zudem werden das Alter des Patienten und eventuelle Grund- oder Begleiterkrankungen berücksichtigt.

Die Deutsche Hochdruckliga empfiehlt, den Blutdruck auf unter 140/90 mmHg zu senken. Für bestimmte Patienten gelten leicht abweichende Empfehlungen. Die Zielwerte des Blutdrucks passt der Arzt individuell an den jeweiligen Patienten an.

DAS KÖNNEN SIE FÜR SICH SELBST TUN
- **Salzreduktion:** Patienten sollten maximal 5 bis 6 Gramm Kochsalz oder 2 bis 2,4 Gramm Natrium pro Tag zu sich nehmen. Das gelingt meistens gut, wenn man auf Fast Food und Fertigprodukte verzichtet oder den Verzehr solcher Lebensmittel drastisch reduziert. Hoher Salzkonsum kann den Blutdruck erhöhen und das Wachstum der Laktobazillen (der gesunden Darmbakterien) schädigen.
- **Alkoholreduktion:** Die Deutsche Hochdruckliga empfiehlt: Männer sollen weniger als 20 bis 30 Gramm Alkohol am Tag trinken, Frauen weniger als 10 bis 20 Gramm. Das entspricht etwa ½ Liter Bier oder ¼ Liter Wein (für Frauen gilt jeweils die Hälfte). Allerdings erhöht Alkoholkonsum schon ab dem ersten Tropfen das Risiko für Krebs und Herzrhythmusstörungen.
- **Leichte Ausdauersportarten** wie Nordic Walking oder Radfahren wirken positiv auf erhöhten Blutdruck und können bei der Stabilisierung helfen.
- **Entspannungstechniken** wie Yoga, autogenes Training, progressive Muskelentspannung nach Jacobsen oder Qigong beruhigen das sympathische Nervensystem, wodurch sich die Gefäße weiten. Bei regelmäßiger Anwendung wirkt sich das positiv aus.

METABOLISCHES SYNDROM
Überdurchschnittlich oft tritt die primäre Hypertonie gemeinsam mit anderen Erkrankungen auf. Dann spricht man vom metabolischen Syndrom (siehe Seite 199), dem Vorläufer zahlreicher Stoffwechselentgleisungen.

Lebensmittel	Empfehlenswert	Bitte darauf verzichten
Brot, Getreide und Beilagen wie Nudeln, Kartoffeln, Reis	in Maßen: Haferflocken, Haferkleie, Müsli (ohne Zucker), Pellkartoffeln, Vollkornbrot, Vollkornnudeln (aus Dinkel, Gerste, Roggen), Vollkornreis	Weißbrot, helle Brötchen, Hartweizen-nudeln, geschälter Reis, Kroketten, Pommes frites, Kartoffelbrei, Pfannkuchen, süße Backwaren (wie Croissants), Zwieback, Knabbereien
Nüsse und Samen	Cashewnüsse, Haselnüsse, Kürbiskerne, Macadamianüsse, Mandeln, Pinienkerne, Sonnenblumenkerne und Walnüsse	Erdnüsse und gesalzene Nusskerne
Gemüse	Auberginen, Artischocken, Bohnen, Erbsen, Fenchel, Gurken, alle Kohlarten, Linsen, Möhren, Paprika, Pilze, Spargel, Radieschen, alle Salatsorten, Sauerkraut, Sojabohnen, Spinat, Tomaten, Zucchini	Mais, Süßkartoffeln
Obst	Äpfel, Aprikosen, Clementinen, Grapefruits, Brombeeren, Erdbeeren, Himbeeren, Heidel-, Johannis-, Stachel-beeren, Nektarinen, Kiwis, Orangen, Papaya, Pflaumen, Pfirsiche, Sauerkirschen, Wassermelonen	gezuckerte Obstkonserven, Obstmus, kandiertes Trockenobst; in Maßen erlaubt: Ananas, Birnen, Bananen, Honigmelonen, Kirschen, Mangos, Weintrauben
Fette und Öle	Butter, Leinöl, Olivenöl, Rapskernöl, Walnussöl, Weizenkeimöl	Distelöl, Mayonnaise, Palmfett, Schmalz (Butter-, Gänse- und Schweineschmalz); in Maßen: Sonnenblumenöl
Eier, Milch und Milchprodukte	bis zu 5 Eier pro Woche; Kochsahne (15 % Fett), saure Sahne (10 % Fett), Milch (bis 3,5 % Fett), Buttermilch, Quark (bis 20 % Fett), Naturjoghurt (bis 3,5 % Fett), Käse (bis 45 % Fett i. Tr.)	Crème fraîche, Fruchtbuttermilch, Fruchtjoghurt, Fruchtquark, Kakao-zubereitungen, Milchreis, Pudding, Sahne, Schmand
Fisch und Meeresfrüchte	Aal, Forelle, Hering, Kabeljau, Karpfen, Lachs, Makrele, Sardine, Scholle, Thunfisch	panierter oder in Sahne eingelegter Fisch
Fleisch und Wurst	magere ungepökelte Fleisch- und Wurstwaren, Hühner- und Putenfleisch	nur sehr selten erlaubt: fette, rote, geräucherte Fleisch- und Wurstwaren wie Bauchspeck, Bratwurst, Fleisch-käse, Salami, Schinken
Getränke	Wasser, ungesüßte Tees; in Maßen: schwarzer Tee, Kaffee	Fruchtsäfte, Softdrinks, Mineralwasser mit einem Natriumgehalt über 20 mg/l

CHRONISCH ENTZÜNDLICHE DARMERKRANKUNGEN (CED)

Eine Diagnose zu stellen ist oft nicht so einfach. Auch welche Ursachen zu den Beschwerden führen, ist noch nicht genau geklärt.

ÜBERBLICK: WAS IST CED?

Ärzte fassen unter dem Begriff „CED" mehrere wiederkehrende und teils anhaltende Darmentzündungen zusammen, darunter auch Morbus Crohn.

Morbus Crohn (auch **Crohn-Krankheit**) ist eine entzündlich verlaufende Erkrankung, die hauptsächlich im unteren Ende des Dünndarms (Ileum) auftritt, aber auch den übrigen Dünn- und Dickdarm, in seltenen Fällen sogar den gesamten Verdauungstrakt von der Speiseröhre bis zum After befallen kann.

Bei **Colitis ulcerosa** handelt es sich um eine entzündliche Erkrankung des Dickdarms, die meist auch auf den Mastdarm übergreift. Als Komplikation kann es hier zu geschwürigen Darmwandzerstörungen kommen.

Bei Morbus Crohn kann sich – im Gegensatz zur Colitis ulcerosa – nicht nur die Darmschleimhaut oberflächlich entzünden, sondern es sind teils auch tiefere Schichten der Darmwand erkrankt. Die Erkrankung macht sich vorwiegend in jungen Jahren bei Mädchen wie bei Jungen bemerkbar. So liegt das durchschnittliche Erkrankungsalter zwischen dem 15. und 35. Lebensjahr. Grundsätzlich kann Morbus Crohn aber auch bei älteren Menschen zum ersten Mal auftreten.

Colitis ulcerosa kann in jedem Alter vorkommen. Besonders häufig macht sich die Erkrankung jedoch bereits im Schulalter oder im frühen Erwachsenenalter bemerkbar.

SYMPTOME: WORAN ERKENNT MAN CED?

Typische Anzeichen für Morbus Crohn sind Durchfall, der über mehrere Wochen anhält, und Bauchschmerzen, vermehrt im rechten Unterbauch. Im Frühstadium findet man oft eine rasche, ungewollte Gewichtsabnahme sowie Beschwerden unterschiedlicher Art im Analbereich (unter anderem Fisteln und Analfissuren). Im weiteren Verlauf kommt es zu chronischem Durchfall, der mit Schleim und Blut vermengt sein kann, krampfartigen Bauchschmerzen und in einigen Fällen auch zu Fieber. Meist ist eine Abgrenzung zu Colitis ulcerosa sehr schwierig, da hier starke Darmkrämpfe im Vordergrund stehen. Diese können vorübergehend für eine Dauer von einigen Tagen auftreten oder – was viel häufiger vorkommt – eine chronisch wiederkehrende Form annehmen. Krankheitsbegleitend kann es bei der Crohn-Krankheit zu Entzündungen an den großen Gelenken und einer Regenbogenhautentzündung sowie Hautreaktionen kommen.

Die Durchfälle sorgen für weitere Symptome, da der Körper viel Eiweiß und damit auch Muskelmasse verliert. Die Betroffenen fühlen sich müde, abgeschlagen, appetitlos und oft depressiv. Häufig ist auch eine Eisenmangelanämie, die durch Vitamin-B_{12}-Mangel entsteht. Bei Erwachsenen kann sich eine Osteoporose entwickeln.

URSACHEN: WIE ENTSTEHT CED?

Worin Morbus Crohn seine Ursachen hat, ist nach wie vor ungeklärt. Vermutet werden eine erbliche Veranlagung, eine Erkrankung des Autoimmunsystems und bakteriell-infektiöse Ursachen. Auch Rauchen und die Zusammensetzung der Darmflora können eine Rolle spielen.

AUFTRETEN IN SCHÜBEN

Typisch für entzündliche Darmerkrankungen sind Schübe – es gibt also Zeiten, in denen die Betroffenen Beschwerden haben, und Zeiten, die symptomfrei verlaufen.

Dasselbe gilt für die chronische Darmentzündung Colitis ulcerosa. Bei CED werden im Verlauf der Erkrankung auch psychische Stressauslöser diskutiert. In beiden Fällen wirken wahrscheinlich mehrere Faktoren gleichzeitig als Auslöser für die Darmerkrankung. Auffällig ist, dass Naturvölker nicht an dieser Darmkrankheit leiden.

DIAGNOSE: WIE STELLT DER ARZT CED FEST?

Der Arzt nimmt dafür verschiedene Untersuchungen vor. Er bestimmt beispielsweise Entzündungsstoffe im Blut, untersucht den Bauch mit einem Ultraschallgerät, macht eine Darmspiegelung und entnimmt Stuhl- und Gewebeproben. Ein MRT kann erforderlich sein, um zu bestimmen, welche Zellen in welchem Ausmaß entzündet sind und wie die weitere Behandlung erfolgen soll.

DAS KANN IHR ARZT FÜR SIE TUN

Das Therapieziel ist das Unterbinden des Entzündungsprozesses. Bei einem akuten Krankheitsschub kommen Medikamente wie Aminosalicylate, Kortison, andere Immunsuppressiva wie Azathioprin, Biologika und weitere Entzündungshemmer zum Einsatz. Alle Medikamente können jedoch starke Nebenwirkungen auslösen.

Leiden Menschen mit CED länger unter Durchfall, können sie wichtige Nährstoffe wie Mineralien und Vitamine nicht mehr aufnehmen. Diese müssen dann gezielt zugeführt werden. Manchen an Morbus Crohn Erkrankten hilft eine Operation, vor allem wenn Morbus Crohn zu Fisteln oder einem Darmverschluss führt.

Bei Patienten mit schweren Verläufen von Colitis ulcerosa und einem erhöhten Darmkrebsrisiko wird der gesamte Dickdarm und der Enddarm in einer Operation entfernt. Aus dem Dünndarm wird dann anschließend eine künstliche Verbindung zum Darmausgang gebildet.

DAS KÖNNEN SIE SELBST FÜR SICH TUN

• Durch eine **Ernährungstherapie** oder eine **Umstellung der Ernährung** können die Beschwerden der bislang als unheilbar geltenden Erkrankungen deutlich gelindert werden.

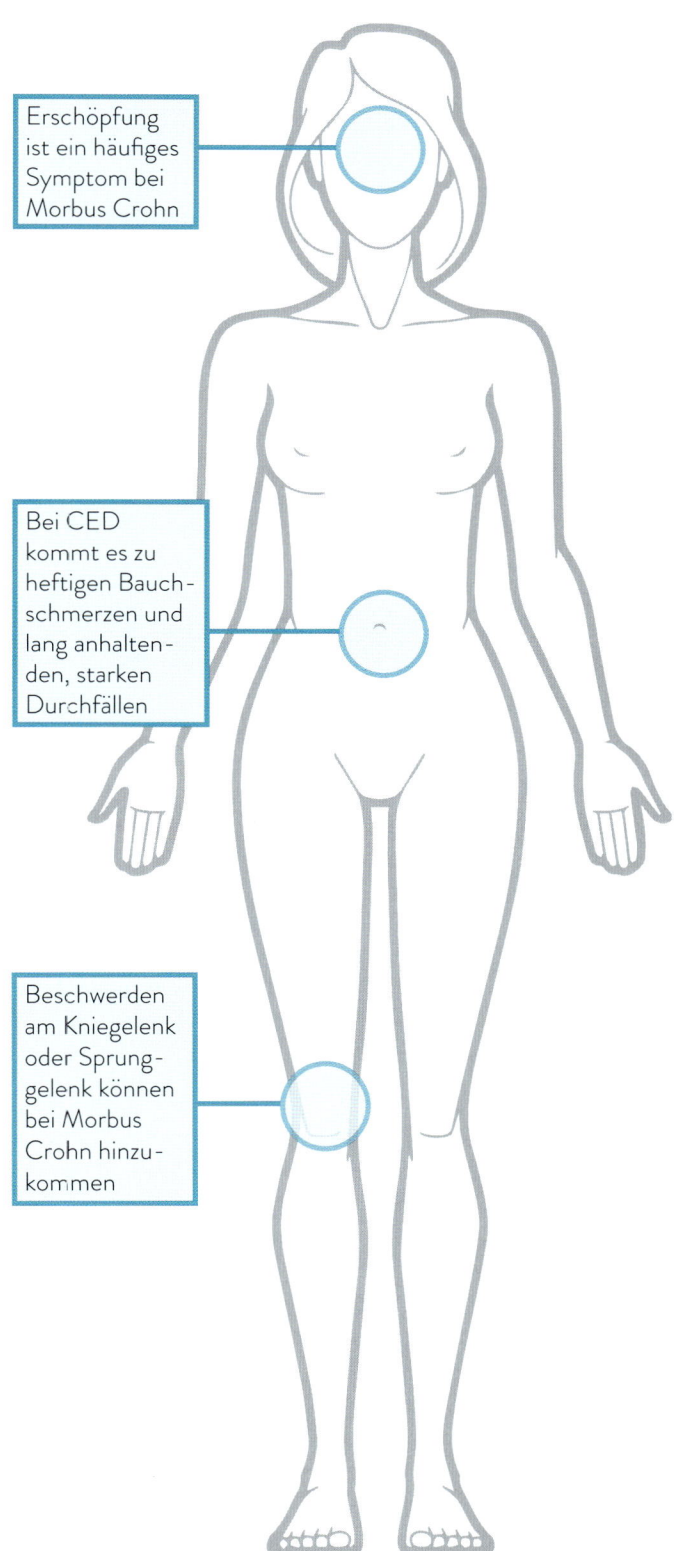

Erschöpfung ist ein häufiges Symptom bei Morbus Crohn

Bei CED kommt es zu heftigen Bauchschmerzen und lang anhaltenden, starken Durchfällen

Beschwerden am Kniegelenk oder Sprunggelenk können bei Morbus Crohn hinzukommen

ERNÄHRUNG, DIE HILFT
DIE TOP-3-LEBENSMITTEL

Haferflocken

Haferschleim (in Wasser auf-
gekochte Haferflocken)
schont ebenso wie ein Brei
aus Hirseschmelzflocken
den Darm und liefert wichtige Nährstoffe.

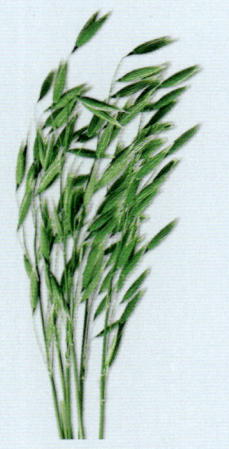

Hülsenfrüchte

Feine grüne Erbsen, feine grüne Bohnen
und Sojabohnen sollten regelmäßig auf dem
Speiseplan stehen und sind gegart meist gut
verträglich. Auch Lupinensamen sind Hülsenfrüchte und können wie Erbsen
verwendet werden. Alle diese
pflanzlichen Eiweißquellen
liefern hochwertige Bal-
laststoffe.

Kräutertee

Bei Durchfall 2 bis 3 Liter am Tag trinken: am
besten milde, ungesüßte Kräutertees (Fenchel,
Kamille oder Pfefferminze), Grüntee oder stil-
les Mineralwasser (1–2 Esslöffel Traubenzucker
und 3 Gramm Kochsalz
pro Liter zugeben).

- **Kohletabletten** oder Heilerde können bei akuten Durchfallbeschwerden im Anfangsstadium entlastend sein.
- **Wasseranwendungen:** Als hilfreiche Maßnahmen der Komplementärmedizin haben sich Wechselfußbäder erwiesen sowie Kneipp'sche Güsse. Für ein Wechselfußbad stellen Sie zwei rechteckige Gefäße mit jeweils warmem und kaltem Wasser bereit. Zuerst stellt man die Füße für etwa 5 Minuten in das warme Wasser und anschließend für 30 Sekunden in das kalte. Wiederholen Sie die Anwendung, trocknen Sie die Füße ab und ziehen Sie warme Wollsocken an.
- **Heilpflanzen:** Bei akutem Durchfall eignen sich als Teebereitung getrockneter Blutwurz und getrocknete Heidelbeeren zusammen mit Melisse und/oder Kamille. Bei chronischen Beschwerden können folgende Kräuter helfen: Schafgarbe, Tausendgüldenkraut und Enzian, die einzeln oder zu gleichen Teilen gemischt verwendet werden können.
- **Entspannungstechniken:** Diese können dabei helfen, besser mit Stress umzugehen und Belastungssituationen zu mildern. So ist es möglich, akute Schübe im Vorfeld abzumildern oder sogar zu vermeiden. Hilfreich sind autogenes Training und Meditation sowie Atemtherapie oder MBSR (Mindfulness-Based Stress Reduction). MBSR kann bei Psychotherapeuten erlernt werden. Das ist sinnvoll, weil Autoimmunkrankheiten sich unter Stress häufig verschlimmern.

NÄHRSTOFFE ERGÄNZEN

Da durch die Durchfälle wichtige Vitalstoffe verloren gehen, ist eine gezielte Ernährungsanpassung wichtig. Ihr Arzt gibt Ihnen dazu Ratschläge und Tipps.

Lebensmittel	Empfehlenswert	Bitte darauf verzichten
Brot, Getreide und Beilagen wie Nudeln, Kartoffeln, Reis	Feinbrot ohne Körner, Mischbrot, Dinkelbrot/-toast, Zwieback, Grieß, Haferflocken, Hirse, Buchweizen, Quinoa, Amarant, Reis, Dinkelnudeln, Salz-, Pell- und Ofenkartoffel	Vollkornbrot mit ganzen Körnern, Pumpernickel; frisches Hefegebäck; verarbeitete Kartoffelprodukte wie Pommes frites, Kroketten, Chips
Nüsse und Samen	wenig: gemahlene Nüsse, Mandelmus	ganze Nüsse, Kerne und Samen, gezuckerte Fertigmüsli mit ganzen Nüssen
Gemüse	leicht verdauliche Gemüsesorten wie Rote Bete, grüne Bohnen (frisch), Blumenkohlröschen, Brokkoliröschen, grüne Erbsen (frisch), Fenchel, Kohlrabi, Kürbis, Mangold, Möhren, Oliven, Pastinaken, Spargel, Spinat, Steckrüben, Süßkartoffeln, Tomate, Zucchini; Gemüse ist besser bekömmlich, wenn es gegart, gedünstet, gedämpft oder im Ofen gebacken wurde	Auberginen, Artischocken, Gurkensalat, Hülsenfrüchte (getrocknet), Paprika, Pilze, Rettich, alle Kohlsorten, alle Zwiebel- und Lauchgewächse, Fertigsalate
Obst	Bananen, Heidelbeeren, Mango, Melone, Papaya, weitere Beeren- und Zitrusfrüchte nach individueller Verträglichkeit	Johannisbeeren, rohes Kern- und Steinobst (nach individueller Verträglichkeit als Mus oder als Kompott), Rhabarber, Stachelbeeren, Trockenobst, Weintrauben
Fette und Öle	in Maßen: Butter; Omega-3-haltige Pflanzenöle (wie Leinöl, Rapsöl, Walnussöl, Weizenkeimöl), Kaltpressölmargarine, Olivenöl	Margarine, Schmalz, Mayonnaise, Remoulade, Distel-, Sonnenblumenöl, Palmfett
Eier, Milch und Milchprodukte	weich gekochtes Ei, Spiegelei, Rührei, Omelett; Buttermilch, Dickmilch, Frischkäse, Milch, Mozzarella, Naturjoghurt, Quark (bis 20 % Fett), saure Sahne, Schnittkäse (30–40 % Fett i. Tr.)	hart gekochte Eier, Eiersalat; Crème fraîche, Mayonnaise, Sahne, Schmand, Mascarpone, lang gereifter Käse, Schimmelkäse, Käse mit mehr als 50 % Fett i. Tr.
Fisch und Meeresfrüchte	Seelachs, Dorsch, Kabeljau, Zander, Forelle, Scholle, Seehecht, Wels, Lengfisch, Schalentiere wie Krabben und Hummer; je nach Fettverträglichkeit: Makrele, Lachs, Hering, Thunfisch	Fischkonserven, Fischsalate, panierter Fisch (wie z. B. Fischstäbchen, Backfisch)
Fleisch und Wurst	fettarmes Fleisch: Huhn, Pute, mageres Rind- oder Kalbfleisch, Kaninchen, Wild; Bierschinken, Corned Beef, Geflügelaufschnitt, Kassler, Sülze	Schweinefleisch, geräuchertes, paniert gebratenes oder fettes Fleisch (z. B. Gans, Ente), Cervelatwurst, Salami, Streichwurst, Mortadella, Brat-, Bockwurst

CHRONISCHES ERSCHÖPFUNGSSYNDROM

Burn-out-Symptome wie Müdigkeit werden oft abgetan.
Dabei ist Abgeschlagenheit ein wichtiger Krankheitsanzeiger. Der Erschöpfung
kann man jedoch mit der richtigen Ernährung entgegenwirken.

ÜBERBLICK: WAS IST DAS CHRONISCHE ERSCHÖPFUNGSYNDROM?

Typisch für das chronische Erschöpfungssyndrom (myalgische Enzephalomyelitis), auch Chronic-Fatigue-Syndrom (CFS) genannt, ist eine dauerhafte Erschöpfung mit bleierner Müdigkeit und begleitendem Krankheitsgefühl, die plötzlich beginnt und länger als sechs Monate andauert. Insgesamt scheint die Erkrankung Frauen häufiger zu betreffen als Männer. Schwere Erkrankungen wie Krebs, Infektionen, rheumatische Erkrankungen oder Chemotherapien können auch ein CFS verursachen.

Durch die lähmende körperliche und geistige Erschöpfung kommt es bei den Betroffenen zu verminderter Leistungsfähigkeit und Beschwerden. Die reichen von Kopfschmerzen, Ein- und Durchschlafstörungen bis hin zu Magen- und Darmproblemen.

Außerdem finden die Betroffenen im Schlaf keine Erholung. Das chronische Erschöpfungssyndrom ist wahrscheinlich keine psychische Störung oder Auswirkung einer Depression. Allerdings können infolge des CFS depressive Verstimmungen oder Depressionen auftreten, die behandelt werden müssen.

SYMPTOME: WORAN ERKENNT MAN CFS?

Die Beschwerden bei einer CFS sind vielfältig und oftmals diffus. Sie äußern sich beispielsweise in starker Tagesmüdigkeit, aber auch in Kopf- und Gelenkschmerzen sowie Konzentrations- und Gedächtnisproblemen. Es kann auch zu schmerzhaften Lymphknotenschwellungen kommen, einem Gefühl, als hätte man Grippe, Darmbeschwerden und Schwindel. Schon leichte Anstrengung löst oft tagelange Beschwerden aus. Pausen bewirken keine Erholung. Dauern die Beschwerden über Monate an, kann dies bis zur Berufsunfähigkeit führen.

URSACHEN: WIE ENTSTEHT CFS?

Die Ursachen des chronischen Erschöpfungssyndroms sind noch nicht vollständig geklärt. Experten gehen davon aus, dass es sich um eine Art Autoimmunkrankheit handeln könnte, die infolge eines Infekts auftritt. Häufig besteht auch ein Mangel an Antikörpern (Immunglobulinen). Bestimmte Entzündungsstoffe sollen ebenfalls eine Rolle spielen.

DIAGNOSE: WIE STELLT DER ARZT CFS FEST?

Um das chronische Erschöpfungssyndrom zu diagnostizieren, zieht der Arzt häufig die sogenannten kanadischen Kriterien heran. Ganz typisch für CFS ist der relativ plötzliche Beginn nach einem Infekt. Schwere chronische Fatigue kann aber auch als Begleiterkrankung von Hepatitis, multipler Sklerose, einer Krebserkrankung oder Depressionen auftreten.

PATIENTINNENGESCHICHTE

„Eine Fitnesstrainerin, die ständig müde ist und Muskelkater hat? Das klingt absurd, aber so war's. Kam ich abends nach Hause, ging ich fast sofort ins Bett – statt noch was zu unternehmen. Erst eine intensive Ernährungsberatung half mir zu erkennen, welche Vitalstoffe mir fehlten – und dass ich schlicht zu wenig gegessen habe. Seit ich mich an die Empfehlungen halte und Zucker meide, bin ich so fit, wie ich und meine Kunden es von mir erwarten. Und kann abends wieder Salsa tanzen gehen." Leonie Tüngel (27) hat ihre Abgeschlagenheit endlich besiegt.

DAS KANN IHR ARZT FÜR SIE TUN

Eine gezielte Therapie steht noch nicht zur Verfügung. Im Rahmen von Studien gibt es allerdings verschiedene Behandlungsansätze: So führte der Antikörper Rituximab, der auch in der Krebsbehandlung eingesetzt wird, in norwegischen Studien zu einer deutlichen Besserung der Symptome bei etwa 50 Prozent der Patienten. Weitere Medikationen, die im Rahmen von Studien geprüft werden, sind Immunglobuline, Immunadsorption und das Krebsmedikament Endoxan.

Nach dem derzeitigen Forschungsstand orientiert man sich bei der Behandlung an den Krankheitsanzeichen beziehungsweise Symptomen. So behandelt der Arzt zunächst die Beschwerden, die den Patienten am stärksten belasten, wie Schlafstörungen oder Schmerzen. Liegen Mangelzustände vor, insbesondere an Vitamin D und Eisen, Vitamin B_1, B_6, B_{12}, Zink oder Aminosäuren, werden diese entsprechend ausgeglichen. Manchen Patienten helfen hoch dosiertes Magnesium und Nahrungsergänzungsmittel mit NADH, Coenzym Q10 oder Ribose.

Nicht wenige Patienten leiden an häufigen Infekten oder Allergien. Diese werden dann ebenfalls behandelt, da sie die Beschwerden verschlimmern.

DAS KÖNNEN SIE SELBST FÜR SICH TUN

• **Sorgen Sie für guten Schlaf.** Dafür können Sie selber eine Menge tun: Machen Sie zum Beispiel bewusst Feierabend und genießen Sie ihn. Wenn Sie sich tagsüber regelmäßig bewegen, bauen Sie Stress ab. Das muss nicht immer Sport sein, dazu reichen kurze Spaziergänge. Auch Abendrituale wie ein gelegentlicher Abendspaziergang oder ein heißes Bad mit beruhigenden Badezusätzen wie Melisse oder Lavendel machen angenehm müde. Das Abendessen sollte man möglichst gegen 18 oder 19 Uhr einnehmen und auf üppige Mahlzeiten und koffeinhaltige Getränke verzichten. Auch alkoholhaltige Getränke führen zu einem unruhigen Schlaf, da Alkohol den Schlafrhythmus stört. Sorgen Sie außerdem für die richtige Umgebung: Das Schlafzimmer sollte dunkel und kühl sein. Die ideale Schlaftemperatur liegt um 16 Grad Celsius. Sinnvoll ist es, vor dem Schlafengehen zu lüften.

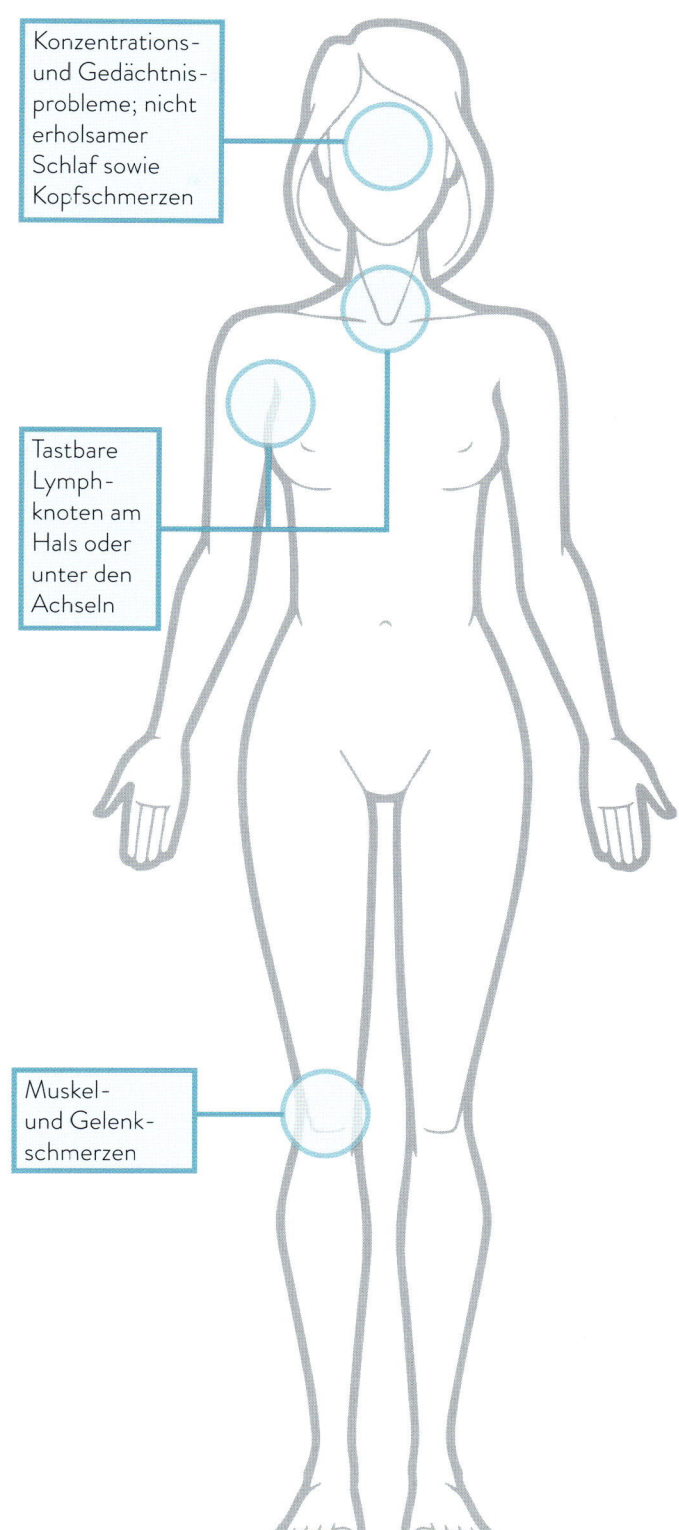

Konzentrations- und Gedächtnisprobleme; nicht erholsamer Schlaf sowie Kopfschmerzen

Tastbare Lymphknoten am Hals oder unter den Achseln

Muskel- und Gelenkschmerzen

ERNÄHRUNG, DIE HILFT
DIE TOP-3-LEBENSMITTEL

Cranberrys

Die Beeren enthalten wertvolle Mikronähr-stoffe wie etwa Eisen. Das Spurenelement verbessert den Sauerstofftransport und wirkt so gegen Müdigkeit. Wichtig: Bei getrockne-ten Cranberrys auf die ungezuckerte Variante zurückgreifen.

Nüsse

Walnüsse und Mandeln liefern Fette, Mineralien, B-Vitamine und die essenzielle Aminosäure Tryptophan. Dies sorgt für das Gute-Laune-Hormon Serotonin, das mit der Dunkelheit in das Schlafhormon Melatonin umgewandelt wird.

Hühnerei
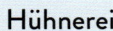

Etwa 5 Eier pro Woche dürfen es sein. Ein Bio-Hühnerei ist reich an dem Eiweißbaustein (Aminosäure) Lysin. Dieser stärkt das Immun-system und regt die Energieproduktion in den Zellen an.

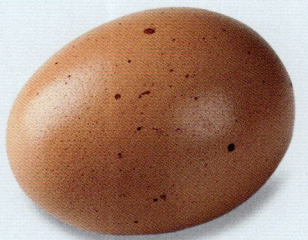

Zudem ist Regelmäßigkeit hilfreich: Am besten ist es, immer etwa zur selben Zeit aufzustehen und zu Bett zu gehen, auch am Wochenende.

- **Body-Scan:** Bei diesem von dem Molekularbiolo-gen Jon Kabat-Zinn entwickelten Entspannungs-verfahren tastet man im Liegen in Gedanken seinen Körper ab. Die Übung dauert etwa 30 Minuten: Ziehen Sie sich dazu an einen ruhigen Ort zurück und legen Sie sich mit lang ausgestreckten Beinen auf den Boden. Schließen Sie Ihre Augen.
Lassen Sie Ihre Füße nach außen fallen und legen Sie Ihre Arme seitlich am Körper ab. Spüren Sie, wie sich mit jedem Atemzug die Bauchdecke leicht hebt und senkt. Lassen Sie sich Zeit.
Lenken Sie nun Ihre Aufmerksamkeit zunächst auf Ihren linken Fuß. Einatmend stellen Sie sich vor, dass Sie bis in die Zehen Ihres linken Fußes hinein-atmen. Beim Ausatmen stellen Sie sich dann vor, wie Sie alle negativen Gefühle und Anspannungen loslassen.
Auf diese Weise lenken Sie Ihre Aufmerksamkeit der Reihe nach auf Ihre Fußsohle, Ihren Fußrü-cken, Ihr Sprunggelenk, Ihren Unterschenkel, Ihr Knie, Ihren Oberschenkel und die Leistengegend. Tasten Sie so im Geist Ihren ganzen Körper ab: vom rechten Fuß bis zur Leiste, über den Unterleib, das Gesäß und das Becken, die Wirbelsäule hinauf bis zur Schulter. Von den Fingern der linken Hand bis zur Schulter und den Fingern der rechten Hand bis zur Schulter, dann über Nacken, Hals, Gesicht und Kopf bis zum Scheitelpunkt. Atmen Sie während-dessen ruhig und in Ihrem Rhythmus.
Am Ende des Body-Scans spüren Sie noch einmal Ihrer Atmung nach. Anschließend öffnen Sie Ihre Augen und recken und strecken sich.

AKTIV MIT KURZEN PAUSEN

Aktivität am Tag und nicht zu lange Ruhe-phasen sind wichtig und effektiv, um Schlaf-probleme zu verringern.

Lebensmittel	Empfehlenswert	Bitte darauf verzichten
Brot, Getreide und Beilagen wie Nudeln, Kartoffeln, Reis	Haferflocken, Müsli ohne Zucker, Pell-kartoffeln, Vollkornbrot und -brötchen, Vollkornknäcke, Vollkornnudeln, Vollkornreis	Croissants, süße Backwaren (Kekse, Kuchen, Torten), Hartweizennudeln, Kartoffelbrei, Kroketten, Pfannkuchen, Pommes, geschälter Reis, Weißbrot und -brötchen, Zwieback
Nüsse und Samen	Cashewnüsse, Haselnüsse, Macadamia-nüsse, Mandeln, Kürbis-, Pinien-, Sonnenblumen- und Walnüsse	Erdnüsse und gesalzene Nüsse, gebrannte Mandeln, dragierte/schokolierte Nüsse
Gemüse	Auberginen, Artischocken, Bohnen, Erbsen, Fenchel, Gurken, alle Kohlarten, Linsen, Möhren, Paprika, alle Pilzarten, Radieschen, alle Salatsorten, Sauerkraut, Sojabohnen, Spargel, Spinat, Tomaten, Zucchini	Mais und Süßkartoffeln, Gemüsekonserven
Obst	zuckerarmes Obst wie Äpfel, Aprikosen, Brombeeren, Clementinen, Erdbeeren, Grapefruits, Heidelbeeren, Himbeeren, Johannisbeeren, Kiwis, Nektarinen, Orangen, Papayas, Pfirsiche, Pflaumen, Stachelbeeren, Wassermelonen	Trockenfrüchte (Backpflaumen, Rosinen etc.), gezuckerte Obstkonserven, Frucht-säfte; in Maßen geeignet: Ananas, Bananen, Birnen, Honigmelonen, Kakis (Sharonfrüchte), Kirschen, Mangos, Weintrauben
Fette und Öle	Butter, Leinöl, Olivenöl, Rapskernöl, Walnussöl, Hanföl	Butter-, Gänse- und Schweineschmalz, Mayonnaise, Palmfett, Distelöl, Sonnen-blumenöl
Eier, Milch und Milchprodukte	etwa 5 Eier pro Woche; Buttermilch (bis 20 % Fett), Käse (bis 45 % Fett i. Tr.), Kochsahne (15 % Fett), Milch (bis 1,5 % Fett), Naturjoghurt (bis 1,5 % Fett), Quark (bis 20 % Fett), saure Sahne (10 % Fett)	Fruchtbuttermilch, Fruchtjoghurt, Fruchtquark, Kakaozubereitungen, Milchreis, Pudding; in Maßen geeignet: Crème fraîche, Sahne, Schmand
Fleisch und Fisch	magere Wurst- und Fleischwaren wie Huhn, Kassler, Pute, Schinken, Schweine- und Rinderfilet; frischer oder geräucherter Fisch wie Hering, Kabeljau, Lachs; Schalentiere	panierter oder in Sahne eingelegter Fisch; nur in Maßen erlaubt: fette Wurst und fettes Fleisch wie Bauchspeck, Bratwurst, Fleischkäse, Mettwurst, Nackenfleisch, Salami, Weißwurst
Getränke	Kräuter-, Früchtetee (ohne Zucker), Mineralwasser	Alkohol, Fruchtsäfte; in Maßen: schwarzer Tee, Kaffee

COVID-19

Das neuartige Virus SARS-CoV-2 löste 2020 eine weltweite Pandemie aus.
Der zu den Coronaviren zählende Erreger befällt zunächst die Atemwege und kann
bei schwerem Verlauf zu Atemnot und Sauerstoffmangel führen.

ÜBERBLICK: WAS IST COVID-19?

„COVID-19" steht für „Corona Virus Disease 2019" – so heißt die durch das Coronavirus ausgelöste Lungenkrankheit. „SARS-CoV-2" ist der offizielle Name des neuartigen Coronavirus. „SARS" bedeutet „Schweres Akutes Atemwegssyndrom". Der Name weist auf die Verwandtschaft zum SARS-Virus hin, das 2002/2003 eine Epidemie ausgelöst hatte.

SARS-CoV-2 vermehrt sich im Rachen des Infizierten millionenfach und verbreitet sich von dort aus in die Lunge und in die Nase. Die Übertragung erfolgt im Wesentlichen durch Tröpfcheninfektion, das heißt, die Viren, die im Rachen sitzen, werden über feine Speichel- oder Schleimtröpfchen beim Sprechen, Husten und Niesen weitergegeben.

SYMPTOME: WORAN ERKENNT MAN COVID-19?

Es gibt Betroffene, die überhaupt keine Symptome haben; sie verspüren nicht einmal ein Kratzen im Hals, können aber andere anstecken. Das ist übrigens häufiger bei Kindern der Fall. Andere durchleben das gesamte Spektrum: von einem kratzigen Hals, Reizhusten, Abgeschlagenheit und einer schniefenden Nase bis hin zu schwerem Husten und einer Lungenentzündung mit Atemproblemen und hohem Fieber. Im schlimmsten Fall müssen die Patienten auf der Intensivstation überwacht und künstlich beatmet werden. Die häufigsten Symptome sind:

- Fieber
- trockener Husten
- Geruchs- und Gschmacksstörungen
- schwere Infektionen der unteren Atemwege (Lungenentzündung)
- Atemnot, Kurzatmigkeit
- Muskelschmerzen
- Müdigkeit/Schlappheit, Erschöpfung
- selten: Auswurf, Kopfschmerzen, Bluthusten, Durchfall

Besonders betroffen sind Erwachsene ab 50 Jahren und Menschen mit einer Vorerkrankungen oder mit geschwächtem Immunsystem.

Die gefürchtete Komplikation bei einer Coronavirus-Infektion ist die **Lungenfibrose**. Anzeichen dafür sind Atemnot, erschwertes Atmen, flache Atmung, Husten, blaue Lippen und Sauerstoffmangel. Zunächst tritt die Atemnot bei Belastung auf, dann folgen der Husten und der Sauerstoffmangel. Die Normwerte der Sauerstoffsättigung liegen zwischen 97 und 100 Prozent. Behandlungsbedürftig sind Werte von 90 Prozent und weniger. Werte unterhalb 85 Prozent werden als kritisch gewertet.

URSACHEN: WIE ENTSTEHT COVID-19?

Vermutet wird, dass das neue Coronavirus von Tieren auf den Menschen übertragen wurde. Viren bestehen nicht aus Zellen, sondern nur aus einem Strang Erbinformationen (Genom) und Eiweißen, die diesen Strang umhüllen (Kapsid). Deshalb sind sie auf Zellen anderer Organismen angewiesen, um sich zu vermehren.

Einige Viren, wie die Coronaviren, sind behüllt und haben eine Fettummantelung. Die Coronaviren tragen ihren Namen nach ihrem Aussehen. *Corona* ist

WEITERE AUSWIRKUNGEN DES VIRUS

Da das Virus neu ist, sind seine langfristigen Folgen noch nicht genau erforscht. Ein Jahr nach Ausbruch der Pandemie jedoch zeigten Studien, dass manche Erkrankte Monate später noch an Spätfolgen wie an einem eingeschränkten Geschmacks- und Geruchssinn, Muskelschmerzen, am Erschöpfungssyndrom (siehe Seite 104) oder Kurzatmigkeit leiden.

lateinisch und bedeutet „Krone, Kranz". Auf ihrer äußeren Hülle haben die Viren kurze Fortsätze, die an eine Sonnenkorona erinnern.

Wie Viren von Tieren auf den Menschen übergehen können, wird noch untersucht. Vermutlich springt durch das Zusammenleben mit Wildtieren eine mutierte Virus-Version zufällig auf Menschen über, die sich im menschlichen Körper vermehren kann.

DIAGNOSE: WIE STELLT DER ARZT COVID-19 FEST?

Hinweise auf eine Infektionskrankheit mit Viren oder Bakterien sind Fieber, die Erkrankung weiterer Personen im engeren Umkreis, der Kontakt zu Tieren oder eine kürzlich unternommene Auslandsreise, erhöhte Pulsfrequenz, Schwäche, Erschöpfung usw.

Nur eine Laboruntersuchungen kann sicher klären, ob es sich um SARS-CoV-2 handelt oder einen anderen Virus bzw. ein Bakterium. Für den Coronavirus-Test wird dem Patienten ein Rachenabstrich und/oder ein Abstrich aus der Nase entnommen. Es kann auch eine Probe aus einem ausgehusteten Sekret entnommen werden, das aus den Bronchien oder der Lunge stammt. Im Labor wird die Probe dann auf das Coronavirus untersucht. Das Verfahren basiert auf einer sogenannten Polymerase-Kettenreaktion, kurz **PCR**. Damit wird genetisches Material des Virus im Abstrich nachgewiesen. Ist der Test positiv, ist zur Bestätigung des Ergebnisses ein zweiter Test notwendig.

Es gibt PCR-Schnelltests, die nach demselben vereinfachten Prinzip funktionieren. Sie werden ohne Labor ausgewertet, sind jedoch ungenauer.

Ein weiteres Testverfahren ist die Untersuchung des Bluts auf **Antikörper gegen SARS-CoV-2**. Damit lässt sich feststellen, ob bereits eine Infektion durchgemacht wurde. Der Test sagt jedoch nichts darüber aus, ob der Betroffene noch ansteckend ist, wie lange die Infektion her ist oder ob ein Schutz gegen eine erneute Infektion vorliegt.

DAS KANN IHR ARZT FÜR SIE TUN

Die meisten viralen Infekte sind schlecht therapierbar! Es gibt nur wenige Mittel, die gegen Viren wirksam sind. Antiviral wirksame Virustatika können die

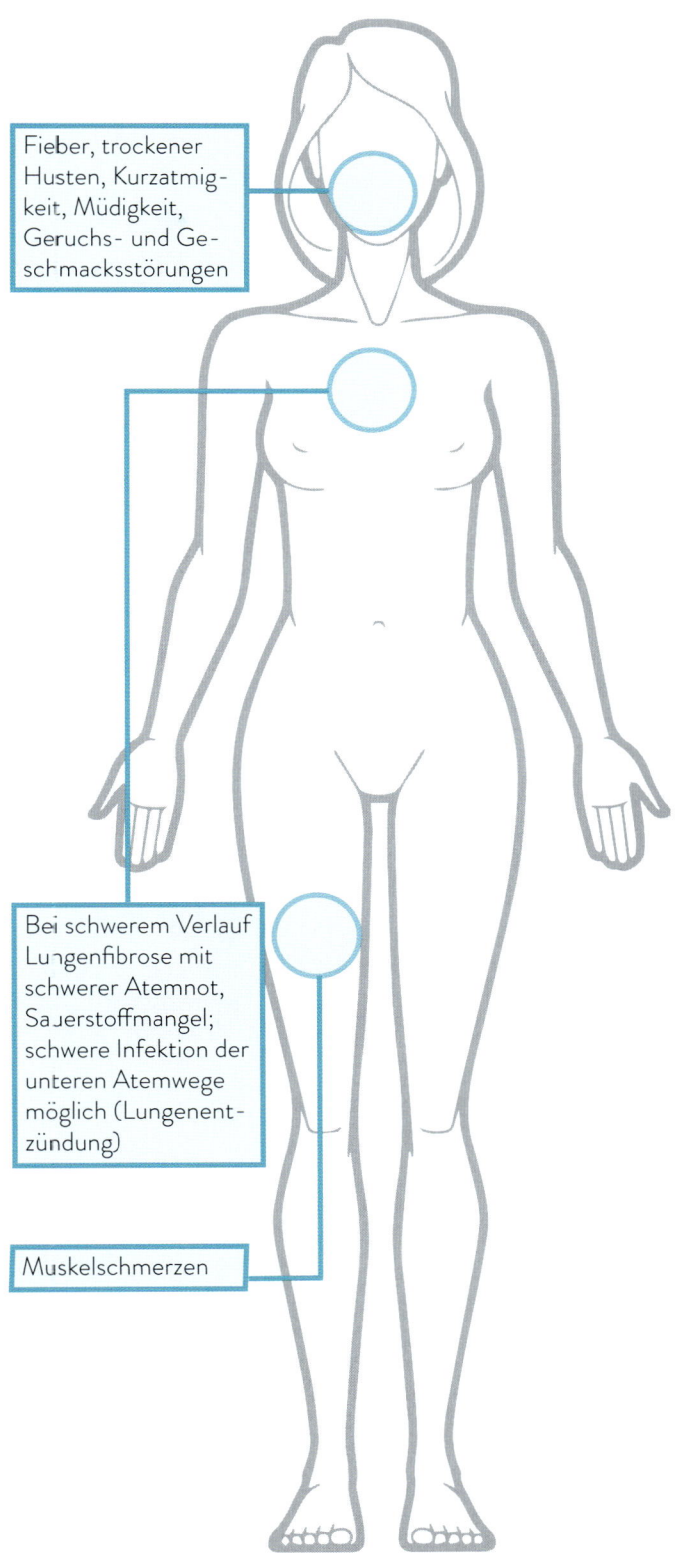

Fieber, trockener Husten, Kurzatmigkeit, Müdigkeit, Geruchs- und Geschmacksstörungen

Bei schwerem Verlauf Lungenfibrose mit schwerer Atemnot, Sauerstoffmangel; schwere Infektion der unteren Atemwege möglich (Lungenentzündung)

Muskelschmerzen

ERNÄHRUNG, DIE HILFT
DIE TOP-3-LEBENSMITTEL

Ingwer

Ein wirksames Mittel gegen virale Infekte ist frischer Ingwer, am besten in Form eines Teeaufgusses. Ingwer ist schleimfördernd, entzündungshemmend, reduziert den Hustenreiz, hilft gegen Schnupfen, wirkt antibakteriell in der Mundschleimhaut und stärkt das Immunsystem.

Möhren

Möhren sind reich an Vitamin A (Betacarotin), das die Natürlichen Killerzellen (NK) des Immunsystems anregt. Dadurch kann der Schweregrad von Atemwegsinfekten positiv beeinflusst werden. Weitere Vitamin-A-reiche Lebensmittel sind Aprikosen, Tomaten, Hühnereier, Leber oder Thunfisch.

Seefisch

Fettreiche Seefische wie Makrele, Hering und Lachs sind reich an Vitamin D. Es unterstützt das Immunsystem und hilft dem Körper bei der Abwehr der Krankheitserreger.

Vermehrung der Viren im Körper verhindern, aber nicht bei allen Virusarten. Bei SARS-CoV-2 beeinflusst laut einigen Studien das Mittel Remdesivir (Veklury®) offenbar den Krankheitsverlauf positiv. Das Mittel erhielt im Juli 2020 in der EU eine bedingte Zulassung zur Behandlung schwer erkrankter Patienten. Virustatika sind allerdings kein allgemeines Heilmittel, denn zum einen sind diese Medikamente nicht leicht verfügbar und zum anderen können sie heftige Nebenwirkungen auslösen. Hier muss man sorgfältig Risiken und Nutzen abwägen.

Weitere Therapieformen werden geprüft. Antibiotika helfen zwar nicht gegen Viren, werden aber häufig eingesetzt, um eine zusätzliche bakterielle Ko-Infektion (Superinfektion) zu verhindern.

DAS KÖNNEN SIE SELBST FÜR SICH TUN

Um zu verhindern, dass die Viren an die Zellen andocken, und zur Linderung des Hustenreizes hilft es, die **Schleimhäute gut zu befeuchten**: also viel Wasser und Tee, vor allem Ingwertee, trinken. Die Viren werden herausgeschwemmt, runtergeschluckt und von der Magensäure vernichtet. Dieser Effekt lässt sich auch mit Mundspülungen erzielen.

Unterstützen Sie Ihre Immunabwehr mit einer **vitaminreichen und gesunden Ernährung**.

SCHUTZ VOR DEM CORONAVIRUS

Händehygiene, Husten- und Nies-Etikette, also beim Niesen und Husten die Armbeuge vor den Mund halten, und Abstand halten zu Erkrankten, und zwar mindestens einen Meter, besser zwei Meter, können eine Ansteckung verhindern. Der Erkrankte sollte einen so großen Abstand zu anderen wie möglich halten. Die in Seife enthaltenen Tenside können die Lipidhülle des Virus mühelos zerstören – und sind damit ein äußerst wirkungsvolles Mittel zur Eliminierung der Coronaviren. Gegen andere Viren ohne Hülle wie das Norovirus hilft diese Schutzmaßnahme weniger, denn sie sind sehr viel widerstandsfähiger.

Lebensmittel	Empfehlenswert	Bitte darauf verzichten
Brot, Getreide und Beilagen wie Nudeln, Kartoffeln, Reis	Vollkorngetreide- und Vollkornprodukte; Dinkel; Basmatireis, Wildreis; Amarant, Hirse, Quinoa; Buchweizenmehl und -nudeln; Kartoffeln und Reis (erkaltet und wieder aufgewärmt); Haferflocken, Weizenkleie	Backwaren, helles Brot, Cornflakes, Hartweizennudeln, Kekse, gesüßtes Müsli, Pommes frites, Weizenmehl, Weizenmehlprodukte
Nüsse und Samen	Cashewnüsse, Erdnüsse, Haselnüsse, Macadamianüsse, Mandeln, Paranüsse, Pistazien, Sesamsamen, Walnüsse	gesalzene Nüsse und Erdnüsse
Gemüse	Blumenkohl, Brokkoli, Chicorée, Feldsalat, Grünkohl, Ingwer, Knoblauch, Kohlrabi, Kopfsalat, Linsen, Mangold, Meerrettich, Möhren, rote Paprikaschoten, Pilze, Rettich, Rosenkohl, Rote Bete, Rucola, Sauerkraut, Sojabohnen, Spinat, Tomaten, Wasabi, Wirsing, Zwiebeln	TK-Gemüse in Butter, Rahm oder Sahne
Obst	Avocado, Aprikosen, Beeren, Cranberrys (auch getrocknet), Granatapfel, Grapefruits, Holunder, Kiwi, Kokosnuss, Orangen, Weintrauben, Zitronen	gezuckerte Obstkonserven, Trockenfrüchte in großen Mengen
Fette und Öle	Hanföl, Leinöl, Nussöl, Olivenöl, Rapsöl	Distelöl, Schweineschmalz, Sonnenblumenöl
Eier, Milch und Milchprodukte	Bio-Eier, Buttermilch, Quark, Frischkäse, Hüttenkäse, Hartkäse (vor allem Parmesan), Joghurt, Kefir, Milch, Skyr	stark verarbeitete, gezuckerte Milchprodukte, Weichkäse
Fisch und Meeresfrüchte	Forelle, Hering, Krabben, Makrele, Saibling, Sardinen, Scholle, Lachs, Kabeljau, Thunfisch	panierter oder frittierter Fisch
Fleisch und Wurst	Gans, Hähnchen, Lamm, Leber, Pute, Rinderfilet, Suppenhuhn, Wild; magere Wurstsorten: Corned Beef, Geflügelaufschnitt, Kassler, Kochschinken, Lachsschinken	fettreiches/frittiertes/paniertes/rotes Fleisch; Bauchspeck, Dauerwurst, Salami, Schinkenspeck, Würstchen
Getränke	Wasser, Ingwertee, ungesüßte Kräuter- und Früchtetees, grüner Tee, Brottrunk, Espresso	Alkohol
Kräuter und Gewürze	Anis, Cayennepfeffer, Chili, Curry, Estragon, Ingwer, Knoblauch, Kreuzkümmel, Kurkuma, Oregano, Piment, Thymian, Zimt	Fertigbrühe, Fertiggewürzmischungen (enthalten oft Hefeextrakt und viel Salz und Zucker), Hefeextrakt; in Maßen: Salz, Zucker

DEMENZ

Die häufigste Hirnleistungsstörung ist die Alzheimer'sche Krankheit, die zweithäufigste die Demenz, der Verlust der intellektuellen Fähigkeiten. Beide gehören zu den folgenschwersten Alterskrankheiten und gelten bislang als unheilbar – aber Vorbeugung ist möglich.

ÜBERBLICK: WAS IST DEMENZ?

Meistens beginnt eine Demenz im höheren Lebensalter, weshalb man auch von Altersdemenz spricht. In seltenen Fällen kann sie sich auch bei jungen Menschen entwickeln.

Dabei sind Frauen deutlich häufiger betroffen als Männer: Fast 70 Prozent aller an Demenz Erkrankten sind weiblich.

Eine Demenz liegt vor, wenn neben einem beeinträchtigten Gedächtnis mindestens eines der folgenden Merkmale zutrifft:

- Probleme, sich sprachlich auszudrücken (Aphasie).
- Die Fähigkeit zur Ausführung motorischer Aktivitäten ist beeinträchtigt.
- Das Erkennen und Wiedererkennen von Gegenständen ist unmöglich.
- Eine Störung der zur Ausführung von Handlungen nötigen Hirnleistungen (Exekutivfunktionen) wie Planung, Organisation, Einhaltung von Reihenfolgen liegt vor.

In den Gehirnen der Patienten finden sich vermehrt charakteristische Eiweißablagerungen. Dabei handelt es sich zum einen um Ablagerungen (sogenannte senile Plaques) aus Eiweißbruchstücken (Beta-Amyloid-Peptide). Zum anderen sind es faserförmige Ablagerungen, die sogenannten Neurofibrillenbündel aus abnormem, verklumptem Eiweiß (Tau-Proteine mit zu viel angehängten Phosphatgruppen). Außerdem verändern sich die Konzentrationen spezifischer Botenstoffe (Acetylcholin und Glutamat), die bestimmte Funktionen im Gehirn steuern.

Durch die Ablagerungen kommt es im Gehirn zu Energiemangel und es ist nicht mehr in der Lage, ausreichend Glukose aufzunehmen. Das Gehirn ist somit unterversorgt und seine Leistungsfähigkeit reduziert sich.

SYMPTOME: WORAN ERKENNT MAN EINE DEMENZ?

Das für jede Demenz wichtigste Anzeichen ist das nachlassende Erinnerungsvermögen. Dabei ist zunächst das Kurzzeitgedächtnis betroffen. Die Erinnerung an Vertrautes und früher Erlerntes verblasst erst in späten Demenzstadien. Insgesamt kennt man drei Stadien.

Wie sich eine Demenz auswirkt, ist sehr vielfältig: Die Anzeichen der Erkrankung können sich im Denken, beim Orientierungssinn, in der Lernfähigkeit sowie im Sprach- und Urteilsvermögen niederschlagen. In der Regel sind die geistigen Leistungen in mehreren Bereichen beeinträchtigt. Außerdem verändern sich das Sozialverhalten, die Motivation wie auch die Persönlichkeit. Im Verlauf der Erkrankung können einfachste Tätigkeiten plötzlich schwerfallen – zum Beispiel auf die Toilette zu gehen, sich alleine anzuziehen oder die Schuhe zu binden. Je nach Ursache und Stadium der Demenz fallen die Symptome unterschiedlich aus. Dazu gehören auch Verhaltens- und psychische Symptome, von Teil-

---

DEN KRANKHEITSVERLAUF VERLANGSAMEN

Der Demenz kann man durchaus vorbeugen und auch eine Verlangsamung des Fortschreitens der Erkrankung ist möglich – neben geistiger Anregung und körperlicher Bewegung kann man mit gesunder, ausgewogener Ernährung sehr viel erreichen: Vermeiden Sie Zucker, wo immer es geht! Bevorzugen Sie pflanzliche Lebensmittel mit Ballaststoffen und vielen sekundären Pflanzenstoffen.

nahmslosigkeit über Enthemmung und Euphorie bis hin zu Aggression, Depression und dem Wiederholen ständig gleicher Abläufe. Im späteren Stadium kommen auch körperliche Krankheitsanzeichen dazu, wie ein gestörter Schlaf-Wach-Rhythmus, Inkontinenz oder Verstopfung.

URSACHEN: WIE ENTSTEHT DEMENZ?

Die Demenzerkrankungen haben unterschiedliche Ursachen. Meistens handelt es sich um eine **primäre Demenzerkrankung** – das heißt: Dahinter stecken Vorgänge im Gehirn, an denen kleinste Entzündungen mit beteiligt sind. Besonders die westliche Ernährung mit viel Zucker, Teigwaren, Nudeln und Pommes frites fördert solche Entzündungen. Die mit mindestens 50 Prozent häufigste Demenzform ist die **Alzheimer-Demenz**. Die Erkrankung geht mit einem fortschreitenden Verlust von Nervenzellen einher. Ihre genaue Ursache ist unbekannt. Am zweithäufigsten ist die **vaskuläre Demenz**. Sie entsteht durch gefäßbedingte Schädigungen des Gehirns, zum Beispiel infolge von Atherosklerose oder einem Schlaganfall.

Es gibt auch **Mischformen** zwischen Alzheimer- und vaskulärer Demenz, deren gemeinsame Ursachen die Alzheimer-Krankheit und eine Gefäßschädigung sind. Drei weitere, seltenere Demenzformen, bei denen ein fortschreitender Verlust von Nervenzellen vorliegt, sind die **Pick-Krankheit** (frontotemporale Demenz), bei der Nervenzellen im Stirn- und Schläfenlappen des Gehirns zugrunde gehen, die **Parkinson-Demenz** und die **Lewy-Körperchen-Demenz**. Risikofaktoren sind: Rauchen, Bluthochdruck, zu hohe Cholesterinwerte, Übergewicht, Vorhofflimmern, frühere Kopfverletzungen und Schilddrüsenunterfunktion.

DIAGNOSE: WIE STELLT DER ARZT DEMENZ FEST?

Wichtig ist das Gespräch mit dem Betroffenen und seinen Angehörigen. Zum Nachweis von Gedächtnisdefiziten gibt es spezielle neuropsychologische Tests. Zur Ursachenklärung werden weitere Untersuchungen gemacht, etwa durch bildgebende Verfahren (CT, MRT) oder EKG.

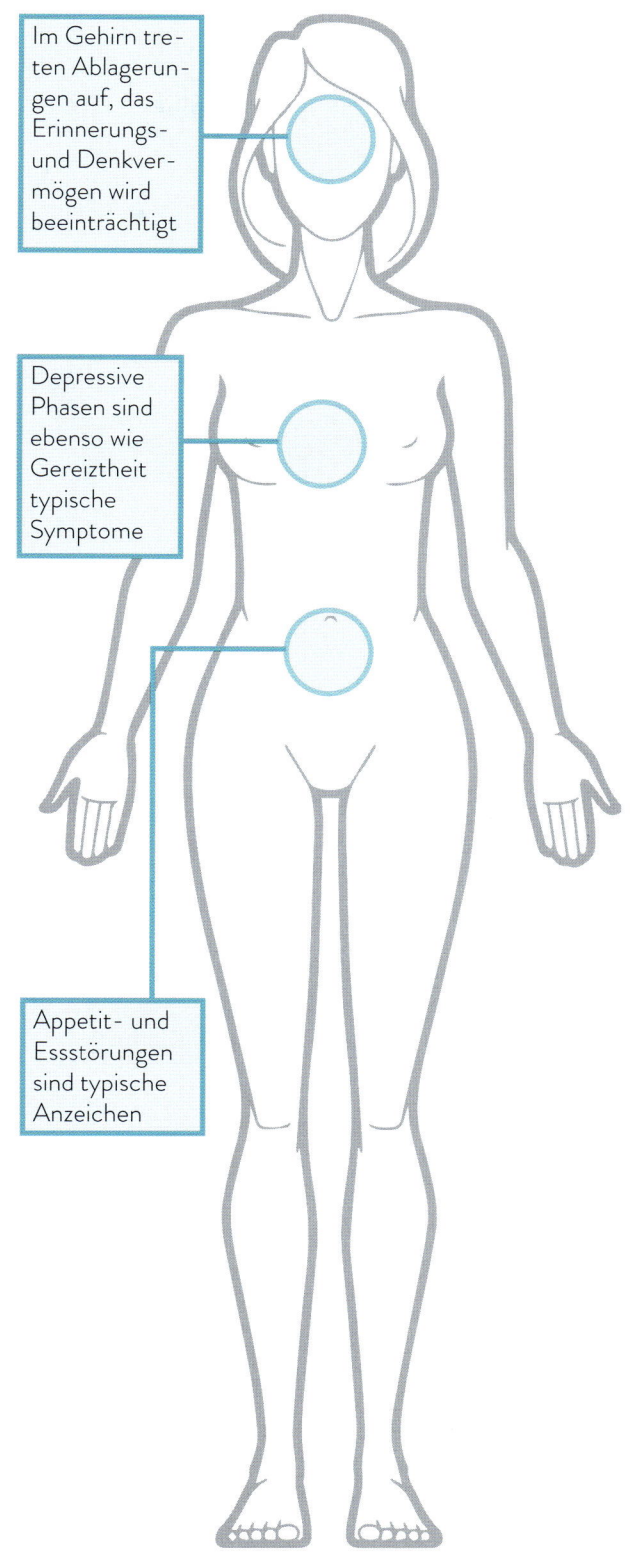

Im Gehirn treten Ablagerungen auf, das Erinnerungs- und Denkvermögen wird beeinträchtigt

Depressive Phasen sind ebenso wie Gereiztheit typische Symptome

Appetit- und Essstörungen sind typische Anzeichen

ERNÄHRUNG, DIE HILFT
DIE TOP-3-LEBENSMITTEL

Seefisch

Fetter Fisch ist besonders gesund. Thunfisch ist der absolute Spitzenreiter unter den Omega-3-Fettsäuren-Lieferanten, knapp gefolgt von Hering und Makrele. Am besten ist Fisch aus nachhaltiger Fischerei.

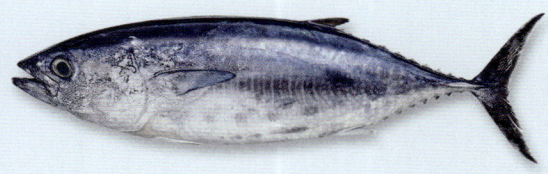

Leinöl

In Studien konnte nachgewiesen werden, dass die geistige Leistung bei höherer Aufnahme von Omega-3-Fettsäuren (zum Beispiel aus Fischölkapseln) besser ausfiel. Alternativ bietet sich 1 Esslöffel Leinöl pro Tag an.

Kakao

Eine Studie ergab, dass der Konsum von 2 Tassen dunklem Kakao die Durchblutung im Gehirn und insbesondere im Gedächtnisareal Hippocampus steigert.

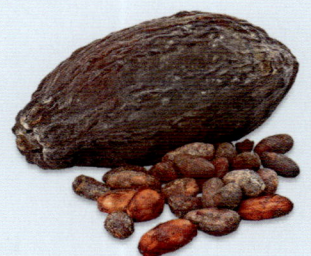

DAS KANN IHR ARZT FÜR SIE TUN

Je früher eine Therapie erfolgt, desto besser, da die passende Behandlung auch eine unheilbare Demenz positiv beeinflussen kann. Dabei wird versucht, die Symptome der Hirnleistungsstörung zu verringern und das Fortschreiten zu verzögern.

Für die Therapie stehen Medikamente und nicht medikamentöse Maßnahmen zur Verfügung, mit denen die Lebensqualität der Betroffenen verbessert werden soll. Hilfreich dabei sind Ergo- und Logotherapie, Hirnleistungstraining, Verhaltenstraining und Physiotherapie zur Verbesserung der körperlichen Fitness.

DAS KÖNNEN SIE SELBST FÜR SICH TUN

Ernährungsumstellung: Wichtig bei der Vorbeugung einer Demenz ist es, den zentralen Energiehaushalt zu stärken und schlecht verwertbare toxische Nahrungsbestandteile zu reduzieren. Gut ist deshalb:

• Der Verzicht auf zu viele und besonders rasch verdaubare Kohlenhydrate (Zucker und Stärke). Auch gesättigte Fettsäuren aus fettem Fleisch und Wurst oder Butter und Sahne sowie Transfettsäuren aus Fertiggerichten und Margarine sollten sie vermeiden. Verboten ist nichts, aber die Mischung macht es.
• Den Blutzuckerspiegel in einem gesunden Gleichgewicht halten (durch reichlich Ballaststoffe).
• Über wertvolle Fette können Sie das Hirninfarktrisiko ebenso reduzieren wie mit ausreichend pflanzlichem Eiweiß aus der Nahrung, sekundären Pflanzenstoffen aus Gemüse und zuckerarmen Früchten, Mineralstoffen und Vitaminen, die den Körper stärken.

GEHEIMTIPP GINKGO

In leichten Fällen und bei altersbedingten Gedächtnisproblemen ist ein Extrakt aus Ginkgoblättern hilfreich.

Lebensmittel	Empfehlenswert	Bitte darauf verzichten
Brot, Getreide und Beilagen wie Nudeln, Kartoffeln, Reis	Amarant, Buchweizen, Couscous auf Dinkelbasis, Dinkel, Dinkelmehl, Einkorn, Haferflocken, Hefeflocken, Hirse, Kamut (Khorasan-Weizen), Roggen, roter Reis	Weizenmehl und Weizenmehlprodukte
Nüsse und Samen	Kokosnüsse, Mandelmus, Mandeln, Maroni, Paranüsse, Pistazien, Sesamsamen, Walnüsse	gesalzene Nüsse
Gemüse	Algen, Blattsalate, Bleichsellerie, Blumenkohl, grüne Bohnen, Brokkoli, Chicorée, frische Erbsen, Frühlingszwiebeln, Grünkohl, Kichererbsen, Lauch, Linsen, Möhren, Mangold, Oliven, Pastinaken, Petersilienwurzeln, Pilze, Portulak, Radicchio, Romanesco, Rote Bete, Schwarzwurzeln, Soja, Spargel, Spinat, Tomaten, Zucchini, Zwiebeln	
Obst	alle zuckerarmen Obstsorten, besonders: Apfel, Avocado, Beeren, Granatapfel, Kirschen, Kiwi, Zitrusfrüchte	süße Früchte im Übermaß, gezuckerte Obstkonserven, Trockenobst in großen Mengen
Fette und Öle	Hanföl, Kokosöl, Kürbiskernöl, Leinöl, Macadamianussöl, Olivenöl, Rapsöl, Sesamöl, Walnussöl	Transfettsäuren aus Fertiggerichten, Backwaren und Frittiertem
Eier, Milch und Milchprodukte	Bio-Eier, Joghurt (Ziege/Schaf), Quark (Ziege/Schaf), Sahne, Ziegen- und Schafskäse	Kuhmilchprodukte in größeren Mengen
Fisch und Meeresfrüchte	Bachforelle, Heilbutt, Hering, Kabeljau, Rotbarsch, Saibling, Sardine, Schellfisch, Scholle, Schwertfisch, Thunfisch, Wildlachs, Zander	roter Thunfisch; in Mayonnaise oder Sahne eingelegter, frittierter oder panierter Fisch
Fleisch und Wurst	in Maßen: magere Wurst- und Fleischsorten, Hähnchen, Lamm, Pute, Wild	fettes Fleisch; stark verarbeitete Fleisch- und Wurstwaren, paniertes oder frittiertes Fleisch
Kräuter und Gewürze	Basilikum, Bohnenkraut, Borretsch, Brennnessel, Chilischoten, Dill, Essig, Fenchelsamen, Ingwer, Kapern, Kardamom, Kerbel, Kresse, Kreuzkümmel, Kümmel, Kurkuma, Liebstöckel, Löwenzahn, Majoran, Oregano, Safran, Salbei, Thymian, Tomatenmark, Zimt	Fertiggewürzmischungen (enthalten oft Hefeextrakt, Salz oder Zucker)
Getränke	Früchtetee, Kaffee, Kräutertee, Mandeldrink, Tee (schwarz/grün), Wasser	Alkohol im Übermaß, Fruchtsäfte in großen Mengen, Softdrinks

FETTLEBER

Etwa ein Viertel aller Erwachsenen in Deutschland hat eine Fettleber.
Verantwortlich dafür sind nicht nur Alkohol und Fette,
sondern auch Fertigprodukte und Fast Food.

ÜBERBLICK: WAS IST EINE FETTLEBER?

Bei einer Fettleber (Steatosis hepatis) lagern sich Fette (vor allem Triglyzeride) in der Leber ein. Man unterscheidet folgende Schweregrade:

- **Leichtgradige Fettleber:** Weniger als ein Drittel der Leberzellen sind übermäßig verfettet.
- **Mäßige Fettleber:** Weniger als zwei Drittel der Leberzellen, aber mehr als ein Drittel sind übermäßig verfettet.
- **Schwere Fettleber:** Mehr als zwei Drittel der Leberzellen sind übermäßig verfettet.

Zu Beginn bereitet sie kaum Beschwerden, aber die Fettleber kann gravierende Folgen haben: Bleibt sie lange unerkannt und unbehandelt, verändert sich die Organstruktur und Entzündungen entstehen (Hepatitis). Als schwerwiegendste Komplikation kann sich zwischen den Leberzellen mehr Bindegewebe bilden und das Gewebe vernarbt (Leberzirrhose).

Von der häufigsten chronischen Lebererkrankung sind in Deutschland etwa 20 Prozent der Menschen betroffen. Die meisten erkranken zwischen dem 40. und 60. Lebensjahr. Dennoch kann es auch bei Kindern und Jugendlichen schon zu einer Leberverfettung kommen.

Die Erkrankung wird medizinisch nach ihren Ursachen in eine alkoholische und eine nicht alkoholische Form unterteilt. Alkohol ist der Auslöser der alkoholischen Fettleber (AFLD; Alcoholic fatty liver disease). Die nicht alkoholische Fettlebererkrankung (NAFLD) wird auch als Wohlstandserkrankung bezeichnet. Frauen sind häufiger davon betroffen.

SYMPTOME: WORAN ERKENNT MAN EINE FETTLEBER?

Manche Betroffene empfinden ein Druck- oder Völlegefühl im rechten Oberbauch oder leiden generell unter Völlegefühl. Oft spüren Patienten aber gar keine Krankheitsanzeichen oder nur eine kaum merkliche Leistungsminderung (oft geht mit der Heilung einer Fettleber ein plötzlicher Anstieg der Vitalität einher). Erst bei fortschreitender Erkrankung treten deutlichere Beschwerden auf. Auch bei Alkoholgenuss als Ursache einer Fettleber zeigen sich zunächst keine spezifischen Symptome.

Dauerhaft erhöhte Leberwerte bei einem Blutbild können auf eine Fettleber hindeuten. Dazu gehören beispielsweise die Enzyme GOT (auch AST) und GPT (auch ALT) sowie der Bilirubinwert und das Enzym Gamma-GT (GGT). Doch sind diese ebenfalls keine spezifischen Fettleber-Symptome, sondern nur ein Hinweis auf eine Leberschädigung. Die wichtigste Untersuchung zur Erkennung einer Fettleber ist eine Sonografie des Oberbauches.

Mitunter ist die Leber vergrößert. Zudem sind Fettleber-Erkrankte oft übergewichtig. Allerdings können auch eine eiweißarme Diät und ein schneller Gewichtsverlust zur Fettleber führen. Viele Betroffene sind zuckerkrank oder leiden unter dem metabolischen Syndrom mit erhöhtem Blutdruck und Blutfettwerten. Der Bauchumfang liegt im kritischen Bereich (bei Frauen > 88 cm, bei Männern > 102 cm) und häufig besteht eine Insulinresistenz.

WENIG KOHLENHYDRATE UND GESUNDES FETT

Eiweiß, gesunde Fette, ballaststoffreiche, komplexe Kohlenhydrate und kein Zucker! Dieser Lebensmittelmix ist das Geheimnis des Heilungserfolgs (Empfehlungen auf Seite 119). Ideal sind Kohlenhydrate aus faserreichem Gemüse sowie pflanzliches Eiweiß aus Nüssen und Pilzen. 25 Gramm Zucker am Tag sind genug. So ist die Fettleber heilbar.

URSACHEN: WIE ENTSTEHT EINE FETTLEBER?

Wenn dem Körper mehr Kalorien zugeführt werden, als er verbrennen kann, lagert er Fett ein – und zwar nicht nur im Fettgewebe unter der Haut, sondern auch in den Muskeln und in der Leber. Studien legen nahe, dass vor allem eine zuckerreiche Ernährung dazu beiträgt. Hüten Sie sich daher vor zu viel Zucker und Fruchtzucker und einem Übermaß von Kohlenhydraten aus Nudeln, Brot und Co., wenn Sie sie nicht durch Sport verbrennen.

Bei einer alkoholbedingten AFLD können die Mitochondrien Coenzyme (Acetyl-CoA) aus dem Alkohol nicht mehr verstoffwechseln – aus dem Rest bauen die Zellen neue Fettsäuren auf. Zugleich entsteht beim Alkoholabbau das die Leberzellen schädigende Acetaldehyd, welches die Zellen daran hindert, die Fette ins Blut abzugeben. Sie sammeln sich in der Leber.

Eine Fettleber kann zudem entstehen, wenn Eiweißmangel vorliegt. Diese Form der Fettleber ist hierzulande relativ selten. Manchmal entsteht sie als Folge einer Essstörung. Selten verursachen auch bestimmte Medikamente oder Gifte eine Fettleber.

Bestimmte Kankheiten, die eine Fettleber verursachen können, sind CED (siehe Seite 100), Unfruchtbarkeit (PCO-Syndrom), Zöliakie (Glutenunverträglichkeit, siehe Seite 206) oder das Reye-Syndrom (tritt nur bei Kindern bis zum 15. Lebensjahr auf).

DAS KANN IHR ARZT FÜR SIE TUN

Eine spezifische medikamentöse Fettleber-Therapie gibt es nicht. Der Arzt wird daher eine gezielte Lebensstiländerung vorschlagen, die konsequent eingehalten werden sollte. Nur damit lässt sich eine Fettleber wirklich effektiv abbauen.

Das bedeutet, dass Betroffene zunächst langsam Übergewicht reduzieren. Eine Formula-Diät zur kurzfristigen Entfettung kann hilfreich sein. Zudem sollte auf regelmäßige körperliche Aktivität geachtet und auf Alkohol verzichtet werden.

Darüber hinaus sollte der Arzt im Lauf der Behandlung begleitend Blutzucker-, Blutdruck- und Blutfettwerte prüfen und gegebenenfalls andere Medikamente verordnen.

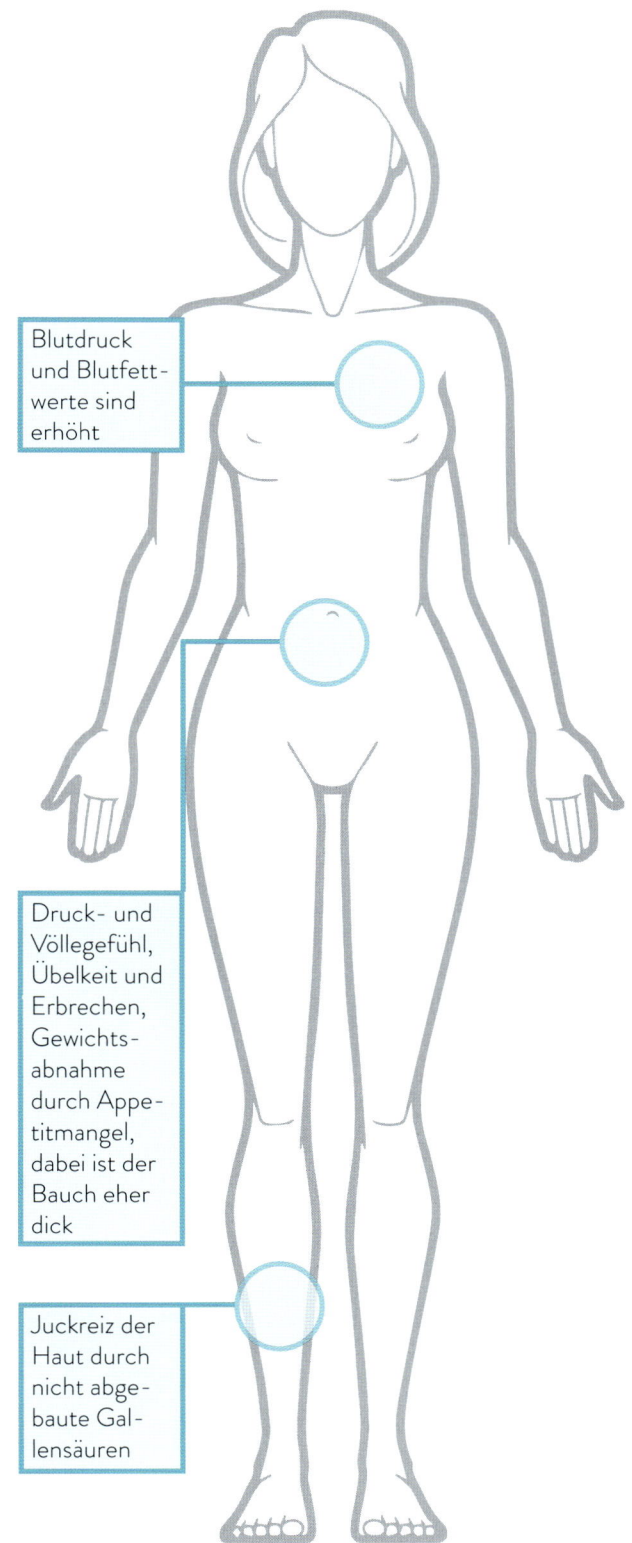

Blutdruck und Blutfettwerte sind erhöht

Druck- und Völlegefühl, Übelkeit und Erbrechen, Gewichtsabnahme durch Appetitmangel, dabei ist der Bauch eher dick

Juckreiz der Haut durch nicht abgebaute Gallensäuren

ERNÄHRUNG, DIE HILFT
DIE TOP-3-LEBENSMITTEL

Grapefruit

Die Zitrusfrucht ist reich an Vitalstoffen – darunter Vitamin C sowie die an zahlreichen Stoffwechselvorgängen beteiligten B-Vitamine. Die Bitterstoffe in der Frucht regen besonders die Fettverdauung an.

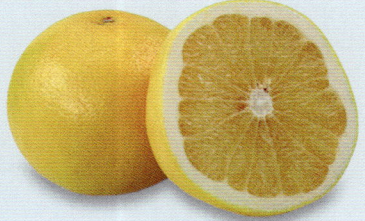

Spinat

Die Folsäure im Spinat kommt Leber und Nieren zugute. Zudem enthält er reichlich Ballaststoffe, die die Darmpassage regulieren. Das Chlorophyll begünstigt die Ausscheidung von Giftstoffen und Fetten, die sich in der Leber stauen.

Löwenzahn

Wurzel wie Blätter des Löwenzahns gehören zu den Bitterkräutern der Naturheilkunde. Sie stimulieren die Verdauung und die Gallenproduktion in der Leber. Zur Leberreinigung eignen sich Löwenzahntee, gepresster Frischsaft oder Salat.

DAS KÖNNEN SIE SELBST FÜR SICH TUN

- **Ernährungsumstellung:** Wer aufgrund einer unausgewogenen Ernährung an einer Fettleber erkrankt ist, kann durch eine Verbesserung der Lebens- und Essgewohnheiten ein gesundes Körpergewicht erreichen. Die krankhaften Fettansammlungen in der Leber verschwinden dann in der Regel wieder von selbst.
- **Ausreichend trinken:** Ohne Wasser läuft im Körper nichts, nur können wir es nicht bevorraten. Für alle Stoffwechselvorgänge benötigt der Mensch Wasser. Trinken Sie deshalb jeden Tag nach dem Aufstehen ein Glas Wasser. Trinken Sie zu jeder Mahlzeit etwas Wasser und stellen Sie sich in jeden Raum, in dem Sie sich oft aufhalten, eine Flasche Wasser. So kommen Sie auf das Pensum, das Ihr Körper benötigt: 2 bis 3 Liter pro Tag. Faustregel 0,03 Liter pro Kilogramm Körpergewicht.
- **Bewegung:** Das optimale Training für Herz und Kreislauf und Muskeln setzt sich aus einer Mischung aus Kraft (zum Beispiel Liegestütze und Sit-ups), Ausdauer (zum Beispiel Walking oder Schwimmen) und Beweglichkeitsübungen (zum Beispiel Yoga) zusammen – mindestens zweimal, idealerweise fünfmal pro Woche eine Stunde. Hervorragend wäre es, wenn Sie sich auch im Alltag so viel wie möglich bewegen. Nemen Sie beispielsweise wann immer möglich für kurze Wege das Rad oder gehen Sie zu Fuß.

DEN KÖRPER ENTLASTEN

Grundsätzlich hilft alles, was auch Gewicht reduziert. Die Basis sollte sein: nicht zu süßes Obst, aber viel Gemüse, maximal drei Mahlzeiten pro Tag mit mindestens fünfstündigen Essenspausen und jede Mahlzeit mit ausreichend viel Eiweiß: Eier, Fisch, mageres Fleisch, Geflügel, fettarme Milch und Milchprodukte. Dazu gibt es Hülsenfrüchte, ballaststoffreiche und „langsame" Kohlenhydrate aus Vollkornprodukten und Nüsse.

Lebensmittel	Empfehlenswert	Bitte darauf verzichten
Brot, Getreide und Beilagen wie Nudeln, Kartoffeln, Reis	in Maßen: Vollkornbrot/-brötchen, insbesondere aus Hafer, Dinkel, Roggen, Gerste; Haferflocken, Müsli ohne Zucker; Vollkornnudeln, Vollkornreis, Pellkartoffeln	Croissants, Weißbrot, Toastbrot, Weizen- und Milchbrötchen, Zwieback; Hartweizennudeln, geschälter Reis, Pommes frites, Kroketten, Kartoffelbrei, Kartoffelpuffer; Fertiggerichte, Fast Food
Nüsse und Samen	Cashewnüsse, Haselnüsse, Kürbiskerne, Macadamianüsse, Mandeln, Pinienkerne, Sonnenblumenkerne, Walnüsse	Erdnüsse und gesalzene Nüsse
Gemüse	Aubergine, Artischocken, Bohnen, Erbsen, Fenchel, Gurken, alle Kohlarten, Linsen, Möhren, Paprika, alle Pilze, Radieschen, alle Salatsorten, Sauerkraut, Sojabohnen, Spargel, Spinat, Tomate, Zucchini	Mais; in Maßen noch in Ordnung: Süßkartoffeln
Obst	Apfel, Aprikosen, Brombeeren, Clementinen, Erdbeeren (frisch), Grapefruit, Heidelbeeren, Himbeeren, Johannisbeeren, Kiwi, Nektarine, Orange, Papaya, Pfirsiche, Pflaumen, Sauerkirschen, Stachelbeeren, Wassermelone, Zwetschgen	gezuckerte Obstkonserven, Trockenobst und Obstmus; in Maßen noch in Ordnung: Ananas, Banane, Birne, Honigmelone, Kaki, Kirschen, Mango, Weintrauben
Fette und Öle	Butter, Leinöl, Olivenöl, Rapsöl, Walnussöl, Weizenkeimöl	Butter-, Gänse-, Schweineschmalz, Distelöl, Mayonnaise, Palmfett, Sonnenblumenöl
Eier, Milch und Milchprodukte	Eier in allen Variationen; Buttermilch, Milch (1,5 % Fett), Naturjoghurt (1,5 % Fett), Speisequark (bis 20 % Fett); Käse (bis 45 % Fett i. Tr.): Feta, körniger Frischkäse, Harzer Käse, Mozzarella, Schnittkäse, Weichkäse; Kefir, Kochsahne	Crème fraîche, Fruchtbuttermilch, Fruchtjoghurt, Fruchtquark, Kakaozubereitungen, Milchreis, Pudding, Sahne, Schmand
Fisch und Meeresfrüchte	Aal, Forelle, Heilbutt, Hering, Kabeljau, Karpfen, Lachs, Makrele, Sardine/Sardellen, Scholle, Seezunge, Steinbutt, Thunfisch; Flusskrebs; Garnelen, Hummer, Krabben, Shrimps	Fisch in Mayonnaise oder Sahne eingelegt, panierter Fisch
Fleisch und Wurst	Aspik, Corned Beef, Hühnerfleisch, Kassler, Koch- und Lachsschinken, Putenbrustaufschnitt, Putenfleisch, Rinderfilet, Schweinefilet, Schweinerücken	in Maßen: Mortadella, Leberkäse, Nackenfleisch

FIBROMYALGIE

Wer an Fibromyalgie erkrankt ist, geht oft einen langen Leidensweg. Die Behandlung ist schwierig. Fördern Sie Ihre Selbstheilung durch eine gesunde Ernährung.

ÜBERBLICK: WAS IST FIBROMYALGIE?

Die Fibromyalgie ist auch unter dem Begriff „myofasziales Schmerzsyndrom" bekannt. Die nicht entzündliche Erkrankung verläuft in Schüben und chronisch, gehört zum rheumatischen Formenkreis und ist nicht heilbar. Sie ist schwierig zu diagnostizieren, da Blutuntersuchungen und Röntgenbilder keinen Aufschluss auf das Vorhandensein der Krankheit liefern, da keine Schädigungen innerer Organe oder des Bewegungsapparats verursacht werden. Man unterscheidet zwei Formen:

• Bei der **primären Fibromyalgie** ist eine eindeutige Ursache nicht bekannt.
• Die **sekundäre Form** kann nach organischen Erkrankungen wie entzündlich-rheumatischen Beschwerden, Autoimmunerkrankungen oder Infekten (insbesondere virale Infekte wie Hepatitis C) auftreten. Auch Krebserkrankungen oder Operationen können der Fibromyalgie vorausgehen.

SYMPTOME: WORAN ERKENNT MAN FIBROMYALGIE?

Die Betroffenen leiden unter teils starken, meist diffusen Schmerzen der Muskulatur und des Bewegungsapparats. Diese manifestieren sich in Nacken, Rücken, Armen, Beinen und Brust in Form von Brennen, Stechen oder muskelkaterähnlichen Beschwerden. Die Beschwerden ändern sich sowohl im Tages- als auch im Krankheitsverlauf. Emotionaler Stress und Kälte können die Schmerzen verstärken. Das Schmerzempfinden und die Begleitsymptome wie Erschöpfung, Morgensteifigkeit, Schwellungen, Kopfschmerzen und Reizdarm oder Zittern in den Gliedmaßen beeinträchtigen die Lebensqualität und schränken die Bewegungsfähigkeit ein. Viele Betroffene leiden zudem an Depressionen, Müdigkeit, Erschöpfung und Angstzuständen. Auch Schlafapnoe und das Restless-Legs-Syndrom treten oft auf.

URSACHEN: WIE ENTSTEHT FIBROMYALGIE?

Etwa vier Prozent der Bevölkerung in den westlichen Industrienationen sind betroffen. Frauen erkranken deutlich häufiger, weshalb hormonelle Ursachen bei der Entstehung vermutet werden. Auch eine genetische Disposition wird diskutiert. Die genauen Ursachen sind nicht bekannt. Neuere Untersuchungen der Universität Würzburg haben erstmals einen organischen Befund erbracht. Man stellte fest, dass die kleinen Nervenfasern im Muskelgewebe von Fibromyalgiepatienten verändert waren. Ob das auf alle Betroffene zutrifft, ist jedoch noch offen.

DIAGNOSE: WIE STELLT DER ARZT FIBROMYALGIE FEST?

Typisch für Patienten mit Fibromyalgie ist, dass sie besonders sensibel auf Druck an bestimmten Körperpunkten reagieren. Insgesamt gibt es 18 dieser sogenannten Tender-Points. Mit einem speziellen Fragebogen klärt der Arzt die Beschwerden ab.

UNGEKLÄRTE URSACHEN

Lange ging man davon aus, dass es sich bei der Fibromyalgie um eine Begleiterscheinung seelischer oder psychischer Überbelastung handelt. Heute wird Fibromyalgie als eigenständige Krankheit betrachtet, der Störungen zugrunde liegen, die direkt unter der Haut befindliche Nervenfasern betreffen. Als Ursachen werden Störungen in der Schmerzverarbeitung im Gehirn vermutet. Verantwortlich hierfür kann ein Mangel des Neurotransmitters Serotonin sein, aber auch starke, vor allem stressbedingte Schwankungen im körpereigenen Hormonhaushalt.

DAS KANN IHR ARZT FÜR SIE TUN

Eine Behandlung der Krankheitsursachen ist nach heutigem Wissensstand unmöglich. Da die Einnahme von Schmerzmitteln mit erheblichen Nebenwirkungen verbunden ist, eignet sich diese Maßnahme nicht für die Anwendung über einen langfristigen Zeitraum.

Die Therapie einer Fibromyalgie zielt darauf ab, den Übergang von der vorübergehenden zur dauerhaften Erkrankung zu verhindern, zu verlangsamen oder rückgängig zu machen. Sie ist komplex und schließt auch Veränderungen der Lebensgewohnheiten mit ein. Als hilfreich hat sich eine psychologische Betreuung der Patienten erwiesen. Unter Anleitung eines erfahrenen Psychotherapeuten oder Psychiaters können die Patienten lernen, chronischen Stress oder seelische Belastungen zu überwinden.

Ergänzend werden Schmerzbewältigungstechniken, Entspannungsübungen, Meditation oder Biofeedback eingesetzt. Eine zeitlich begrenzte Gabe von Antidepressiva kann zur Senkung der Schmerzschwelle und Verbesserung der Schlafgewohnheiten beitragen. Ebenfalls empfehlenswert sind physiotherapeutische Anwendungen.

DAS KÖNNEN SIE SELBST FÜR SICH TUN

- **Sanfte sportliche Betätigung** wie Tai-Chi, Yoga oder Schwimmen hilft, die Beweglichkeit der Betroffenen zu erhalten und ihre Angst vor dem Bewegungsschmerz zu lindern. Besonders gut sind regelmäßige heiltherapeutische Bewegungsübungen in Warmwasserbecken oder im Thermalbad.
- **Alternative Heilverfahren:** Manchen Patienten tun Therapien der Traditionellen Chinesischen Medizin, Akupunktur oder auch Osteopathie gut. Betroffene sollten diese verschiedenen Angebote ausprobieren und für sich bewerten.
- **Fleisch** enthält viel Arachiodonsäure, die Entzündungsprozesse anregt. Decken Sie Ihren Eiweißbedarf lieber über Hülsenfrüchte, Soja und andere pflanzliche Proteinlieferanten, um alles, was Entzündung fördert, möglichst zu vermeiden. Wenn Fleisch, dann ist nur Geflügel- und Kalbfleisch geeignet, weil es L-Carnetin liefert und die Fettverbrennung anregt.

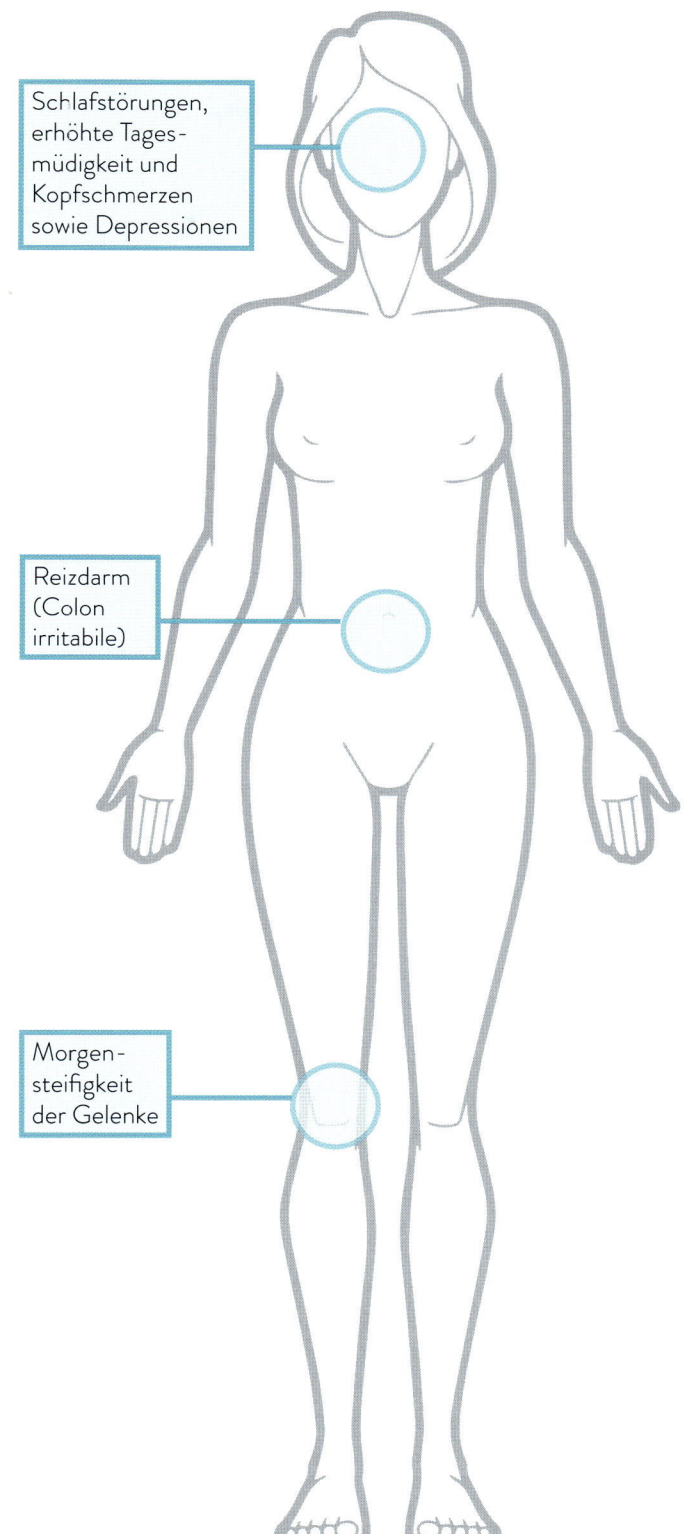

Schlafstörungen, erhöhte Tagesmüdigkeit und Kopfschmerzen sowie Depressionen

Reizdarm (Colon irritabile)

Morgensteifigkeit der Gelenke

ERNÄHRUNG, DIE HILFT
DIE TOP-3-LEBENSMITTEL

Schokolade

Das Tryptophan in dunkler Schokolade ist eine essenzielle Aminosäure und regt die Serotoninproduktion an. Bei neurodegenerativen Erkankungen ist der Tryptophanstoffwechsel gestört. Wichtig ist ein Kakaoanteil von mindestens 70 Prozent. Dann ist Schokolade in Maßen erlaubt!

Sauerkraut

Gegen das Begleitsymptom Reizdarm hilft milchsauer vergorenes und ungekochtes Sauerkraut. Lebensmittel mit einer probiotischen Wirkung beruhigen die Darmflora. Gut sind auch morgens etwas Naturjoghurt und 2 Esslöffel Haferkleie zur Darmberuhigung.

Grünkohl

Das gesunde Wintergemüse zählt zu den basenreichsten seiner Art und hilft so, den Körper zu entsäuern. Zudem ist es reich an Kalzium (mehr als Milch!) und sekundären entzündungshemmenden Pflanzenstoffen wie Lutein und Zeaxanthin.

- **Fermentierte Lebensmittel** wie Buttermilch, Naturjoghurt ohne Zucker, Dickmilch und Sauerkraut fördern die Darmflora und stärken das Immunsystem.

WEITERE ERNÄHRUNGSEMPFEHLUNGEN:

Da viele Betroffene an einem zu niedrigen Liquor-Serotoninspiegel leiden, ist es umso wichtiger, dass sie sich **tryptophanreich ernähren**. Tryptophan ist eine essenzielle Aminosäure, die unter anderem dafür benötigt wird, Serotonin im Körper herzustellen. Das Hormon sorgt für eine normale Schmerzschwelle. Ist der Serotoninspiegel zu niedrig, erhöht sich die Schmerzempfindlichkeit. Die Aufnahme des Tryptophans ins Gehirn kann durch den gleichzeitigen Verzehr von Kohlenhydraten gefördert werden. Deshalb wird der gemeinsame Verzehr tryptophanreicher Lebensmittel wie Nüsse, Kalbfleisch, Thunfisch und Haferflocken und kohlenhydratreicher Lebensmittel in einer Mahlzeit empfohlen.

Fibromyalgieerkrankte sollten auf einen **ausgeglichenen Säure-Basen-Haushalt** achten. Säuren fallen hauptsächlich durch eiweiß- und phosphatreiche Lebensmittel wie Fleisch, Wurst und Käse im Körper an. Diese sollen nur in Maßen verzehrt werden. Basenbildend sind Obst, Gemüse, Kartoffeln oder Nüsse. Hier dürfen Sie schlemmen.

Die tägliche Zufuhrempfehlung von 300 Milligramm **Magnesium** sollten Betroffene unbedingt erreichen. So kann die Muskelrelaxation gefördert und Muskelkrämpfen vorgebeugt werden. Auf dem Speiseplan sollten daher täglich Lebensmittel wie Bananen, Vollkornprodukte, Nüsse, Naturreis und magnesiumreiches Mineralwasser stehen.

WENIGER GENUSSMITTEL

Alkohol, Schokolade und Kaffee, aber auch Nikotin verstärken muskuläre Unruhe. Daher sollten sie reduziert werden. Auf Tabakkonsum sollte ganz verzichtet werden. Eine gesunde Alternative zum Kaffee: grüner Tee. Er wirkt stark antioxidativ und gleichzeitig anregend.

Lebensmittel	Empfehlenswert	Bitte darauf verzichten
Brot, Getreide und Beilagen wie Nudeln, Kartoffeln, Reis	Amarant Buchweizen, Cornflakes ohne Zucker, Grünkern, Hirse, Schrotbrot, Sojamehl, Vollkornbrot, Vollkornnudeln, Vollkornreis, Weizenkeime	Croissants, Maisstärke, Mischbrot, polierter Reis, Teigwaren, Nudeln, Weißbrot, Weizen; eihaltige Teig- und Backwaren
Nüsse und Samen	Cashewnüsse, Haselnüsse, Kürbiskerne, Leinsamen, Mandeln, Maronen, Pistazien, Sesamsamen, Sonnenblumen- und Walnüsse	Erdnüsse, gesalzene und geröstete Nüsse
Gemüse	Algen, Auberginen, Artischocken, Bleich- sellerie, Blumenkohl, frische Bohnen, Brokkoli, Chicorée, Eisbergsalat, Endivie, Fenchel, Frühlingszwiebeln, Gurken, Hülsenfrüchte, Kartoffeln, Kohlrabi, Knoblauch, Lauch, Löwenzahn, Möhren, Pfifferlinge, Pilze, Rosenkohl, Rote Bete, Sauerkraut, Sprossen, Topinambur, Weißkohl, Zucchini	getrocknete Erbsen, Gemüsekonserven, Linsen, Mais, TK-Gemüse in Butter, Rahm oder Sahne
Obst	Ananas, Apfel, Aprikosen, Avocado, Bananen, Birnen, Beeren, Grapefruit, Kirschen, Kiwi, Mango, Melone, Pfirsich, Pflaumen, Zitrusfrüchte	gezuckerte Obstkonserven
Fette und Öle	Leinöl, Macadamianussöl, Olivenöl, Rapsöl, Sesamöl, Walnussöl	Distelöl, Schweineschmalz, Sonnenblumenöl
Eier, Milch und Milchprodukte	Buttermilch, Dickmilch, Frischmilch, Molke, Nuss- und Sojadrink	Crème fraîche, Eigelb, Frischkäse, H-Milch und H-Sahne, Quark, Schmelzkäse
Fisch und Meeresfrüchte	Bachforelle, Heilbutt, Hering, Kabeljau, Krebs, Lachs, Meeresfrüchte, Mies- muscheln, Saibling, Seelachs, Schellfisch, Scholle, Schwertfisch, Zander	Makrele, Rotbarsch, Schillerlocke; in Maßen: Thunfisch
Fleisch und Wurst	in Maßen: Geflügelaufschnitt, Hähnchen ohne Haut, Kalbfleisch, Lamm, Pute ohne Haut, Bio-Rindfleisch, Wild	fettes Fleisch, Innereien, Schweine- bauch, Schweinefleisch, Wurst aus Schweinefleisch
Kräuter und Gewürze	Basilikum, Bohnenkraut, Borretsch, Brennnessel, Brunnenkresse, Chili- schoten, Dill, Essig, Fenchelsamen, Ingwer, Kapern, Kardamom, Kerbel, Kreuzkümmel, Kümmel, Kurkuma, Liebstöckel, Löwenzahn, Majoran, Oregano, Petersilie, Safran, Salbei, Thymian	fertige Brühe, grüner und weißer Pfeffer
Getränke	Wasser, grüner Tee, Kaffee	Alkohol im Übermaß, Softgetränke

FRUKTOSEINTOLERANZ

Viele Menschen vertragen nur kleine Mengen Fruchtzucker oder Fruktose. Experten gehen davon aus, dass hierzulande bis zu 30 Prozent der Erwachsenen betroffen sind.

ÜBERBLICK: WAS IST FRUKTOSEINTOLERANZ?

Bei der Unverträglichkeit von Fruktose führt der in Mahlzeiten enthaltene Fruchtzucker zu Problemen. Das liegt daran, dass jeder Mensch nur ein bestimmtes Maß an Fruchtzucker verträgt.

Um ihn über die Blutbahn zu den Zellen zu schleusen, gibt es im Darm Transporteiweiße (GLUT-5). Sie sorgen dafür, dass die Nährstoffe aus dem Darminneren ins Blut wandern können. Über bestimmte Transportertypen wird Glukose (Traubenzucker) aus Kohlenhydraten und Fruchtzucker aus Obst befördert. Die Menge an Fruktose ist dabei begrenzt. Sind die Transporter defekt oder sind zu wenige vorhanden, können nicht so viele Fruktoseladungen aufgenommen werden wie bei gesunden Menschen. Der Rest wandert dann unverdaut weiter. Im Grunde handelt es sich deshalb bei einer Unverträglichkeit um eine eingeschränkte Aufnahme von Fruktose (Malabsorption).

SYMPTOME: WORAN ERKENNT MAN FRUKTOSEINTOLERANZ?

Am häufigsten kommt es bei Betroffenen zu Bauchkrämpfen, Blähungen und Durchfall. Ausgelöst wird dies durch den Fruchtzucker selbst. Sobald er den Dickdarm erreicht hat, zerlegen ihn die Darmbakterien. Dabei entstehen Gase und teilweise übel riechende Fettsäuren. Manche Betroffene klagen auch über Völlegefühl, Aufstoßen und Übelkeit. Als psychische Symptome gesellen sich oft Müdigkeit und Gereiztheit hinzu. Die Symptome äußern sich bei jedem Patienten in unterschiedlicher Stärke.

URSACHEN: WIE ENTSTEHT FRUKTOSEINTOLERANZ?

Die Ursachen sind nicht bekannt. Im Alter kann die Toleranz für Fruktose abnehmen. Bei der angeborenen Fruktoseintoleranz können selbst kleine Mengen Beschwerden verursachen. Doch Fruktose ist billig, galt lange als gesund und steckt heute in fast allen Fertiggerichten. Daher sollten nicht nur Fruktoseintolerante mehr selbst kochen. Selbstgekochtes senkt auch das Risiko für zahlreiche andere Beschwerden wie etwa Gicht oder Krebs.

DIAGNOSE: WIE STELLT DER ARZT FRUKTOSEINTOLERANZ FEST?

Bei Darmproblemen ist nicht immer eine Magen- oder Darmspiegelung nötig. Oft gibt ein Atemtest bei einem Gastroenterologen oder Allergologen Aufschluss über die Ursache von Verdauungsbeschwerden. Vier Wochen vor der Untersuchung sollte weder eine Darmspiegelung oder eine Colon-Hydro-Therapie durchgeführt worden sein, noch sollten Sie Antibiotika eingenommen haben. Sonst könnten die Wasserstoff produzierenden Darmbakterien abgetötet oder so reduziert worden sein, dass sich in der Atemluft kein Wasserstoff nachweisen lässt, obwohl eine Fruktoseintoleranz vorliegt.

OFFENES GESPRÄCH

Es ist wichtig, mit dem Arzt offen über die Symptome zu sprechen, auch wenn sie „peinlich" sind, damit er die richtige Diagnose treffen und passende Empfehlungen geben kann. Die Anzeichen sind unabhängig vom Alter und hängen in der Regel mit der Menge der aufgenommenen Fruktose zusammen. Manchmal macht sich zu viel Fruktose direkt nach dem Essen bemerkbar, manchmal erst Stunden später, am nächsten Tag oder noch bis zu drei Tage danach. Ist die Intoleranz schwach ausgeprägt, hat man evtl. nicht jeden Tag Beschwerden.

Mindestens zwölf Stunden vor der Untersuchung sollte man nichts mehr zu sich nehmen und nur Wasser trinken. Die letzte Mahlzeit am Abend vorher sollte leicht verdaulich sein, außerdem sollte man am Vortag auf Zwiebeln und Knoblauch verzichten. Am Morgen der Untersuchung die Zähne bitte nicht putzen, nicht rauchen und kein Kaugummi kauen. Um den Nüchternwert festzustellen, pustet man in ein elektrochemisches Testgerät, das den Wasserstoffgehalt im Atem misst.

Danach trinkt man eine Fruktoselösung und pustet anschließend in bestimmten Zeitabständen in das Gerät. Wird Fruktose zu Wasserstoff und anderen Gasen vergärt, sollte das Gerät anschlagen. Je stärker die Fruktoseintoleranz ausgeprägt ist, desto höher ist auch der Wasserstoffanteil im Atem. Übersteigt dieser einen bestimmten Wert, spricht das für eine Fruchtzuckerunverträglichkeit. Neben dem Atemtest kann man auch über eine Ernährungsumstellung feststellen, ob die Verdauungsbeschwerden von Fruktose herrühren.

DAS KANN IHR ARZT FÜR SIE TUN

Der Darm braucht eine Auszeit. Dazu empfehlen Ärzte folgendes Vorgehen:

• **Karenzphase:** Zutaten prüfen. Mindestens vier Wochen lang sollte auf alles verzichtet werden, was Fruktose enthält (oder Sorbit). Dazu zählen neben Softdrinks, Limonaden, Säften, Smoothies und Fertiggerichten auch vermeintlich unverdächtige Lebensmittel wie Brot, Gebäck und bestimmtes Gemüse. Haushaltszucker reduzieren, denn auch dieser besteht zur Hälfte aus Fruktose. Auch Dicksäfte sollten auf dem Index stehen, ebenso wie Honig und Trockenfrüchte.

• **Testphase – Buchführung ist alles:** Ein Stück Apfel, zwei Löffel Möhrengemüse – nach der Karenzphase sollten Fruktoseintolerante in kleinen Mengen wieder gesunde fruktosehaltige Lebensmittel testen, sonst drohen Mangelerscheinungen. Dabei sollte „jedes Salatblatt" in einem Ernährungstagebuch akribisch notiert werden – inklusive der körperlichen Reaktionen darauf. So offenbart das Tagebuch, was der Darm verträgt und was ihm (noch) zu viel ist.

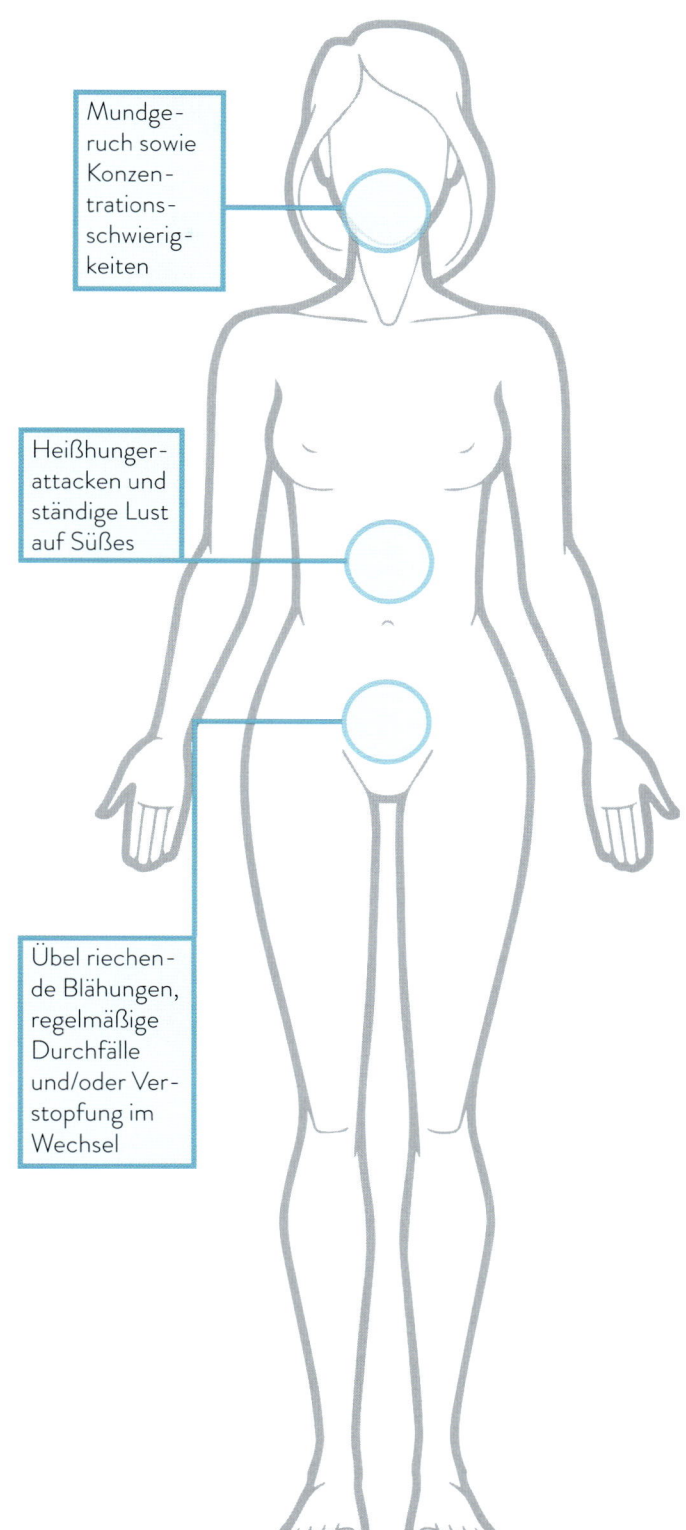

Mundgeruch sowie Konzentrationsschwierigkeiten

Heißhungerattacken und ständige Lust auf Süßes

Übel riechende Blähungen, regelmäßige Durchfälle und/oder Verstopfung im Wechsel

ERNÄHRUNG, DIE HILFT
DIE TOP-3-LEBENSMITTEL

Rhabarber
Die extrem fruktosearme Pflanze ist reich an Vitamin C und Kalium sowie dem Ballaststoff Pektin, der die Darmfunktion fördert. Auch das enthaltene Natrium regt die Verdauung an.

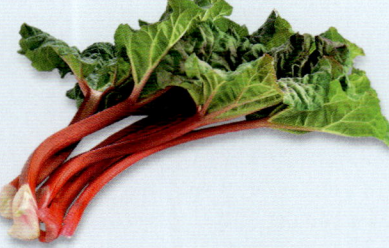

Sprossen
Sie sind superverträglich bei einer Fruktose-intoleranz und helfen auch dabei, Histamin abzubauen, da sie viel von dem Enzym Diaminooxidase (DAO) enthalten.

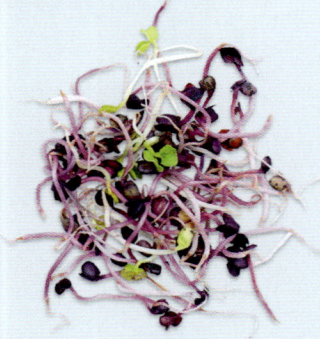

Blattsalate
Lollo bionda, Endivie und Feldsalat sind reich an Bitter- und Ballaststoffen, die den Darm beruhigen und die Darm-passage fördern. Abends besser nicht essen: Rohkost ist dann schwer verdaulich.

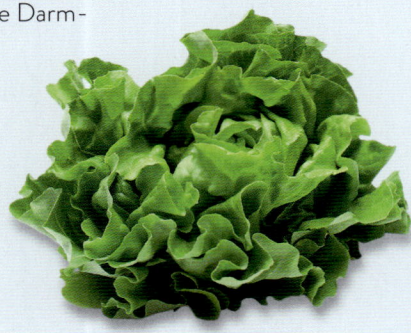

- **Dauerphase – clever mixen:** Fruchtzuckerhaltiges möglichst mit Traubenzucker und Eiweißprodukten zu einer Mahlzeit essen – das erleichtert dem Körper die Aufnahme.

DAS KÖNNEN SIE SELBST FÜR SICH TUN
- **Glukose** verbessert die Verträglichkeit von Fruktose: Streuen Sie über fruktosereiche Lebensmittel einfach etwas Traubenzucker (reine Glukose) im Verhältnis 1:1.
- **Bei Fertiggerichten besonders auf das Kleinge-druckte achten:** Je weiter vorne ein Inhaltsstoff auf der Zutatenliste steht, umso mehr davon ist in dem Produkt enthalten. Die Begriffe Fruktose, Inulin, Maisstärkesirup, Fruchtsüße, Glukose-Fruktose-Sirup und Fructooligosaccharid sind Synonyme für Fruchtzucker. Meiden Sie diese Produkte – und wählen Sie fruktosearme Alternativen.
- **Früchte nicht auf leeren Magen essen:** Essen Sie Obst nicht pur, sondern zu einer Mahlzeit (etwa als Dessert) oder mit Milchprodukten. Fett und Eiweiß bewirken, dass der Fruchtzucker langsamer aufgenommen wird. Das erleichtert dem Darm die Arbeit und mindert die Beschwerden.
- **Zuckeraustauschstoffe wie Sorbit, Xylit und Mannit** behindern die Aufnahme von Fruchtzucker aus dem Darm. Essen Sie diese möglichst selten. Sie finden sich zum Beispiel in Kaugummis, zucker-freien Bonbons und Diabetikerprodukten.
- Diese Zuckerarten können Sie bei Fruktoseintole-ranz verwenden: Verträglich sind **Traubenzucker** und oft **Milchzucker** (sofern keine Laktoseintole-ranz vorliegt). Gesünder wären **Steviaprodukte** aller Art. Auch **Erythrit** wird meist vertragen. Von allen Siruparten kann Reissirup eingesetzt werden.

GUT VERTRÄGLICH
Aprikosen und Beerenfrüchte enthalten wenig Fruchtzucker und sind leichter verträglich.

Lebensmittel	Empfehlenswert	Bitte darauf verzichten
Brot, Getreide und Beilagen wie Nudeln, Kartoffeln, Reis	Brot und Backwaren bevorzugt aus Dinkel und ohne Sorbit, Dinkel, Getreideflocken, Grünkern, Hirse, Müsli ohne Trockenobst	Backwaren, Fertigmüsli, fast alle gesüßten Fertigprodukte
Zucker und Süßungsmittel	Acesulfam (E 950), Aspartam (E 951), Cyclamat (E 952), Glukose (Trauben-zucker, Dextrose), Malzzucker/-sirup (Maltose), Milchzucker (aus Galactose und Glukose), Reissirup, Saccharin (E 954), Stevia; selbst gemachte Marmelade aus ge-eignetem Obst; in Maßen: Haushaltszucker	Dicksäfte, Fruktose(-sirup), Maissirup (HCFS); Produkte mit Zusätzen wie „für Diabetiker", „kalorienreduziert"; „light", „zahnschonend"; Honig, Sorbit in vielen Bier- und Weinsorten, Kaugummis, Ketchup, Mayonnaisen, Senf
Gemüse	Algen, Brokkoli, Gurken, Grünkohl, grüne Bohnen, Hülsenfrüchte, Knoblauch, Knollensellerie, Löwenzahn, Mangold, Radicchio, Rucola, Radieschen, Rettich, Rote Bete, Salate (Eisberg-, Endivien-, Feld-, Kopfsalat), Sellerie, Spinat, Tomaten, Zucchini, Zwiebeln	individuell sehr unterschiedlich: Artischocken, Auberginen, Kürbis, Lauchzwiebel, Möhren, Paprika, Pilze, Rotkohl, Sojabohnen und alle Soja-produkte, Topinambur, Weißkohl
Obst	Acerola, Brombeeren, Clementinen, Erdbeeren, Gojibeeren, Grapefruit, Himbeeren, Honigmelone, Johannisbeeren, Limetten, Papaya, Zwetschgen	Apfel, Aprikosen, Birnen, Heidelbeeren, Mangos, Pflaumen, Pfirsich, Weintrauben; Trockenfrüchte
Fette und Öle	Butter, Butterschmalz, Margarine (ohne Zusatzstoffe), pflanzliche Öle (nicht emulgiert), Schweineschmalz	Fettemulsionen
Eier, Milch und Milchprodukte	Eier, Milch und Milchprodukte ohne Zusatz von Fruktose oder Sorbit wie Buttermilch, selbst gemachtes Eis, Kefir Milch, Natur-joghurt, Quark	gesüßte Milchprodukte, wie z. B. Joghurts
Fleisch und Fisch	Hähnchen, Heilbutt, Hering, Kalbfleisch, Lachs, Pute, Rindfleisch, Sardellen, Sardinen, Thunfisch, Wild	bei verarbeiteten Produkten mit Fisch und Krustentieren sind Zusätze von Sorbit möglich – Kennzeichnung beachten
Getränke	Kaffee, Tee, Mineralwasser, Nussdrinks, Kokoswasser	Brause, Gemüsesäfte mit Inulin, Getreidekaffee, alkoholische Getränke aus Obst (Sekt, Weine), Limonade, Säfte aus Obst oder Gemüse (s. o.) oder mit Zusatz von Zuckeraustausch-stoffen, Likör

GALLENSTEINLEIDEN

Die überwältigende Mehrheit aller meist krampfartigen
Oberbauchschmerzen sind die Folge von Gallensteinen (Cholelitiasis).
Doch anfangs spüren viele Betroffene keine Beschwerden.

ÜBERBLICK: WAS SIND GALLENSTEINE?

Ungefähr jeder sechste Deutsche hat Steine in dem
Organ an der Unterseite der Leber. Gallensteine
bleiben zum Teil lange Zeit unbemerkt. Die Mediziner bezeichnen Gallensteine als Konkremente
(Aneinanderlagerungen) von Kalziumsalzen, Choles-
terol (Abkömmling des Cholesterins) und Pigmen-
ten. Meist treten Gallensteinleiden um das fünfte
Lebensjahrzehnt auf, es können aber auch schon
jüngere Menschen davon betroffen sein. Frauen
bekommen diese Erkrankung sogar dreimal häufiger
als Männer.

Erst wenn Krankheitszeichen vorhanden sind, was
bei etwa einem Viertel der Betroffenen der Fall ist,
muss gehandelt werden. In diesem Fall entwickeln
die Gallensteine Komplikationen wie eine Gallenbla-
senentzündung oder eine Entzündung der Bauchspeicheldrüse, wenn ein Gallenstein den Ausfüh-
rungsgang zum Darm versperrt. Auch zu einem
Darmverschluss kann es kommen.

SYMPTOME: WORAN ERKENNT MAN EIN GALLENSTEINLEIDEN?

Eines der Hauptcharakteristika von Gallensteinleiden ist das Auftreten von zum Teil krampfartigen
Schmerzen unter dem sechsten Rippenbogen nach
dem Genuss von Fett, Gebäck aus Hefeteig, von
Hülsenfrüchten oder Kaffee. Völlegefühl, Übelkeit
oder Erbrechen sowie Aufstoßen und rechtsseitiger
Rückenschmerz können hinzukommen. Oft ist die
Region um die Gallenblase und die Leber sehr
druckempfindlich.

URSACHEN: WIE ENTSTEHEN GALLENSTEINE?

Der Gallensaft sorgt dafür, dass die Aufnahme von
Fetten im Stoffwechsel erleichtert wird. Außerdem
werden mit dem Sekret über den Darm Abbauprodukte und Toxine ausgeschieden. Der Großteil der

Gallenflüssigkeit besteht aus Wasser, die übrigen
Substanzen sind Cholesterin, Gallensäuren und der
Gallenfarbstoff Bilirubin. Solange das Gleichgewicht
der Gallenflüssigkeit erhalten bleibt, ist alles in Ordnung. Gerät es aber aus den Fugen, steigt die Konzentration eines Stoffes gegenüber einem anderen
und es entstehen Kristalle: Gallensteine. Übergewicht, ein Alter über 40 Jahren und eine zu choles-
terinreiche, gleichzeitig ballaststoffarme Ernährung
sind Risikofaktoren. Außerdem kommen infrage:
eine verminderte Umwandlung von Cholesterin in
Gallensalze, erhöhte Cholesterinbildung, Schwangerschaft, Entzündung durch Bakterien oder auch
bestimmte Antibiotika. Auch genetische Faktoren
können eine Rolle spielen.

DIAGNOSE: WIE STELLT DER ARZT GALLENSTEINE FEST?

Bei Beschwerden wird der Arzt die Begleitumstände
und Art der Schmerzen erfragen und anschließend
eine Tastuntersuchung des Bauchs vornehmen.
Besteht eine Verdachtsdiagnose, kann diese durch
eine Ultraschalluntersuchung gesichert werden. In
95 Prozent der Fälle lassen sich vorhandene Gallensteine mit einer Sonografie erkennen. Zusätzlich

UNBEMERKTER VERLAUF

Es können sowohl rundliche Einzelsteine (Soli-
tärsteine) als auch ganze Grüppchen von Stei-
nen zusammengelagert sein, die sich in der
Gallenblase oder den Gallenwegen verstecken.
Gallensteine können, besonders wenn es sich
um einzelne Steine handelt, ein Leben lang
oder zumindest über einige Zeit unbemerkt
bleiben.

nimmt der Arzt eine Blutuntersuchung vor. Eine Erhöhung der Leberenzyme (GOT, GPT und Gamma-GPT) sowie von Gallensekreten und Bilirubin geben Aufschluss über einen eventuell vorhandenen Gallenstau ebenso wie über erhöhte Enzyme der Bauchspeicheldrüse.

Eine weitere Methode zur Diagnose ist die sogenannte Cholangio-Pankreatopathie (ERCP). Hierbei werden die Gallenwege mittels eines Endoskops ausgeleuchtet, um versteckte Steine aufzuspüren oder sie sogar zu entfernen. Des Weiteren hat sich inzwischen eine besondere Variante des MRT bewährt. Damit lassen sich Engstellen der Gallengänge sehr präzise diagnostizieren.

DAS KANN IHR ARZT FÜR SIE TUN

Bei Schmerzen, wie beispielsweise durch eine Gallenkolik, wird der Arzt Schmerzmittel und krampflösende Medikamente verschreiben. Bei Gallensteinen, die zu Symptomen geführt haben, wird in der Regel eine operative Entfernung der Gallenblase empfohlen. Meist wird dabei die minimalinvasive Schlüssellochmethode (Laparoskopie) angewandt.

Die Gallenblase ist nicht überlebenswichtig, deshalb kann man nach einer Entfernung sehr gut leben. Doch das Fehlen der Gallenflüssigkeit kann zu Verdauungsbeschwerden führen, vor allem bei fettreichen Lebensmitteln. Deshalb wird Ihr Arzt zur weiteren Behandlung eine Ernährungsumstellung empfehlen. Dabei sind folgende Vorschläge besonders hilfreich:

- Achten Sie auf eine **ballaststoffreiche Ernährung** und eine ausreichende Versorgung mit **Omega-3-Fettsäuren**.
- Verzichten Sie auf Zucker, gesättigte Fettsäuren (aus Butter, Wurst, Käse und Fleischwaren) sowie Transfette aus Backwaren, Brat- und Frittierfett sowie auf hart gekochte Eier.
- Verzichten Sie auf blähende Lebensmittel sowie Alkohol, Nikotin und Kaffee.

DAS KÖNNEN SIE AUSSERDEM FÜR SICH TUN

Bewegen Sie sich ausreichend und regelmäßig: Zu wenig Bewegung kann die Entstehung von Gallensteinen begünstigen.

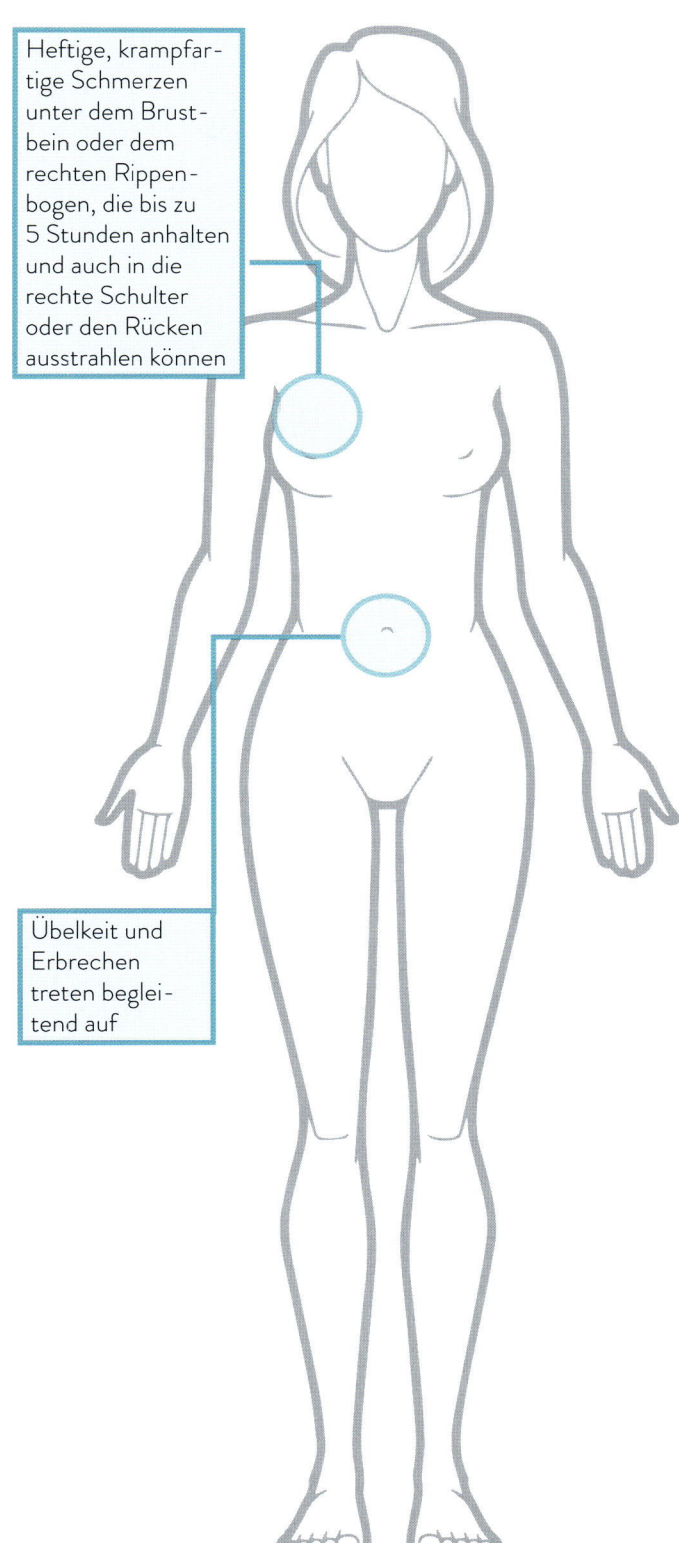

Heftige, krampfartige Schmerzen unter dem Brustbein oder dem rechten Rippenbogen, die bis zu 5 Stunden anhalten und auch in die rechte Schulter oder den Rücken ausstrahlen können

Übelkeit und Erbrechen treten begleitend auf

ERNÄHRUNG, DIE HILFT
DIE TOP-3-LEBENSMITTEL

Wermut

Wermut wirkt hervorragend auf die Gallen-produktion. Die wirksamkeitsbestimmenden Inhaltsstoffe im Wermutkraut sind Sesquiterpen-Bitterstoffe und ätherische Öle. Ideal ist 1 Tasse Wermuttee vor den Mahlzeiten.

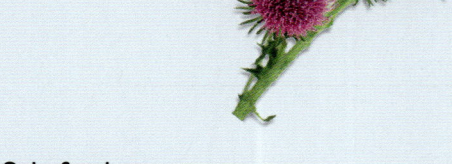

Mariendistel

Die Früchte der Heilpflanze enthalten das bittere Silymarin: Es unterstützt die Gallen-produktion, dadurch können Gallensteine herausgespült werden. Marien-distel gibt es in Kapsel- oder Tablettenform oder als Tee.

Schafgarbe

Sie wirkt entzündungshemmend, krampf-lösend, verdauungsfördernd und regt die Produktion von Gallensaft an. Schafgarben-kraut ist Bestandteil vieler Teemischungen, die gegen Gallenleiden helfen.

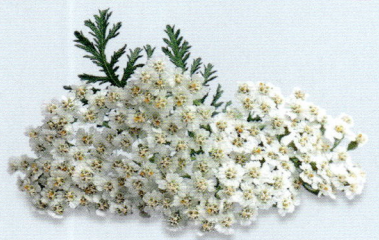

Halten Sie Ihr Normalgewicht, denn Übergewicht begünstigt Gallensteine ebenfalls.

Vermeiden Sie jedoch Nulldiäten und eine schnelle Gewichtsabnahme, denn dies lässt Gallensteine geradezu sprießen.

Ein Leberwickel wirkt entspannend und schmerzlin-dernd: Sie brauchen ein Innentuch (glatte Baum-wolle, doppelt gelegt, 28 Zentimeter breit), ein Zwi-schentuch (Frottee oder angeraute Baumwolle, doppelt gelegt, 32 Zentimeter breit), ein Außen-tuch (Wolltuch, 36 Zentimeter breit).

- Machen Sie einen Tee mit Schafgarbenkraut (in der Apotheke erhältlich): 10 Minuten ziehen lassen und durch ein Sieb in eine Thermoskanne abseihen.
- Bereiten Sie eine heiß gefüllte Wärmflasche (nicht prall gefüllt) vor.
- Legen Sie eine Wolldecke oder das große Wolltuch sowie das Zwischentuch auf das Sofa oder das Bett, sodass Sie Decke bzw. Tuch später im Liegen in Höhe des Oberbauchs um sich wickeln können.
- Den Tee in eine Schüssel gießen, das doppelt gelegte Innentuch eintauchen und auswringen. Legen Sie sich hin und platzieren Sie das Innentuch auf die Leber unter den rechten Rippenbogen. Darüber wird das Zwischentuch gelegt: Es muss sich an den Körper anschmiegen, sodass keine Luft dazwischenkommen kann. Sonst kühlt der Wickel schnell aus.
- Wickeln Sie nun das Wolltuch um das Baumwoll-tuch. Zum Schluss legen Sie außen seitlich die Wärmflasche an.
- Nach 30 Minuten können Sie den Wickel entfer-nen. Decken Sie sich zu und ruhen Sie noch wei-tere 30 Minuten. Die Einhaltung der Nachruhe ist genauso wichtig wie die gewissenhafte Ausführung des Wickels!

NOTRUF WÄHLEN!

Halten die Symptome wie krampfartige Schmerzen, Übelkeit und Erbrechen über Stunden an oder sind sehr stark, bitte den Notarzt unter 112 alarmieren!

Lebensmittel	Empfehlenswert	Bitte darauf verzichten
Brot, Getreide und Beilagen wie Nudeln, Kartoffeln, Reis	Knäcke- und Toastbrot, altbackenes Weißbrot, feines Vollkornbrot, Zwieback, trockene Kekse und fettarmer Kuchen; Graupen, Haferflocken, Nudeln, Salzkartoffeln, Kartoffelbrei, Pellkartoffeln	frisches Brot und Brötchen sowie grobes Vollkornbrot; fettiges Gebäck, Pfannkuchen, Schmalzgebackenes und Waffeln; Bratkartoffeln und Kartoffelsalat mit Mayonnaise, Pommes frites
Gemüse	alle leicht verdaulichen Gemüsesorten mit Ausnahme der nebenstehenden	Kohl, Paprika, Radieschen, Rettich, Sauerkraut, Wirsing, Zwiebeln
Obst und Nüsse	leicht verdauliches Obst wie Äpfel, Birnen, Erdbeeren, Heidelbeeren oder Himbeeren; eventuell kein rohes Obst, eher Mus oder Kompott	unreifes Obst sowie Johannisbeeren, Pflaumen, Trockenobst, Weintrauben und Nüsse
Fette und Öle	Butter (nicht mehr als 15 g am Tag), Kaltpressölmargarine, Leinöl, Olivenöl, Rapsöl, Walnussöl, Weizenkeimöl	Erdnussbutter, Kokosfett, Mayonnaise, Remoulade, Schmalz, Speck
Eier, Milch und Milchprodukte	Rührei, weich gekochtes Ei, Buttermilch, milder Käse (max. 30 % Fett i. Tr.), Kefir, Magerquark, fettarme Milch und Milchprodukte (1,5 % Fett)	Eier mit Speck, hart gekochte Eier, Gorgonzola; fetter Käse (> 30 % Fett i. Tr.), Kondensmilch, Schlagsahne
Fisch und Meeresfrüchte	fettarme Fische, alle gegrillt bzw. schonend zubereitet: Forelle, Kabeljau, Rotbarsch, Schellfisch, Scholle, Seezunge, Steinbutt, Zander	Aal, Hering, Lachs, Makrele, Ölsardinen
Fleisch und Wurst	fettarme Fleisch- und Wurstwaren, schonend zubereitet: Hähnchen, Hase, Kalbfleisch, Lamm, Rindfleisch, Wild	Ente, Masthuhn, Schweinefleisch (außer Filet), Wildschwein, fettreiche Wurst
Kräuter und Gewürze	milde Gewürze: Basilikum, Borretsch, Currypulver, Kerbel, Kümmel, Kurkuma, Majoran, Paprikapulver, Petersilie, Thymian, Vanille, Zimt	Essig, Knoblauch, Meerrettich, Zwiebeln
Getränke	Kaffee in Maßen, Mineralwasser ohne Kohlensäure, schwarzer und grüner Tee, Wasser	Alkohol, eisgekühlte und stark kohlensäurehaltige Getränke

GICHT

Lange galt sie als die Krankheit der Reichen. Heute ist sie in allen Gesellschaftsschichten verbreitet und vor allem in Ländern mit einem höheren Lebensstandard.

ÜBERBLICK: WAS IST GICHT?

Bei Gicht (Arthritis urica) liegt eine Störung des Harnsäurestoffwechsels mit einer daraus resultierenden Erhöhung des Blutharnsäurespiegels (Hyperurikämie) vor. So kommt es zu einem verstärkten Ausfall von Harnsäurekristallen und deren Ablagerung in Körpergeweben, Organen und Gelenken. Vor allem das Großzehengrundgelenk ist von diesen Ablagerungen betroffen.

SYMPTOME: WORAN ERKENNT MAN GICHT?

Gicht entsteht, wenn der Körper zu wenig Harnsäure ausscheidet. Hat die Harnsäurekonzentration einen kritischen Wert überschritten, kommt es zu einem akuten Gichtanfall, also starken Schmerzen an einem Gelenk – oft am Fuß. Das Gelenk ist dabei hochempfindlich und kleinste Berührungen können den Schmerz verstärken. In der Folge schwillt die Stelle an, wird heiß und verfärbt sich. Nach einigen Tagen klingt der Anfall ab. Bis zum nächsten Anfall kann dann längere Zeit vergehen. Selten wird eine Gicht chronisch. Dann leiden die Betroffenen an dauerhaften Schmerzen und Gelenkveränderungen.

Der Anteil der von Gicht betroffenen Menschen ist in den letzten Jahren stark angestiegen: Ungefähr fünf Prozent der Deutschen sind von der Erkrankung betroffen. Männer leiden, besonders ab dem 45. Lebensjahr, bis zu 20-mal häufiger an Gicht als Frauen.

URSACHEN: WIE ENTSTEHT GICHT?

Grundsätzlich kann man die primäre (familiäre) von der sekundären Gicht unterscheiden. Die **primäre Gicht** ist genetisch bedingt, also eine angeborene Stoffwechselstörung, bei der die Harnsäureausscheidung in den Nieren gestört ist. In sehr seltenen Fällen liegt ein Enzymdefekt vor, der die Ausscheidung von Harnsäure durch die Nieren behindert. Als

Ursache für die **sekundäre Gicht** liegt eine vermehrte Harnsäureansammlung zugrunde, die durch Leukämie, Tumoren, Zytostatika oder Strahlenbehandlungen, Chemotherapie und auch durch Anämien ausgelöst worden sein kann. Die verminderte Ausscheidung der Harnsäure kann die Folge von Nierenerkrankungen, Fasten, Typ-2-Diabetes und der Einnahme bestimmter Entwässerungsmittel sein. Gichtpatienten erkranken häufig an Typ-2-Diabetes und Fettstoffwechselstörungen.

Eine der Hauptursachen liegt in unserer **Wohlstandsüberernährung**: Viel Fleisch, vor allem Schweinefleisch, reichlich ungesunde Fette, mit Fruktose versetzte Fertigprodukte und übermäßiger Alkoholgenuss können diese Beschwerden hervorrufen. Vor allem purinreiche Lebensmittel wie Innereien, Wurst, Geflügel mit Haut oder fetter Fisch sind Auslöser.

Der Stoff Purin kann nur über den Stoffwechsel zu Harnsäure abgebaut werden. Können die Nieren die große Menge an Harnsäure nicht mehr ausscheiden, reichert sie sich an und es bilden sich Kristalle im Blut, die an den Gelenken die Gichtanfälle auslösen. Ausgedehnte „Gelage" haben oft einen akuten Gichtanfall zur Folge. Falsch ausgeführte Fastenkuren können jedoch auch ein Auslöser sein.

SCHMERZHAFTE KRISTALLBILDUNG

Bei der Stoffwechselstörung Gicht erhöht sich die Harnsäurekonzentration im Blut. Infolgedessen kommt es zur Kristallbildung. Harnsäurekristalle lagern sich in Gelenken, Sehnen und Schleimbeuteln ab, aber auch in der Haut sowie in der Ohrmuschel. Eine Ernährungsumstellung ist eine der wichtigsten Therapiesäulen, um Gichtanfälle zu verhindern.

DIAGNOSE: WIE STELLT DER ARZT GICHT FEST?

Maßgebend für die Diagnose einer Gicht ist der erhöhte Harnsäurespiegel im Blut – je nach seinem Wert kann dieser vier verschiedenen Krankheitsstadien zugeordnet werden.

- Erhöhung des Harnsäurespiegels, ohne dass Beschwerden auftreten (asymptomatische Hyperurikämie); sie ist die häufigste Form.
- akuter Gichtanfall
- Zwischenstadium
- chronische Gicht mit irreversiblen Gelenkschäden. In diesem Stadium kann es zu Nierensteinen oder Nierenbeckenentzündung kommen.

BETROFFENE GELENKE

In zwei Drittel aller Fälle ist das **Großzehengrundgelenk** entzündet (Gichtzehe), stark gerötet, geschwollen und bereitet große Schmerzen.

Gelegentlich sind auch **andere Gelenke** wie Knie, Ellenboden oder Handgelenk entzündet.

Im weiteren Verlauf der Erkrankung kann es zu Ablagerungen von Harnsalzen in den Weichteilen von Ohr, Großzehe oder der Ferse kommen, wodurch an diesen Stellen die typischen **Gichtknoten** (Tophi) entstehen.

Außerdem ist die Gicht ein Risikofaktor für eine **„Arterienverkalkung"**, die in der Folge gefährliche Infarkte auslösen kann.

DAS KANN IHR ARZT FÜR SIE TUN

Der Arzt kann schmerz- und entzündungshemmende Medikamente verordnen und wird eine Ernährungsumstellung sowie gegebenenfalls eine Gewichtsreduktion empfehlen. Ziel der Dauertherapie ist es, den Harnsäurespiegel im Blutplasma auf Werte zwischen 5,5 und 6 Milligramm pro Deziliter zu bringen. Bei primärer Gicht kann der Arzt harnsäuresenkende Mittel verschreiben.

DAS KÖNNEN SIE SELBST FÜR SICH TUN

- **Beim akuten Anfall** das entzündete Gelenk hochlagern und ruhig stellen. Zur Bekämpfung des Hitzegefühls sind kühlende Umschläge mit Alkohol empfehlenswert (60-prozentiger Isopropylalkohol im Verhältnis 1:3 mit Wasser verdünnt).

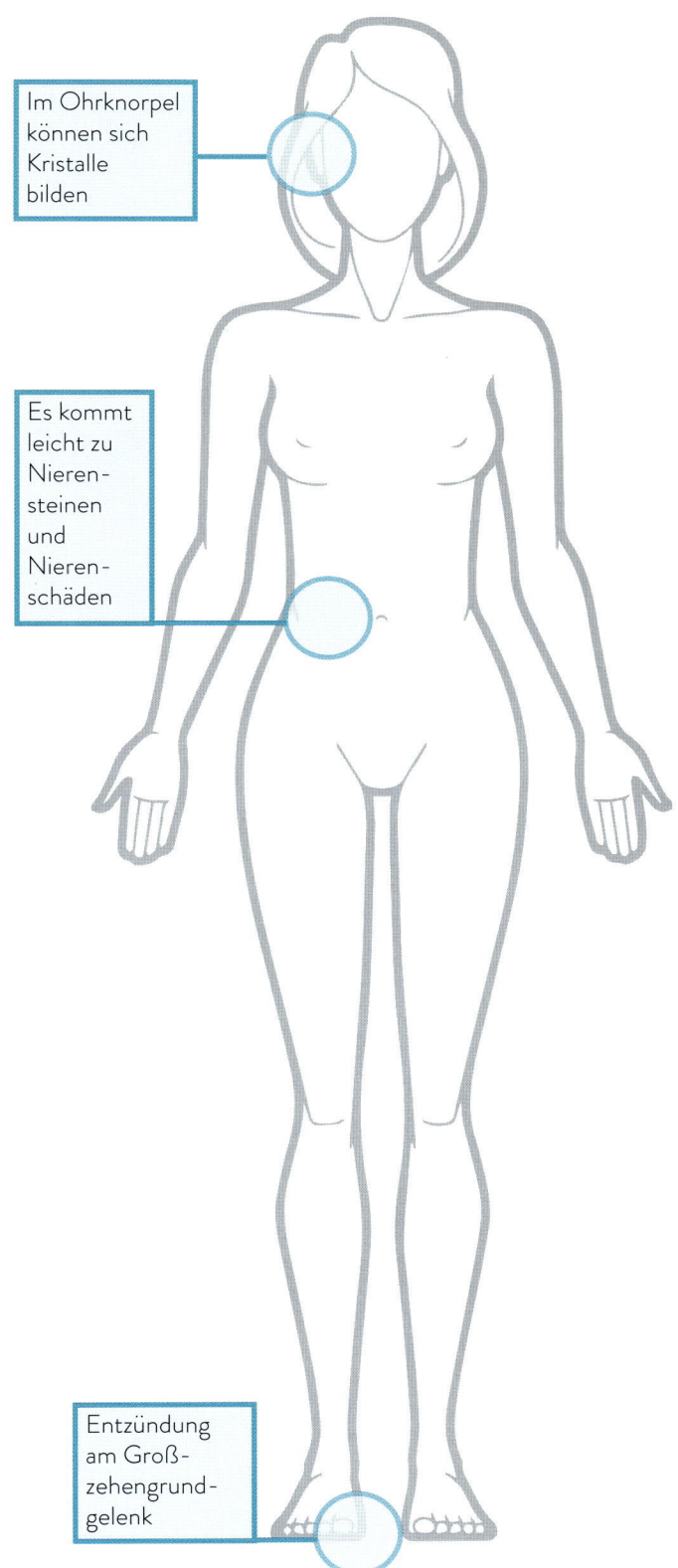

Im Ohrknorpel können sich Kristalle bilden

Es kommt leicht zu Nierensteinen und Nierenschäden

Entzündung am Großzehengrundgelenk

ERNÄHRUNG, DIE HILFT
DIE TOP-3-LEBENSMITTEL

Kohl

Für Gichtpatienten ist eine Versorgung mit Vitamin C besonders wichtig. Vorbeugend wirkt laut Studien eine Dosis von mindestens 1500 Milligramm. Gute Pflanzliche Quellen sind Orangen, Grapefruits, Zitronen und Kohlgemüse, das Zitrusfrüchte um Längen schlägt.

Birkenblätter

3 Esslöffel Birkenblätter in 1 Liter kochendes Wasser geben, 10 Minuten ziehen lassen und über den Tag verteilt trinken. Ideal ist auch eine Teemischung aus jeweils 50 Gramm Brennnessel, Birkenblättern, Berberitze und Wacholder.

Kaffee

Langzeitstudien belegen, dass Kaffee in Bezug auf Gicht einen günstigen Einfluss haben könnte: So ergab eine Auswertung von Daten der *Nurses Health Study* mit fast 90 000 Frauen, dass der regelmäßige Genuss von Kaffee das Risiko für Gicht verringern könnte.

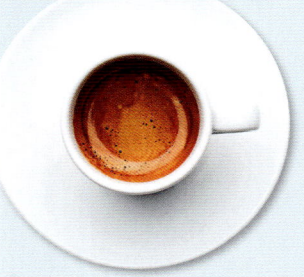

- **Purinhaltige Lebensmittel vermeiden:** Anchovis, Brathähnchen, Forelle, Hering, Kalbsleber, Kalbslende, Rinderfilet, Salami, Sardellen, Schellfisch, Schweinenieren und Schweineschnitzel.
- **Purinfreie oder purinarme Lebensmittel bevorzugen:** Etwa Nudeln (aus Hartweizengrieß), Reis, Mischbrot, Kartoffeln, Blumenkohl, Möhren, Tomaten, Äpfel, Bananen, Orangensaft, Milchprodukte (Trinkmilch, Buttermilch, Joghurt, Käse), Eier und Zartbitterschokolade. Grundsätzlich ist eine vegetarische Kost empfehlenswert.
- **Fruktose in Getränken und Süßem meiden:** Ein weiterer „Gichtförderer" ist Fruchtzucker. Studien zeigen, dass Fruktose bei Menschen mit erhöhtem Harnsäurespiegel genauso ungünstig wirken kann wie Alkohol. Kritisch sind alle Softdrinks und Multivitaminsäfte, die mit Fruktosesirup gesüßt sind. Auch Müsliriegel, Fruchtjoghurt, Eis und andere Süßigkeiten sind reich an Fruchtzucker, deshalb besser darauf verzichten.
- **Viel trinken:** Mindestens zwei bis drei Liter Wasser am Tag und kein Alkohol! Durch Bier und Hochprozentiges steigt die Harnsäurekonzentration im Blut an, nicht nur wegen des Puringehalts, sondern weil der Alkohol die Ausscheidung von Harnsäure über die Niere hemmt. Alkoholexzesse und auch dauerhafter Alkoholkonsum sind besonders ungünstig, da sie bei Gicht einen erneuten Anfall auslösen können. Empfehlenswert sind Mineralwasser, ungesüßte Kräuter- und Früchtetees sowie schwarzer Tee, Kaffee oder Kakao.
- **Bauchfett reduzieren:** Auf diese Weise wird die Harnsäure am effektivsten gesenkt. Achtung: Es kann anfangs zum Anstieg der Werte kommen.

AUSREICHEND TRINKEN!

Trinken Sie zwei bis drei Liter am Tag, sofern aus ärztlicher Sicht nichts dagegenspricht. Geeignet sind Leitungs- und Mineralwasser, ungesüßte Tees und Kaffee – auf keinen Fall jedoch alkoholische Getränke.

Lebensmittel	Empfehlenswert	Bitte darauf verzichten
Brot, Getreide und Beilagen wie Nudeln, Kartoffeln, Reis	Vollkornbrot; Vollkornnudeln, Vollkornreis; frisch gestampfter Kartoffelbrei, Pellkartoffeln; in Maßen, da purinreich: Buchweizen, Grünkern, Haferflocken, Knäckebrot	süße Backwaren, Bratkartoffeln, Chips, Fast Food, Fertiggerichte, Kartoffelpuffer, Pommes frites, Salzgebäck, Sojamehlprodukte, Weizenkeime; für Normalgewichtige in Maßen: Croissants, geschälter Reis, Süßkartoffeln, Toast, Weißbrot, Weizenbrötchen; Zwieback
Gemüse	frisches Gemüse: Gurken, Kohlrabi, Löwenzahn, Möhren, Salate mit Bitterstoffen, Tomaten; in Maßen, da purinreich (2 Portionen pro Woche): Champignons, Hülsenfrüchte (Bohnen, Linsen, Sojabohnen), Kohl, getrocknete Pilze, Schwarzwurzeln, Spargel, Spinat	Tiefkühlgemüse mit Butter oder Sahne; bei Übergewicht: Mais
Obst	zuckerarme Obstsorten wie Apfel, Beerenfrüchte, Papaya, Zitrusfrüchte	gezuckerte Obstkonserven und Obstmus, (kandiertes) Trockenobst
Nüsse und Samen	Haselnüsse, Mandeln, Paranüsse, Walnüsse; in Maßen, da purinreich: Kürbiskerne, Sonnenblumenkerne	Erdnüsse, gesalzene Nüsse
Fette und Öle	wenig Butter; Lein-, Oliven-, Raps-, Walnuss-, Weizenkeimöl	Distel- und Sonnenblumenöl, Mayonnaise, Schmalz aller Art
Fisch und Meeresfrüchte	Aal, Heilbutt, Kabeljau, Karpfen, Lachs, (Räucher-)Makrele, Scholle, Seezunge – immer ohne Haut!; Flusskrebse, Garnelen, Krabben, Muscheln	Haut von Fisch; Anchovis, Matjesfilet, Sardellen, Sardinen, Sprotten, Forelle, Schellfisch
Fleisch und Wurst	Hühnerfleisch ohne Haut, Putenfleisch/-aufschnitt; in Maßen: Corned Beef, mageres Kalb-, Rind- oder Wildfleisch	fettes Fleisch (Ente, Gans, Haxe, Schweinebraten); Innereien; Schinken, Speck, fettreiche Wurst (z. B. Brat-, Leber-, Mettwurst, Salami)
Eier, Milch und Milchprodukte	Buttermilch, Eier, Milch (bis 3,5 % Fett), Speisequark (bis 20 % Fett), Naturjoghurt (bis 3,5 % Fett); Käse (bis 45 % Fett i. Tr.) wie Feta-, körniger Frisch-, Schnitt- und Weichkäse, Mozzarella	Fruchtbuttermilch, -joghurt, -quark, Kakao, Milchreis, Pudding, Sahnequark; in Maßen geeignet: Crème fraîche, Sahne, Schmand

FETTE UND ÖLE –
DIE BESTEN DER BESTEN

Fette wurden lange zu Unrecht verteufelt. Richtig ist: Gesunde Fette und Öle aus Leinsamen, Sesam und Co. sowie Olivenöl sind Schlüsselnährstoffe, wenn wir ein gesundes Gewicht erreichen und auch halten möchten.

1 LEINÖL

Die kleinen braunen Samen des Gemeinen Leins bestehen zu 25 Prozent aus Quell- und Füllstoffen, halten lange satt und regen die Verdauung an. Beachtlich ist auch der Gehalt von Leinsamen an Eiweiß (25 Prozent) und der an fettem Öl (45 Prozent), das vor allem aus Öl-, Linol- und Linolensäure besteht. Letztere gehört zu den entzündungshemmenden und hirnschützenden Omega-3-Fettsäuren. Erste Studien weisen darauf hin, dass Leinsamen bei regelmäßigem Verzehr verschiedenenen Krebsarten vorbeugen kann, insbesondere Prostata-, Dickdarm- und Brustkrebs. Als Verzehrempfehlung gelten hier 15 Gramm pro Mahlzeit. Besonders wertvoll: das gepresste Öl. Achten Sie dabei am besten immer auf eine „Oxyguard"-Verarbeitung (gepresst unter Ausschluss von Licht, Sauerstoff und Wärme).

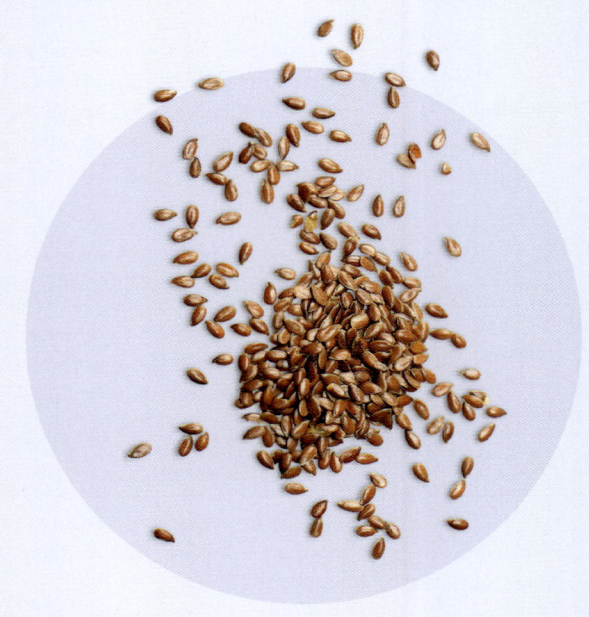

2 KÜRBISKERNÖL

Die nussig schmeckenden Samen aus dem Gartenkürbis und das Öl daraus liefern reichlich ungesättigte Fettsäuren (mehr als 80 Prozent), zellschützendes Vitamin E und augenstärkendes Betacarotin, Magnesium, Eisen sowie Zink und Selen. Studien belegen eine vorbeugende Wirkung auf Prostatabeschwerden.

3 RAPSÖL

Rapsöl wird vor allem wegen der mehrfach ungesättigten Alpha-Linolensäure, einer Omega-3-Fettsäure, geschätzt. Rapsöl enthält viel wertvolle Ölsäure, sogar noch mehr als sein Verwandter aus dem Mittelmeerraum, was ihm den Beinamen „Olivenöl des Nordens" eingebracht hat. Während die Omega-3-Fettsäuren antientzündlich und gefäßschützend wirken und damit Herzinfarkt und Schlaganfall vorbeugen helfen, senkt die Ölsäure das „schlechte" LDL-Cholesterin im Blut, ohne dabei das „gute" HDL-Cholesterin zu verringern. Kalt gepresstes Rapsöl schmeckt aromatisch und eignet sich für die kalte Küche, raffiniertes Rapsöl ist geschmacksneutral und hoch erhitzbar.

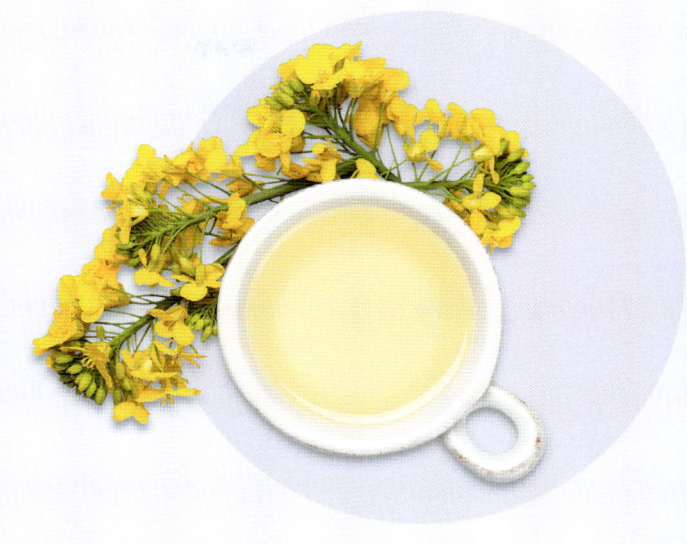

4 BUTTER

In Maßen genossen ist auch Butter ein hochwertiges Lebensmittel: Sie versorgt die Zellen mit Alpha-Linolen- und Ölsäure. Diese halten die Zellmembranen geschmeidig und sorgen für eine gute Fließeigenschaft des Bluts. Am besten ist Butter aus der Milch von Weidekühen, die eine optimale Fettzusammensetzung aufweist.

5 SESAMÖL

Sesamsamen sind reich an einfach und mehrfach ungesättigten Fettsäuren wie Ölsäure und Linolsäure. Diese senken das „schlechte" LDL-Cholesterin. Dazu gibt es noch Kalzium, Magnesium, Eisen und Zink – ideal für starke Knochen und Zähne sowie gesunde Herzfunktionen. Diese Kombination schützt auch vor Osteoporose. Außerdem wirken die Samen dank ihres Selengehalts antientzündlich und antioxidativ und sind damit gut für das Immunsystem und den Blutdruck. Am besten wirken die Inhaltsstoffe in Kombination mit Vitamin C.

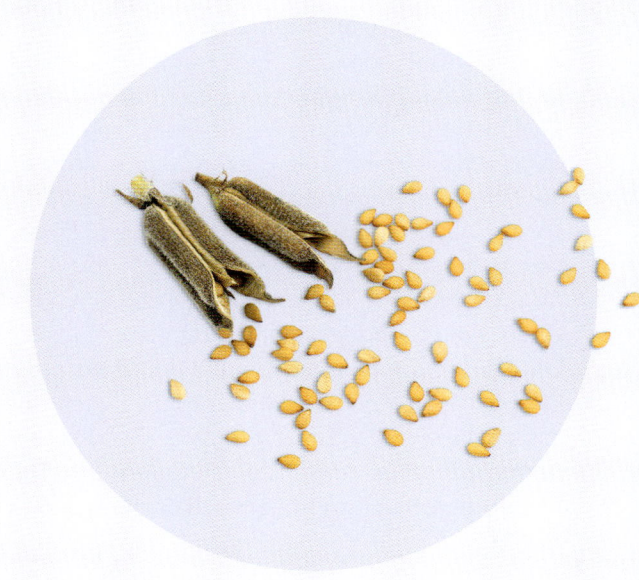

HISTAMININTOLERANZ

Nicht alle Westeuropäer vertragen eine üppige Mahlzeit mit Käse, Thunfisch und Rotwein. Diese Lebensmittel verursachen bei Betroffenen mit Histaminintoleranz vielfältige körperliche Beschwerden.

ÜBERBLICK: WAS IST HISTAMININTOLERANZ?

Der Botenstoff Histamin kommt in vielen Lebensmitteln vor und ist auch eine Substanz des menschlichen Organismus mit vielfältigen Funktionen. Als körpereigenes Gewebshormon regt es beispielsweise die Magensaftproduktion an und steigert die Darmtätigkeit, es senkt den Blutdruck und hat Einfluss auf den Schlaf-Wach-Rhythmus.

Histamin zählt neben Tyramin, Serotonin und Phenylethylalamin zu den biogenen Aminen. Diese können im Stoffwechsel von Pflanzen und Mikroorganismen gebildet werden. Sie kommen in vielen Lebensmitteln vor, beispielsweise im Fisch, und entstehen aus den kleinsten Eiweißbausteinen, den Aminosäuren. Die biogenen Amine werden vor allem von dem Enzym Diaminoxidase im Darm abgebaut. Das Problem für die Betroffenen ist, dass beim Abbau die anderen biogenen Amine gegenüber Histamin vorgezogen werden. Das Histamin wird folglich nicht wirkungsvoll abgebaut.

Eine Histaminintoleranz ist eine Unverträglichkeit gegenüber dem mit der Nahrung aufgenommenen Histamin. Steigt der Histamingehalt durch den Verzehr von histaminreichen Lebensmitteln im Körper an, regulieren normalerweise zwei Enzymsysteme im Dünndarm den Abbau des überschüssigen Histamins, wobei das eine, die Diaminoxidase, den größeren Anteil der Arbeit leistet. Zudem wird auch das von den Darmbakterien selbst produzierte Histamin von diesen Enzymen ausgeschaltet.

Bei der Histaminintoleranz handelt es sich um einen Mangel oder eine Inaktivität dieser Enzyme im Dünndarm. Die Folge davon ist ein Überschuss an Histamin im Körper, der verschiedene Beschwerden auslösen kann. Man schätzt, dass bei 1–5 Prozent der Erwachsenen eine Histaminintoleranz vorliegt. Frauen sind dabei sogar viermal häufiger betroffen als Männer.

SYMPTOME: WORAN ERKENNT MAN EINE HISTAMININTOLERANZ?

Bei Menschen, die eine Überempfindlichkeit gegenüber Histamin aufweisen, können bereits geringe Mengen davon pseudoallergische Reaktionen auslösen. Folgende Beschwerden sind bei den Betroffenen beobachtet worden:

- Juckreiz, Hautrötungen, Quaddelbildung
- Übelkeit bis hin zum Erbrechen, Magenkrämpfe, Durchfall
- Atemnot
- Herzrasen, Schwindel
- Fließschnupfen oder verstopfte Nase
- Kopfschmerzen und Migräne
- chronisch niedriger Blutdruck

URSACHEN: WIE ENTSTEHT HISTAMININTOLERANZ?

Es gibt zwei Formen. Die eine davon ist erblich und extrem selten. Sie bleibt ein Leben lang bestehen. Die erworbene Histaminintoleranz kann durch verschiedene Faktoren hervorgerufen werden. Das können die Auslöser sein:

FRISCHE LEBENSMITTEL BEVORZUGEN

Der Gehalt an biogenen Aminen kann durch mikrobiologische Prozesse wie Gärung, Reifung oder Fermentation sowie durch lange Lagerung stark ansteigen. Daher ist bei lang gereiften Produkten Vorsicht geboten. Fermentierte Lebensmittel, wie etwa Käse, Sauerkraut und Wurst oder Bier und Wein, können hohe Konzentrationen an biogenen Aminen enthalten, frische, unverarbeitete Lebensmittel dagegen enthalten diese kaum.

- **Ein Infekt der Darmschleimhaut** kann vorübergehend zu einer verringerten Aktivität der Diaminoxidase führen.
- **Medikamente** können die Diaminoxidaseaktivität
hemmen.
- **Der Verzehr von großen Mengen histaminhaltiger
Lebensmittel** und **alkoholischer Getränke** kann
Beschwerden hervorrufen.
- Die übermäßige Aufnahme von Lebensmitteln, in
denen viele andere biogene Amine (Tyramin, Serotonin, Phenylethylalamin) stecken, wirkt sich ebenfalls ungünstig auf den Histaminabbau durch
Diaminoxidase aus.

DIAGNOSE: WIE STELLT DER ARZT HISTAMININTOLERANZ FEST?

Bei einem Verdacht gibt es keine einheitliche Vorge-
hensweise. An erster Stelle steht ein ausführliches
Arzt-Patienten-Gespräch. Hier werden Fragen nach
Beschwerden und der Reaktion auf starke Auslöser
wie beispielsweise Hartkäse, Rotwein oder Thunfisch
besprochen. Besteht der begründete Verdacht auf
eine Histaminintoleranz, sollte eine Blutuntersuchung erfolgen. Folgende Parameter müssen dabei
überprüft werden:
- verringerte Diaminoxidaseaktivität
- erhöhter Histaminspiegel
- eventuell verminderter Vitamin-B$_6$-Spiegel
Die Patienten sollten zusätzlich ein **Ernährungs-
Symptom-Tagebuch** führen, in dem sie die ver-
zehrten Lebensmittel, die eingenommenen
Medikamente und ihre individuellen Beschwerden
chronologisch auflisten.

Die Methode, die den größten Erfolg verspricht, ist
die sogenannte **Eliminationsdiät**. Hierbei meiden die
Patienten sämtliche Lebensmittel, die größere Mengen an Histamin – aber auch an anderen biogenen
Aminen – enthalten. Diese Diät sollte über einen
Zeitraum von wenigstens vier Wochen eingehalten
werden. Liegt tatsächich eine Histaminintoleranz
vor, kommt es zu einer raschen Besserung der Symptome. Die Diagnose kann letztlich nur durch eine
orale Provokation mit histaminreichen Lebensmitteln bestätigt werden. Das heißt, die Patienten essen
wieder Lebensmittel mit hohem Histamingehalt und

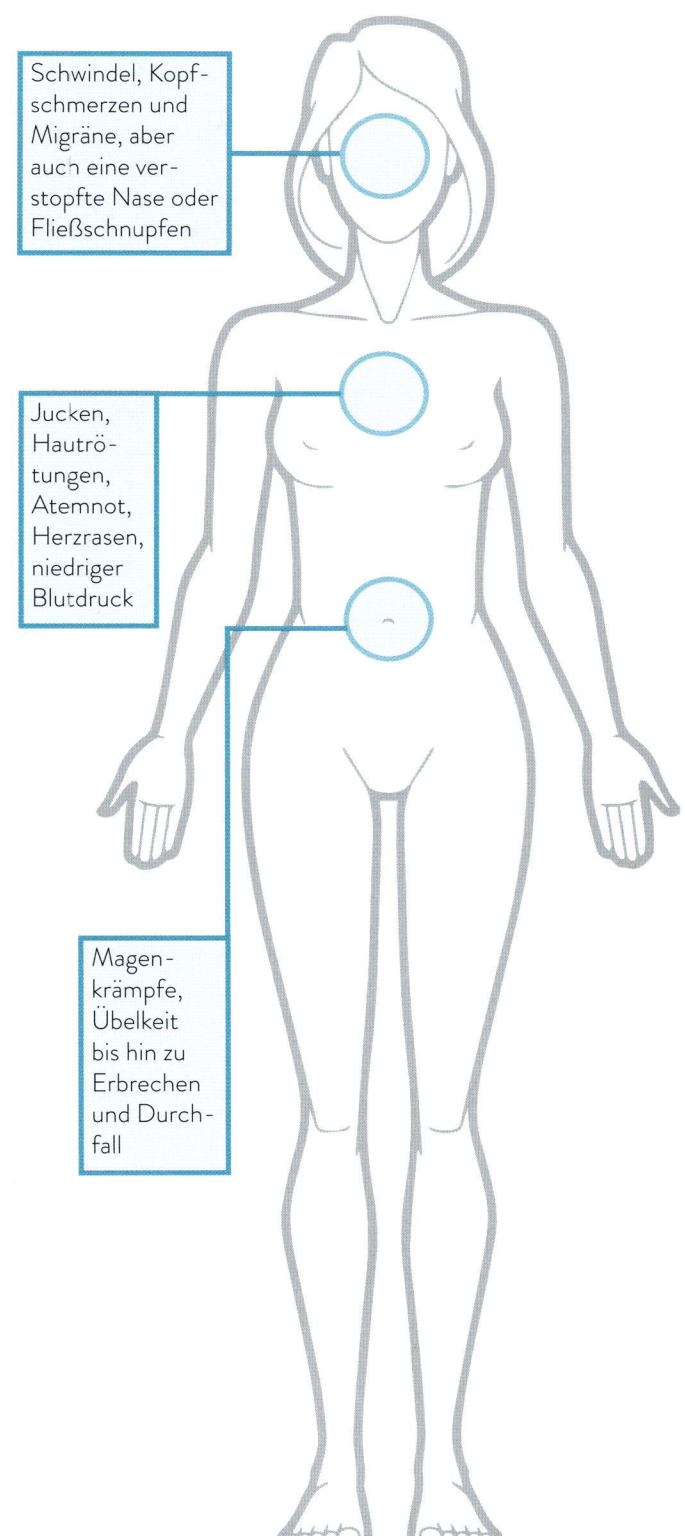

Schwindel, Kopf-schmerzen und Migräne, aber auch eine ver-stopfte Nase oder Fließschnupfen

Jucken, Hautrö-tungen, Atemnot, Herzrasen, niedriger Blutdruck

Magen-krämpfe, Übelkeit bis hin zu Erbrechen und Durch-fall

ERNÄHRUNG, DIE HILFT
DIE TOP-3-LEBENSMITTEL

Hüttenkäse

Lang gereifte Hartkäse haben einen hohen Histamingehalt. Käse und Milchprodukte mit kurzer Reifezeit wie Frischkäse und Hüttenkäse hingegen sind besser verträglich. Hüttenkäse aus Magermilch wird mit Milchsäurebakterien und Lab versetzt, weshalb der Kalzium- und Eiweißspender säuerlich schmeckt. Auf den Hinweis „ohne Zusatzstoffe" achten!

Kürbis

Gemüse wie Kürbis haben zum Großteil wenig Histamin, dafür aber kaum Kalorien und viele weitere Mineralstoffe wie Kalium und Eisen. Zum histaminreichen Gemüse gehören Spinat, Auberginen und fermentierte Lebensmittel wie Sauerkraut (siehe Tabelle rechts).

Fenchel

Ätherisches Öl ist verantwortlich für den intensiven Anisgeschmack. Die Knolle wirkt sich positiv aus bei Magen und Darmbeschwerden, die bei Histaminunverträglichkeit auftreten. Fenchel ist zudem reich an Vitamin C und Eisen, die zur Blutbildung benötigt werden.

beobachten ihre körperliche Reaktion. Diese kann aber durch die längere Eliminationsphase von Histamin und anderen biogenen Aminen verzögert sein.

DAS KANN IHR ARZT FÜR SIE TUN

Hat sich der Verdacht (durch die Eliminationsdiät und anschließende Provokation) bestätigt, dass Sie an einer Histaminintoleranz leiden, sollten Sie Ihre **Ernährung langfristig umstellen**. Ziel der Ernährungstherapie ist letztlich die Beschwerdefreiheit.

Antihistaminika können zur Unterstützung oder im akuten Fall eingenommen werden. Sie verhindern, dass das freie Histamin im Körper im Gewebe „andockt" und Beschwerden hervorruft. Besonders geeignet sind Antihistaminika vom Typ H1-Rezeptorblocker. Diese sind aber nicht in jedem Fall tatsächlich wirksam.

Auch ein **Enzympräparat** kann dem Körper zusätzlich die Diaminoxidase liefern. Dieses kann den Verlauf der Histaminintoleranz günstig beeinflussen.

Eine bessere Verträglichkeit von Histamin ist in Einzelfällen nach **mehrwöchiger Gabe von Vitaminpräparaten** festgestellt worden. Die Diaminoxidase benötigt wahrscheinlich für ihre Funktion Vitamin B_6, da bei histaminintoleranten Patienten häufig ein Vitamin-B_6-Mangel nachgewiesen wurde. Diskutiert wird derzeit, ob durch eine erhöhte Zufuhr von Vitamin C der Histaminabbau beschleunigt werden kann.

DAS KÖNNEN SIE SELBST FÜR SICH TUN

• Rotweine gelten als häufige Auslöser der Unverträglichkeit. Auch wirkt sich Alkohol grundsätzlich negativ auf den Histaminspiegel aus. Vor allem zum Essen sollten Sie daher auf Alkohol verzichten. Wenn Wein, dann ist Weißwein vorzuziehen.

• Fermentierte Produkte wie Essig, Sojasoße, Sauerkraut oder Essiggurken enthalten viel Histamin und können Beschwerden auslösen. Meiden Sie diese möglichst.

• Sie müssen nicht für immer auf alles verzichten, es kommt im Wesentlichen auf die Dosis an. Achten Sie darauf, welche Lebensmittel Sie am besten vertragen und welche Menge Ihnen keine Beschwerden bereitet.

Lebensmittel	Empfehlenswert	Bitte darauf verzichten
Brot, Getreide und Beilagen wie Nudeln, Kartoffeln, Reis	(selbst gemachte) Brote, Brötchen, Kuchen/Kekse/Müsli aus Buchweizen/ Dinkel/Roggen und Getreideflocken ohne Hefe und Zusatzstoffe; weizenfreie Nudeln; Buchweizen, Hirse, Kartoffeln, Reis	Brot/Brötchen mit Zusatzstoffen; Fertigmüsli mit getrockneten Früchten oder Nüssen; Paniermehl; Weizenkeime
Fertigprodukte, Nüsse, Samen und Süßes	Honig; Kokosnuss; Kompott; aus verträg- lichem Obst selbst gemachte Konfitüre; Macadamianüsse, Maroni; Popcorn	Fertigprodukte und alles fermentierte wie Dressings, Ketchup, Sojasoßen, Soßen, Suppen; fertige Marmelade, Nüsse außer den links genannten; Schokolade, alles Süße mit Nüssen
Obst	Apfel, Aprikose, Brombeeren, Heidelbee- ren, Johannisbeeren, Kaki, Kirschen, Litschi, Mango, Melonen, Nektarinen, Pfirsich, Stachelbeeren	Ananas, Avocado, Bananen, Birnen, Erdbeeren, Himbeeren, Kiwis, Papayas, Obstkonserven, Pflaumen, Trauben und Zitrusfrüchte
Gemüse	Blattsalate, Bohnen, Blumenkohl, Brokkoli, Chinakohl, Erbsen, Fenchel, Kürbis, Möhren, Steckrüben, Zucchini, Zwiebeln	Auberginen, Keimlinge, Pilze, Soja, Spinat, Sprossen, Tomaten; fermentiertes Gemüse wie Gewürz- gurken, Sauerkraut und Konserven, Oliven, Hülsenfrüchte
Fette und Öle	Butter und pflanzliche Öle	Walnussöl
Eier, Milch und Milchprodukte	gekochte und gebratene Eier; Butter- und Dickmilch, Butterkäse und junger Gouda, Frisch- und Hüttenkäse; Joghurt, pasteuri- sierte Milch, H-Milch und Quark; süße oder saure Sahne (ohne Carrageen), Mascarpone, Ricotta	lang gereifte Käsesorten wie Bergkäse, Emmentaler, Gorgonzola, Parmesan; Sauermilchkäse wie Harzer Roller; Schnittkäse wie mittelalter Gouda; Weichkäse wie Camembert, Sojamilch
Fleisch und Fisch	frisches und TK-Fleisch; selbst gemachte Frikadellen; Bratenaufschnitt, Koch- und Brühwurst; Dorsch, Forelle, Gold- und Rotbarsch, Kabeljau, Scholle, Seelachs	Fleischwaren wie Innereien, Salami, Schinken; rohe, geräucherte und gepö- kelte Wurst; Fleisch-/Fischkonserven, geräucherter Fisch wie Makrelen; Hering, Sardinen, Sprotten, Thunfisch, Schalen-/Krustentiere und Muscheln
Getränke	Kaffee, Kräutertee, Mineralwasser, Rooibostee	Alkoholika (Rotwein), Grüntee, Kakao, Schwarztee

HYPERCHOLESTERINÄMIE

Fettstoffwechselstörungen machen oft über Jahre keine Beschwerden und bleiben deshalb lange unbemerkt. Das Gefährliche daran ist die Entwicklung einer Atherosklerose.

ÜBERBLICK: WAS IST HYPERCHOLESTERINÄMIE?

Eine Fettstoffwechselstörung liegt vor, wenn die Anteile der Blutfette wie Cholesterin und/oder Triglyzeride im Blut stets über den normalen Wert erhöht sind (nicht nur nach dem Essen). Fettstoffwechselstörungen gehören in Westeuropa und den USA zu den häufigsten Krankheiten überhaupt.

Die häufigste Form der Hypercholesterinämie ist die sogenannte polygene Form. Daran leiden zwei von drei Menschen mit zu hohem Cholesterin. Ein zu hoher Cholesterinwert selbst hat keinerlei körperliche Auswirkungen – erst ein Blutbild zeigt, ob jemand erhöhte Cholesterinwerte hat und es Handlungsbedarf gibt.

Dabei kommt es jedoch weniger auf den Gesamtcholesterinwert an. Man muss vielmehr folgende einzelne Werte betrachten:

- **LDL-Cholesterin:** Unter dem sogenannten Low-Density-Lipoprotein versteht man Lipoproteine mit geringer Dichte und einem Fettanteil von 75 Prozent. Sie bringen Cholesterin aus der Leber zu den anderen Körperzellen, wo es weiterverarbeitet wird. LDL ist das „schlechte" Cholesterin.
- **HDL-Cholesterin:** Das sogenannte High-Density-Lipoprotein sind Lipoproteine mit hoher Dichte und einem Fettanteil von etwa 50 Prozent. Sie transportieren überschüssiges Cholesterin zurück in die Leber, wo es abgebaut werden kann. HDL ist „gutes" Cholesterin.

Auch wenn der Gesamtcholesterinwert unter 200 Milligramm pro Deziliter (mg/dl) liegt und somit nichts für eine Hypercholesterinämie spricht, kann das Risiko für Herz-Kreislauf-Erkrankungen erhöht sein, wenn man die einzelnen Werte genauer betrachtet. Nämlich bei

- einem LDL-Cholesterinwert über 160 mg/dl und
- einem HDL-Cholesterinwert unter 40 mg/dl.

SYMPTOME: WORAN ERKENNT MAN HYPERCHOLESTERINÄMIE?

Bis eine Hypercholesterinämie Symptome verursacht, kann es dauern. Wie stark erhöht der Cholesterinspiegel ist, hängt dabei in erster Linie von der Form der Fettstoffwechselstörung ab: Die polygene Hypercholesterinämie verursacht weniger hohe Cholesterinwerte als rein erblich bedingte Formen.

Mit der Zeit können sich bei einer Hypercholesterinämie in der Haut im Bereich der Augenlider, an Armen, Beinen, Händen und am Gesäß gelbliche, leicht erhabene Lipid- oder Cholesterineinlagerungen (Xanthelasmen) bilden – bereits bei leicht erhöhtem Spiegel. Sie bilden sich mit sinkenden Werten meist wieder zurück. Solche Veränderungen treten aber auch ohne diese Störung auf.

Ein über Jahre zu hoher Cholesterinspiegel kann zu Brustenge (Angina pectoris), koronarer Herzkrankheit (KHK), Schwindel sowie Seh- und Bewusstseinsstörungen bei verengten Gefäßen (Atherosklerose) führen.

GEFÄHRLICHES LDL-CHOLESTERIN

Cholesterin ist eine natürliche Substanz im Körper, die für bestimmte Organe, wie etwa das Gehirn, überaus wichtig ist. Die Substanz zählt, ebenso wie die Triglyzeride (Blutfette), zu den Lipiden. Insofern gehört die Hypercholesterinämie auch zu den Hyperlipidämien. Den Großteil des Cholesterins stellt der Körper selbst her, nur ein geringer Teil stammt aus der Nahrung. Aussagekräftig für ein Gesundheitsrisiko ist nie der Gesamtcholesterinwert, sondern der des LDL-Cholesterins, das an der Entstehung von Atherosklerose beteiligt ist.

URSACHEN: WIE ENTSTEHT HYPERCHOLESTERINÄMIE?

Wenn das Cholesterin erhöht ist, können eine Erkrankung, Medikamente, ein ungesunder Lebensstil oder eine erbliche Komponente dahinterstecken. Ungünstige Ernährungs- und Bewegungsgewohnheiten führen zu einer **reaktiv-physiologischen Hypercholesterinämie**: Eine hohe Zufuhr von gesättigten Fett- oder Transfettsäuren überlastet den Stoffwechsel, allgemeiner Bewegungsmangel wirkt sich zusätzlich negativ aus.

Von einer **primären Hypercholesterinämie** spricht man, wenn ihr erbliche Ursachen zugrunde liegen, egal, ob die Betroffenen ansonsten gesund sind, sich gesund ernähren und sich ausreichend bewegen. Typisch ist erhöhtes LDL-Cholesterin. Die für die Krankheit verantwortliche Mutation macht Leberzellen für das LDL-Cholesterin nur noch eingeschränkt funktionsfähig.

Nicht selten tritt die primäre Hypercholesterinämie im Rahmen einer kombinierten Fettstoffwechselstörung auf: Dann sind erblich bedingt neben dem Cholesterin auch die Blutfettwerte erhöht. Zusätzlich zur Hypercholesterinämie liegt dann auch eine mäßige Erhöhung der Triglyzeride vor.

Einer **sekundären Hypercholesterinämie** liegen erworbene Ursachen zugrunde wie eine Erkrankung (etwa Magersucht, Leberkrebs, Gallengangverschluss oder Schilddrüsenunterfunktion). Auch eine Schwangerschaft und Wechseljahre können den Cholesterinspiegel ansteigen lassen. Die sekundäre Hypercholesterinämie kann auch durch Medikamente (Kortison, Androgene oder Betablocker) verursacht werden.

Bei etwa zwei Dritteln aller Patienten ist für erhöhte Cholesterinwerte die sogenannte polygene Hypercholesterinämie verantwortlich. Ursachen für diese Mischform sind: mehrere geringfügige genetische Veränderungen (polygen) in Kombination mit zusätzlichen Risikofaktoren wie Übergewicht, Typ-2-Diabetes, eine zu zuckerreiche Ernährung, die zugleich zu viele gesättigte Fettsäuren enthält, Funktionsstörungen der Schilddrüse sowie auch bestimmte Medikamente. In diesem Fall sollten die Faktoren genau untersucht werden.

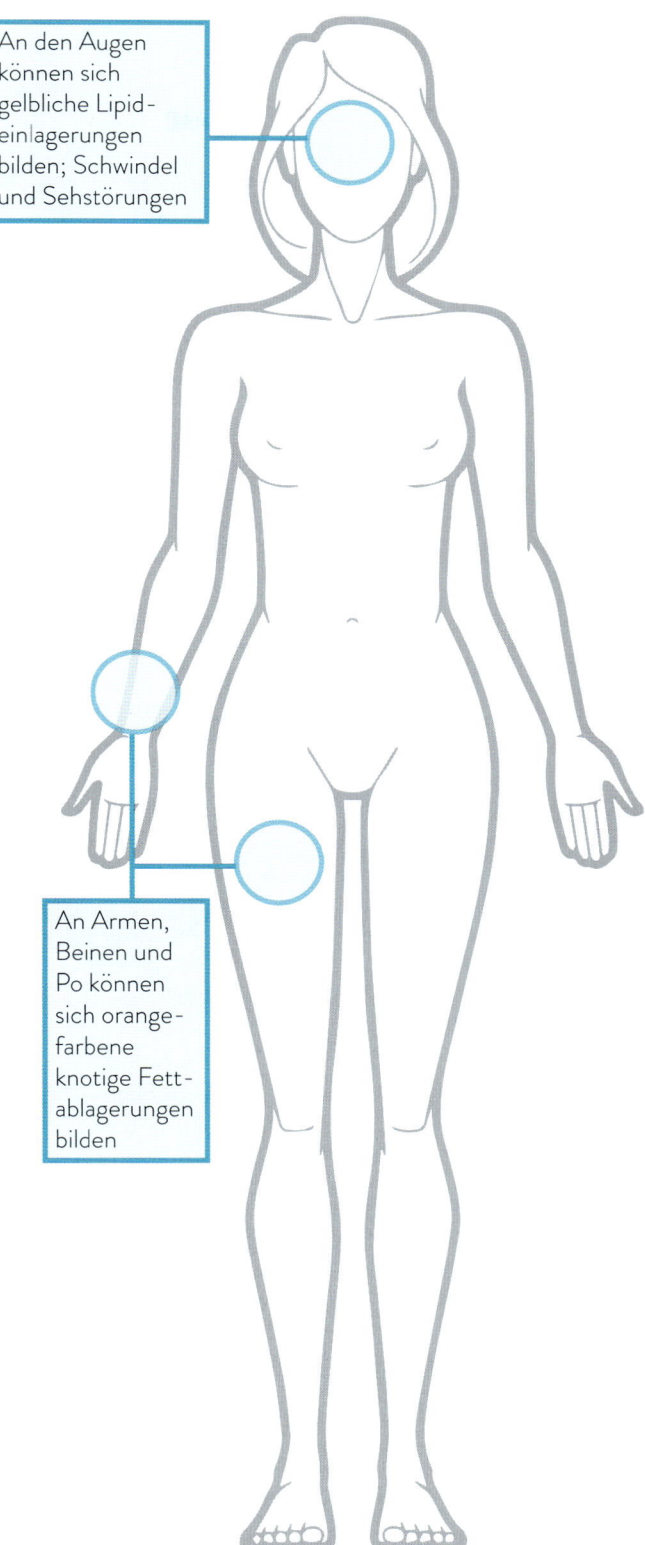

An den Augen können sich gelbliche Lipideinlagerungen bilden; Schwindel und Sehstörungen

An Armen, Beinen und Po können sich orangefarbene knotige Fettablagerungen bilden

ERNÄHRUNG, DIE HILFT
DIE TOP-3-LEBENSMITTEL

Haferkleie

Die Kleie kann durch ihren hohen Beta-Glucan-Gehalt Gallensäuren an sich binden. Dadurch werden die Säuren neutralisiert, können kein Fett mehr aufnehmen und die Fettausscheidung wird gefördert. Empfohlen wird dreimal täglich 1 Esslöffel Haferkleie.

Knoblauch

Knoblauch wirkt beeindruckend gegen hohes Cholesterin. Er enthält Allicin, das die Produktion vom Cholesterin hemmt und gleichzeitig den Triglyzerid- und Gesamtcholesterinspiegel senkt.

Bohnen

Bohnen enthalten viele lösliche Ballaststoffe und wirken außergewöhnlich gut gegen hohe Cholesterinwerte. In nur 6 Wochen hilft der tägliche Verzehr von Bohnen, den Cholesterinspiegel um 10 Prozent zu senken.

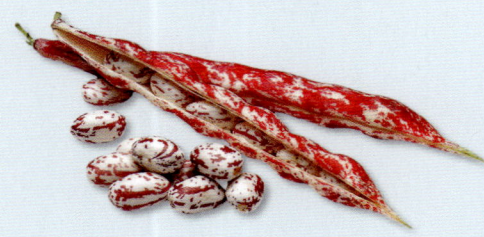

DIAGNOSE: WIE STELLT DER ARZT HYPERCHOLESTERINÄMIE FEST?

Die Bestimmung einer Hypercholesterinämie erfolgt durch das Messen der Cholesterinwerte im Blut (nüchtern). Wichtig ist auch die Ermittlung von HDL- und LDL-Cholesterin.

DAS KANN IHR ARZT FÜR SIE TUN

- **Ernährungsumstellung:** Ihr Arzt wird eine Lebensstilverbesserung empfehlen, die auch regelmäßige körperliche Aktivität einschließt.
- Bei einer **sekundären Hypercholesterinämie** (etwa ausgelöst durch Krankheiten oder Medikamente) sollte möglichst deren Ursache beseitigt oder wenigstens behandelt werden.
- **Gegen zusätzliche Risikofaktoren** (wie Diabetes mellitus, Bluthochdruck, Rauchen, Übergewicht) sollte vorgegangen werden.
- **Cholesterinsenker**, sogenannte Statine, kommen zum Einsatz, wenn nach etwa drei Monaten trotz dieser Maßnahmen das Cholesterin immer noch zu hoch ist. Sie haben allerdings Nebenwirkungen.

DAS KÖNNEN SIE SELBST FÜR SICH TUN

- Bevorzugen Sie **gesunde Pflanzenfette** (Oliven-, Raps- oder Leinöl).
- **Essen Sie ballaststoffreich** (Gemüse und Vollkornprodukte).
- Schränken Sie den Verzehr von **Weißmehl und Zucker** ein.
- **Meiden Sie Nikotin**, da dieses zusätzlich Ihren Gefäßen schadet.
- **Viel Bewegung**, am besten Sport, und die Verminderung des Bauchfetts im Bauchraum helfen zusätzlich, die Blutfette zu senken.

RISKANTE STATINE

Typische Nebenwirkungen der Standardmedikamente sind Muskelschmerzen und erhöhte Zuckerwerte im Blut. Außerdem stehen sie im Verdacht, Demenz zu befördern.

Lebensmittel	Empfehlenswert	Bitte darauf verzichten
Brot, Getreide und Beilagen wie Nudeln, Kartoffeln, Reis	Vollkornbrot, Vollkorngetreideprodukte (insbesondere aus Dinkel, Gerste, Hafer, Roggen), Haferkleie, Vollkornnudeln, Naturreis, Pellkartoffeln	Croissants, Toast-, Weißbrot, Weizen- und Milchbrötchen, Zwieback; Hartweizennudeln, Kartoffelpuffer, Kroketten, Pommes frites; geschälter Reis
Nüsse und Samen	Cashewnüsse, Haselnüsse, Kürbiskerne, Macadamianüsse, Mandeln, Pinienkerne, Pistazien, Walnüsse; in Maßen: Sonnenblumenkerne	Erdnüsse und gesalzene Nüsse
Gemüse	Artischocken, Auberginen, Bohnen, Erbsen, Fenchel, Gurken, Kohl, Linsen, Möhren, Paprika, Pilze, Radieschen, Salat, Sauerkraut, Sojabohnen, Spargel, Spinat, Tomate, Zucchini	TK-Gemüse in Butter, Rahm oder Sahne; bei Übergewicht: Mais und Süßkartoffeln
Obst	Apfel, Aprikosen, Avocado, Beeren (Brombeeren, Erdbeeren, Heidelbeeren, Himbeeren, Johannisbeeren und Stachelbeeren), Clementinen, Grapefruit, Kiwi, Nektarinen, Orangen, Papaya, Pfirsiche, Pflaumen, Sauerkirschen, Wassermelone, Zwetschgen; in Maßen: Ananas, Bananen, Birnen, Honigmelone, Kaki, Mango, Süßkirschen, Weintrauben	gezuckerte Obstkonserven, kandierte Früchte und Obstmus, Trockenobst in großen Mengen
Fette und Öle	Butter (nicht mehr als 15 g am Tag), Kaltpressölmargarine; Leinöl, Olivenöl, Rapsöl, Walnussöl, Weizenkeimöl	Butter-, Gänse- und Schweineschmalz, Distelöl, Mayonnaise, Palmfett, Sonnenblumenöl
Eier, Milch und Milchprodukte	Bio-Eier (maximal 1–2 pro Woche, fettarm zubereitet); Buttermilch, Milch (1,5 % Fett), Naturjoghurt (1,5 % Fett), Speisequark (20 % Fett); Käse (40 % Fett i. Tr.): Feta, körniger Frischkäse, Harzer Käse, Mozzarella, Schnittkäse, Weichkäse	Crème fraîche, Kakaozubereitungen, Mayonnaise, gesüßte Milchprodukte wie Fruchtbuttermilch, Fruchtjoghurt, Fruchtquark, Milchreis, Pudding, Sahne, Schmand
Fisch und Meeresfrüchte	Aal, Forelle, Heilbutt, Hering, Kabeljau, Karpfen, Lachs, Makrele, Sardinen, Scholle, Seezunge, Steinbutt, Thunfisch	Fisch in Mayonnaise oder Sahne; Schalentiere wie Flusskrebs, Garnelen, Hummer, Krabben, Shrimps
Fleisch und Wurst	mageres, helles Fleisch wie Hühner-, Kalb- und Putenfleisch; Kassler, Koch- und Lachsschinken, Putenbrustaufschnitt	Bauchspeck, Blut-, Bock- und Brat-, Fleisch-, Leber-, Mett-, Tee- und Weißwurst, Leberkäse, Hackfleisch, Mortadella, Nackenfleisch, Salami, Schinkenspeck; paniertes Fleisch
Getränke	Wasser, Tee , bis zu 3 Tassen Kaffee	Limonaden, Fruchtsäfte, Nektare

INFEKTE

Wiederkehrende Erkältungen und Infekte schwächen auf Dauer das Immunsystem. Ein grippaler Infekt sollte deshalb immer gut ausheilen, um keine Komplikationen nach sich zu ziehen.

ÜBERBLICK: WANN SPRICHT MAN VON EINEM INFEKT?

Ein grippaler Infekt geht mit eher leichten Beschwerden und teilweise auch mit Fieber einher und ähnelt den Symptomen einer beginnenden, leichten Grippe (Influenza). Trotzdem sind Grippe und grippaler Infekt zwei komplett verschiedene Krankheiten. Der grippale Infekt ist wesentlich harmloser. Etwa eine Woche nach einer Infizierung ist man ansteckend und kann die Erkältungsviren auf andere Personen übertragen.

Der grippale Infekt tritt oft nach Kälte- oder Nässeeinwirkung oder Stress auf, wenn der Körper geschwächt ist. Er kündigt sich an durch Schmerzen oder Kratzen im Hals und entwickelt sich langsam. Eine Grippe hingegen betrifft immer den ganzen Körper und beginnt plötzlich und sehr heftig. Die Erkältung wiederum besteht ausschließlich in einer akuten Infektion der oberen Atemwege: Die Nasen- und Rachenschleimhaut sondert dabei vermehrt wässriges oder schleimiges Sekret ab (Katarrh).

Normalerweise wird eine Erkältung durch unterschiedliche Erkältungsviren verursacht. Eher selten, etwa wenn das Immunsystem bereits sehr stark geschwächt ist, kommt es zusätzlich zu einer Infektion mit Bakterien.

Auch bei der Sommergrippe handelt es sich um einen grippalen Infekt: Diese Erkältung tritt im Frühling, Sommer oder Frühherbst auf und geht meist mit Fieber einher.

SYMPTOME: WORAN ERKENNT MAN EINEN INFEKT?

Die Krankheitsanzeichen bei einem grippalen Infekt sind unterschiedlich stark ausgeprägt, treten nach und nach auf und wechseln einander manchmal auch ab. Deshalb ist es anfangs schwierig, die Symptome von einer Grippe abzugrenzen. Typisch sind:

Akute Entzündung der Schleimhäute (Katarrh) von Nase und Rachen: Oft kündigt sich eine Erkältung durch eine **Rachentzündung** (Pharyngitis) an mit Kratzen und Trockenheitsgefühl im Hals und Schmerzen beim Schlucken. Eine **entzündete Nasenschleimhaut** zeigt sich zu Beginn durch Kitzeln in der Nase und Niesen, was bald in einen **Schnupfen** übergeht (akute Rhinitis) mit wässrigem bis schleimigem und eitrigem Ausfluss. So kommt es zu Beeinträchtigungen des Riechvermögens, behinderter Nasenatmung und nasaler Stimme. Hinzu kommen weitere Anzeichen, wie Frösteln, Müdigkeit Kopfschmerzen und/oder Gliederschmerzen sowie erhöhte Temperatur.

Je nachdem, ob sich die Entzündung der oberen Atemwege auf- oder absteigend ausbreitet, können weitere Symptome hinzukommen:

• **Kehlkopfentzündung:** Hier ist die Kehlkopfschleimhaut betroffen, vor allem die über den Stimmbändern. Die Entzündung äußert sich in Heiserkeit und Hustenreiz, oft auch durch starke

---

GRIPPE (INFLUENZA)

Der Unterschied zwischen einem grippalen Infekt und einer echten Grippe besteht zuerst in der Art der Erreger. Die Grippe wird durch die Influenzaviren ausgelöst, ein grippaler Infekt kann von Hunderten verschiedenen Viren verursacht werden. Die Symptome sind sehr ähnlich, typisch für Grippe ist jedoch der plötzliche Beginn. Kopf- und Gliederschmerzen treten auch beim Infekt auf, bei einer Grippe kommt häufig hohes Fieber dazu. Oft ist man länger krank. Eine Influenza kann aber auch mild mit wenig Symptomen verlaufen.

Halsschmerzen und, bei schwereren Fällen, dem Verlust der Stimme. Bei kleineren Kindern kann es auch zu einer gesonderten Form von Kehlkopfentzündung kommen: **Pseudokrupp.** Typisch hierfür sind ein bellender Husten und Atemnot mit pfeifenden Geräuschen beim Einatmen.

- **Luftröhren- und Bronchienentzündung:** Typisch sind oft Brustschmerzen und Husten mit schleimig-eitrigem Auswurf. Da sich hinter diesen Symptomen auch andere ernsthafte Erkrankungen verbergen können, sollten sie unbedingt ärztlich abgeklärt werden.

URSACHEN: WIE ENTSTEHT EIN INFEKT?

Eine Erkältung wird nicht durch Kälte verusacht, sondern durch bestimmte Erreger, normalerweise Viren, von denen etwa 200 verschiedene Arten bekannt sind. Ist das Immunsystem des Körpers geschwächt – etwa durch Stress, Kälte oder Nässe –, erkältet man sich leichter. Aber auch Schlafmangel schwächt die Körperabwehr sehr.

Ansteckend ist die Krankheit nicht nur durch Erkrankte, sondern auch durch scheinbar Gesunde in der Inkubationszeit, wenn sich der Infekt noch nicht bemerkbar macht. Die Viren verbreiten sich durch Tröpfcheninfektion (beim Husten oder Niesen) oder durch Schmierinfektion (über die Hände).

Zu Komplikationen kann es kommen, wenn sich zusätzlich eine Bakterieninfektion einstellt. In diesem Fall handelt es sich um eine Misch- beziehungsweise Superinfektion durch Streptokokken, Staphylokokken oder Pneumokokken. Grundsätzlich ist jede Infektion ein Risiko für die gefährliche Herzklappenentzündung, die zur Herzschwäche führen kann.

DIAGNOSE: WIE STELLT DER ARZT EINEN INFEKT FEST?

Die Diagnose erfolgt häufig anhand der geschilderten Krankheitsanzeichen und der körperlichen Untersuchung. Hierbei fallen vor allem die geröteten Nasen- und Rachenschleimhäute auf. Weißliche Beläge auf den Mandeln (Stippchen) weisen auf eine bakterielle Mandelentzündung hin. Um die Erkältung von einer Grippe abzugrenzen, ist im Zweifelsfall eine Blutuntersuchung auf Entzündungszeichen hilfreich.

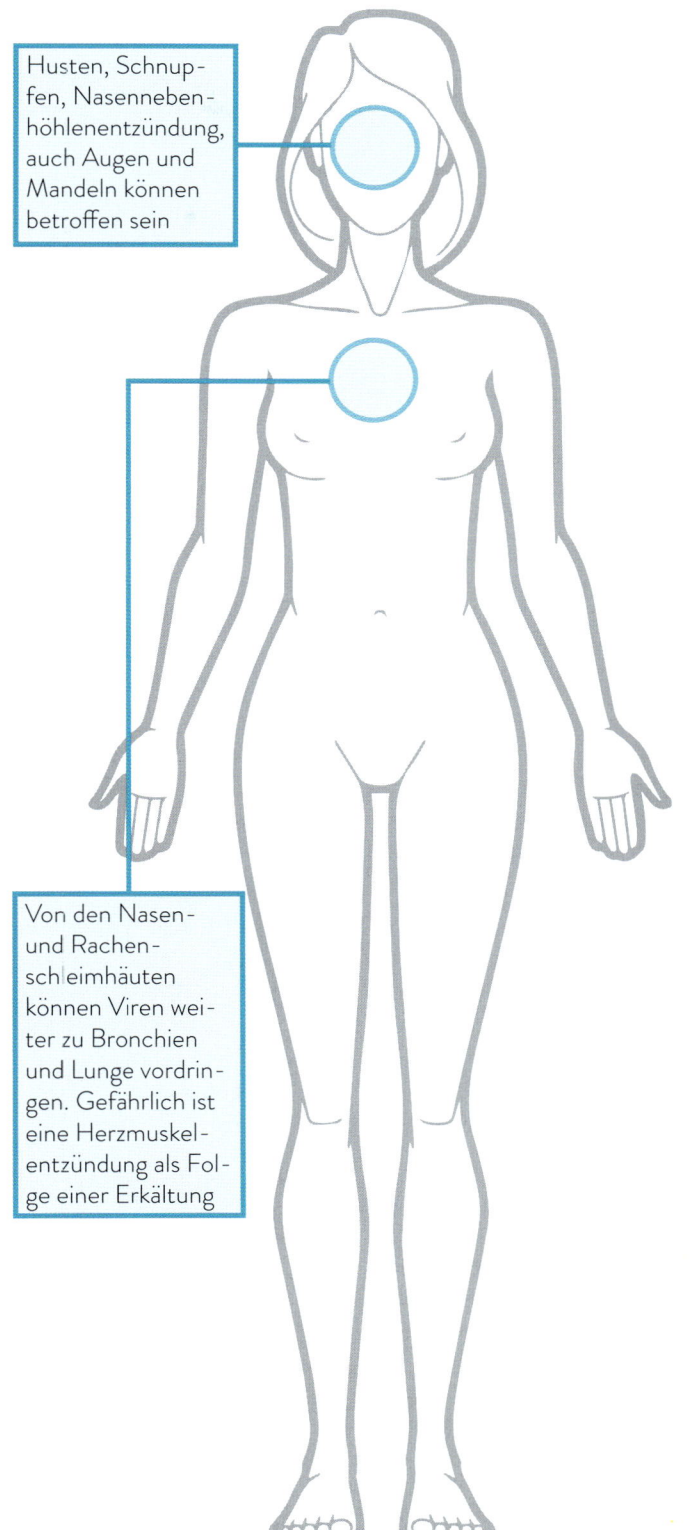

Husten, Schnupfen, Nasennebenhöhlenentzündung, auch Augen und Mandeln können betroffen sein

Von den Nasen- und Rachenschleimhäuten können Viren weiter zu Bronchien und Lunge vordringen. Gefährlich ist eine Herzmuskelentzündung als Folge einer Erkältung

ERNÄHRUNG, DIE HILFT
DIE TOP-3-LEBENSMITTEL

Rote Zwiebel

Rote Zwiebeln wirken antibakteriell und anti-
septisch: 1 rote Zwiebel klein hacken und mit
3 Esslöffel Honig in ein Einmachglas geben,
gut mischen und 12–15 Stunden
stehen lassen. Dreimal täglich
1 Esslöffel lutschen.

Ingwer

Ingwer wirkt schleimlösend und entzündungshemmend, reduziert den Hustenreiz, hilft gegen
Schnupfen, wirkt antibakteriell in
der Mundschleimhaut und
stärkt das Immunsystem.
Entweder roh essen oder
als Sud trinken.

Königskerze

Königskerzentee wirkt schleimlösend:
1–2 Teelöffel Königskerzenkraut mit
gekochtem Wasser aufbrühen und 10 Minuten
ziehen lassen. Pro Tag 2–3 Tassen trinken, bis
die Erkältung abklingt.

DAS KANN IHR ARZT FÜR SIE TUN

Durch Medikamente kann man einen grippalen
Infekt nicht schneller loswerden, da sich die Ursache
so nicht beseitigen lässt. Die Warheit ist: Es gibt kein
Erkältungsmittel, das gegen Viren wirkt. Antibiotika
wirken nur gegen Bakterien, nicht gegen Viren. Die
Beschwerden lassen sich durch eine medikamentöse
Therapie allenfalls lindern, zum Beispiel durch Arzneien mit Paracetamol oder Acetylsalicylsäure
gegen Hals-, Kopf- und Gliederschmerzen.

Erkältete Kinder dürfen Sie jedoch keinesfalls mit
ASS behandeln, da hier das Risiko eines Reye-Syn-
droms bestehen kann. Liebevolle Pflege und viel
Schlaf helfen auch den Kleinen.

DAS KÖNNEN SIE SELBST FÜR SICH TUN

• Ziehen Sie sich zurück und verzichten Sie auch
darauf, Sport zu treiben, denn das schwächt das
Immunsystem zusätzlich.
• Inhalieren Sie heißen Wasserdampf mit Kamillen-
oder Salbeitee.
• Trinken Sie warme Getränke (Tees, Brühen).
• Nehmen Sie Lutschtabletten (z. B. Isla Moos).
• Probieren Sie warme Halswickel.
• Rauchen Sie nicht!
• Achten Sie auf Handhygiene.
• Schlafen Sie ausreichend viel.
• Regelmäßige Nasenduschen mit Emser Salz (Dro-
geriemarkt) beugen Infekten der Luftwege vor und
verkürzen die Krankheitsdauer, besonders bei
Schnupfen und Nasennebenhöhlenentzündung.

IMMUNABWEHR IM DARM

Auf der enormen Fläche von 400 Quadrat-
metern sorgt unser Darm für die Aufnahme
von allen lebenswichtigen Nährstoffen. Alles,
was in den Körper hineinwill und -soll, wird
strengstens von Immunzellen kontrolliert.
80 Prozent davon befinden sich im Darm. Sie
kommunizieren über Immunbotenstoffe.
Lebenswichtig für sie: eine gesunde Darmflora,
die wir über unsere Ernährung steuern können.

Lebensmittel	Empfehlenswert	Bitte darauf verzichten
Brot, Getreide und Beilagen wie Nudeln, Kartoffeln, Reis	Vollkorngetreide- und Vollkornprodukte; Dinkel; Basmatireis, Wildreis; Amarant, Hirse, Quinoa; Buchweizenmehl und -nudeln; Kartoffeln und Reis (erkaltet und wieder aufgewärmt); Haferflocken, Weizenkleie	Backwaren, helles Brot, Cornflakes, Hartweizennudeln, Kekse, gesüßtes Müsli, Pommes frites, Weizenmehl, Weizenmehlprodukte
Nüsse und Samen	Cashewnüsse, Erdnüsse, Haselnüsse, Macadamianüsse, Mandeln, Paranüsse, Pistazien, Sesamsamen, Walnüsse	gesalzene Nüsse
Gemüse	Blumenkohl, Brokkoli, Chicorée, Feldsalat, Grünkohl, Ingwer, Knoblauch, Kohlrabi, Kopfsalat, Linsen, Mangold, Meerrettich, rote Paprikaschoten, Pilze (besonders Shiitake), Rettich, Romanasalat, Rosenkohl, Rote Bete, Rucola, Sauerkraut, Sojabohnen, Spinat, Tomaten, Wasabi, Wirsing, Zwiebeln	TK-Gemüse in Butter, Rahm oder Sahne
Obst	Avocado, Aprikosen, Beeren, Cranberrys (auch getrocknet), Grapefruits, Kiwi, Kokosnuss, Orangen, Zitronen	gezuckerte Obstkonserven, Trockenfrüchte in großen Mengen
Fette und Öle	Hanföl, Leinöl, Nussöl, Olivenöl, Rapsöl	Distelöl, Schweineschmalz, Sonnenblumenöl
Eier, Milch und Milchprodukte	Bio-Eier, Buttermilch, Quark, Frischkäse, Hüttenkäse, Hartkäse (vor allem Parmesan), Joghurt, Kefir, Milch, Skyr	stark verarbeitete, gezuckerte Milchprodukte, Weichkäse
Fisch und Meeresfrüchte	Forelle, Hering, Krabben, Makrele, Saibling, Sardinen, Scholle, Lachs, Kabeljau	panierter oder frittierter Fisch
Fleisch und Wurst	Gans, Hähnchen, Lamm, Pute, Rinderfilet, Schweinefleisch, Suppenhuhn, Wild; magere Wurstsorten: Corned Beef, Geflügelaufschnitt, Kassler, Kochschinken, Lachsschinken	fettreiches/frittiertes/paniertes/rotes Fleisch, Innereien; Bauchspeck, Dauerwurst, Salami, Schinkenspeck, Würstchen
Getränke	Wasser, ungesüßte Kräuter- und Früchtetees, grüner Tee, Brottrunk, Espresso	in Maßen: Alkohol
Kräuter und Gewürze	Anis, Cayennepfeffer, Chili, Curry, Estragon, Ingwer, Knoblauch, Kreuzkümmel, Kurkuma, Oregano, Piment, Thymian, Zimt	Fertigbrühe, Fertiggewürzmischungen (enthalten oft Hefeextrakt und viel Salz und Zucker), Hefeextrakt; in Maßen: Salz, Zucker

LAKTOSEINTOLERANZ

Wer Milchprodukte schwer verdauen kann, verträgt
Milchzucker (Laktose) womöglich nur in kleinen Mengen.
Laktoseintoleranz kann bislang nicht geheilt werden.

ÜBERBLICK: WAS IST LAKTOSEINTOLERANZ?

Bei einer Milchzuckerunverträglichkeit handelt es
sich nicht um eine Allergie. Beides voneinander zu
unterscheiden ist wichtig: Menschen mit einer echten Milchallergie können schon auf geringste Mengen von Milch oder Milchprodukten reagieren. Wer
eine Laktoseintoleranz hat, kann dagegen manchmal
relativ viel Milch oder Milchprodukte konsumieren,
ohne danach starke Beschwerden zu bekommen.
Die Krankheit ist nicht gefährlich, schränkt aber die
Lebensqualität der Betroffenen ein.

Eine überempfindliche Reaktion des Organismus in
Form von Verdauungsbeschwerden auf Milch kann
unterschiedliche Ursachen haben. Bevor man sich
dazu entschließt, seine Ernährung grundlegend zu
verändern, ist deshalb die richtige Diagnosestellung
wichtig. Das gilt vor allem für Kinder, Jugendliche
und bei erhöhtem Kalziumbedarf, wie etwa bei
Frauen in den Wechseljahren.

SYMPTOME: WORAN ERKENNT MAN LAKTOSEINTOLERANZ?

Milchzucker (Laktose) steckt in allen Milchprodukten. Die Darmschleimhaut kann ihn nicht aufnehmen, sondern nur die beiden Zuckermoleküle, aus
denen er sich zusammensetzt: Glukose (Traubenzucker) und Galaktose.

Um die Zuckerketten aufzuspalten, braucht man
ein Enzym namens Laktase. Dieses wird normalerweise von den Schleimzellen im Dünndarm hergestellt – bei Menschen mit Laktoseintoleranz allerdings nicht oder nicht in ausreichender Menge. In
diesem Fall wandert der Milchzucker weiter in den
Dickdarm. Dort ernähren sich Darmbakterien davon
und hinterlassen dabei Abfallprodukte, die die typischen Beschwerden auslösen. Dazu gehören Milch-
säuren, kurzkettige Fettsäuren und Gase wie Wasserstoff, Kohlenstoffdioxid und Methan.

Welche Laktosemenge Beschwerden auslöst, ist
individuell verschieden. Zu den Symptomen können
gehören:
• Blähbauch und Unterbauchschmerzen
• Völlegefühl und Darmgeräusche
• Durchfall und schmerzhafter Stuhldrang
• Übelkeit, selten Erbrechen
• manchmal auch Verstopfung
• zusätzlich kann es zu Schwindelgefühlen, Kopf-
  und Gliederschmerzen, Akne, Schlafstörungen und
  Herzrhythmusstörungen kommen.

URSACHEN: WIE ENTSTEHT LAKTOSEINTOLERANZ?

Die **primäre Laktoseintoleranz** setzt im Alter zwischen 5 und 20 Jahren ein und ist die mit Abstand
häufigste Form einer Milchzuckerunverträglichkeit.
Die Enzymproduktion setzt dabei nicht völlig aus.
Die meisten Betroffenen verfügen noch über eine
kleine Grundmenge des Enzyms. Hierbei gibt es

PROBLEME MIT DER MILCH

Ungefähr 5–15 Prozent der Europäer vertra-
gen keinen Milchzucker. Am seltensten
ist die Laktoseintoleranz in Nordeuropa.
In Afrika oder Ostasien sind dagegen
65–95 Prozent der Erwachsenen betroffen.
Weltweit gesehen sind Erwachsene, die Milch-
zucker verdauen können, die Ausnahme.
Anders ist es bei Babys, die Laktose normaler-
weise ohne Probleme vertragen. Denn auch
Muttermilch enthält Laktose, sogar mehr als
Kuhmilch. Aber schon nach den ersten
Lebensmonaten nimmt die Menge des zur
Aufnahme notwendigen Enzyms Laktase ab.

jedoch große Schwankungen, weshalb einige Menschen mit Laktoseintoleranz noch einen gewissen Laktoseanteil in der Nahrung vertragen und andere bereits auf Kleinstmengen reagieren.

Bei der **erworbenen oder sekundären Laktoseintoleranz** bildet der Dünndarm nicht mehr ausreichend Laktase. Ursache können chronische Entzündungen, zum Beispiel Morbus Crohn (siehe Seite 100) oder Verletzungen der Darmschleimhaut sein. Auch eine Zöliakie (siehe Seite 206) kann zu einer sekundären Milchzuckerunverträglichkeit führen.

Diskutiert wird, ob eine Fehlbesiedlung des Dünndarms durch Bakterien zu Symptomen führen kann. Wichtig ist dann die Behandlung der Grunderkrankung. Magen-Darm-Infekte gehen ebenfalls oft mit einer vorübergehenden Laktoseintoleranz einher.

DIAGNOSE: WIE STELLT DER ARZT LAKTOSEINTOLERANZ FEST?

Am häufigsten wird der sogenannte Wasserstoffatemtest oder H_2-Atemtest zur Diagnose einer Laktoseintoleranz verwendet. Er beruht darauf, dass die Darmbakterien beim Zersetzen des Milchzuckers auch Wasserstoffgas produzieren. Dieses kann in der ausgeatmeten Luft nachgewiesen werden.

Beim Laktosetoleranztest wird der Blutzuckerspiegel nach Verzehr laktosereicher Lebensmittel geprüft. Steigt der Blutzucker nicht an, wird Laktose vom Darm offensichtlich nicht verwertet und es liegt eine Laktoseintoleranz vor.

Weitere Diagnoseformen sind der Gentest, eine Dünndarmbiopsie oder ein Diät-/Expositionstest, bei dem anfangs auf laktosehaltige Lebensmittel verzichtet wird. Bei erneutem Verzehr wird beobachtet, wie der Körperr auf Laktose reagiert.

DAS KANN IHR ARZT FÜR SIE TUN

Durch einen laktosearmen oder -freien Lebensstil kann man relativ beschwerdefrei leben. Auch die Zufuhr des fehlenden Enzyms Laktase über Tabletten ist bei Bedarf möglich. Wenn es schwerfällt, auf Milchprodukte zu verzichten, kann man ausprobieren, wie viel Laktose man verträgt, und diese Menge über den Tag verteilt mit anderen Lebensmitteln kombinieren.

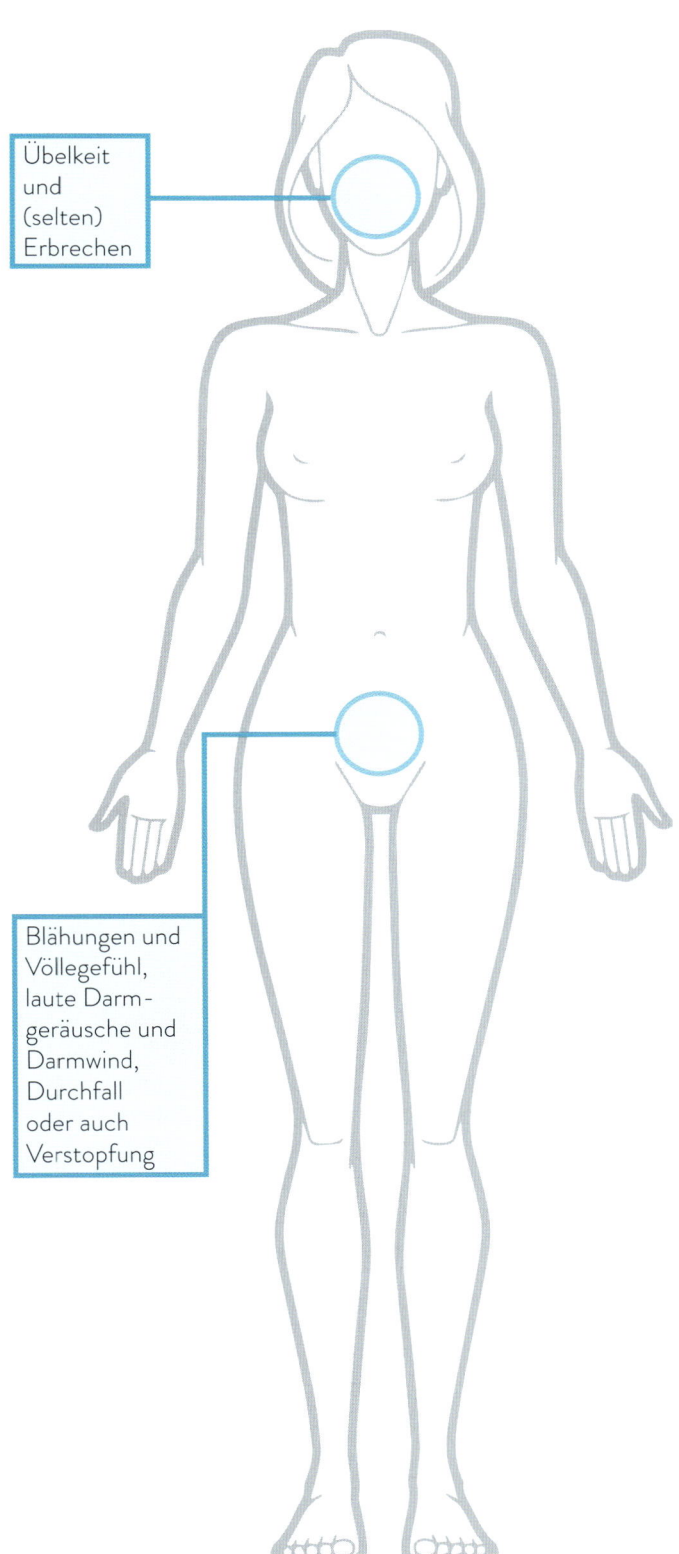

Übelkeit und (selten) Erbrechen

Blähungen und Völlegefühl, laute Darmgeräusche und Darmwind, Durchfall oder auch Verstopfung

ERNÄHRUNG, DIE HILFT
DIE TOP-3-LEBENSMITTEL

Sesamsamen

Da Milch und Milchprodukte die Hauptlieferanten für Kalzium sind, sollten Sie die entstehende Lücke durch kalziumreiche Lebensmittel ausgleichen. Zu den besten pflanzlichen Quellen zählen Sesamsamen, vor allem geröstet, aber auch Mandeln, Paranüsse und Haselnüsse.

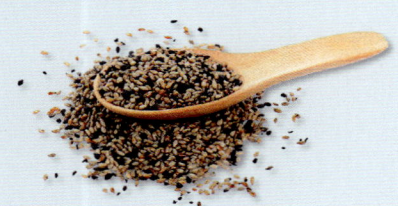

Hartkäse

Viele Käsesorten enthalten nur noch geringe Mengen Laktose, da diese beim Reifeprozess in Milchsäure umgewandelt wird, etwa bei Appenzeller, Bergkäse, Cheddar, Gouda oder Parmesan. Sauermilchprodukte wie Butter- oder Dickmilch, Joghurt oder Kefir werden in kleinen Mengen meist gut vertragen.

Mangold

Blattgemüse wie Mangold, Grünkohl, Spinat und Schwarzkohl liefern den wichtigen Baustein Kalzium für Knochen und Gewebestrukturen. Ebenfalls günstig sind Sojaprodukte und kalziumreiche Mineralwässer.

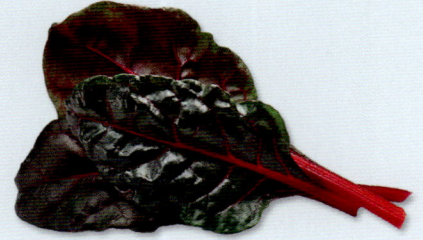

Beim Verzicht auf Milchprodukte wird der Körper oft nicht genug mit Kalzium versorgt – es besteht das Risiko, Osteoporose oder Karies zu bekommen. Deshalb empfiehlt der Arzt manchmal die Einnahme von Kalziumpräparaten. Hilfreich für die Diagnose ist auch das Führen eines Ernährungstagebuchs, um festzuhalten, wann und was man gegessen hat und wann welche Beschwerden aufgetreten sind.

DAS KÖNNEN SIE SELBST FÜR SICH TUN

Genau hinschauen: Viele Lebensmittel können Laktose enthalten, obwohl man es nicht vermutet. Gerade bei Fertigprodukten sollten Sie die Zutatenliste genau studieren. Verarbeitete Lebensmittel haben in Industrieländern häufig Laktosebeimengungen, die niemand vermutet: etwa Backwaren, Brotaufstriche, Fertiggerichte (wie Instantsuppen, Konserven, Kartoffelpüreepulver), Fischkonserven, Fleisch- und Wurstwaren (auch Schinken), Gemüsekonserven (Essiggurken), Gewürzmischungen, Margarine (auch angeblich laktosefreie), Mayonnaise, Müsli, Pesto oder Salatdressing. Das macht es für Betroffene extrem schwer.

Weitere Bezeichnungen, die Lebensmittel für von Laktoseintoleranz Betroffene als ungeeignet kennzeichnen, sind: Milchpulver, Sahnepulver, Laktosemonohydrat, Trockenmilch, Süßmolke, Kefir, Schokoladenzubereitung, Lactit oder E 966.

Auch viele Medikamente enthalten Laktose als Bindemittel, wenn meist in irrelevanten Mengen. Lesen Sie aber vor Einnahme die Packungsbeilage mit den Inhaltsstoffen durch und lassen Sie sich gegebenenfalls vom Arzt oder Apotheker beraten.

VERTRÄGLICHE MENGEN

Enthält ein Produkt pro 100 Gramm maximal 0,1 Gramm Laktose, nennt man es laktosefrei. Diese Menge ist auch für Menschen unproblematisch, die an Laktoseintoleranz leiden. Laktosefreie Produkte sind immer mit den Begriffen „MinusL" oder „laktosefrei" gekennzeichnet.

Lebensmittel	Empfehlenswert	Bitte darauf verzichten
Brot, Getreide und Beilagen wie Nudeln, Kartoffeln, Reis	Vollkornbrot ohne Milch und Milchzucker, Pumpernickel, Roggenbrot; selbst gebackene Kuchen ohne Milchzusatz, Russisch Brot; Amarant, Getreideflocken, Guarkernmehl, Johannisbrotkernmehl; Basmatireis, Vollkornreis	Brot- und Kuchenbackmischungen, Milchbrötchen, Waffeln, Kuchen, Kekse, Knäckebrot, Kräcker; Bratlinge, Cremes, Instanterzeugnisse, Kartoffel- pulver (z. B. für Püree, Knödel), Müsli- mischungen, Soßen, Suppen
Nüsse und Samen	Haselnüsse, Kürbiskerne, Leinsamen, Mandeln, Pistazien, Sesamsamen; Mandel-, Nuss-, Sesammus	gesalzene Nüsse, schokolierte Nüsse
Gemüse	alle Gemüsesorten und besonders: Brokkoli, Fenchel, Grünkohl, Hülsenfrüchte, Kartof- feln, Kürbis, Lauch, Möhren, Sojabohnen, Staudensellerie, Zwiebeln	Konserven, TK-Gemüse mit Rahm oder Sahne
Obst	alle Obstsorten und besonders: Apfelsinen, Birne, Brombeeren, Cranberrys, schwarze Johannisbeeren, Kiwis; Apfelkraut, Birnen- kraut, Marmeladen, Pflaumenmus, Zucker- rübensirup	
Fette und Öle	Butter, Butterschmalz, Margarine; Hanföl, Leinöl, Nussöl, Olivenöl, Rapsöl	Mayonnaise; Nuss-Nougat-Creme
Eier, Milch und Milchprodukte	laktosearme Milch- und Milchprodukte; Ersatz für Milchprodukte: Haferdrink, Mandeldrink, Nussdrink, Reisdrink, Soja- creme, Sojadessert, Sojadrink, Sojajoghurt; Hart- und Schnittkäse (Bergkäse, Edamer, Gouda, Parmesan); Camembert; Sauer- milchprodukte	Eiersalat, Kuhmilch und Kuhmilch- produkte: Fruchtjoghurts, Hüttenkäse, Käsezubereitungen, Kaffeeweißer, Milchpulver, Milcheis, Molkenerzeug- nisse, Sahne, Schmelzkäse
Fisch und Meeresfrüchte	frischer Fisch, Krabben	Fisch in Sahnesoße, Heringssalat (in Sahnesoße)
Fleisch und Wurst	kalter Braten, Bündner Fleisch, Corned Beef, Hähnchenbrust, Roastbeef, Salami, Speck	Brühwürste, Geflügelsalat, Leberwurst, Mortadella, Schinken, Wurstkonserven, fettreduzierte Wurstwaren
Getränke	Mineralwasser, Früchte- und Kräutertee; in Maßen: Kaffee	

MAGENSCHLEIMHAUTENTZÜNDUNG

Was mit ihrem Bauch los ist, wissen Menschen mit einer Magenschleimhautentzündung (Gastritis) anfangs oft selbst nicht genau. Denn das Gefühl lässt sich schwer einordnen.

ÜBERBLICK: WAS IST EINE MAGENSCHLEIMHAUTENTZÜNDUNG?

Die Schleimhautzellen im Magen produzieren saures Magensaftsekret, um die Nahrung aufzuspalten. Bei der Gastritis, der häufigsten Magenerkrankung, wird in den meisten Fällen zu viel Magensäure produziert, was die Schleimhautzellen angreift.

Bei der chronischen Form kann es zu einer schweren Schädigung der Magenschleimhaut kommen. Bei einer chronischen Gastritis unterscheidet man, abhängig von den Ursachen, die Typen A (autoimmune chronische Gastritis), B und C sowie verschiedene Sonderformen.

SYMPTOME: WORAN ERKENNT MAN GASTRITIS?

Eine Magenschleimhautentzündung kann ganz unterschiedliche und unspezifische Beschwerden verursachen. Die Hauptsymptome sind sowohl für eine akute als auch eine chronische Gastritis typisch. Allerdings treten sie bei der akuten Form plötzlich auf, während sich eine chronische Gastritis schleichend entwickelt.

Typische Symptome einer Gastritis sind: heftige Magen- und Rückenschmerzen, Schmerzen im Oberbauch, Druckempfindlichkeit, Appetitlosigkeit, Aufstoßen, fader Geschmack im Mund, Blähungen, Sodbrennen, Übelkeit, Völlegefühl.

- **Symptome der Typ-A-Gastritis:** Bei einer Typ-A-Gastritis wird im Gegensatz zu anderen Formen weniger Magensäure produziert. Das kann zu Verdauungsbeschwerden führen. Eine Folge dieser Gastritis-Form ist ein Mangel an Vitamin B_{12}, der eine spezielle Form von Blutarmut auslöst (perniziöse Anämie). Symptome sind unter anderem Müdigkeit, allgemeine Missempfindungen bis hin zu Nervenschäden mit Gangunsicherheit und Erschöpfung.
- **Symptome der Typ-B-Gastritis:** Diese zeichnet sich oft nur durch unspezifische Symptome aus. Das macht eine Diagnose schwierig. Manche Patienten entwickeln Mundgeruch und im weiteren Verlauf zusätzliche schwere Erkrankungen, wie ein Zwölffingerdarmgeschwür (Ulcus duodeni), Magenkrebs (Magenkarzinom) oder ein MALT-Lymphom (ein Schleimhaut-assoziierter Krebs des Lymphgewebes).
- **Symptome der Typ-C-Gastritis:** Auch eine chronische Magenschleimhautentzündung vom Typ C verursacht in den allermeisten Fällen ausschließlich unspezifische Beschwerden und wird deshalb oft nicht sofort erkannt. Viele Patienten berichten über ein Unwohlsein im Oberbauch. Häufig sind die Symptome denen eines Reizmagens nicht unähnlich. Erst verschiedene Untersuchungen geben letzendlich Aufschluss über die Ursache.

PATIENTINNENGESCHICHTE

„Meine erste Ernährungsberatung war eine Offenbarung. Endlich verstand mich jemand. Mir wurde geholfen! Die grässlichen Magenschmerzen und das Sodbrennen ließen schon vier Wochen später nach. 20 Jahre lang hatte ich Bauchweh und meine Speiseröhre brannte nachts wie Feuer. Einladungen zum Essen waren eine Qual für mich. Ausgeliefert habe ich mich gefühlt – meiner eigenen Mitte gegenüber. Dank meiner gesunden Ernährung muss ich heute nicht einmal mehr Tabletten nehmen! Inzwischen lebe ich entspannt und kann das Leben wieder in vollen Zügen genießen." Gabriele Schulz (66) bietet Magenschmerzen die Stirn.

URSACHEN: WIE ENTSTEHT EINE GASTRITIS?

Eine Gastritis entsteht oft infolge von Ernährungsfehlern (zu schnelles, zu kaltes, zu heißes und falsches Essen), häufigem Verzehr von magenreizenden Lebensmitteln wie Kaffee oder scharfen Gewürzen, psychischen Stresssituationen, übermäßigem Genuss von Alkohol und/oder Zigaretten, starken Medikamenten (Schmerzmitteln oder Entzündungshemmern); Lebensmittelvergiftungen durch Bakterien wie Staphylokokken oder Salmonellen (Vorsicht: Hier besteht Ansteckungsgefahr beim Toilettenbesuch!), mechanischen Reizungen, wie etwa durch eine Magensonde, Verätzungen durch Säuren oder Laugen, körperlichem Stress durch Langzeitbeatmung oder große Operationen oder Leistungssport („Läufer-Magen").

Die Typ-A-Gastritis ist mit rund 5 Prozent der Fälle die seltenste Form. Die Entzündung ist häufig im Hauptabschnitt des Magens lokalisiert. Viele Patienten leiden zusätzlich an weiteren Autoimmunerkrankungen, wie beispielsweise Morbus Addison, Typ-1-Diabetes oder Hashimoto Thyreoiditis.

Bei etwa 80 Prozent aller Fälle von chronischer Gastritis handelt es sich um den Typ B. Die Typ-B-Gastritis betrifft vor allem den Magenabschnitt zwischen Magenkörper und Magenausgang. Die Entzündung wird meist durch das Bakterium Helicobacter pylori verursacht.

Die Magenschleimhautentzündung vom Typ C macht etwa 15 Prozent der chronischen Magenschleimhautentzündungen aus. Sie wird durch eine chemische Reizung des Magens hervorgerufen. Dazu zählen vor allem Schmerzmittel wie Acetylsalicylsäure, Ibuprofen oder Diclofenac, die die Magenschleimhaut angreifen.

DIAGNOSE: WIE STELLT DER ARZT EINE GASTRITIS FEST?

Eine Gastritis lässt sich nur eindeutig diagnostizieren, indem der Arzt einen Blick per Endoskopie in das Innere des Magens wirft. Ausschließlich so kann er den Ort der Entzündung genau feststellen. Bei Verdacht auf Typ-A-Gastritis erfolgt eine weitere Untersuchung auf spezielle Antikörper.

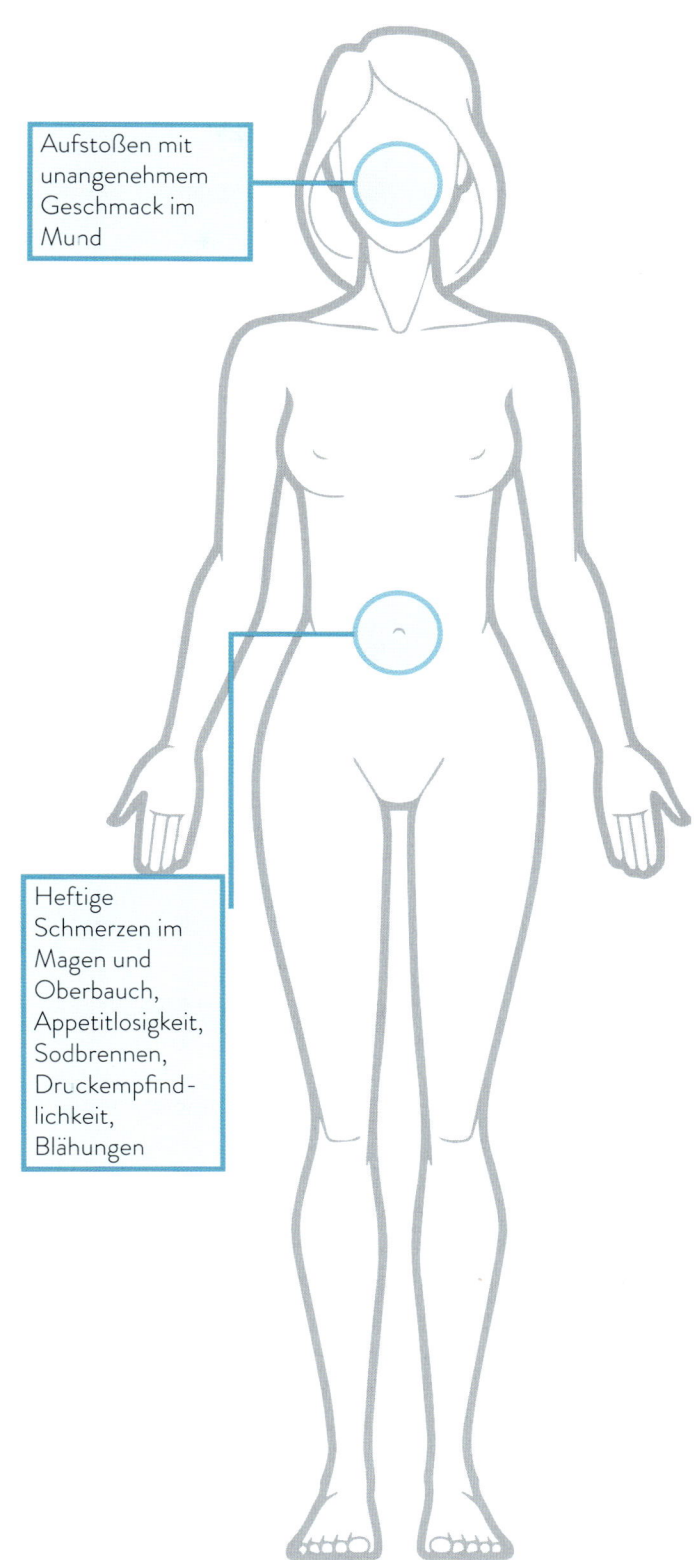

Aufstoßen mit unangenehmem Geschmack im Mund

Heftige Schmerzen im Magen und Oberbauch, Appetitlosigkeit, Sodbrennen, Druckempfindlichkeit, Blähungen

ERNÄHRUNG, DIE HILFT
DIE TOP-3-LEBENSMITTEL

Kalmuswurzel

Die Kalmuswurzel oder Magenwurz ist Bestandteil vieler Magen-Darm-Tees. Das ätherische Öl und die Bitterstoffe regen die Sekretion von Speichel und Magensaft an und wirken krampflösend. Zusätzlich werden Bakterien und Entzündungen bekämpft. Die Schleimstoffe legen sich schützend über die Magenschleimhaut.

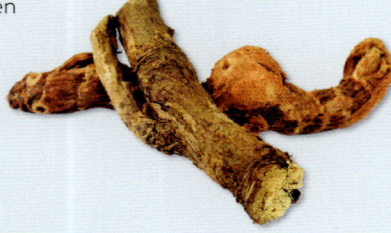

Leinsamen

Die Samen bestehen zu 25 Prozent aus Quellstoffen, sie bilden einen Schleim, der sich schützend auf die Magenwand legt. 2–3 Esslöffel geschrotete gelbe Leinsamen über Nacht in ½ Liter Wasser einweichen, kurz aufkochen, durch ein Tuch in eine Thermoskanne absein und warm über den Tag verteilt trinken.

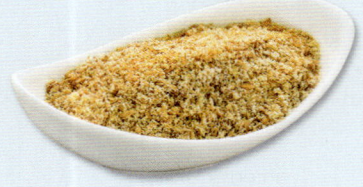

Süßkartoffeln

Süßkartoffeln enthalten zellschützendes Betacarotin, das den angegriffenen Zellen hilft, und viel Kalium, das den Flüssigkeitshaushalt im Körper ausbalanciert, sowie Zink und Kalzium.

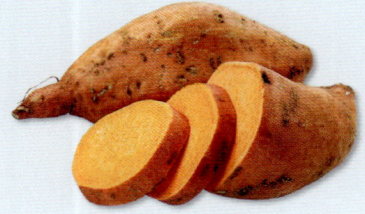

DAS KANN IHR ARZT FÜR SIE TUN

Gegen eine Magenschleimhautentzündung helfen verschiedene Medikamente: Säureblocker mit dem Wirkstoff Pantoprazol oder Esomeprazol hemmen die Bildung von Magensäure. Auch Histamin-2-Rezeptor-Blocker wie Cimetidin haben diese Wirkung und werden häufig eingesetzt. Antiazida können die Magensäure neutralisieren und so die Beschwerden deutlich lindern.

DAS KÖNNEN SIE SELBST FÜR SICH TUN

Eine entzündete oder gereizte Magenschleimhaut lässt sich oft in Eigenregie mit einfachen Maßnahmen behandeln: Auf Blähendes, wie Kohl, verzichten. Rohkost vermeiden. Süßes, Fettes, Scharfes und Saures weglassen. Den Kaffeekonsum einschränken. Essenspausen einhalten. Kleinere Mahlzeiten sind in der Regel besser bekömmlich, daher lieber 3 bis 5 Mahlzeiten am Tag zu sich nehmen.

Lassen Sie bei einer Gastritis also alles weg, was die Magenschleimhaut reizen könnte. Kaffee, Alkohol und Nikotin sind während einer Magenschleimhautentzündung somit tabu.

Zu einer Magenschleimhautentzündung kann es übrigens auch durch verunreinigte Lebensmittel kommen. Deshalb sollte Obst und Gemüse vor dem Verzehr immer gründlich gewaschen und bei Fleisch und Fisch auf die richtige Lagerung sowie Kühlung geachtet werden.

SOFORT ZUM ARZT!

Sobald Blut erbrochen oder Blut im Stuhl festgestellt wird, ist sofortige ärztliche Behandlung geboten! Denn dann kann ein Magendurchbruch oder eine andere akut gefährliche Erkrankung vorliegen. Beim Magendurchbruch entsteht durch die Entzündungen ein Loch in der Magenwand, durch das der Mageninhalt in den Bauchraum dringen kann, was lebensgefährliche Folgen hat. Hier hilft nur eine schnelle Operation.

Lebensmittel	Empfehlenswert	Bitte darauf verzichten
Brot, Getreide und Beilagen wie Nudeln, Kartoffeln, Reis	am besten vom Vortag fein geschnittenes geschrotetes Vollkornbrot, Zwieback, Nudeln aus Dinkel, Roggen, Vollkornreis, Haferflocken, Haferkleie, Kartoffelbrei	süße und fettige Backwaren, Chips, Croissants, Hartweizennudeln, Kroketten, Pommes, geschälter Reis, Toast, Torten, Weißbrot
Nüsse und Samen	nach individueller Verträglichkeit: Mandeln, Haselnüsse, Kürbiskerne, Pinienkerne, Sonnenblumen- und Walnüsse	gesalzene Nusskerne, dragierte/schokolierte Nüsse, gebrannte Mandeln
Gemüse	Auberginen, Artischocken, Blumenkohl, Brokkoli, Pastinake, Süßkartoffeln, Fenchel, Gurken (geschält), Möhren, Kürbis, Rote Bete, Spinat, Steckrüben, Zucchini	Kohl, Lauch, Meerrettich, Paprikagemüse, Pilze, Rotkraut, Sauerkraut, Zwiebeln; Rohkost in großen Mengen
Obst	säurearme Äpfel (z. B. Jonagold), Bananen, Brombeeren, Erdbeeren, Honigmelone, Heidelbeeren, Himbeeren, Johannisbeeren, Papayas, Wassermelone	säurereiches Obst: Ananas, Grapefruit, Kiwis, Mandarinen, Orangen, Nektarinen, Sauerkirschen, Zitronen; stark gezuckerte Obstkonserven, Obstmus
Fette und Öle	Olivenöl, Rapsöl, Walnussöl, Leinöl	fette Brühen, Soßen und Suppen, große Mengen an Streich- und Kochfett, Mayonnaise, Schmalz
Eier, Milch und Milchprodukte	Eier in fettarmer Zubereitung, fettarme Milch (1,5 % Fett), Buttermilch, Magerquark, Naturjoghurt (1,5 % Fett), Käse (30–40 % Fett i. Tr.), wie Schnitt-, Weich-, Schafs- und Frischkäse	fette Eierspeisen, Mascarpone, Sahne, Sahnequark, Schmand, Milch (3,5 % Fett), Sahnejoghurt, Milchreis, Fruchtjoghurt, Trinkkakao
Fleisch und Wurst	magere Fleischprodukte: Aspik, Corned Beef, Kassler, Koch- und Lachsschinken, Putenbrustaufschnitt, Hähnchen, Pute, Schweine- und Rinderfilet	Bauchspeck, Blut-, Bock-, Bratwurst, Eisbein, Fleischwurst, Leberkäse, Leber- und Mettwurst, Mortadella, Nackenfleisch, Grillfleisch
Fisch und Meeresfrüchte	Forelle, Seezunge, Heilbutt, Kabeljau, Seelachs, Zander und andere Magerfische	Aal, panierter und geräucherter Fisch, Sprotten, Sardinen, Hering in Tomatensoße, Fischstäbchen, Backfisch

MAKULADEGENERATION (AMD)

Der Schaden an der Netzhaut des Auges – dem „gelben Fleck" –
kann zu starken Sehbehinderungen führen.
Bei rechtzeitiger Behandlung lässt sich der Prozess aufhalten.

ÜBERBLICK: WAS IST EINE MAKULADEGENERATION?

Bei vielen Menschen lässt mit zunehmendem Alter die Sehkraft nach. Bei einer altersabhängigen Makuladegeneration ist die Funktion der Netzhaut an der Stelle des schärfsten Sehens gestört. Betroffene können dann zwar noch Umrisse erkennen und sich in ihrer Umgebung orientieren, aber wenn sie gezielt einen Gegenstand, einen Text oder ein Bild betrachten wollen, erscheint dieser verschwommen, unscharf oder verzerrt. Details sind nicht mehr wahrnehmbar, auch Farben lassen sich kaum unterscheiden. Da das Hell-Dunkel-Sehen erhalten bleibt, können sich Betroffene noch gut im Raum bewegen.

Bestimmte Formen der AMD können bereits bei Kindern und Jugendlichen und im mittleren Alter auftreten. Häufiger ist jedoch die altersabhängige Makuladegeneration: An ihr erkrankt jeder Fünfte zwischen 65 und 74 Jahren, von den über 85-Jährigen sind etwa 10–20 Prozent betroffen. Frühzeitige Hinweise auf eine mögliche AMD kann ein einfacher Sehtest liefern. Wie schnell die Makuladegeneration fortschreitet, hängt in erster Linie von der Erkrankungsform ab: Die meisten Patienten – etwa 80–90 Prozent – erkranken an der trockenen Makuladegeneration. Bei ihnen nimmt die Sehschärfe im zentralen Blickfeld langsam ab. Rund 10–20 Prozent der betroffenen Patienten leiden unter einer sogenannten feuchten Makuladegeneration, die schnell fortschreitet.

URSACHEN: WIE ENTSTEHT DIE MAKULADEGENERATION?

Wie es zu dem Beschwerdebild kommt, ist nicht im Detail geklärt. In letzter Zeit mehren sich aber auch Hinweise, dass ein hoher Blaulichtanteil von LED-Lampen und Displays einen Einfluss haben könnte. Bei jugendlichen Betroffenen liegt oft eine genetische Komponente zugrunde. Man weiß aber, was dabei im Auge geschieht: Die Sinneszellen in der Netzhaut haben einen sehr intensiven Stoffwechsel. Das bedeutet, dass sie viel Energie und Sauerstoff benötigen und zugleich bei der Energiegewinnung viele Abfallstoffe bilden. Bei gesunden Menschen wird der Zellmüll abtransportiert und abgebaut, bei anderen kann dieser Abbau gestört sein. Die Stoffwechselendprodukte (sogenannte Drusen) sammeln sich dann unter der Netzhaut. Diese Ablagerungen stören die Versorgung der Sehzellen mit Sauerstoff und Nährstoffen, weshalb schließlich immer mehr von ihnen absterben.

Hinzu kommen chronische Entzündungsprozesse, die den Zellstress erhöhen. Je älter ein Mensch ist, umso wahrscheinlicher sind diese Entzündungen. Sie können ernährungsbedingt sein, da zum Beispiel ein chronisch erhöhter Insulinspiegel entzündungsfördernd wirkt, was die Vermutung nahelegt, dass es auch ernährungsbedingte Einflüsse gibt.

Bei der trockenen AMD führen diese Abbauprozesse dazu, dass die Sehschärfe im mittleren Sichtfeld über viele Jahre hinweg abnimmt. Entwickelt

---

SCHARF SEHEN

Um zu lesen, Gesichter zu erkennen oder Farben zu unterscheiden sowie für zahlreiche andere tägliche Sehleistungen braucht man eine intakte Makula. Damit bezeichnet der Arzt das nur wenige Millimeter große Areal in der Mitte der inneren Rückwand des Auges, der Netzhaut. Dieser Bereich ist sehr gut mit Sinneszellen ausgestattet, weshalb man bei einer gesunden Makula im zentralen Sehfeld am schärfsten sehen kann.

sich aus der trockenen AMD jedoch eine feuchte, so verschlechtert sich die Sicht schneller, denn nun finden weitere krankhafte Veränderungen in der Netzhaut statt: Als Reaktion auf die Ablagerungen entwickeln sich neue Blutgefäße unter der Netzhaut und wachsen in sie ein. Diese Gefäße sind durchlässig für Wasser und Blut. Es bilden sich in der Mitte der Netzhaut Wassereinlagerungen (Ödeme), die Netzhaut schwillt an. Außerdem kommt es zu Einblutungen, wodurch die Netzhaut vernarbt.

DIAGNOSE: WIE STELLT MAN EINE MAKULADEGENERATION FEST?

Der Augenarzt lässt sich die Sehbeschwerden vom Patienten beschreiben. Hinweise kann auch ein Test mit dem Amsler-Gitter liefern: Das quadratische Liniengitter hat einen zentralen Fixationspunkt. Erscheinen dem Patienten beim Fixieren des Punkts die Linien verzerrt oder wellig, deutet dies möglicherweise auf eine Degeneration der Makula hin. Das kann der erste Schritt zur Diagnose sein.

Genauere Hinweise liefert die Untersuchung der Augen mit der Spaltlampe. Mit diesem speziellen Mikroskop kann der Arzt verschiedene Bereiche der Augen beleuchten und vergrößert betrachten, sodass er die Ablagerungen (Drusen) in der Netzhaut entdecken kann. Die verschiedenen Formen der AMD erfordern jeweils unterschiedliche Behandlungen und müssen genau bestimmt werden.

Dabei hilft die sogenannte Fluoreszenzangiografie, mit der sich die Blutgefäße im Auge darstellen lassen. Dazu spritzt der Augenarzt eine Farbstofflösung in die Armvene des Patienten. Der Farbstoff gelangt bis in die Blutgefäße der Netzhaut. Mit einer speziellen Kamera kann er anschließend sehen, wie sich der Farbstoff in den Blutgefäßen der Netzhaut verteilt. Bei krankhaften Veränderungen der Arterien handelt es sich um eine feuchte AMD.

DAS KANN IHR ARZT FÜR SIE TUN

Für die trockene altersabhängige Makuladegeneration gibt es bislang keine wirksame Therapie. Viele Patienten können sich im Alltag mit Lupen, speziellen Brillen und Bildschirmlesegeräten helfen. Auto fahren können sie mit diesen Sehhilfen jedoch nicht.

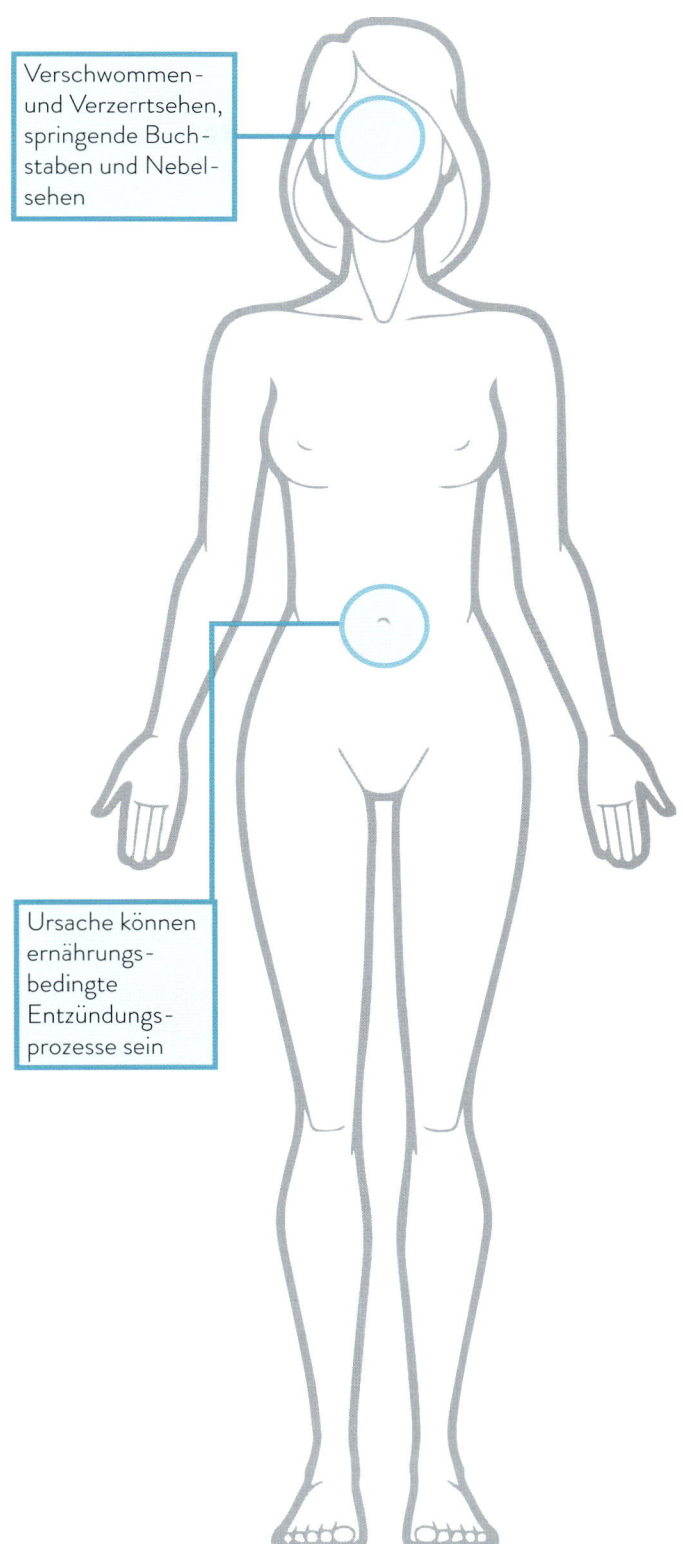

Verschwommen- und Verzerrtsehen, springende Buchstaben und Nebelsehen

Ursache können ernährungsbedingte Entzündungsprozesse sein

ERNÄHRUNG, DIE HILFT
DIE TOP-3-LEBENSMITTEL

Brokkoli

Lutein und Zeaxanthin sind orangegelbe Karotinoide, die sich im gelben Fleck der Netzhaut anreichern und die Sehzellen schützen. Besonders hohe Konzentrationen finden sich in Kohl, Spinat und Brokkoli.

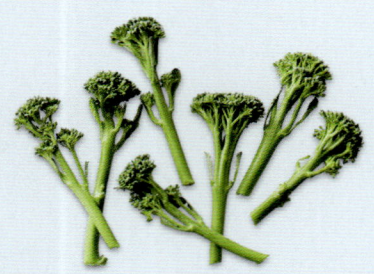

Walnüsse

Walnüsse und Leinsamen haben die höchste Omega-3-Fettsäuren-Konzentration und wirken damit perfekt antientzündlich, dabei liefern sie noch viel Zink und Magnesium. Tierische Fette müssen stattdessen minimiert werden.

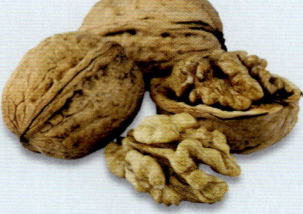

Möhren

Betacarotin ist die Vorstufe des augenschützenden Vitamins A. Es ist in Reinform in Innereien, vor allem in Leber enthalten. Oder Sie greifen zu Gemüse in Rot und Orange, etwa Hagebutten, Paprika, Kürbis oder Möhren.

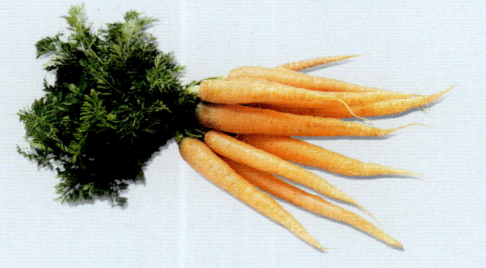

Die feuchte Makuladegeneration lässt sich mit einer medikamentösen Therapie verlangsamen. Bestimmte Wirkstoffe können das Wachstum der Gefäße hemmen: Sie blockieren im Auge jene Botenstoffe, die die Gefäße zum Wachsen angeregt haben. Der Patient bekommt die Wirkstoffe unter örtlicher Betäubung direkt ins Auge injiziert.

Mit einer sogenannten fotodynamischen Therapie sowie der Lasertherapie verödet der Arzt krankhaft veränderte Blutgefäße in der Netzhaut mit einem Laser. Da diese Verfahren jedoch nicht so wirksam und mit mehr Nebenwirkungen verbunden sind als die medikamentöse Therapie, werden sie in der Regel nicht mehr eingesetzt.

Kombinationspräparate aus Vitamin C, Betacarotin, Vitamin E, Zink und Kupferoxid können möglicherweise einigen Patienten helfen, die bereits viele Ablagerungen im Auge haben.

DAS KÖNNEN SIE SELBST FÜR SICH TUN

- Ab dem 40. Lebensjahr **regelmäßig zur Glaukom-Vorsorge** und ab dem 60. Lebensjahr regelmäßig zur **Makula-Vorsorge** gehen.
- **Lichtschutz ist wichtig:** Gehen Sie nie ohne Brille mit UV-Schutz in die Sonne, in Extremgebiete nie ohne Spezialbrille.
- **Nicht rauchen!** Neben Bluthochdruck, Fettstoffwechselstörungen und Diabetes gehört Rauchen zu den Hauptrisikofaktoren der Atherosklerose. Diese kann in den Gefäßen an den Augen auftreten.
- **Blaues Licht vermeiden:** LED mit weniger Blauanteil bevorzugen. LEDs so platzieren, dass sie nicht direkt ins Auge scheinen, fernsehen nicht im abgedunkelten Raum, Brille mit Blaulichtfilter ausstatten lassen, Displays nicht zu hell oder auf Nightshift einstellen.

> ### REGELMÄSSIG ZUR KONTROLLE
>
> Augen können völlig schmerzlos und ohne Sehstörungen erkranken. Lassen Sie sie regelmäßig beim Augenarzt kontrollieren („Makula-Vorsorge" ab 60)!

Lebensmittel	Empfehlenswert	Bitte darauf verzichten
Brot, Getreide und Beilagen wie Nudeln, Kartoffeln, Reis	Buchweizen, Haferflocken, Haferkleie, Hafervollkorn, Weizenkleie, alte lutein-haltige Weizenarten wie Dinkel, Einkorn, Emmer; Naturreis; Kartoffeln	Chips, Fertigprodukte, Süßigkeiten, Weizenerzeugnisse und Weizenmehl, wie z. B. helle Brötchen und Toastbrot
Nüsse und Samen	Cashewnüsse, Chiasamen, Erdnüsse, Haselnüsse, entöltes Kakaopulver, Kürbis-kerne, Leinsamen, Mandeln, Mohnsamen, Paranüsse, Pistazien, Sesamsamen, Sonnenblumenkerne, Walnüsse	gesalzene und geröstete Nüsse
Gemüse	Bohnen, Blattsalate, Blaukraut, Brokkoli, braune Champignons, frische Erbsen, Feldsalat, Grünkohl, Ingwer, Kartoffeln, Kopfsalat, Linsen, Mais, Mangold, Möhren, rote und gelbe Paprikaschoten, Pilze, Romanasalat, Rosenkohl, Rote Bete, Rucola, Sauerkraut, grüner und weißer Spargel, Spinat, Tomaten	TK-Gemüse in Butter, Rahm und Sahne, Gemüse aus Konserven und Dosen
Obst	Acerolabeere, Apfel, Avocado, Erdbeeren, Grapefruits, Guave, Hagebutte, Heidel-beeren, Himbeeren, schwarze Johannis-beeren, Orangen, Sanddorn, Zitronen	zuckerreiches Obst, gezuckerte Obst-konserven oder Obstmus, Trockenobst
Fette und Öle	Hanföl, Leinöl, Nussöl, Olivenöl, Rapsöl, Weizenkeimöl	Schweineschmalz, Distel- und Sonnen-blumenöl
Eier, Milch und Milchprodukte	Eier; Emmentaler, Gouda; Milch- und Milchprodukte	gezuckerte und stark verarbeitete Milch- und Milchprodukte
Fisch und Meeresfrüchte	Austern, Forelle, Garnelen, Hummer, Krabben, fetter Seefisch (Hering, Kabeljau, Lachs, Makrele, Rotbarsch, Sardine, Thunfisch)	panierter oder frittierter Fisch
Fleisch und Wurst	Geflügelaufschnitt, Hähnchen, Lamm-fleisch, Leber, Rindfleisch, magerer Schinken	paniertes oder frittiertes Fleisch, fettes Fleisch und Wurstaufschnitt, Schweinefleisch
Getränke	Wasser, ungesüßte Kräuter- und Früchte-tees, grüne Smoothies, stark verdünnte Fruchtsaftschorlen, Espresso, Kaffee	Alkohol, Fruchtsaft, Milchmixgetränke, Softdrinks
Kräuter und Gewürze	Chili, Curry, Ingwer, Knoblauch, Kurkuma, Petersilie, Zimt	Zucker

MIGRÄNE

Etwa 6–8 Prozent der Männer und 12–14 Prozent der Frauen haben
Migräneanfälle. Die Krankheit belastet Betroffene stark und
galt bislang als nicht heilbar.

ÜBERBLICK: WAS IST MIGRÄNE?

Unter Migräne versteht man periodisch in Anfällen
auftretende Kopfschmerzen um Stirn, Augen und
Schläfen, die von weiteren Symptomen begleitet
werden. Vermutlich löst eine Nervenreizung eine
Entzündung aus, die die Blutgefäße im Gehirn reizt
und die Kopfschmerzen verursacht. Bestimmte Faktoren können diese Reaktion auslösen. Frauen zwischen dem 35. und 45. Lebensjahr sind am häufigsten betroffen und dreimal öfter als Männer. Auch
Kinder können Migräneanfälle bekommen: Etwa
4–5 Prozent aller Schulkinder haben Migräne.

SYMPTOME: WORAN ERKENNT MAN MIGRÄNE?

Typische Symptome, die gleichzeitig auftreten müssen, sind: mäßige bis starke, pulsierende, einseitige
Kopfschmerzen, die erheblich beeinträchtigen. Bei
Aktivität kommt es zu Verschlimmerung. Licht-,
Lärm- und Geruchsempfindlichkeit können auftreten, ebenso wie Sehstörungen, Appetitlosigkeit,
Erbrechen und Übelkeit. Ein Migräneanfall umfasst
vier Phasen, manche Betroffene erleben aber auch
nur zwei oder drei:

- **Vorphase:** Die Migräne kann sich durch verschiedene Symptome ankündigen – sogenannte Plus-
  und Minus-Faktoren. Plus-Faktoren sind eine
  erhöhte Reizbarkeit, Heißhungerattacken, Stim-
  mungsschwankungen, Hyperaktivität und Überempfindlichkeit. Zu den Minus-Faktoren zählen
  Müdigkeit, Abgeschlagenheit und Verstopfung.
  Auch Sehstörungen, Lichtblitze und Taubheits-
  gefühle können auftreten.
- **Aura:** In der Regel tritt eine Migräne-Aura binnen
  5–20 Minuten auf: Es handelt sich dabei um Wahr-
  nehmungsstörungen, die oft das Sehen betreffen,
  oder von der Hand ausgehendes Kribbeln. Nach
  spätestens 60 Minuten sind sie abgeklungen –
  meist noch vor Einsetzen des Schmerzes.

- **Kopfschmerzphase:** Diese Phase dauert zwischen
  4–72 Stunden, bei Kindern kann sie kürzer sein.
  Dabei nehmen die Schmerzen normalerweise langsam zu. Sie treten oft nur einseitig auf, können aber
  bei einem Anfall auch die Seite wechseln. Neben
  den Kopfschmerzen kommt es häufig zu Übelkeit,
  Erbrechen, Licht- und Lärmüberempfindlichkeit.
  Bei Bewegungen und Anstrengung verstärken sich
  die Beschwerden.
- **Rückbildungsphase:** In diesem Stadium nehmen die
  Beschwerden ab und hinterlassen die Betroffenen
  müde und erschöpft. Typisch sind Symptome, die
  gegensätzlich zu denen der Vorphase sind – wie
  etwa Appetitlosigkeit. Eine vollständige Erholung
  kann 12–24 Stunden dauern.

Es handelt sich um Migräne, wenn mindestens zwei
Hauptsymptome und ein Begleitmerkmal vorliegen.
Auch sollten der aktuellen Attacke wenigstens fünf
weitere im Laufe des Lebens vorausgegangen sein.
Man sollte ärztlich ausschließen lassen, dass eine
andere Erkrankung zugrunde liegt.

NEUESTE URSACHENFORSCHUNG

In der weltweit umfangreichsten Migränestu-
die aus dem Jahr 2016 wurden 44 Genvarian-
ten entdeckt. Sie sind mit einem erhöhten
Risiko verbunden, an Migräne zu erkranken.
Einige dieser Varianten befinden sich in den
Bereichen des Erbguts, die den Blutkreislauf
im Gehirn regulieren. Die Entdeckungen zeigten, dass eine Störung der Blutversorgung des
Gehirns wesentlich für die Entstehung der
Migräne ist – ein Meilenstein für das Verständnis der Ursachen der Migräne.

URSACHEN: WIE ENTSTEHT DIE MIGRÄNE?

Die genauen Ursachen kennt man noch nicht, Wissenschaftler vermuten aber genetische Faktoren, da in einer Familie oft mehrere Mitglieder von Migräne betroffen sind.

Es gibt jedoch viele bekannte Faktoren, die einen Migräneanfall auslösen können, aber nicht die Ursachen sind. Meist führen mehrere dieser Trigger (englisch *trigger* = Auslöser) zusammen zu einer Attacke. Dazu gehören:

- **Hormonschwankungen:** Besonders Frauen während der Periode oder des Eisprungs sind davon betroffen. Auch Verhütungsmittel wie die Pille oder Hormonpräparate gegen Wechseljahresbeschwerden können Migräneanfälle auslösen. Übrigens kommt es vor, dass eine Schwangerschaft, aber auch die Wechseljahre bei Migränepatientinnen zu einer Besserung der Beschwerden führen.
- **Stress:** Der Migräneanfall tritt nicht mitten im größten Stress auf, sondern entweder in der Erwartung anstehender Belastungen oder in der Entspannungsphase (Wochenendmigräne).
- **Gestörter Schlaf-Wach-Rhythmus:** Ist eine Nacht kürzer als gewöhnlich oder bringen Reisen, spätes Aufstehen oder ein zu langer Mittagsschlaf die innere Uhr durcheinander, kann dies zu einem Migräneanfall führen.
- **Bestimmte Nahrungsmittel:** Manche Menschen reagieren empfindlich auf Schokolade oder Käse, Alkohol (vor allem Rotwein), Glutamat sowie auf Schwankungen des Koffeinspiegels. Auch ein Zusammenhang zwischen Kopfschmerzen und Zöliakie kann bestehen (siehe Kasten Seite 206)

Eine Migräne kann aber ohne äußere Faktoren spontan auftreten.

DIAGNOSE: WIE STELLT DER ARZT EINE MIGRÄNE FEST?

Die Diagnose erfolgt zunächst durch körperlich-neurologische Untersuchungen, etwa mittels Elektroenzephalografie (EEG), Computertomtografie (CT) oder Magnetresonanztomografie (MRT). Um eine Migräne diagnostizieren zu können, benötigt der Arzt auch eine genaue Beschreibung der Beschwerden, die bei einer Attacke auftreten.

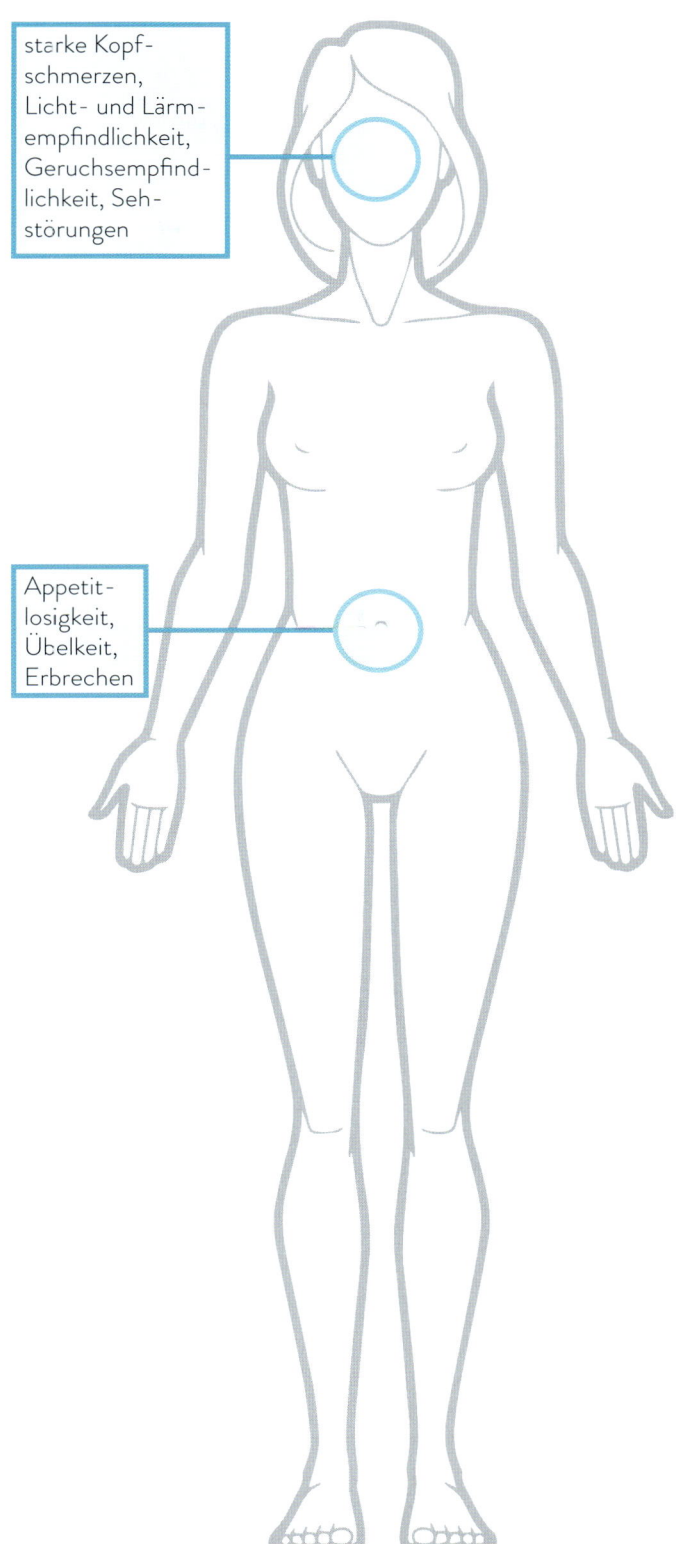

starke Kopfschmerzen, Licht- und Lärmempfindlichkeit, Geruchsempfindlichkeit, Sehstörungen

Appetitlosigkeit, Übelkeit, Erbrechen

ERNÄHRUNG, DIE HILFT
DIE TOP-3-LEBENSMITTEL

Ingwer
Schmerzhemmende Inhaltsstoffe wie Gingerol gelten als Attackenbremse. Für empfindliche Gaumen: rohe Ingwerstücke mit heißem Wasser als Tee aufbrühen.

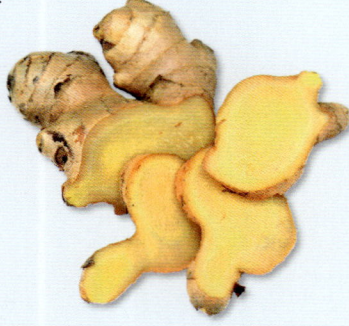

Seefisch
Fettreiche Seefische wie Makrele, Hering und Lachs sind Toplieferanten für Omega-3-Fettsäuren. Sie halten die Gefäße geschmeidig und schützen vor Entzündungen und Plaques.

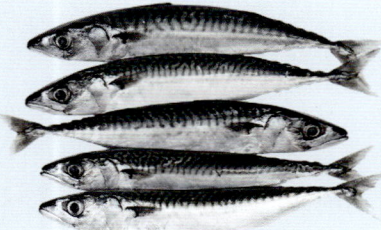

Leinöl
Das Öl versorgt die Zellen mit Alpha-Linolensäure. Die hält die Zellmembran geschmeidig und verbessert die Fließeigenschaft des Bluts.

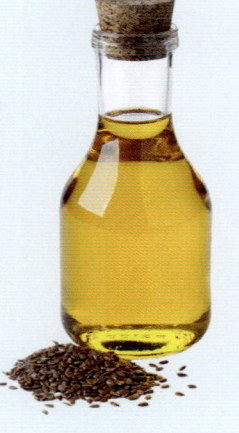

DAS KANN IHR ARZT FÜR SIE TUN
Besteht eine Migräne bereits seit Jahren, ist eine erfolgreiche Therapie meist nicht in kurzer Zeit zu erreichen. Langfristig verspricht eine Kombination von medikamentösen und nicht medikamentösen Maßnahmen Erfolg. Die Art der Behandlung richtet sich nach dem Ausmaß der Migräne.

Bei der Migränebehandlung unterscheidet man zwischen der Therapie des Migräneanfalls und der Migräneprophylaxe, also einer vorbeugenden Behandlung im krankheitsfreien Intervall.

Eine Selbstmedikation empfiehlt sich als Therapie **bei leichter bis mittelschwerer Migräne**. Verschiedene Migränetabletten (Analgetika) sind rezeptfrei in der Apotheke erhältlich. Besonders wirksam sind Kombipräparate aus Acetylsalicylsäure, Paracetamol und Koffein.

Treten neben Kopfschmerzen Symptome auf, verschreibt der Arzt etwa bei Schwindel und Übelkeit ein sogenanntes Antiemetikum. Es bewirkt, dass die Schmerzmittel besser vom Körper aufgenommen werden können.

Bei schwerer Migräne helfen Triptane, die auch Erbrechen und Übelkeit lindern. Allerdings sind sie nicht geeignet zur Behandlung von Kindern, Menschen über 65 Jahren sowie in der Schwangerschaft und Stillzeit. Sie können Nebenwirkungen hervorrufen wie Druck- oder Engegefühl im Brust- und Halsraum, Herzrhythmusstörungen, Kribbeln in Händen und Füßen sowie Hitze- oder Kältegefühle.

DAS KÖNNEN SIE SELBST FÜR SICH TUN
Ein **Kopfschmerztagebuch** kann dabei helfen, Triggerfaktoren zu erkennen, die man dann vermeiden kann. Tragen Sie dazu über mehrere Wochen folgende Angaben in einen Kalender ein: Schweregrad,

---

SOFORTHILFE

Helfen können kalte Kompressen (z. B. eine sogenannte Migränebrille), der Rückzug in einen abgedunkelten, ruhigen Raum und erholsamer Schlaf!

Dauer und Lokalisation des Schmerzes, Begleitsymptome (wie etwa Übelkeit), besondere Vorkommnisse (zum Beispiel Stress, gestörter Schlaf), bestimmte Nahrungsmittel, Medikamente oder andere Maßnahmen.

Um für eine Migräneattacke weniger anfällig zu sein, kann eine **Ernährungsumstellung** sinnvoll sein.

- **Moderater Ausdauersport** wie Walking, Schwimmen, Radfahren ist ebenfalls erfolgversprechend.
- Vielen Patienten helfen außerdem **Entspannungstechniken** wie autogenes Training oder progressive Muskelentspannung, Akupunktur, Hypnose oder eine kognitive Verhaltenstherapie.

DAS TUT JETZT AUCH NOCH GUT

- **Verzichten Sie** möglichst auf Alkohol, meiden Sie Lärm, sorgen Sie für ausreichende Entspannung und einen regelmäßigen Schlaf-Wach-Rhythmus.

Lebensmittel	Empfehlenswert	Bitte darauf verzichten
Brot, Getreide und Beilagen wie Nudeln, Kartoffeln, Reis	Vollkornprodukte, hefefreie Backwaren, Haferflocken, Hirse, Sauerteigbrot, Müsli (ohne Zucker), Quinoa, Vollkornnudeln, Vollkornreis, Pellkartoffeln	Fertigbackmischungen, Hartweizennudeln, geschälter Reis, Toast, Weißbrot, Weizenbrötchen, Weizenkeime
Nüsse und Samen	Chiasamen, Esskastanien, Kürbiskerne, Kokosnuss, Leinsamen, Pinien-, Sonnenblumenkerne	nach individueller Verträglichkeit: Erdnüsse, Hasel-, Pistazien- und Walnüsse
Gemüse	Brokkoli, Chicorée, Gurken, Kohl, Kohlrabi, Kürbisse, Lauch, Mais, Mangold, Möhren, Paprika, Radieschen, Rettich, Rote Bete, Salat, Spargel, Zucchini, Zwiebeln	nach Verträglichkeit: Auberginen, Hülsenfrüchte, Pilze, Sauerkraut, Soja, Spinat, Sprossen, Tomaten
Obst	frisches Obst: Äpfel, Aprikosen, Heidel- und Johannisbeeren, Kakis, Kirschen, Litschi, Mango, Melone, Nektarinen, Pfirsiche, Pflaumen, Preiselbeeren	Avocado, überreifes Obst, Obstkonserven, kandiertes Trockenobst; nach individueller Verträglichkeit: Ananas, Bananen, Birnen, Erdbeeren, Himbeeren, Kiwi
Fette und Öle	Butter, Butterschmalz, Lein-, Raps- und Nussöle	keine Einschränkungen
Eier, Milch und Milchprodukte	Eierspeisen, Milch, Buttermilch, Naturjoghurt, Speisequark, Ricotta, Frischkäse, junger Gouda, Butterkäse	Fruchtbuttermilch, Fruchtjoghurt, Milchreis, lang gereifter Käse (tyraminhaltig), Hartkäse, Edelschimmelkäse, Schmelzkäse
Fisch und Meeresfrüchte	frisch gefangene oder tiefgefrorene Salz- und Süßwasserfische	Fischkonserven (z. B. Hering in Tomatensoße, Thunfisch, Sardinen), Hummer, Muscheln und Schalentiere
Fleisch und Wurst	frisches oder tiefgekühltes Fleisch und Geflügel; mit Schweinefleisch haben einige Betroffene Probleme	gepökelte Fleischwaren (Kassler, Lachsschinken, Putenbrustaufschnitt, Speck), Leber, Rohwürste

MULTIPLE SKLEROSE

Möglicherweise beeinflusst unsere Ernährung die Entstehung und
den Verlauf von MS. Die chronische Entzündung des
zentralen Nervensystems ist bisher nicht heilbar.

ÜBERBLICK: WAS IST MULTIPLE SKLEROSE?

Die multiple Sklerose (MS) ist eine entzündliche
Erkrankung des Zentralnervensystems, bei der an
bestimmten Erkrankungsherden die Isolationshülle
der Nervenfasern geschädigt wird. Dort beginnt das
Stützgewebe der Nerven zu wuchern und es entstehen schließlich im Gehirn und im Rückenmark –
oft an typischer Stelle seitlich der Nervenwasser-
räume – graue, harte Entzündungsherde, die man
sklerotische Herde nennt (griechisch *skleros* = hart,
derb). Da diese Herde Gehirn und Rückenmark an
verschiedenen Orten befallen können, spricht
man im Allgemeinen von der multiplen (lateinisch
multiplex = vielfach) Sklerose.

Mit 5 Fällen auf 10 000 Menschen ist die multiple
Sklerose die häufigste Erkrankung des Nervensystems in unseren geografischen Breiten. Frauen
erkranken etwa doppelt so häufig wie Männer. Die
Erkrankung beginnt meist in jungen Jahren. Bei
65 Prozent der Betroffenen treten die ersten
Symptome der Krankheit zwischen dem 20. und
40. Lebensjahr auf.

SYMPTOME: WORAN ERKENNT MAN MULTIPLE SKLEROSE?

Vielfach entwickeln sich die ersten MS-Anzeichen
relativ rasch innerhalb von Stunden oder Tagen. Da
die Symptome sehr vielgestaltig sind, nennt man sie
auch die „**Krankheit mit den 1000 Gesichtern**". Bei
mehr als einem Drittel der Patienten stellen sich als
erste Anzeichen Gefühlsstörungen ein: Arme oder
Beine fühlen sich taub an oder es kribbelt auf der
Haut. Jeder fünfte Patient fühlt sich müder als sonst
und hat Probleme beim Stuhlgang oder ist plötzlich
unsicher beim Gehen und Stehen.

Die Erkrankung kann auch schubweise mit oft ein-
seitigem, innerhalb von wenigen Tagen auftretendem
Verlust der Sehschärfe beginnen – insbesondere für

Farben. Es kommt zu Doppelbildern sowie einem
diffusen Schwindelgefühl. Die Sprache wird langsamer und abgehackt.

Bei dem Versuch, mit geschlossenen Augen die
Fingerspitze auf die Nasenspitze zu bringen, erfolgt
die Bewegung nicht geradlinig, sondern im Zickzack.
Dabei nimmt die Unsicherheit immer mehr zu, je
näher man der Nase kommt.

Einige Patienten leiden unter Kraftlosigkeit (meist
in den Armen, seltener in den Beinen), sie können
ihre Blase nicht mehr richtig entleeren oder haben
Schmerzen. Allerdings sind Sprechstörungen und
Halbseitenlähmung nur selten erste MS-Symptome,
sie treten meist erst in späteren Stadien auf.

Bei jedem Erkrankten stellt sich die MS unterschiedlich dar. **Meist verläuft sie anfangs schub-
förmig** mit dem Ergebnis einer akuten Verschlimmerung der Beschwerden. Danach können die
Beschwerden ganz oder teilweise abklingen und nach
einer Weile wiederkehren. Bei manchen Schüben
kommen andere Symptome hinzu, die dann ebenfalls
wieder zurückgehen können. Die Krankheiten hat bei

KOMPLEXES KRANKHEITSBILD

Multiple Sklerose oder Encephalomyelitis dis-
seminata ist eine chronische Erkrankung des
Nervensystems, bei der Nervenstrukturen zerstört werden. Weiße Blutkörperchen greifen
Nervengewebe an und lösen Entzündungen
aus, weshalb Nervensignale nicht mehr richtig
weitergeleitet werden. Da die Entzündungsherde an ganz verschiedenen Stellen auftreten,
sind durch die Störung der Nervensignale auch
ganz unterschiedliche Körperteile und -funkti-
onen betroffen.

jedem Betroffenen einen individuellen Verlauf. Dazu gehört auch, dass MS nicht zwangsläufig in kurzer Zeit zu schweren Behinderungen führen muss. Bei etwa 40 Prozent der Betroffenen nimmt die MS jedoch nach 10 Jahren einen fortschreitenden Verlauf, das heißt die Funktionsstörungen bleiben dauerhaft und nehmen zu.

URSACHEN: WIE ENTSTEHT MULTIPLE SKLEROSE?

Es gibt deutliche Hinweise, dass es sich bei MS um eine **Autoimmunerkrankung** handelt. Dabei erkennt der Organismus das körpereigene Nervengewebe nicht mehr als sein eigenes und zerstört es.

Zu einem gewissen Teil kann multiple Sklerose auch ererbt sein. Außerdem gibt es Hinweise, dass die multiple Sklerose mit außergewöhnlichen Verläufen von Viruserkrankungen zusammenhängt. Dazu gehören etwa Infektionen mit dem Masern-, dem humanen Herpes-6 (HHV-6) und vor allem mit dem Epstein-Barr-Virus (EBV, löst Pfeiffersches Drüsenfieber aus). Man vermutet, dass die Immunreaktionen auf eine solche Infektion die Entstehung von MS bei entsprechend veranlagten Menschen auslösen kann.

DIAGNOSE: WIE STELLT DER ARZT MULTIPLE SKLEROSE FEST?

Die endgültige Diagnose kann schwerfallen, da die Erkrankung so viele Gesichter hat. Viele Beschwerden können auch bei anderen Krankheiten auftreten,deshalb sind verschiedene Untersuchungsschritte nötig:
- Erhebung der Krankengeschichte
- körperliche Untersuchung (klinisch-neurologische Untersuchung)
- apparative Untersuchungen (wie Kernspintomografie = MRT, evozierte Potenziale)
- Laboruntersuchungen (Untersuchung des Nervenwassers, Blutuntersuchungen)

DAS KANN IHR ARZT FÜR SIE TUN

Die MS-Therapie stützt sich auf vier Säulen:
- **Schubtherapie:** Behandlung mit Kortison oder Plasmapherese (einer Art Blutwäsche).

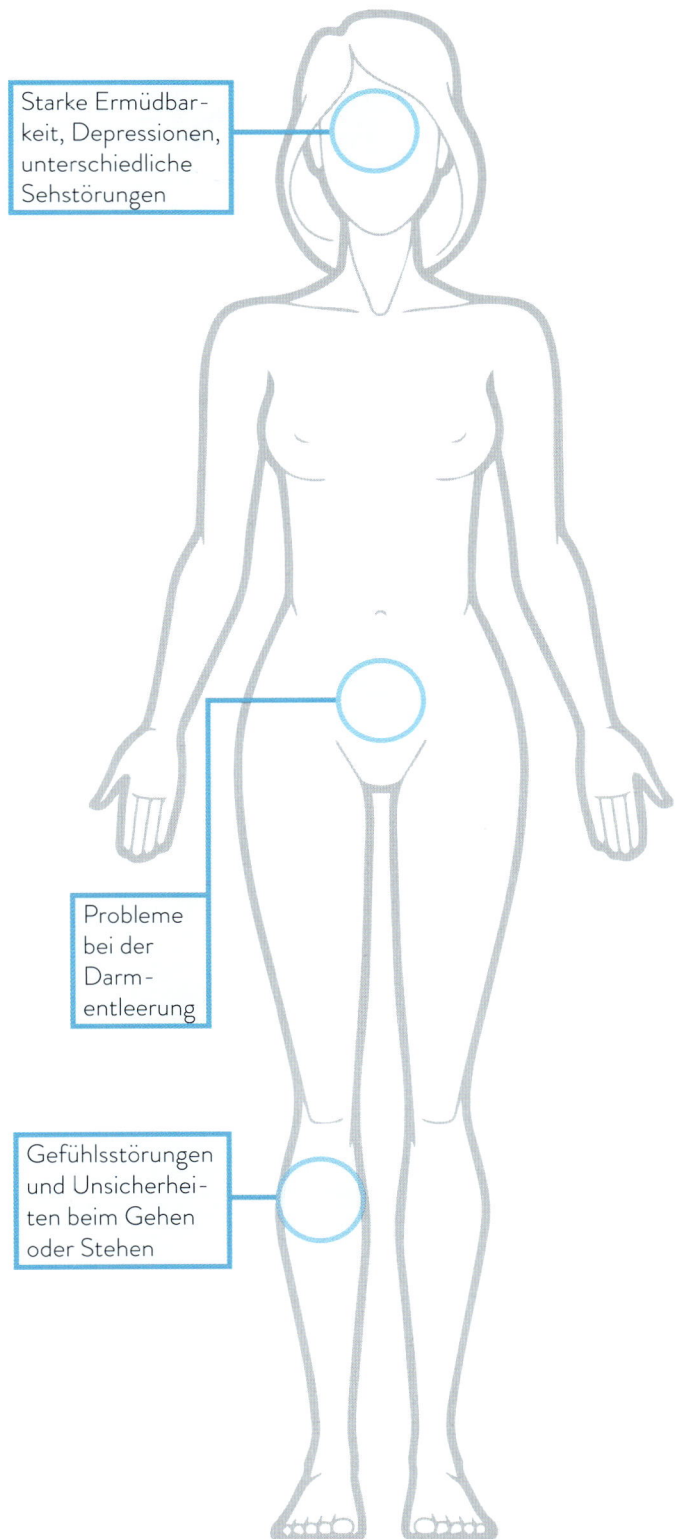

Starke Ermüdbarkeit, Depressionen, unterschiedliche Sehstörungen

Probleme bei der Darmentleerung

Gefühlsstörungen und Unsicherheiten beim Gehen oder Stehen

ERNÄHRUNG, DIE HILFT
DIE TOP-3-LEBENSMITTEL

Schwarzwurzel

Ballaststoffe und Präbiotika wie Inulin schützen die Darmflora. Ebenfalls gute Quellen sind Chicorée und Topinambur. Inulin schmeckt leicht süßlich und „füttert" die nützlichen Darmbakterien.

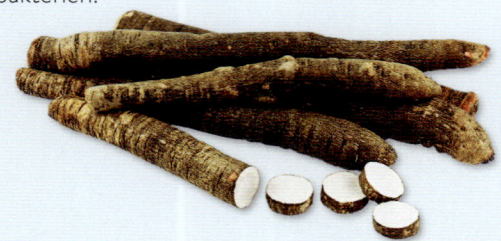

Scholle

Omega-3-Fettsäuren können Entzündungen reduzieren. Essen Sie deshalb 2–3 Seefische pro Woche. An fischfreien Tagen nehmen Sie nach Rücksprache mit Ihrem Arzt 5 Gramm Dorschlebertran (oder Fischölkapseln).

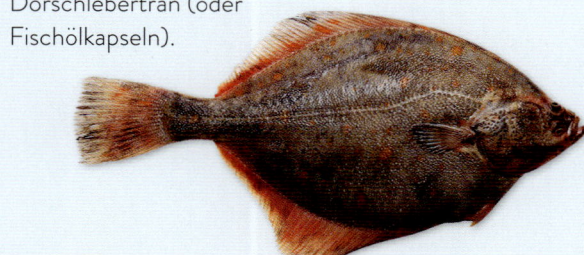

Rapsöl

Das Öl ist reich an einer weiteren Omega-3-Fettsäure (Alpha-Linolensäure) und enthält viel von dem natürlichen Antioxidans Vitamin E. Nehmen Sie deshalb 3 Esslöffel hochwertige Pflanzenöle am Tag zu sich.

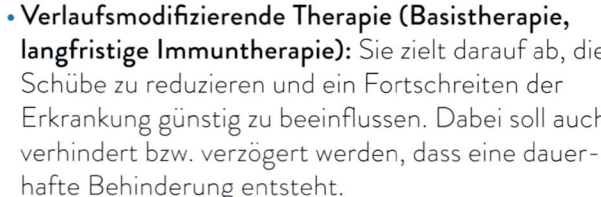

- **Verlaufsmodifizierende Therapie (Basistherapie, langfristige Immuntherapie):** Sie zielt darauf ab, die Schübe zu reduzieren und ein Fortschreiten der Erkrankung günstig zu beeinflussen. Dabei soll auch verhindert bzw. verzögert werden, dass eine dauerhafte Behinderung entsteht.
- **Symptomatische Therapie:** Behandlung unspezifischer Beschwerden wie Muskelverkrampfung, Schmerzen, Depressionen, Blasen- oder Darmentleerungsstörungen.
- **Entspannungstechniken:** Autogenes Training, progressive Muskelrelaxation oder Feldenkrais können zur Linderung mancher Symptome beitragen sowie das Allgemeinbefinden und die Lebensqualität verbessern.
- **Cannabis:** Darf in begründeten Einzelfällen bei schwerer multipler Sklerose verordnet werden, um den Krankheitsverlauf positiv zu beeinflussen oder Symptome zu lindern.

DAS KÖNNEN SIE SELBST FÜR SICH TUN
- **Alkohol und Nikotin meiden:** Beide sind Nervengifte und MS ist eine Nervenerkrankung.
- **Antientzündlich essen:** Im Mittelpunkt stehen dabei Omega-3- und Omega-6-Fettsäuren. Während aus Omega-6-Fettsäuren entzündungsfördernde Substanzen hergestellt werden können, ist unser Körper zur Bildung entzündungshemmender Stoffe auf Omega-3-Fettsäuren angewiesen. Beide Fettsäuregruppen konkurrieren jedoch um bestimmte Prozesse im Stoffwechsel. Durch mehr Omega-3-Fettsäuren lässt sich eventuell das Gleichgewicht im Organismus zur Bildung von mehr antientzündlichen Stoffen hin verschieben. Also: viel Omega-3 und wenig Omega-6 essen!

AKUPUNKTUR

Zu den ergänzenden Therapiemaßnahmen gehört die Akupunktur. Das Einstechen von Nadeln an bestimmten Körperstellen hat eine schmerzlindernde und krampflösende Wirkung und kann bei MS sehr wirksam sein.

Lebensmittel	Empfehlenswert	Bitte darauf verzichten
Brot, Getreide und Beilagen wie Nudeln, Kartoffeln, Reis	kohlenhydratarmes Brot (Eiweißbrot), kohlenhydratarmes, getreidefreies Müsli (Leinsamen, Nüsse, Kokos, Samen, gepuffte Quinoa, Amarant)	Brot, Brötchen, Baguette, Knäckebrot, Laugenbrezel, Mehrkornbrötchen, Pumpernickel; Reis, Kartoffeln, Nudeln; Chips, Flips, Gebäck, Kekse, Kuchen, Schokolade
Nüsse und Samen	Hanfsamen, Haselnüsse, Kokosnuss, Kürbiskerne, Leinsamen, Macadamianüsse, Mandeln, Paranüsse, Sesamsamen, Sonnenblumenkerne, Walnüsse	Cashewnüsse, Esskastanien, Pinienkerne
Gemüse	Auberginen, Rote Bete, Blumenkohl, grüne Bohnen, Brokkoli, Chicorée, Chinakohl, Fenchel, Grünkohl, Gurken, Kohlrabi, Kresse, Kürbis, Lauch, Mangold, Möhre, Petersilie, Radieschen, Rosenkohl, Rotkohl, Sauerkraut, alle Salatsorten, Sellerie, Spargel, Spinat, Tomaten, Weißkohl, Wirsing, Zucchini, Zwiebeln	in Maßen: Bohnen, Erbsen, Linsen, Mais, Süßkartoffeln
Obst	Avocado, Oliven; in Maßen: Brombeeren, Erdbeeren, Heidelbeeren, Himbeeren, Johannisbeeren, Papaya, Rhabarber, Wassermelone, Zitrone	Ananas, Apfel, Aprikosen, Bananen, Birnen, Clementinen, Grapefruit, Honigmelone, Kaki, Kirschen, Kiwi, Mango, Nektarinen, Orangen, Pfirsiche, Pflaumen, Sauerkirschen, Trockenobst, Weintrauben, Zwetschgen; gezuckerte Obstkonserven, Obstmus
Fette und Öle	Butter, Chiaöl, Hanföl, Kokosöl, Leinöl, Olivenöl, Rapsöl, Walnussöl	Distelöl, Mayonnaise, Palmfett, Schmalz (Butter-, Gänse-, Schweineschmalz), Sonnenblumenöl
Eier, Milch und Milchprodukte	Eier; Crème fraîche, Joghurt, Milch, Sahne, Sahnequark, Schmand, Käse (> 45 % Fett i. Tr.) wie Feta, Mozzarella, Schnittkäse, Weichkäse	Fruchtbuttermilch, Fruchtjoghurt, Fruchtquark, Kakaozubereitungen, fettarme Milch- und Milchprodukte, Milchreis, Pudding
Fisch und Meeresfrüchte	Aal, Flusskrebs, Forelle, Garnele, Heilbutt, Hering, Hummer, Kabeljau, Karpfen, Krabben, Lachs, Makrele, Sardellen, Sardinen, Scholle, Seezunge, Shrimps, Steinbutt, Thunfisch	panierter und frittierter Fisch, wie z. B. Backfisch, Schlemmerfilet
Fleisch und Wurst	Ente, Gans, Hase, Hirsch, Huhn, Kalbfleisch, Kaninchen, Lammfleisch, Pute, Reh, Rindfleisch, Straußenfleisch, Truthahn, Wildschwein; Corned Beef, Kassler, Koch- und Lachsschinken, Putenbrustaufschnitt	Innereien, Schweinefleisch
Getränke	Wasser, ungezuckerter Tee und Kaffee	Alkohol, Fruchtsaft, Kakao, Softdrinks

NEURODERMITIS

Die chronisch-entzündliche Hauterkrankung tritt in Schüben auf und dies fast immer schon in der frühen Kindheit. Sie ist ungefährlich, aber für die Betroffenen sehr belastend.

ÜBERBLICK: WAS IST NEURODERMITIS?

Neurodermitis (atopisches Ekzem) ist eine anlage-bedingte Ekzemerkrankung, die vor allem im Kindes-alter auftritt, aber bis über das 30. Lebensjahr hin-weg anhalten kann. Im weiteren Verlauf kommen zu den Hauterscheinungen Heuschnupfen und eine allergische Bindehautentzündung hinzu, in seltenen Fällen auch allergisches Bronchialasthma.

SYMPTOME: WORAN ERKENNT MAN NEURODERMITIS?

Das typischste Krankheitsanzeichen der Neuroder-mitis ist der meist quälende Juckreiz. Auf der Haut zeigen sich unscharf begrenzte entzündliche Verdi-ckungen mit kleinsten Bläschen und Knötchen. Diese können auch nässen. Oft betrifft die Neuro-dermitis Kopfhaut, Gesicht und Hände sowie die Streckseiten von Armen und Beinen.

Wenn die Bläschen aufgekratzt werden, bilden sich Krusten: eine häufige Begleiterscheinung. Meist tritt die Neurodermitis bereits im Säuglingsalter (zweiter bis dritter Monat) als Milchschorf auf; an Wangen und auf der Kopfhaut kommt es zu gelblichen Schuppenauflagerungen. Im weiteren Verlauf sind vor allem Ellenbeugen, Kniekehlen, Ohrläppchenan-satz und Augenlider (symmetrische Ausprägung) betroffen. Milchschorf ohne weitere Anzeichen ist aber kein Indikator für Neurodermitis.

Vegetative Störungen wie verminderte Schweiß- und Talgproduktion können die Krankheit begleiten. Auf beschwerdefreie Phasen folgen dann teilweise extreme Symptome. Meist werden die Schübe durch bestimmte Faktoren (sogenannte Trigger) ausgelöst.

Vorsicht: Durch Aufkratzen können sich die offe-nen Hautstellen infizieren. Dann verursachen Bak-terien (wie Staphylokokken), Viren (wie Herpes) oder Pilze weitere Beschwerden.

URSACHEN: WIE ENTSTEHT NEURODERMITIS?

Die genaue Ursache für diese Erkrankung ist unbe-kannt. Bei der Entstehung scheinen verschiedene Faktoren eine Rolle zu spielen, etwa eine gestörte Hautbarriere. Man geht davon aus, dass Neuroder-mitis erblich bedingt ist. Dabei wird nicht die Erkran-kung an sich vererbt, sondern die Veranlagung dazu. Nicht jeder, der die Anlage zur Neurodermitis hat, muss auch tatsächlich daran erkranken. In der medi-zinischen Wissenschaft nennt man dies „polygene erbliche Disposition".

Die Auslöser der Beschwerden können ganz unter-schiedlich sein: Bei Kindern kann die Neurodermitis durch eine Nahrungsmittelallergie gegen Milch, Eiweiß oder Nüsse erstmals auftreten. Manche Umweltfaktoren wie Hausstaub, Tierhaare und Pol-len können in einigen Fällen die Symptome noch weiter verschlimmern.

Bestimmte Textilien (Wolle), Infekte wie eine Grippe oder starke Erkältung, Schwitzen, hormo-nelle Faktoren oder falsche Reinigung der Haut kön-nen einen Schub auslösen. Aber auch feuchtheißes Klima und starke psychische Belastung durch Stress

GENETISCHE FAKTOREN

Bestimmte Gene spielen laut jüngeren For-schungsergebnissen bei der Entstehung von Neurodermitis eine entscheidende Rolle. Auf-grund von Defekten im Erbgut ist die normale Barrierefunktion der Haut beeinträchtigt. Es fehlen gewisse Proteine (Eiweiße), sodass die Haut ihre Hornschicht nur unzureichend auf-bauen kann und deshalb leicht austrocknet. Allergien und Stress können die Erkrankung dann triggern.

kommen als Auslöser in Betracht. Es ist relativ selten, dass die Neurodermitis erstmals im Erwachsenenalter auftritt.

DIAGNOSE: WIE STELLT DER ARZT NEURODERMITIS FEST?

Der starke Juckreiz und die charakteristischen, immer wiederkehrenden Hautveränderungen geben dem Arzt erste Hinweise darauf, dass es sich um eine Neurodermitis (atopisches Ekzem, atopische Dermatitis) handeln könnte. Wichtig ist der Ausschluss anderer Erkrankungen, die mit ähnlichen Symptomen einhergehen, wie Schuppenflechte oder ein Kontaktekzem.

Um eine allergische Form von Neurodermitis nachzuweisen, kann der Arzt ergänzend Hauttests, Laboruntersuchungen, Provokationstests und eine Eliminationsdiät veranlassen. Bei Letzterer werden einzelne Nahrungsmittel oder Stoffe über einige Wochen überhaupt nicht verzehrt. Gehen in dieser Zeit die Beschwerden zurück, ist eine Unverträglichkeit dieser Stoffe wahrscheinlich. Danach werden die einzelnen Nahrungsmittel wieder in geringen, dann in größeren Mengen verzehrt (Provokationstest). Je nachdem, wann die Symptome wieder einsetzen, ist die Unverträglichkeit leicht oder schwer ausgeprägt.

DAS KANN IHR ARZT FÜR SIE TUN

Neurodermitis erfordert immer einen individuellen Therapieplan wie die Hautpflege mit rückfettenden Substanzen, eine äußerliche Behandlung mit kortisonhaltigen Präparaten oder Calcineurin-Hemmern, Lichttherapie, systemische Behandlung mit Medikamenten sowie das Erlernen von Entspannungstechniken und eine psychotherapeutische Behandlung.

DAS KÖNNEN SIE SELBST FÜR SICH TUN

• **Vermeiden Sie Faktoren, die Sie oder der Arzt als Auslöser für Krankheitsschübe erkannt haben.** Es lohnt sich beispielsweise zu prüfen, ob der Verzicht auf bestimmte Nahrungsmittel eine Besserung der Symptome mit sich bringt. So kann es sein, dass Zitrusfrüchte, Obstsäfte, Alkohol und stark gewürzte Speisen den Hautzustand erheblich verschlechtern.

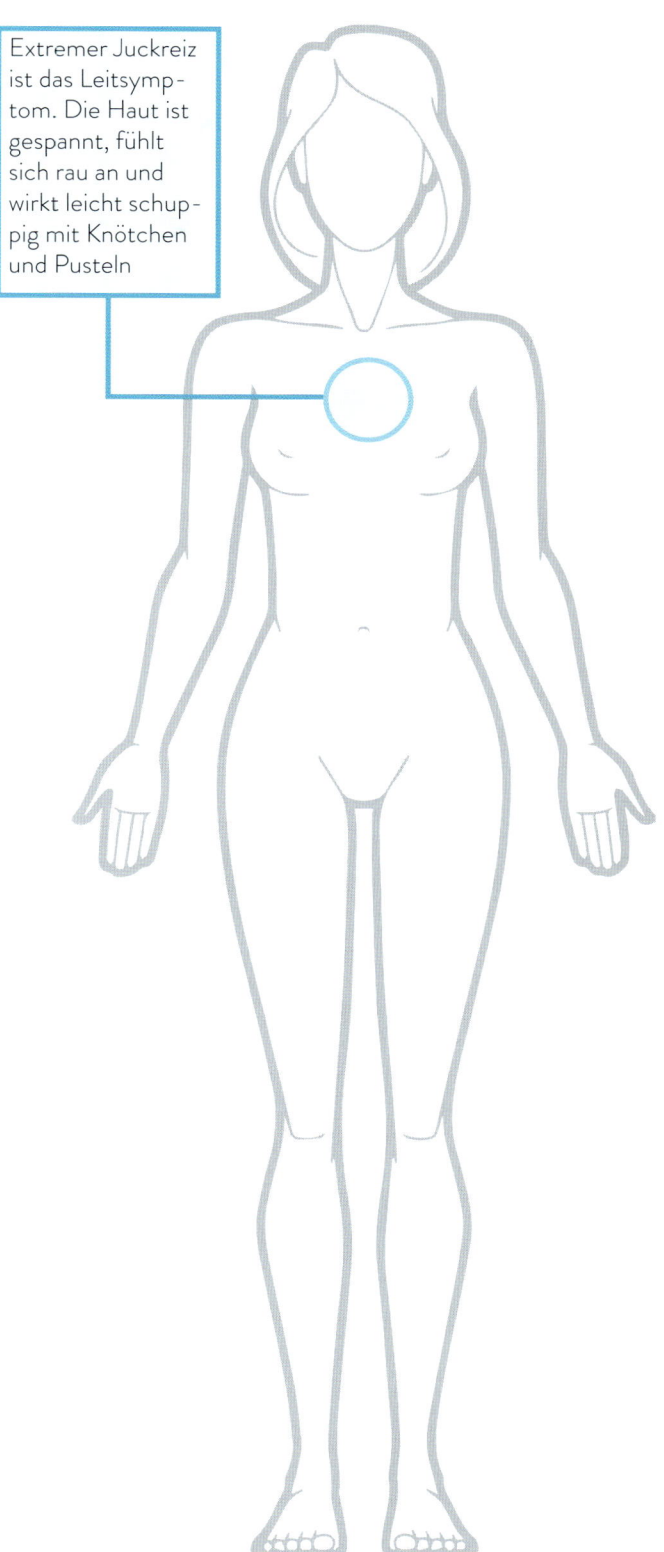

Extremer Juckreiz ist das Leitsymptom. Die Haut ist gespannt, fühlt sich rau an und wirkt leicht schuppig mit Knötchen und Pusteln

ERNÄHRUNG, DIE HILFT
DIE TOP-3-LEBENSMITTEL

Borretsch

Die Einnahme von Gamma-Linolensäure kann den Krankheitsverlauf positiv beeinflussen. Sie ist reichlich in Nachtkerzen- und Borretschöl vorhanden, die als Nahrungsergänzungsmittel erhältlich sind.

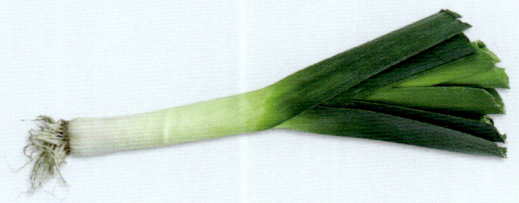

Lauch

Eine gute Darmflora schützt das Immunsystem und kann regulierend wirken. Inulin sorgt für ein gesundes Mikrobiom im Darm. Das Kohlenhydrat kommt auch in Schwarzwurzeln, Chicorée und Topinambur vor.

Algen

Sie schmecken im Smoothie oder in asiatischen Gerichten und enthalten vergleichsweise viel Kalzium: Spirulina-Algen haben 120 Milligramm pro 100 Gramm zu bieten. Noch kalziumreicher sind Braunalgen, denn 100 Gramm enthalten etwa 1000 Milligramm. Kalzium wirkt antiallergisch und entzündungshemmend.

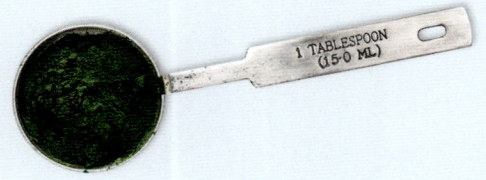

- **Anders anziehen:** Kratzende Kleidung und Schwitzen begünstigen das Auftreten von Ekzemen. Seide, Baumwolle und Leinen sind luftdurchlässig und wirken wenig reizend. Bei Kälte lieber mehrere leichte Kleidungsstücke übereinander tragen. Es gibt inzwischen auch Unterwäsche und Kleidung, die mit Silbernitrat oder anderen antimikrobiell wirksamen Substanzen beschichtet sind.
- **Stillen:** Für Kinder vorbelasteter Eltern gilt es als der beste Schutz: Ein Baby sollte mindestens 6 Monate lang gestillt werden. Zeigen sich jedoch schon im Alter von etwa 3 Monaten Anzeichen wie Milchschorf, sollte ein Arzt hinzugezogen werden. Die über die Muttermilch aufgenommenen Allergene können die Entstehung einer Neurodermitis auslösen. Hier kann hypoallergene Nahrung helfen.
- **Klimatherapie:** Als Unterstützung bei Neurodermitis hat sich ein Klimawechsel bewährt. Aufenthalte in Reizklimazonen helfen, das Hautbild zu verbessern. Günstig ist vor allem ein längerer Aufenthalt an der Nord- oder Ostsee sowie im Hochgebirge. Dort gibt es wenig allergieauslösende Substanzen. Außerdem bessern sich bei den meisten Betroffenen die Symptome durch Sonnenbestrahlung.
- **Gamma-Linolensäure** soll bei Neurodermitis antientzündlich wirken. Im Handel gibt es diese Fettsäure in Form von Nachtkerzen- oder Borretschöl. Die Leitlinien zur Behandlung von Neurodermitis sprechen jedoch keine Empfehlung für die Öle aus.
- **Neurodermitis-Schulungen:** Wegen der hohen psychischen Belastung der Erkrankten werden für Familien von Kindern mit Neurodermitis Schulungen angeboten. Ziele ist das Erlernen von Bewältigungsstrategien und eine Verbesserung der Lebensqualität. Die psychische Belastung der Familien soll gemindert und alltagstaugliche Lösungsansätze sollten gefunden werden.

GEHEIMTIPP RINGELBLUME

Bei leichteren Hautveränderungen lindern Ringelblumensalbe (Calendula) oder Umschläge mit Rote-Bete-Saft den Juckreiz.

Lebensmittel	Empfehlenswert	Bitte darauf verzichten
Brot, Getreide und Beilagen wie Nudeln, Kartoffeln, Reis	Brot und Getreideprodukte aus Buchweizen, Dinkel, Hafer, Hirse; Müsli aus Amarant, Quinoa; Reis, eifreie Dinkelnudeln, Kartoffeln; vegetarische Pasteten ohne Milch, Soja und Ei	Brot und Getreideprodukte aus Weizen oder Roggen; Hartweizennudeln; Fast Food, Fertiggerichte; industriell hergestellte Backwaren/Süßwaren
Nüsse und Samen	Kürbiskerne, Mandeln, Pinienkerne, Sonnenblumenkerne	Nüsse wie Erdnüsse, Haselnüsse, Walnüsse; Erdnussbutter, Nuss-Nougat-Creme
Gemüse	Blattsalate, Brokkoli, Kartoffeln, Kohl, Kürbis, Mais, Mangold, Pilze, Rote Bete, Salatgurken, Spargel, Zucchini; je nach Verträglichkeit: Bohnen, Erbsen, Linsen, Spinat	Auberginen, Knoblauch, Möhren, Paprika, Rhabarber, Rettich, Sauerkraut, Sellerie, Sojabohnen/-produkte, Tomaten, Zwiebeln; Keime und Sprossen; eingelegtes Gemüse (Gurken, Zwiebeln), Gemüsekonserven
Obst	süße Apfelsorten, Aprikosen, Heidelbeeren, Mango, Wassermelone; je nach Verträglichkeit: Bananen, Birnen	Erdbeeren, Johannisbeeren, Kiwis, Pfirsiche, Stachelbeeren, Zitrusfrüchte
Fette und Öle	ungehärtetes Kokosfett, milchfreie Margarine, kalt gepresstes, unraffiniertes Pflanzenöl wie etwa Leinöl, Hanföl, Rapsöl	Schweineschmalz, Süßrahmbutter, Walnussöl und andere Nussöle
Eier, Milch und Milchprodukte	in Maßen: Milch und vor allem fermentierte Milchprodukte wie Joghurt; (Frisch-) Käse von Kuh, Schaf, Ziege; Kefir	Hühnerei; lang gereifter Käse wie Brie, Camembert, Cheddar, Parmesan, Schimmelkäse; Kakao, Fruchtjoghurt/-quark, Pudding, Milchreis
Fisch und Meeresfrüchte	individuelle Verträglichkeit prüfen	
Fleisch und Wurst	mageres Fleisch und Aufschnitt von Huhn, Lamm, Pute, Rind	Schweinefleisch, scharf gewürzte Fleischwaren, Wurst mit Farb-, Aroma- oder Konservierungsstoffen
Kräuter und Gewürze	milde Gewürze (ohne Hefe); frische, getrocknete oder TK-Küchenkräuter wie Basilikum, Petersilie, Oregano	Schnittlauch und andere scharfe Kräuter (wie z. B. Cayennepfeffer, Chili); Essig-Öl-Dressing für Salate; Gewürzmischungen mit Hefe

NIERENINSUFFIZIENZ

Jeder zehnte Mensch auf der Welt leidet an einer Niereninsuffizienz. Damit hat die chronische Nierenerkrankung schon das Ausmaß einer „stillen" Epidemie erreicht, denn das Versagen des Organs wird erst im Spätstadium spürbar.

ÜBERBLICK: WAS IST EINE NIERENINSUFFIZIENZ?

Die Hauptaufgabe der Nieren ist die Entgiftung des Körpers, die Regulation des Flüssigkeitshaushalts und des Säuregehalts des Bluts. In der Nierenrinde befinden sich etwa eine Million Blutgefäßknäuel (sogenannte Glomeruli), um aus dem Blut Gifte, Abbauprodukte des Stoffwechsels und andere unbrauchbare Substanzen herauszufiltern. Daraus entsteht der sogenannte Primärharn, aus dem die Nieren anschließend Urin bilden, der dann ausgeschieden wird.

Diese Blutreinigung nennen Mediziner „glomeruläre Filtration". Solange die Nieren gesund sind, funktioniert diese reibungslos. Bei Erkrankungen wie Bluthochdruck, Typ-2-Diabetes, aber auch durch Gifte oder die Einnahme bestimmter Medikamente wird das Nierengewebe angegriffen.

Das kann Auslöser einer chronischen Nierenerkrankung sein, die im schlimmsten Fall Nierenversagen zur Folge hat. Dann nämlich sind die Nieren so beschädigt, dass das Blut nicht mehr oder nicht mehr gründlich genug gereinigt wird. Die Abbauprodukte sammeln sich im Blut und schädigen den gesamten Körper.

Anhand der sogenannten glomerulären Filtrationsrate (GFR) kann ein Arzt feststellen, wie weit die Erkrankung fortgeschritten ist. Normalerweise bilden die Nieren etwa 120 Milliliter Primärharn pro Minute. Im Endstadium der chronischen Niereninsuffizienz bringen sie in der Minute nur noch höchstens 15 Milliliter Primärharn hervor.

Ohne Behandlung kann man bei der Niereninsuffizienz fünf Stadien mit unterschiedlichem Schweregrad beobachten:
- **Stadium 1:** Nierenerkrankung, GFR normal.
- **Stadium 2:** leichte Niereninsuffizienz, GFR = 60–89 Milliliter.
- **Stadium 3:** mäßige Niereninsuffizienz, GFR = 30–59 Milliliter.
- **Stadium 4:** schwere Niereninsuffizienz, GFR = 15–29 Milliliter.
- **Stadium 5:** terminale Niereninsuffizienz, GFR < 15 Milliliter.

SYMPTOME: WORAN ERKENNT MAN EINE NIERENINSUFFIZIENZ?

Bei leichteren Beeinträchtigungen sind noch keine Anzeichen zu spüren. Erst ab dem vierten Stadium macht sich die Erkrankung normalerweise bemerkbar. Anfangs treten ein starkes Durstgefühl und häufiger Harndrang auf.

Im späteren Verlauf überwässert der Körper schließlich, da die Nieren kaum mehr Urin bilden und Wasser ausscheiden können. Dieses verbleibt im Blut, wodurch der Blutdruck steigt und sich Wasser im Gewebe einlagert. In der Folge werden viele Organe schwerwiegend beeinträchtigt, vor allem die Haut und das Herz-Kreislauf-System.

UNBEMERKTER VERLAUF

Zu Anfang macht sich eine chronische Nierenschwäche oft nur durch geringe Krankheitszeichen bemerkbar oder verläuft sogar völlig symptomfrei.

Häufig werden die Nierenprobleme durch die Symptome der Grunderkrankung überlagert, also z. B. durch die Beschwerden eines Typ-2-Diabetes oder einer Vaskulitis (entzündliche Krankheitsprozesse der Blutgefäße). Frühe Symptome können sein: erhöhter Blutdruck und vermehrte Ausscheidung von wenig gefärbtem, hellem Urin.

URSACHEN: WIE ENTSTEHT NIERENINSUFFIZIENZ?

In 35 Prozent der Fälle ist Typ-2-Diabetes Auslöser einer diabetischen Nierenerkrankung mit Folge einer Niereninsuffizienz.

In 15 Prozent der Fälle sind Entzündungen der Nierenkörperchen (Glomerulonephritiden) der Auslöser. Diese entstehen unter anderem als Folge bestimmter Autoimmun- und Krebserkrankungen.

In 10 Prozent der Fälle geht eine polyzystische Nierenerkrankung voraus. Hierbei handelt es sich um eine angeborene Fehlbildung der Nieren mit zahlreichen Zysten.

Auch Bluthochdruck kann zu einer Niereninsuffizienz führen (siehe Seite 96).

DIAGNOSE: WIE STELLT DER ARZT NIERENINSUFFIZIENZ FEST?

Im Rahmen der Anamnese klärt der Arzt mögliche Vorerkrankungen ab. Es erfolgt die Untersuchung auf typische Anzeichen der Niereninsuffizienz wie gelbliche Hautfärbung oder Blässe, Wassereinlagerungen, erhöhten Blutdruck sowie Mundgeruch nach Urin. Dann wird das Blut auf die Harnstoffmenge und den Kreatininwert hin getestet.

Eine Urinprobe (24-Stunden-Sammelurin) hilft, die glomeruläre Filtrationsrate (GFR) einzuschätzen und das Stadium der Erkrankung zu beurteilen. Ultraschallaufnahmen können Aufschluss darüber geben, wie groß die Nieren sind und ob sich darin Zysten befinden.

DAS KANN IHR ARZT FÜR SIE TUN

Es gibt drei Behandlungsmöglichkeiten:
- konservative Therapie der Grunderkrankung sowie der Symptome
- ab Stadium 5 in der Regel Blutwäsche (Dialyse)
- Nierentransplantation.

DAS KÖNNEN SIE SELBST FÜR SICH TUN

- **Trinken Sie viel Wasser,** ideal: 2–2,5 Liter täglich.
- **Ernähren Sie sich eiweißarm.** Achten Sie dabei auf eine hohe Wertigkeit. Pro Tag sollten Menschen mit Niereninsuffizienz nicht mehr als 0,8 Gramm Eiweiß pro Kilogramm Körpergewicht zu sich

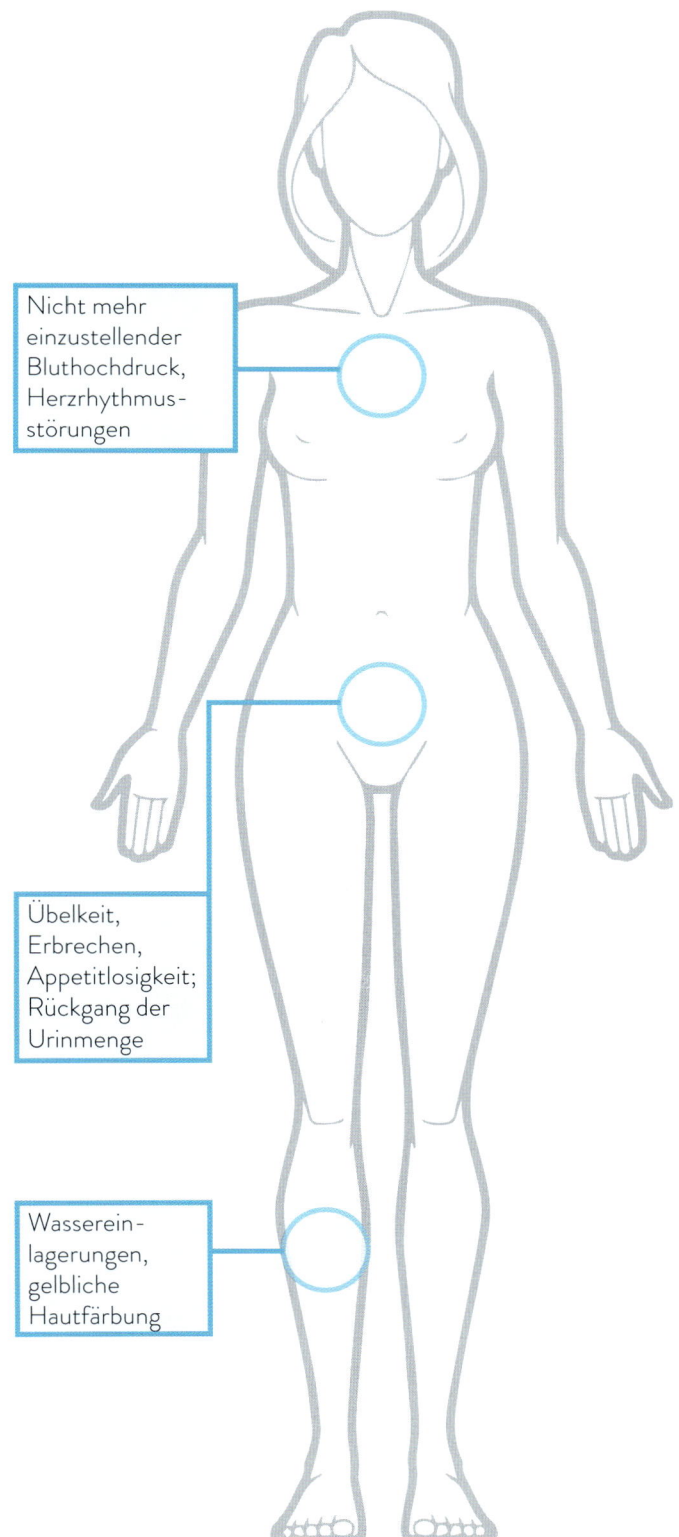

Nicht mehr einzustellender Bluthochdruck, Herzrhythmusstörungen

Übelkeit, Erbrechen, Appetitlosigkeit; Rückgang der Urinmenge

Wassereinlagerungen, gelbliche Hautfärbung

ERNÄHRUNG, DIE HILFT
DIE TOP-3-LEBENSMITTEL

Kohl

Alle Kohlsorten liefern sekundäre Pflanzenstoffe, die eine positive Wirkung auf den Stoffwechsel haben. Weißkohl ist auch reich an den Vitaminen B_6, C, K und Ballaststoffen sowie Folsäure.

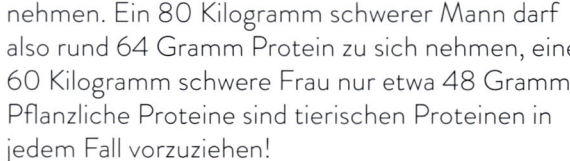

Möhren

Möhren und anderes Gemüse versorgen den Körper mit Mikronährstoffen und Ballaststoffen. Bei eingeschränkter Nierenfunktion sollte man Gemüse mit viel Kalium wie z. B. Kartoffeln meiden. Was hilft: Das Gemüse in reichlich Wasser einige Stunden wässen, dann garen. Oder auf TK-Ware zurückgreifen.

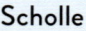

Scholle

Fische wie Scholle, Kabeljau oder Rotbarsch liefern gesundes Eiweiß in ausreichender Menge und verhältnismäßig wenig Phosphat. Forelle und Lachs sind dagegen phosphatreich und nicht empfehlenswert.

nehmen. Ein 80 Kilogramm schwerer Mann darf also rund 64 Gramm Protein zu sich nehmen, eine 60 Kilogramm schwere Frau nur etwa 48 Gramm. Pflanzliche Proteine sind tierischen Proteinen in jedem Fall vorzuziehen!

• **Ausreichend schlafen:** Im Schlaf finden verschiedene Regenerationsprozesse statt. Das Immunsystem arbeitet in dieser Zeit auf Hochtouren und alle Organgewebe werden erneuert. Zu wenig Schlaf stört diesen Prozess und kann zu Schäden an Nieren und anderen Organen führen. Schlafmangel erhöht außerdem das Risiko von Atherosklerose und Bluthochdruck, was wiederum die Nieren zusätzlich belastet.

• **Alkohol reduzieren:** Übermäßiger Alkoholkonsum wirkt wie Gift für Leber und Nieren. Alkohol überlastet beide Organe, dehydriert den Körper und stört die Nierenfunktion. Er führt außerdem dazu, dass Harnsäure in den Nierentubuli gelagert wird, was die Röhren verschließen kann. Dies erhöht das Risiko von Nierenversagen.

• Einige **verschreibungspflichtige Schmerzmittel** verringern den Blutfluss zu den Nieren und verschlechtern die Nierenfunktion. Eine langfristige Einnahme von verschreibungspflichtigen Schmerzmitteln kann zu chronischen Nierenerkrankungen und Nierenversagen führen. Nierenpatienten sollten Schmerzmittel mit dem Arzt absprechen.

AUF DIE EIWEISSQUELLE ACHTEN

Zu einer ausgewogenen Ernährung gehört Eiweiß. Eiweißreiche, vor allem tierische, Lebensmittel sind häufig auch reich an Phosphor. Phosphor wird in Form von Phosphat aufgenommen. Phosphor und Kalium werden jedoch hauptsächlich von den Nieren abgebaut. Ist die Nierenfunktion eingeschränkt, können sich Kalium und Phosphat im Körper anreichern und zu Funktionsstörungen und gefährlichen Gefäßablagerungen führen. Patienten mit Niereninsuffizienz sollten darauf bei der Wahl ihrer Eiweißquelle achten.

Lebensmittel	Empfehlenswert	Bitte darauf verzichten
Brot, Getreide und Beilagen wie Nudeln, Kartoffeln, Reis	alle Sorten Brot, eiweißarmes Mehl und Gebäck, Mehlspeisen, Salzstangen, Strudelteig, Teigwaren ohne Ei, Hefeteig, Kuchen, Torten mit Weinsteinbackpulver; Kartoffeln in allen Zubereitungsarten: gekocht, gebraten, gebacken, als Salat; Reis; Grieß, Haferflocken; Cornflakes, Blätterteig, Butterkekse	Backmischungen, Gebäck und Kuchen mit normalem Backpulver, Kakao; salziges Gebäck wie Kräcker, Brezeln, Käsegebäck, Löffelbiskuits; nur in Maßen: Müsli ohne Nüsse, Müsli ohne Schokolade; Kartoffeln in Fertigprodukten mit Phosphorzusatz wie Püreepulver, Kartoffelchips und Ähnliches
Nüsse und Samen	grundsätzlich nicht empfehlenswert	Cashewnüsse, Erdnüsse, Haselnüsse, Esskastanien, Kokosnuss, Mandeln, Paranüsse, Pistazien, Walnüsse
Gemüse	alle Gemüsesorten, Salate, Pilze, auch TK-Gemüse (weniger Kalium)	Fertigprodukte; nur in Maßen: Soja-produkte (100 g Tofu = 10 g Eiweiß)
Obst	alle Obstsorten, Konfitüre, Marmelade	Trockenfrüchte; nur in Maßen: Frucht-saftgetränke, Obst- und Gemüsesäfte
Fette und Öle	alle Sorten, ob tierisch oder pflanzlich; Mayonnaise, Buttersoße	Erdnussbutter, Erdnussmus; nur in Maßen: Speck
Eier, Milch und Milchprodukte	Brie, Camembert, Harzer Roller, Limburger, Mozzarella, Sahne, Quark, Sojamilch, körniger Frischkäse	Hühnerei; Milch (3,5 % Fett); Edamer, Scheiblettenkäse, Schmelzkäse; Milch-schokolade
Fisch und Meeresfrüchte	Kabeljau, Rotbarsch, Scholle	Forelle, Heilbutt, Lachs, Ölsardinen, Salzhering
Fleisch und Wurst	Geflügel, mageres Schweinefleisch	Schweineleber, Fleischkäse, Bratwurst
Getränke	Trinkwasser, Mineralwasser, Kaffee, Zitronensaft, Himbeersirup, alle Teesorten, Limonade	Instantgetränke, Getränke mit Phosphorzusatz (Cola, Mineral-/Energydrinks); nur selten: alkoholhaltige Getränke wie Wein, Bier, Sekt

OSTEOPOROSE

In Deutschland leiden Millionen Menschen an Osteoporose,
vor allem ältere Frauen. Da sich die Knochensubstanz verstärkt abbaut,
werden die Knochen instabil und brüchig.

ÜBERBLICK: WAS IST OSTEOPOROSE?

Knochen bestehen aus Kalzium und Phosphat und einem besonderen Gewebe, das ihnen Stabilität und Form verleiht (Matrix). Im Lauf des Lebens befinden sich die Knochen ständig im Umbau und ändern dabei ihre Beschaffenheit.

Osteoporose ist eine Knochenerkrankung, die durch eine Minderung der Knochenmasse sichtbar wird. Diese wiederum entsteht durch eine Verschlechterung des Aufbaus und der Funktion des Knochens. In der Regel sind meist Menschen im Alter von über 50 Jahren davon betroffen. Jede dritte Frau und jeder fünfte Mann leidet hierzulande unter dem Knochenschwund. Im Extremfall kann ein Patient pro Jahr bis zu 6 Prozent seiner Knochenmasse verlieren.

Bei 95 Prozent der Patienten wird eine primäre Osteoporose diagnostiziert. Sie entsteht entweder durch den Östrogenmangel nach den Wechseljahren (bei Frauen) oder durch den erhöhten Knochenabbau im höheren Alter (beide Geschlechter).

Nur bei wenigen Osteoporose-Patienten (5 Prozent) ist der Knochenschwund die Folge von anderen Erkrankungen oder von der Einnahme bestimmter Medikamente (sekundäre Osteoporose).

SYMPTOME: WORAN ERKENNT MAN OSTEOPOROSE?

Im Anfangsstadium der Erkrankung bestehen kaum Beschwerden, sodass die Diagnose oft erst spät gestellt wird. Bei Fortschreiten und wenn die Osteoporose nicht behandelt wird, kommt es häufig zu Verformungen der Wirbelsäule und der Wirbelkörper und schließlich zu Wirbelzusammenbrüchen. Die Folgen sind deutlich sichtbare Rückenverformungen und anhaltende Schmerzen, vor allem im Brust- und Lendenwirbelbereich. Dadurch werden die Betroffenen tatsächlich auch kleiner.

Neben den Wirbelfrakturen können Brüche auch an anderen Knochen auftreten. Am häufigsten betroffen sind der Unterarm (handgelenknaher Speichenbruch), der Oberarmkopf und der Schenkelhals (Hüften). Gerade die nach einem „einfachen" Sturz auftretende Schenkelhalsfraktur (auch: Oberschenkelhalsbruch) ist gefürchtet, da sie in fortgeschrittenem Lebensalter oft zu Komplikationen, Einschränkungen der Mobilität sowie der Selbstständigkeit und sogar zum Tod führen kann.

URSACHEN: WIE ENTSTEHT OSTEOPOROSE?

Bei der Entstehung einer Osteoporose wird eine genetische Veranlagung angenommen. Die wichtigste Ursache für die Osteoporose der Wechseljahre ist der Entzug des die Knochen schützenden Östrogens während der hormonellen Umstellung des Köpers (postmenopausale Osteoporose). Eine weitere Ursache kann bei Frauen auch die vorausgegangene Entfernung der Eierstöcke sein.

Im höheren Alter verliert jeder Mensch Knochenmasse. Das ist ein natürlicher Alterungsprozess und kann sowohl bei Männern als auch bei Frauen eine Osteoporose verursachen (sogenannte senile Osteoporose).

DIE DARMFLORA SCHÜTZEN

Die tägliche Einnahme eines Probiotikums (Lebensmittel mit erwünschten Mikroorganismen) hat laut einer klinischen Studie der Sahlgrenska Academy in Göteborg (2018) den Rückgang der Knochenmasse bei Frauen verlangsamt, die sich in den Wechseljahren befinden. Offenbar beeinflusst eine gesunde Darmflora auch die Knochendichte.

Risikofaktoren für eine Osteoporose sind eine kalzi-
umarme und/oder zu phosphatreiche Ernährung,
Bewegungsmangel, Vitamin-D-Mangel, übermäßige
Reduktionsdiäten, zu hoher Kaffeegenuss, Abführ-
mittelmissbrauch sowie übermäßiger Alkohol- und
Nikotingenuss. Eine sekundäre Osteoporose kann
durch zu viel Kortison im Körper verursacht werden
(Cushing-Syndrom, Kortison-Langzeittherapie) oder
eine Schilddrüsenüberfunktion.

DIAGNOSE: WIE STELLT DER ARZT OSTEOPOROSE FEST?

Besteht der Verdacht auf Osteoporose, weil es ohne
erkennbaren Anlass zu einem Knochenbruch
gekommen ist (Spontanfraktur), sollte man dies
sofort ärztlich abklären lassen.

Mithilfe von Tests (etwa das *Timed-up-and-go*-
Verfahren) überprüft der Arzt die körperliche Fit-
ness und Mobilität. Ebenfalls wichtiger Bestandteil
der Osteoporosediagnostik ist die Knochendichte-
messung (Osteodensitometrie, DXA-Messung).
Auch das Blut wird genau untersucht, wie etwa
Leber- und Nierenwerte sowie der Kalzium- und der
Phosphatspiegel.

DAS KANN IHR ARZT FÜR SIE TUN

Die Osteoporosetherapie wird individuell an den
Patienten angepasst, je nachdem, wodurch der Knochenschwund ausgelöst wurde und wie ausgeprägt er
ist. Die wichtigsten Basismaßnahmen sind immer
ausreichend Bewegung und die richtige, knochenge-
sunde Ernährung.

Falls notwendig, erhält der Patient zusätzlich Medikamente wie etwa Vitamin-D-Präparate oder Kalzium. Medikamente wie Bisphosphonate, Raloxifen,
Bazedoxifen oder Denosumab verhindern den Knochenabbau, andere wie Strontiumranelat unterstützen den Knochaufbau. Ziel der Therapie ist es, den
Knochen zu stabilisieren und Brüche zu verhindern.
Meistens dauert die Behandlung 3 bis 5 Jahre.
Ebenfalls wichtig ist eine Sturzvorbeugung zu Hause.

DAS KÖNNEN SIE SELBST FÜR SICH TUN

• **Spazieren gehen:** Leichter geht es nicht. Regelmäßige Spaziergänge fördern den Knochenaufbau und

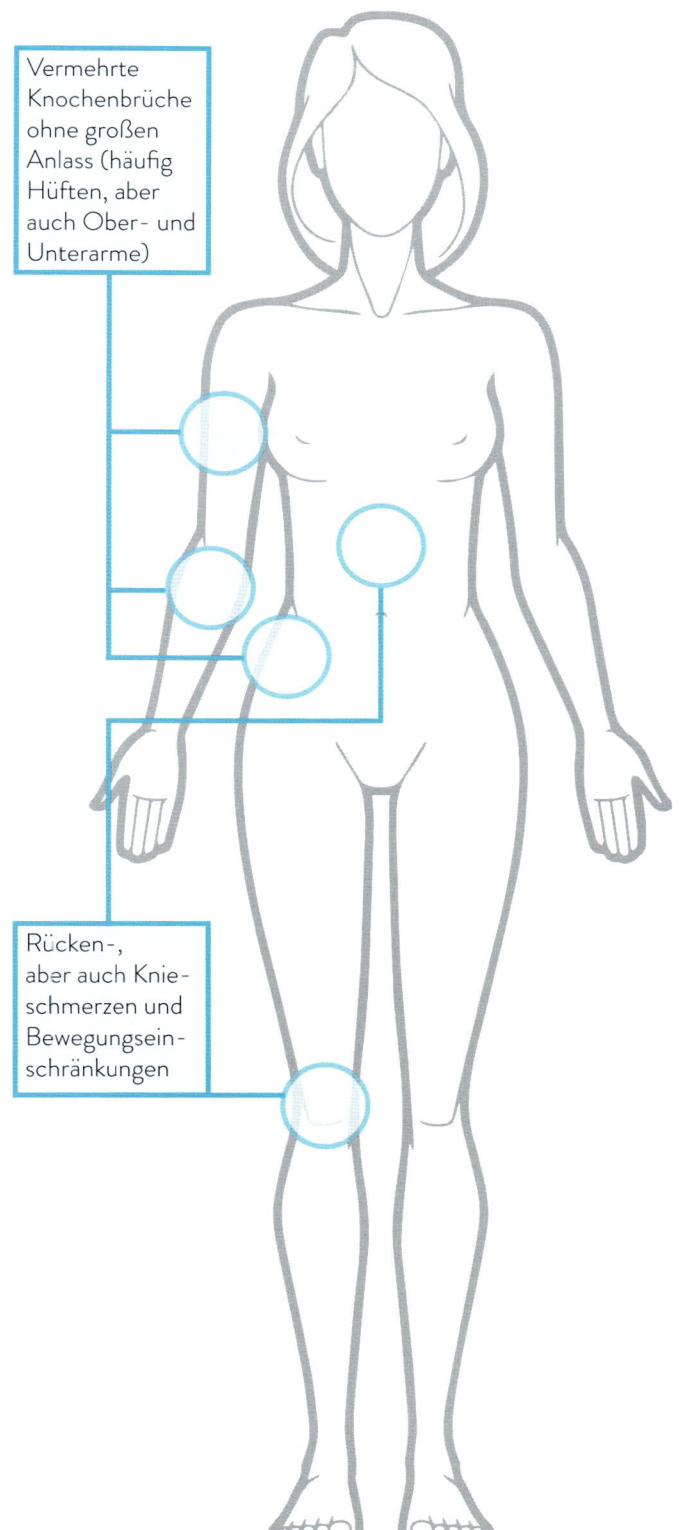

Vermehrte
Knochenbrüche
ohne großen
Anlass (häufig
Hüften, aber
auch Ober- und
Unterarme)

Rücken-,
aber auch Knie-
schmerzen und
Bewegungsein-
schränkungen

ERNÄHRUNG, DIE HILFT
DIE TOP-3-LEBENSMITTEL

Kohl

Neben dem Sonnenvitamin D und Kalzium ist Vitamin K der dritte wichtige Vitalstoff im Anti-Osteoporose-Bund. Es hilft dem Körper, das für die Knochenfestigkeit wichtige Osteocalcin zu bilden, und ist enthalten in grünem und rotem Gemüse, Blumenkohl, Milchprodukten und Geflügel.

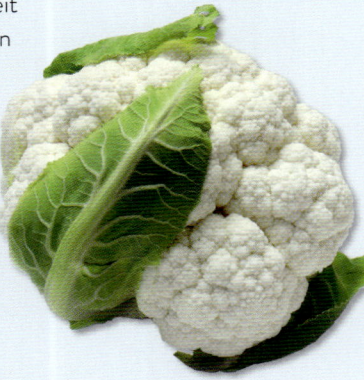

Pflaumen

Pflaumen enthalten Polyphenole, sie wirken als starke Antioxidantien und helfen, den Knochenverlust zu reduzieren. Pflaumen sind außerdem reich an den Spurenelementen Bor und Kupfer, die für die Knochenbildung sehr wichtig sind.

Mandeldrink

Die „Milch" aus Mandeln ist reich an Kalzium und Flavonoiden, die die Zellen schützen. Ein Mandeldrink enthält außerdem viel Magnesium, das für den Knochenerhalt unentbehrlich ist.

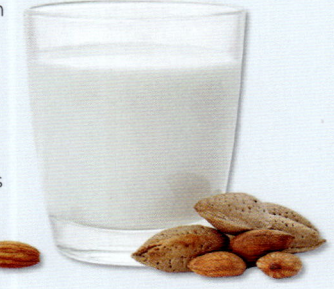

hemmen den Knochenabbau. Auch Schwimmen ist sehr effektiv.

- **Rückenschonendes Verhalten:** Achten Sie immer auf eine aufrechte Sitzposition und wechseln Sie Ihre Sitzhaltung regelmäßig. Tragen Sie keine schweren Lasten. Erneuern Sie durchgelegene Matratzen.
- **Sorgen Sie für eine kalziumreiche Ernährung** mit Milchprodukten und kalziumhaltigem Wasser. Erwachsene sollten pro Tag 1000 bis 1500 Milligramm Kalzium aufnehmen.
- **Viel Vitamin D:** Essen Sie regelmäßig Produkte mit viel Vitamin D, zum Beispiel fettreiche Fischsorten (wie Hering, Lachs, Makrele), Fischöl und Eigelb. Setzen Sie Gesicht und Hände (und wenn möglich auch andere unbedeckte Körperstellen) regelmäßig dem Sonnenlicht aus: Im Sommer reichen 5 bis 15 Minuten, im Frühling und Herbst sollten es 10 bis 25 Minuten täglich sein. Dann kann der Körper einen Großteil seines Vitamin-D-Bedarfs selber herstellen.
- **Meiden Sie Lebensmittel mit sehr viel Phosphat.** Sie hemmen die Kalziumaufnahme im Darm und fördern die Kalziumfreisetzung aus den Knochen. Phosphatreich sind zum Beispiel Fleisch- und Wurstwaren, Schmelzkäse und Colagetränke.
- **Vermeiden Sie Untergewicht.** Ein zu geringes Körpergewicht ist mit einer erniedrigten Knochendichte verbunden und erhöht das Risiko für Oberschenkelhals- und andere Knochenbrüche. Ideal ist Normalgewicht.
- **Verzichten Sie auf Nikotin und Alkohol** und trinken Sie wenig Kaffee.

EIWEISS FÜR STARKE KNOCHEN

Proteine erhalten im Alter das Skelett. Deshalb gehören regelmäßig Hülsenfrüchte, Fisch und Milchprodukte auf den Speiseplan. Auf tierisches Eiweiß aus Fleisch und Wurst sollten Sie jedoch lieber verzichten, diese Lebensmittel enthalten zu viel Phosphat, das Ihnen eher schadet als nützt.

Lebensmittel	Empfehlenswert	Bitte darauf verzichten
Brot, Getreide und Beilagen wie Nudeln, Kartoffeln, Reis	Graubrot, Haferflocken, Vollkornbrot; Amarant, Buchweizen, Dinkel, Einkorn, Emmer, Grünkern, Hirse, Quinoa, Roggen; ungesüßtes Müsli; Naturreis; Kartoffeln; Vollkornprodukte	Fertiggerichte; Weizenmehl und -produkte
Nüsse und Samen	Cashewnüsse, Chiasamen, Haselnüsse, Leinsamen, Mandeln, Mohn, Paranüsse, Sesamsamen, Sonnenblumenkerne, Weizenkeime	gesalzene Nüsse
Gemüse	Algen, Bohnen, Blumenkohl, Brokkoli, Chinakohl, Erbsen, Feldsalat, Fenchel, Grünkohl, Kichererbsen, Kohlrabi, Lauch, Linsen, rote und gelbe Paprikaschoten, Möhren, Rosenkohl, Rotkohl, Rucola, Sauerkraut, Sellerie, Sojabohnen, Tomaten, Weißkohl, Zucchini	in Maßen: Rote Bete, Mangold, Sauerampfer, Spinat
Obst	Acerolabeeren, Avocado, Ananas, Aprikosen (getrocknet), Bananen, Birnen, Brombeeren, Clementinen, Erdbeeren, Feigen, Grapefruit, Guave, Hagebutte, Himbeeren, schwarze Johannisbeeren, Kiwi, Orangen, Papaya, Sanddorn, Zitronen	Rhabarber
Fette und Öle	Butter, Leinöl, Maiskeimöl, Nussöle, Olivenöl, Rapsöl, Weizenkeimöl	
Eier, Milch und Milchprodukte	Hühnerei; Buttermilch, fettarme Bio-Milch und Milchprodukte, Edamer, Emmentaler, Gouda, Joghurt, Mozzarella, Parmesan, Tilsiter	Fertigsoßen, H-Milch, Kakaozubereitungen, Quark (phosphatreich), Schmelzkäse
Fisch und Meeresfrüchte	Austern, fetter Seefisch (Heilbutt, Hering, Lachs, Makrele, Sardine, Thunfisch)	Panierter oder frittierter Fisch
Fleisch und Wurst	gelegentlich: Hähnchen, Leber, Pute; mageres Bio-Rind- und Bio-Schweine-fleisch	verzichten Sie weitgehend auf Fleisch und Wurst
Kräuter und Gewürze	Petersilie, Schnittlauch, Kerbel, Kresse, Basilikum, Estragon, Oregano, Thymian	Salz, Zucker
Getränke	kalzium- und magnesiumhaltiges Mineralwasser, Nuss- und Pflanzendrinks	Alkohol, Cola, koffeinhaltige Getränke, Kakao, Softdrinks; in Maßen: Kaffee, schwarzer Tee

PARODONTITIS

Die entzündliche Zahnfleischerkrankung gehört zu den häufigsten Infektionskrankheiten. Sie wird oft zu spät festgestellt, kann zu Zahnausfall führen und das Herz schädigen.

ÜBERBLICK: WAS IST PARODONTITIS?

Eine Parodontitis ist eine Entzündung des Zahnbetts (Zahnhalteapparats). Diese wird meist durch eine bakterielle Infektion verursacht, die zunächst als Zahnfleischentzündung beginnt und sich dann in den Kiefer ausbreiten kann. Unbehandelt kann Parodontitis zu Zahnverlust führen.

Bei vielen Betroffenen wird eine Parodontitis erst nach dem 40. Lebensjahr festgestellt, auch wenn erste Anzeichen häufig schon früher auftreten. Eine Parodontitis entwickelt sich ab diesem Alter am stärksten an den Frontzähnen und den vorderen Backenzähnen des Ober- und Unterkiefers. Entzündliche Zahnfleischerkrankungen können sich allerdings auch bereits im Kindes- und Jugendalter zeigen.

URSACHEN: WIE ENTSTEHT EINE PARODONTITIS?

Bevor sich das Zahnbett entzündet, liegt normalerweise eine Zahnfleischentzündung (Gingivitis) vor, ausgelöst durch Keime ober- und unterhalb des Zahnfleischrands. Diese Bakterien befinden sich zu Beginn auf der Zahnoberfläche, können aber nach und nach bis zur Zahnwurzel vordringen. Dort lassen sich die Keime über normale Mundhygiene nicht mehr erreichen und können sich ungestört weiter vermehren.

In der Regel ist die Parodontitis eine Folge von mangelnder Zahnpflege, denn so kann sich auf Dauer ein fest haftender Belag auf dem Zahn bilden – die sogenannte Plaque. Lagert der Zahnbelag Mineralien ein und verkalkt, entsteht Zahnstein. Dieser lässt sich nicht mehr mit der Zahnbürste entfernen. Siedeln sich Keime auf diese Weise dauerhaft am Zahn an, kann das zu Entzündungen führen, die immer wieder aufflammen und dann kurzzeitig akut werden.

Doch auch wenn die Symptome abklingen, wirkt die Entzündung chronisch weiter im Verborgenen mit der Folge, dass das Zahnfleisch zurückgeht, nicht mehr am Zahn anliegt und irgendwann eine Lücke dazwischen entsteht. Ein Zahnarzt spricht dann von Zahnfleischtaschen. Hier können sich weitere Bakterien ansammeln und viele weitere Entzündungen hervorrufen.

SYMPTOME: WORAN ERKENNT MAN PARODONTITIS?

Bei einer Parodontitis (veraltet: Parodontose) entwickeln sich die Symptome schleichend. Zuerst macht sie sich normalerweise durch eine Zahnfleischentzündung (Gingivitis) mit Rötungen und Schwellungen des Zahnfleischs sowie Zahnfleischbluten bemerkbar.

Manche Patienten stellen auch einen veränderten Mundgeruch fest, der teilweise etwas süßlich riecht. Das ist oft ein typisches Anzeichen für eine Infektion mit Bakterien. Bei fortgeschrittener Parodontitis schmerzen die betroffenen Stellen auch.

Häufig erkennt erst der Zahnarzt die Anzeichen einer Parodontitis anhand typischer Veränderungen des Zahnfleischs:

ZAHNHYGIENE EINHALTEN

Wissenschaftlich gesichert ist die Wechselwirkung von Parodontitis und Typ-2-Diabetes oder Herz-Kreislauf-Erkrankungen. Neben einer antientzündlichen Ernährung sind eine regelmäßige professionelle Zahnreinigung sowie Zahnhygiene durch die richtige Putztechnik und die Verwendung von Zahnzwischenraumbürsten der beste Schutz.

- Das Zahnfleisch liegt bei einer Parodontitis nicht mehr straff und girlandenförmig am Zahn an.
- Die Oberfläche des Zahnfleischs ist ungleichmäßig und gerötet.
- Aufgrund von mechanischen Reizungen kann es auch zu spaltförmigen Furchen (medizinisch: Stillman-Spalte) oder stark hervortretenden Verdickungen des Zahnfleischrands (medizinisch: McGall-Girlande) kommen. Ist das Zahnfleisch schon leicht zurückgegangen, macht sich dies durch empfindliche Zahnhälse bemerkbar.
- Manchmal tritt auch Eiter aus dem Zahnfleischsaum aus oder es bildet sich eine spürbare Eiterblase (Abszess) im Zahnfleisch. Verläuft die Parodontitis unbemerkt, kann es im fortgeschrittenen Stadium zu lockeren Zähnen oder sogar zu einem Zahnausfall kommen.

URSACHEN IM ÜBERBLICK
- mangelhafte Zahnpflege und Mundhygiene
- Vorerkrankungen wie Typ-2-Diabetes oder Morbus Crohn
- mechanische Reize wie schlecht sitzender Zahnersatz
- Kaufunktionsstörungen (wie etwa Zähneknirschen)
- Rauchen
- Nebenwirkung bestimmter Medikamente
- Schwangerschaft.

DAS KANN IHR ARZT FÜR SIE TUN
Bei der gesamten Behandlung einer Parodontitis werden folgende Einzelschritte nacheinander vom Zahnarzt durchgeführt:
- **Vorbehandlung der Parodontitis:** Sie dient vor allem der gründlichen Reinigung der Zähne und der Zahnbereiche unterhalb des Zahnfleischrands von weichen und harten Zahnbelägen. Auch undichte Füllungen werden in diesem Zuge entfernt und durch neue ersetzt.
- **Parodontosebehandlung:** Hier entfernt der Zahnarzt Ablagerungen unterhalb des Zahnfleischrands und von der freiliegenden Zahnwurzel. Bei tiefen Zahnfleischtaschen von mehr als 5 Millimetern müssen auch chirurgische Maßnahmen ergriffen

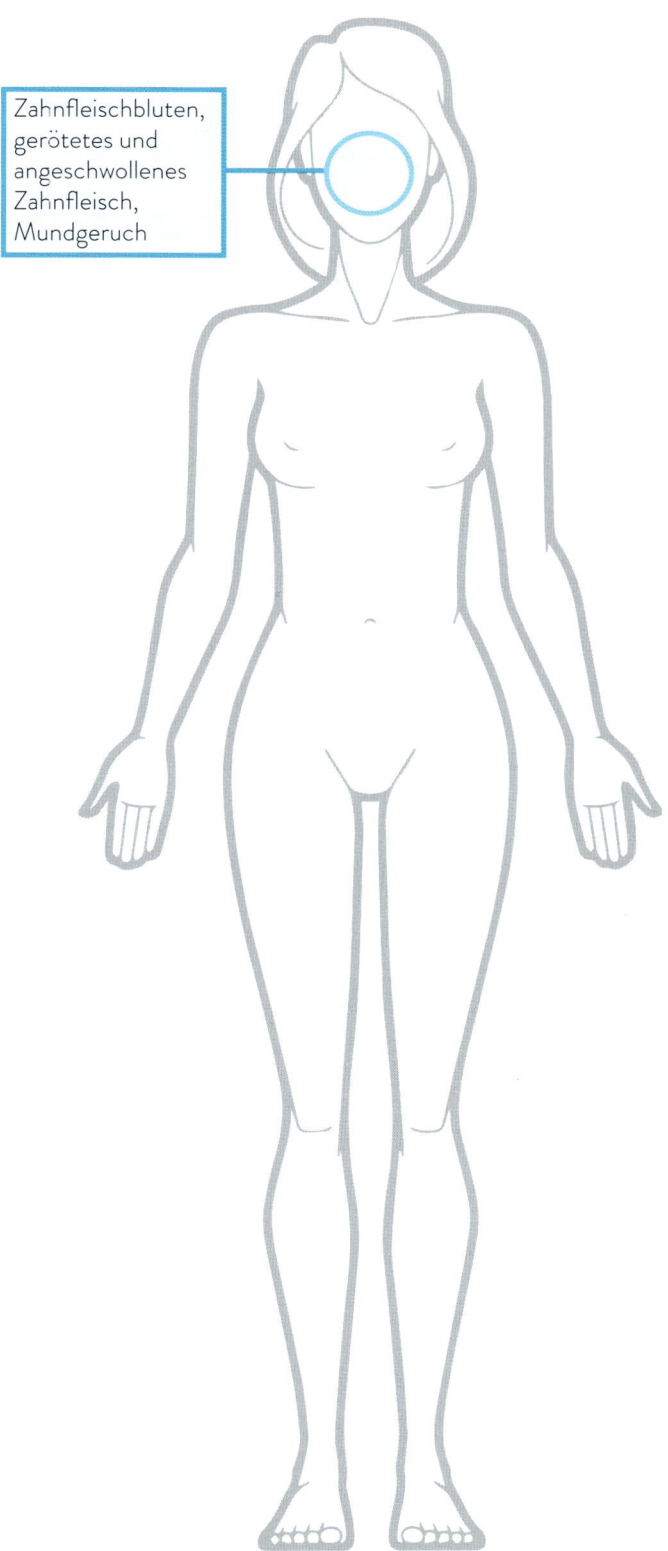

Zahnfleischbluten, gerötetes und angeschwollenes Zahnfleisch, Mundgeruch

ERNÄHRUNG, DIE HILFT
DIE TOP-3-LEBENSMITTEL

Vitamin C

Die Zitronensäure in Zitrusfrüchten unterdrückt das Wachstum von ungesunden Keimen im Mund. Vitamin-C-haltige Gemüse- und Obstsorten wie Acerola, Grapefruit, Hagebutten, schwarze Johannisbeeren, Kiwi, Orange, Papaya, Sanddorn und Zitrone schützen somit das Zahnfleisch.

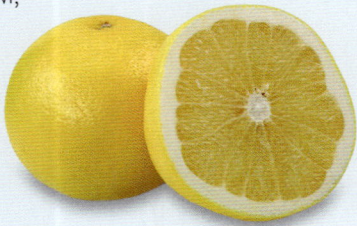

Forelle

Vitamin B$_{12}$ ist wichtig für die Bildung roter Blutkörperchen und die gute Funktion der Nerven und des Stoffwechsels. 100 Gramm Forelle liefern 4,5 Milligramm dieses Vitamins und außerdem reichlich Omega-3-Fettsäuren sowie Vitamin A und D.

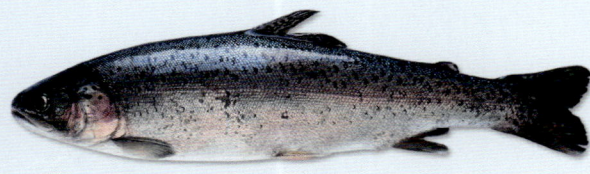

Kurkuma

Kurkuma lindert Schwellungen im Mund- und Zahnbereich, verbessert das Milieu der Mundschleimhaut und mindert die Gefahr von Entzündungsherden. Reiben Sie das Zahnfleisch mit einer Paste aus 1 Teelöffel Kurkumapulver, ½ Teelöffel Salz und ½ Teelöffel Senföl ein.

werden. Dies geschieht dann unter örtlicher Betäubung. Auch Laserverfahren werden mittlerweile erfolgreich eingesetzt.

DAS KÖNNEN SIE SELBST FÜR SICH TUN

- **Die regelmäßige und korrekte Zahnpflege** ist das wichtigste Element zur Bekämpfung und Vorbeugung einer Parodontitis. Hat man bereits Parodontitis, so ist es ratsam, das Zähneputzen auf die Parodontitis abzustimmen: Das bedeutet vor allem, erkrankte Bereiche des Zahnfleischs trotz der Blutungsneigung nicht zu schonen, sondern im Gegenteil besonders intensiv, aber mit der nötigen Sensibilität zu reinigen.
- Eine **elektrische Zahnbürste**, Zahnzwischenraumbürsten sowie Zahnseide sind effektive Ergänzungen zur gewohnten Zahnpflege. Diese Hilfsmittel reinigen die Zahnzwischenräume und Stellen, die mit der normalen Zahnbürste kaum zu erreichen sind. Auch eine **jährliche professionelle Zahnreinigung** beim Zahnarzt kann eine sinnvolle Vorbeugung sein, deren Kosten allerdings oft nicht von den Krankenkassen übernommen werden.
- **Ein Rauchverzicht** wirkt sich günstig auf den Heilungsprozess aus: Rauchen steigert nicht nur das Risiko für eine Parodontitis, sondern kann auch die Behandlung erschweren.
- Achten Sie auf ausreichend **Magnesium**, **Vitamin B$_{12}$** und **Zink**. Diese Stoffe unterstützen Prophylaxe und Behandlung einer Parodontitis.

ANSTECKUNG VERMEIDEN

Wie jede bakterielle Infektionskrankheit ist auch Parodontitis ansteckend. Daher sollte auch der Lebenspartner auf mögliche Symptome achten. Zudem sollte man vermeiden, dasselbe Trinkglas zu verwenden oder gemeinsam aus einer Flasche zu trinken. So werden die Bakterien nämlich übertragen. Auch Kinder können sich anstecken. Deshalb sollten Erwachsene im Umgang mit Kindern dieselben Hygieneregeln beachten.

Lebensmittel	Empfehlenswert	Bitte darauf verzichten
Brot, Getreide und Beilagen wie Nudeln, Kartoffeln, Reis	fein geschrotetes Vollkornbrot; Vollkorngetreideprodukte aus Hafer; Buchweizen, Dinkel, Einkorn, Emmer, Roggen; Amarant, Quinoa; Haferflocken; Vollkornnudeln, Naturreis, Pellkartoffeln	Fertigbackwaren und Fertigprodukte, Weizenmehl und -produkte , wie z. B. Toastbrot, Zwieback, Milchbrötchen, Croissant, Hartweizennudeln; geschälter Reis
Nüsse und Samen	Chiasamen, Leinsamen, Macadamianüsse, Mandeln, Paranüsse, Sesamsamen, Walnüsse; Nussmus	gesalzene Nüsse
Gemüse	Blattsalate, Blumenkohl, Brennnessel, Brokkoli, Erbsen, Fenchel, Kohlrabi, Mangold, Pilze, Rosenkohl, Rotkohl, Schwarzkohl, Spinat, Weißkohl	TK-Gemüse in Rahm, Butter oder Sahne
Obst	Acerolabeeren, Grapefruit, Hagebutte, Heidelbeeren, Kiwis, Orangen, Papaya, Sanddorn, Zitronen; säurearmes Obst bei akut entzündetem Zahnfleisch	gezuckerte Obstkonserven; in Maßen: Trockenobst, zuckerreiches Obst wie Ananas, Banane, Birne, Mango, Honigmelone, Weintrauben
Fette und Öle	Leinöl (evtl. Ölziehen, eine Art Mundspülung), Olivenöl, Rapsöl, Walnussöl	Distelöl, Sonnenblumenöl, Butterschmalz
Eier, Milch und Milchprodukte	Bio-Eier, Milch- und Milchprodukte (Naturjoghurt, Buttermilch, Quark (bis 20 % Fett), Käse (bis 45 % Fett i. Tr.)	gezuckerte und stark verarbeitete Milch- und Milchprodukte, Sahne, Schmand, Crème fraîche
Fisch und Meeresfrüchte	Austern, Garnelen, Hummer, Krabben, Muscheln, fetter Seefisch (Lachs, Makrele, Hering)	panierter oder frittierter Fisch
Fleisch und Wurst	in Maßen: Geflügel, Kalb, Rind, Wild	Schweinefleisch, fette Wurstwaren, paniertes oder frittiertes Fleisch
Kräuter und Gewürze	milder Curry, Dill, Giersch, Ingwer, Kresse, Kurkuma, Petersilie, Schnittlauch	scharfe Gewürze
Getränke	Wasser, ungezuckerter Tee; in Maßen: Kaffee	Alkohol, Fruchtsäfte, Softdrinks

REFLUXKRANKHEIT

Von der gastroösophagealen Refluxkrankheit sind in den westlichen Industrieländern etwa 15 Prozent der Bevölkerung betroffen, in Deutschland ist es jeder Fünfte.

ÜBERBLICK: WAS IST REFLUX?

Verursacht ein Rückfluss von Verdauungssäften aus dem Magen in die Speiseröhre (= gastroösophagealer Reflux) Beschwerden beziehungsweise organische Komplikationen, so spricht man von gastroösophagealer Refluxkrankheit. Wenn es tagsüber gelegentlich zum Rückfluss von saurem Magensaft in die Speiseröhre kommt, ist das unproblematisch. Bei der gastroösophagealen Refluxkrankheit ist die Magensaftmenge jedoch krankhaft erhöht. Das Problem: Der Magen ist speziell vor der Säure geschützt, die Schleimhaut der Speiseröhre hingegen wird davon angegriffen.

Dass es zu dem Rückfluss kommt, liegt meist daran, dass die unteren Schließmuskeln, die nach dem Schlucken des Nahrungsbreis normalerweise die Speiseröhre wieder schließen, in ihrer Funktion gestört sind. Im Liegen oder beim Bücken dichtet dann der untere Schließmuskel der Speiseröhre (unterer Ösophagussphinkter) nicht mehr vollständig ab. Kommt die Salzsäure aus dem Magensaft immer wieder mit der Speiseröhrenschleimhaut in Kontakt, wird diese geschädigt und es kann zu einer schmerzhaften Entzündung mit Schleimhautveränderungen (Refluxösophagitis) führen.

Etwa 60 Prozent aller Betroffenen haben einen **Reflux ohne Schleimhautveränderungen** (nicht erosive gastroösophageale Refluxkrankheit). Die Übrigen leiden unter einer **erosiven Refluxkrankheit**, sofern sich in einer Gewebeprobe Schleimhautveränderungen nachweisen lassen.

Zudem unterscheidet man zwischen zwei Formen der Refluxkrankheit: die **primäre** und die **sekundäre Refluxkrankheit**. Beide weisen dabei entweder einen Funktionsverlust des unteren Speiseröhrenschließmuskels (Ösophagussphinkter) und/oder eine Beweglichkeitseinschränkung der Speiseröhre im Allgemeinen auf.

SYMPTOME: WORAN ERKENNT MAN DIE REFLUXKRANKHEIT?

Typisch sind Sodbrennen, Aufstoßen und Schmerzen im Oberbauch. Oft verstärken sich die Krankheitsanzeichen in der Nacht: Das liegt daran, dass der Mageninhalt im Liegen leichter in die Speiseröhre und bis in die Mundhöhle gelangen kann. Auch beim Bücken oder nach größeren Mahlzeiten können die Beschwerden meist zunehmen.

URSACHEN: WIE ENTSTEHT REFLUX?

Das Entstehen einer primären Refluxkrankheit wird durch verschiedene Faktoren begünstigt. Dazu gehören Übergewicht, bestimmte Ernährungsgewohnheiten, eine Schwächung des Zwerchfells, unzureichende Schutzmechanismen der Speiseröhre, Bewegungseinschränkungen oder herabgesetzte Speichelproduktion. Kaffee, zu fette oder zu süße Speisen sowie Alkohol stressen die Speiseröhrenschleimhaut und fördern Entzündungsprozesse.

Zusätzlich regen Nikotin, Koffein sowie Stress die Magensäureproduktion an. Alkohol hemmt außer-

STILLER REFLUX

Er macht sich nicht durch Brennen bemerkbar, kann trotzdem unangenehm sein und wird oft nicht erkannt. Die Symptome sind unspezifisch: Patienten erleben, dass ihnen Schleim in den Rachen läuft, dass sie dauernd husten müssen, oder sie haben ein Fremdkörpergefühl im Hals. Da säureblockierende Medikamente wenig nützen und durch sie das Osteoporoserisiko steigt, ist die Umstellung von Ernährungs- und Lebensgewohnheiten der beste Weg zur Linderung.

dem die Beweglichkeit des unteren Ösophagus-
sphinkters, wodurch die Refluxkrankheit weiter fortschreiten kann.

Ein sekundärer gastroösophagealer Reflux entsteht
infolge einer körperlichen Veränderung. So führt
eine Schwangerschaft bei 50 Prozent der Frauen im
Schwangerschaftstrimenon durch die Druckerhö-
hung im Bauch zur Refluxkrankheit.

Auch Erkrankungen des Verdauungstrakts, die zu
einer anatomischen Veränderung der Speiseröhre
oder des Magens führen, können eine sekundäre
Refluxerkrankung auslösen.

DIAGNOSE: WIE STELLT DER ARZT REFLUX FEST?

Neben der Anamnese und dem Abklären von Vor-
erkrankungen ist für die sichere Diagnose einer
Refluxkrankheit eine Magenspiegelung oder eine
Langzeit-pH-Messung über 24 Stunden notwendig.

DAS KANN IHR ARZT FÜR SIE TUN

Eine Änderung der Ernährungsgewohnheiten und
des Lebensstils führen bei vielen Betroffenen bereits
zu einer deutlichen Linderung der Symptome. Eine
medikamentöse Refluxbehandlung etwa durch Pro-
tonenpumpenhemmer (PPI) hilft 90 Prozent der
Betroffenen. Bei besonders schwerem Verlauf kann
auch eine Operation Abhilfe schaffen.

DAS KÖNNEN SIE SELBST FÜR SICH TUN

• **Auf Alkohol verzichten.** Bier, Wein und Hochpro-
  zentiges schädigt die Schleimhaut direkt und lässt
  den unteren Ösophagusschließmuskel erschlaffen.
  Alkohol ist ein wesentlicher Auslöser der Refluxerkrankung.
• **Hören Sie mit dem Rauchen auf.** Neben zahlreichen weiteren negativen Auswirkungen auf den
  Körper führt Rauchen und insbesondere das Nikotin zu einer übermäßigen Magensäureproduktion.
• **Vorsicht mit Kaffee:** Einerseits regt das Koffein den
  Magen zur Magensäureproduktion an, was die
  Schleimhaut reizen kann. Andererseits wird durch
  Koffein auch die Produktion von Gastrin verstärkt,
  wodurch der Speiseröhrenschließmuskel besser
  schließt. Probieren Sie am besten aus, wie gut Sie

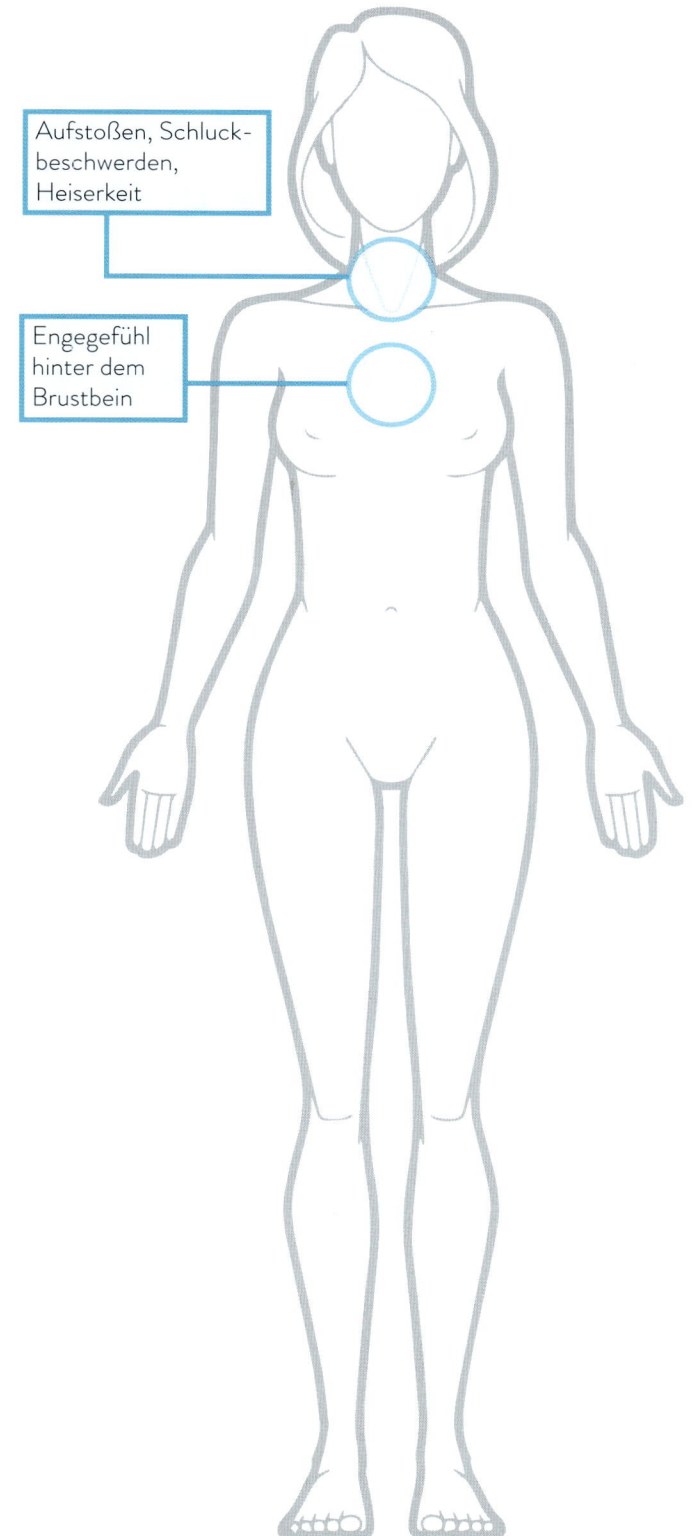

Aufstoßen, Schluck-
beschwerden,
Heiserkeit

Engegefühl
hinter dem
Brustbein

ERNÄHRUNG, DIE HILFT
DIE TOP-3-LEBENSMITTEL

Banane

Bananen enthalten viele Schleimstoffe, die sich nach dem Verzehr wie ein Schutzschild auf die Magenschleimhaut legen. Überschüssige Säuren werden so neutralisiert.

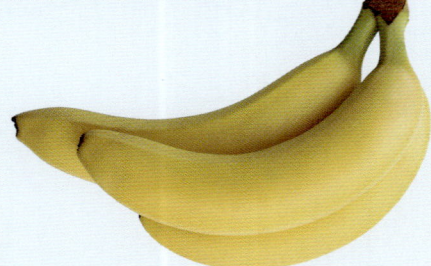

Apfel

Die perfekte Erste Hilfe bei Reflux ist ein Apfel mit seinen vielen Vitaminen und Nährstoffen. Bei den ersten Anzeichen von Schmerzen im Speiseröhrenbereich einfach einen Apfel schälen und reiben. Etwas stehen lassen, bis er bräunlich wird, und dann essen.

Melisse

Für einen Tee Kamillenblüten, Melissenblätter und Hopfenzapfen zu gleichen Teilen in der Apotheke mischen lassen. 1 Teelöffel davon in eine Tasse geben, mit heißem Wasser übergießen und 8–10 Minuten ziehen lassen. Den Tee zwischen den Mahlzeiten und vor dem Schlafengehen trinken.

Kaffee vertragen und welche Menge davon Ihnen persönlich guttut.

- **Richtig schlafen:** Essen Sie die letzte Mahlzeit des Tages etwa 3 Stunden, bevor Sie zu Bett gehen, damit der Mageninhalt bereits zum Großteil in den Dünndarm gewandert ist. Hilfreich ist es auch, mit hoch gelagertem Oberkörper zu schlafen (beispielsweise auf mehreren Kissen oder das Kopfteil des Bettes höherstellen). So kann die Magensäure nicht so leicht in die Speiseröhre fließen.
- **Abnehmen:** Übergewicht erhöht den Druck auf den Magen und die Speiseröhre und fördert so Sodbrennen.
- **Rollkur mit Kamillentee:** Kamillentee wirkt antientzündlich und kann die Magensäureproduktion herabsetzen.

Aus der Naturheilkunde stammt diese Rollkur, wobei die Magenwand vollständig mit dem Tee benetzt wird: Trinken Sie ein paar Schlucke warmen Tee und legen Sie sich dann für 5 Minuten auf den Rücken. Danach trinken Sie wieder ein paar Schlucke Kamillentee und legen sich 5 Minuten auf die linke Körperseite. Dann trinken Sie wieder etwas und legen sich 5 Minuten auf den Bauch und nach ein paar weiteren Schlucken auf die rechte Seite. Insgesamt dauert die Kamillentee-Rollkur etwa 20 Minuten.

INTERVALLFASTEN

Am wirkungsvollsten hat sich in der Therapie eine Form von Intervallfasten erwiesen, das sogenannte Nachtfasten. Dabei verzichtet man auf ein spätes Abendessen und erreicht eine Essenspause von 16 Stunden. Das unterstützt die Regeneration des Körpers und entlastet die Verdauungsorgane.

Lebensmittel	Empfehlenswert	Bitte darauf verzichten
Brot, Getreide und Beilagen wie Nudeln, Kartoffeln, Reis	fein geschrotetes Vollkornbrot, Vollkorn-knäckebrot, Vollkornbrötchen, Zwieback, Vollkornnudeln, Hartweizennudeln, Vollkornreis, Kartoffeln, Kartoffelbrei, blütenzarte Haferflocken, Müsli ohne Zucker	frisches Brot, Weißbrot, Toastbrot, grobe Vollkornbrote; Pommes frites, Kroketten, Kartoffelpuffer/-salat, fette und gezuckerte Backwaren, Eiscreme, Bonbons, Schokolade
Nüsse und Samen	Mandeln, Nüsse nach individueller Verträglichkeit; Aufguss aus geschrotetem Leinsamen (siehe Seite 156 linke Spalte)	gesalzene Nüsse
Gemüse	Artischocken, Aubergine, Blumenkohl, Brokkoli, Fenchel, Gurken (als Rohkost, ohne Schale), alle Salatsorten, Kohlrabi, Kürbis, Möhren, Rote Bete, Spinat, Spargel, Steckrüben, Tomaten, Zucchini; nach individueller Verträglichkeit: Kohl-gemüse, Lauch, Paprikagemüse, Pilze	Gurkensalat (mit Essig-, Sahne-, Schmand-Dressing), Hülsenfrüchte (Bohnen, Erbsen, Linsen), Knob-lauch, Kohlsalate, Meerrettich, Rotkraut, Sauerkraut, Zwiebeln
Obst	säurearmes Obst wie z. B. Apfel (Jonagold, Gala, Gloster, Golden Delicious), Aprikose, Banane, Birne, Erdbeeren, Honigmelone, Mango, Papaya, Pflaumen, Pfirsich, Wassermelone, Weintrauben	säurereiches Obst wie z. B. Ananas, Avocado und Beeren (nach individueller Verträglichkeit), Grapefruit, Kiwi, Mandarine, Nektarine, Orange, Sauer-kirschen; stark gezuckerte Obstkonser-ven und Obstmus
Fette und Öle	Butter, Leinöl, Olivenöl, Rapsöl, Walnussöl	fette Brühen, Soßen und Suppen, Streich- und Kochfett, Mayonnaise
Eier, Milch und Milchprodukte	Buttermilch, Magerquark, Milch (1,5 % Fett), Naturjoghurt (1,5 % Fett), Käse (30–40 % Fett i. Tr.): Feta, körniger Frischkäse, Harzer Käse, Schnittkäse, Weichkäse	fette Eierspeisen; Crème fraîche, Joghurt, Mascarpone, fette Milch (3,5 % Fett), Sahne, Sahnequark, Schmand; Käse (über 45 % Fett i. Tr.): Schnittkäse, Weichkäse, Mozzarella und Frischkäse; Fruchtbuttermilch, -joghurt, -quark, Kakaozubereitungen, Milchreis, Pudding
Fisch und Meeresfrüchte	Forelle, Garnelen, Heilbutt, Kabeljau, Karpfen, Krabben, Scholle, Seezunge, Steinbutt	Fisch in Mayonnaise und Sahne eingelegt, paniert oder geräuchert; fette Fische wie Aal, Hering, Lachs, Makrele, Thunfisch
Fleisch und Wurst	Hühnerfleisch, Putenfleisch, magere Wurstsorten wie: Aspik, Corned Beef, Koch- und Lachsschinken; in Maßen: Rinderfilet, Schweinefilet, Schweine-rücken	Bauchspeck, Blut-/Bock-/Bratwurst, Eisbein, Fleischkäse, Fleischwurst, Leberkäse, Leberwurst, Mettwurst, Mortadella, Nackenfleisch, Salami, Schinkenspeck, Weißwurst; paniertes und frittiertes Fleisch

REIZDARMSYNDROM (RDS)

Eine funktionelle Störung des Darms liegt dem Reizdarmsyndrom zugrunde.
Die Krankheitszeichen sind vielfältig, die Beschwerden lästig,
aber nicht gefährlich.

ÜBERBLICK: WAS IST EIN REIZDARM?

Unter dem Begriff „Reizdarmsyndrom" (RDS) versammeln sich zahlreiche verschiedene, stetig wiederkehrende Beschwerden, die meist über mehrere Monate oder Jahre hinweg auftreten, dabei aber keine erkennbare körperliche Ursache haben.

Häufig ist der Nahrungstransport im Dickdarm gestört, aber auch Magen und Dünndarm können von dieser Störung betroffen sein.

Je nachdem, welche Krankheitsanzeichen im Vordergrund stehen, unterscheidet man beim Reizdarmsyndrom vier Krankheitstypen:

• **Durchfalltyp**
• **Verstopfungstyp**
• **Schmerztyp**
• **Blähungstyp**

Neben diesen Hauptformen gibt es auch Mischtypen. Außerdem kann der eine Krankheitstyp auch in einen anderen übergehen oder sie wechseln einander ab.

SYMPTOME: WORAN ERKENNT MAN EINEN REIZDARM?

Bei einem Reizdarm (Colon irritabile) sind die Darmfunktionen gestört, weshalb sich die Zusammensetzung des Stuhls verändert: Die Patienten leiden häufig an Durchfällen oder Verstopfung. Jedes Symptom des Reizdarmsyndroms für sich allein ist nicht typisch für die Erkrankung, erst zusammen ergeben sie das charakteristische Beschwerdebild:

• krampfartige, brennende oder stechende Bauchschmerzen, oft beim Stuhlgang
• Druckgefühl im Unterbauch beziehungsweise im rechten oder linken Oberbauch sowie Völlegefühl (wie bei Reizmagen)
• Veränderung der Stuhlentleerung hinsichtlich mindestens zwei der folgenden Aspekte: Häufigkeit (mehr als dreimal pro Tag oder weniger als dreimal pro Woche), Konsistenz (hart, breiig, wässrig, schafskotartig), mühsame Stuhlentleerung, gesteigerter Stuhldrang, Gefühl der unvollständigen Entleerung, Auftreten von weißlichem Schleim beim Stuhlgang
• Darmgeräusche.

Anderen Patienten machen Bauchschmerzen oder Blähungen zu schaffen, ein Blähbauch und Darmwinde. Diese Anzeichen treten aber auch oft zusammen mit Verstopfung und Durchfall auf. Kopfschmerzen oder Menstruationsbeschwerden können Begleitsymptome sein. Typisch für einen Reizdarm ist außerdem, dass die Symptome im Schlaf nicht auftreten.

Alle Krankheitsanzeichen sind an sich nicht gefährlich, insofern sie keine anderen Erkrankungen verursachen oder von anderen Krankheiten ausgelöst werden. Sie werden von den Betroffenen aber als belastend oder sogar quälend empfunden. Sie

NEUESTE URSACHENFORSCHUNG

Beim RDS heißt es umzudenken: Die Erkrankung des Darms ist mittlerweile nachweislich organisch und nicht psychosomatisch bedingt. Sie hat also körperliche Ursachen. Was den Darm so „reizt", ist eine gesteigerte Sensitivität der Nerven in der Darmschleimhaut (Mukosa). Die Empfindlichkeitsschwelle hat sich erheblich „nach unten" verschoben. Menschen, die unter einem RDS leiden, weisen eine veränderte zentrale Reizverarbeitung und eine Störung der Aktivierung der hemmenden absteigenden Nervenbahnen auf. Stress und psychische Belastungen können die Beschwerden zusätzlich verstärken.

schränken zum Teil die Lebensqualität ein und sind belastend im Alltag. Deshalb sollten sie effektiv behandelt werden.

URSACHEN: WIE ENTSTEHT EIN REIZDARM?

Die Diagnose des Reizdarmsyndroms ist deshalb so schwer, weil die Beschwerden auch bei vielen anderen Erkrankungen auftreten. Bevor die Diagnose Reizdarm gestellt wird, müssen diese daher ausgeschlossen werden. Mögliche andere Ursachen können folgende sein:

- Magen-Darm-Infektionen
- Nahrungsmittelunverträglichkeiten, auch gegen Fruktose (Seite 124–127), Gluten (Seite 206–209) und Laktose (Seite 150–154),
- entzündliche Darmerkrankungen wie Colitis ulcerosa oder Morbus crohn,
- gynäkologische Erkrankungen

Für ein Reizdarmsyndrom gibt es keine erkennbaren organischen Ursachen. Da die Darmfunktion beeinträchtigt ist, obwohl der Darm keine krankhaften Veränderungen aufweist, bezeichnen Mediziner das Leiden auch als funktionelle Erkrankung. Bei einer Störung der Darmfunktion vermutet man unter anderem folgende Ursachen:

- Störungen in der Darmmuskulatur
- eine Überempfindlichkeit der Darmschleimhaut
- eine gestörte Darmflora
- eine erbliche Veranlagung

DIAGNOSE

Medizinische Leitlinien fordern die Erfüllung von drei Punkten, um eine Reizdarm-Diagnose stellen zu können:

- Die Symptome bestehen seit mindestens drei Monaten und gehen in der Regel mit einem veränderten Stuhlgang einher.
- Die Lebensqualität des Betroffenen leidet unter den Symptomen und dieser sucht deshalb einen Arzt auf.
- Die Anzeichen sind nicht die Folge organischer, für andere Krankheiten typischer Veränderungen.

Um andere Krankheitsursachen mit Sicherheit auszuschließen, können verschiedene weitere Untersuchungen sinnvoll sein, wie beispielsweise Ultraschall-

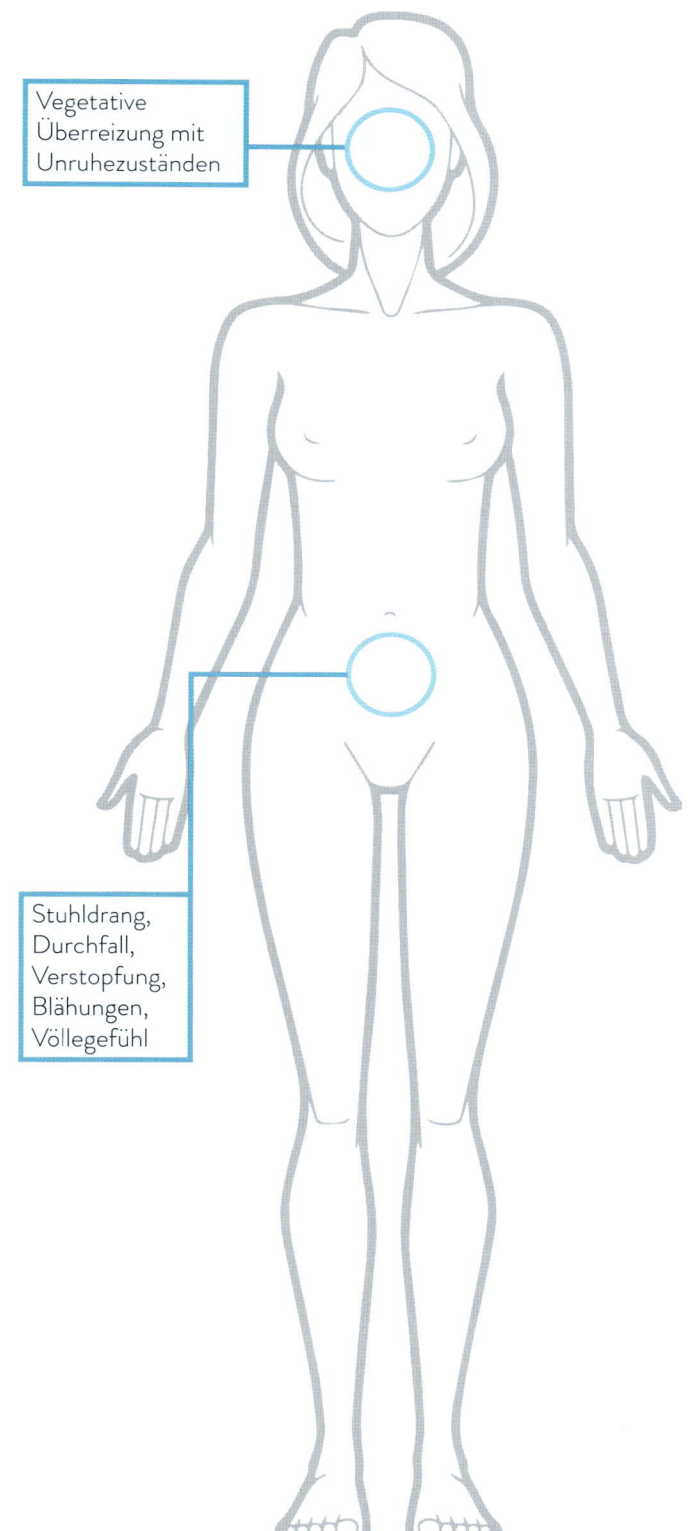

Vegetative Überreizung mit Unruhezuständen

Stuhldrang, Durchfall, Verstopfung, Blähungen, Völlegefühl

ERNÄHRUNG, DIE HILFT
DIE TOP-3-LEBENSMITTEL

Flohsamen

Die Samen der Wegerichart bestehen bis zu 90 Prozent aus Ballaststoffen. Bei Zugabe von Wasser quellen sie zu einem Gel auf, das sich schützend über die irritierte und entzündete Darmschleimhaut legt. Gut bei Durchfall und Verstopfung.

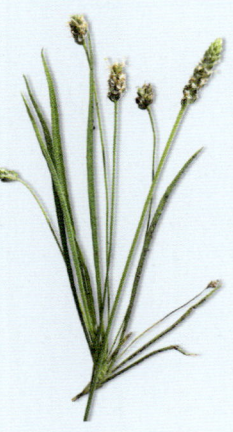

Paprikaschoten

Sie enthalten wenige Oligosaccharide, die im Dünndarm nicht ausreichend abgebaut werden und Beschwerden bereiten können. Zudem sind sie reich an Vitamin C und A. Tipp: Ohne Haut sind Paprikaschoten meist besser verträglich.

Papaya

Sie ist eine der Vitamin-C-reichsten Früchte überhaupt und liefert zahlreiche verdauungsfördernde Enzyme. Papain kann Nahrungseiweiß spalten und ist dem körpereigenen Verdauungsenzym Pepsin sehr ähnlich.

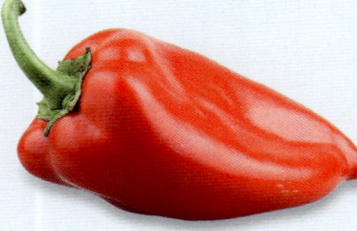

untersuchungen, eine Darm- oder Magenspiegelung sowie verschiedene Nahrungsmittelunverträglichkeitstests.

DAS KANN IHR ARZT FÜR SIE TUN

Im Vordergrund steht eine Linderung der Beschwerden. Da bei jedem Patienten andere Symptome im Vordergrund stehen, gibt es keine standardisierte Behandlung, sondern der Arzt muss die Therapie individuell zusammenstellen.

DAS KÖNNEN SIE SELBST FÜR SICH TUN

- Finden Sie heraus, in welchen Situationen Ihr Reizdarm besondere Probleme macht oder welche Einflüsse die Symptome verstärken. Zu solchen Einflüssen können etwa zu wenig Schlaf, Bewegungsmangel, Stress oder auch bestimmte Nahrungsmittel gehören.
- Bei akuten Schmerzen tut Wärme auf dem Bauch gut, zum Beispiel durch eine Wärmflasche, ein Kirschkernsäckchen oder ein Dinkelkissen. Ebenfalls wohltuend ist ein Leberwickel (siehe Seite 130).
- **Stress kann die Beschwerden verstärken.** Versuchen Sie, Stress zu reduzieren, etwa indem Sie gezielt Entspannungsoasen in Ihren Alltag einbauen! Auch viel Bewegung baut Stress ab und kann Beschwerden vorbeugen.
- **Psychotherapie:** Die Beschwerden des Reizdarms können psychisch sehr belastend sein. Der psychische Stress verschlimmert in der Folge die Symptome, es entsteht ein unguter Kreislauf. In diesem Fall kann eine Psychotherapie sinnvoll sein. Dabei lernen Betroffene, mit den Beschwerden besser umzugehen und mit ihnen im Alltag zu leben.

HILFREICHE AKUPUNKTUR

Als gute Option zur jeweiligen individuellen Therapie gilt die Akupunktur. Die Wirksamkeit der Nadelstiche an bestimmten Körperregionen wurde in mehreren Studien wissenschaftlich nachgewiesen.

Lebensmittel	Empfehlenswert	Bitte darauf verzichten
Brot, Getreide und Beilagen wie Nudeln, Kartoffeln, Reis	fein geschrotetes Brot (vorzugsweise aus Dinkel-, Mais-, Reis- und Sojamehl), Getreideprodukte aus Buchweizen, Hafer; Kartoffeln, Hirse, Quinoa, Reis	Backwaren aus Gerste, Roggen und Weizen; ganz frisches Brot, Couscous, Frittiertes wie Pommes, grobe Vollkornprodukte, Früchtemüsli, Hartweizennudeln
Nüsse und Samen	Flohsamen; nach individueller Verträglichkeit: Haselnüsse, Kürbiskerne, Mandeln, Sesamsamen, Sonnenblumen- und Walnüsse	Cashewnüsse, Macadamianusskerne, gesalzene Nusskerne, Pistazien
Gemüse	Auberginen, Fenchel, Gurken, Ingwer, Kohlrabi, Kürbisse, Mangold, Möhren, Pastinaken, Rettiche, Spinat, Sprossen, grüne Stangenbohnen, Steckrüben, Zucchini; nach Verträglichkeit in Maßen: Brokkoli, Oliven	Artischocken, weiße Bohnen, Chicorée, Erbsen, Frühlingszwiebeln, Kichererbsen, Knoblauch, verschiedene Kohlsorten
Obst	Ananas, Bananen, Clementinen, Erdbeeren, Galia-Melonen, Heidelbeeren, Himbeeren, Honigmelonen, Kiwis, Mandarinen, Pomelos, Rhabarber; nach Verträglichkeit in Maßen: Grapefruits, Limetten, Passionsfrüchte	Äpfel, Aprikosen, Birnen, Brombeeren, Johannisbeeren, Kirschen, Litschis, Mangos, Nektarinen, Pfirsiche, Pflaumen, Wassermelonen, Zwetschgen; gezuckerte Obstkonserven, Trockenfrüchte
Fette und Öle	nach Verträglichkeit in Maßen: Olivenöl, Rapskernöl, Leinöl, Ghee, Butter	Schweine-, Gänse- und Butterschmalz, Sonnenblumen- und Distelöl
Eier, Milch und Milchprodukte	Buttermilch, Frischkäse, alter Gouda, Hüttenkäse, Joghurt, Kokosmilch, fettarme, ungesüßte laktosefreie Milch und Milchprodukte, Parmesan, Quark, Schnittkäse (bis 45 % Fett i. Tr.), Sojadrink	hart gekochte Eier, fette Eierspeisen, laktosereiche Milchprodukte wie Sahne, Mascarpone, Quark, Schnittkäse (über 45 % Fett i. Tr.), Pudding
Fisch und Meeresfrüchte	Aal, Flusskrebse, Forelle, Garnelen, Hummer, Shrimps, Krabben, Heilbutt, Hering, Kabeljau, Karpfen, Lachs, Makrele, Sardinen/Sardellen, Scholle, Seezunge, Steinbutt, Thunfisch	Fischgerichte oder Fischsalate mit Mayonnaise oder Sahne, Fisch aus der Fritteuse
Fleisch und Wurst	mageres Fleisch oder magere Wurst von Huhn, Lamm, Pute, Rind, Schwein, Wild	Wurst mit Knoblauch oder Zwiebeln, fettiges Fleisch, fette Wurst, paniertes oder frittiertes Fleisch
Getränke	stilles Wasser, ungesüßte Tees wie Pfefferminz- und Schwarztee; in Maßen (max. 3 Tassen täglich): schwarzer Kaffee	sehr kalte oder sehr heiße Getränke, Wasser mit Kohlensäure, Früchtetee, Fruchtsaft, Softdrinks, Alkohol

RHEUMA
(RHEUMATOIDE ARTHRITIS)

Diese entzündliche Autoimmunerkrankung betrifft
in erster Linie Gelenke, aber auch Organe. Mit Medikamenten
lassen sich oft nur Folgekrankheiten verhindern.

ÜBERBLICK: WAS IST RHEUMA?

Die rheumatoide Arthritis (RA) nennt man auch „(primär) chronische Polyarthritis". Bei der entzündlichen Gelenkerkrankung sind vor allem die kleinen Gelenke an Händen und Füßen betroffen.

Auch wenn die rheumatoide Arthritis in jedem Lebensalter auftreten kann, sind die meisten Patienten beim Ausbruch der Erkrankung zwischen 55 und 75 Jahre alt. Mit Rheuma werden neben der rheumatoiden Arthritis noch weitere Erkrankungen bezeichnet. Dazu gehören Morbus Bechterew, das Reiter-Syndrom und Psoriasis-Arthritis. Ebenfalls verwandt sind sogenannte Kollagenosen (Autoimmunerkrankungen des Bindegewebes) oder Vaskulitiden (Gefäßentzündungen) wie Sklerodermie oder Lupus erythematodes.

Am Beginn der rheumatoiden Arthritis steht immer eine Entzündung der Gelenkschleimhaut (Synovitis). Sie führt zu Gelenkentzündung (Arthritis), Schleimbeutelentzündung (Bursitis) und Sehnenscheidenentzündung (Tendovaginitis). Dabei verdickt sich die Gelenkschleimhaut.

Durch hinzukommende Immunzellen und vermehrte Bindegewebszellen kommt es zum sogenannten Pannus. Er überwuchert und zerstört den Gelenkknorpel und kann in den Knochen darunter wachsen. Dies wiederum führt schlussendlich zu Fehlstellungen und Versteifungen der Gelenke (Ankylosen).

Da Antikörper die Gelenkschleimhaut angreifen (Autoantikörper), werden weitere entzündungsfördernde Stoffe freigesetzt. Diese Mediatoren (beispielsweise TNF-α oder Interleukin-1) verstärken den Zerstörungsprozess von Gelenkstrukturen, was die Entzündungsreaktion immer wieder aufs Neue befeuert.

Besondere Formen der rheumatoiden Arthritis sind:
- **Caplan-Syndrom:** Rheumatoide Arthritis in Kombination mit einer Quarzstaublunge (Silikose), die häufig bei Bergbauarbeitern auftritt.
- **Felty-Syndrom:** Vor allem Männer sind von der schweren Verlaufsform der rheumatoiden Arthritis betroffen. Neben der Gelenkentzündung schwillt die Milz an, die Zahl der Blutplättchen (Thrombozyten) und weißen Blutkörperchen (Leukozyten) ist herabgesetzt.
- **Alters-rheumatoide-Arthritis:** Sie bricht nach dem 60. Lebensjahr aus und betrifft oft nur ein oder wenige große Gelenke. Gleichzeitig kommen Allgemeinsymptome hinzu wie Fieber, Erschöpfung, Gewichtsverlust und Muskelschwund.
- **Juvenile rheumatoide Arthritis:** Sie ist eine der häufigsten chronischen Erkrankungen im Kindesalter. Man geht hier von einer bakteriellen Infektion als Auslöser einer Autoimmunreaktion aus.
- **Systemische Arthritis (Morbus Still):** Die Unterform der juvenilen rheumatoiden Arthritis befällt Gelenke und Organe wie Leber oder Milz.

FRÜH UND KONSEQUENT BEHANDELN

Je früher Rheuma behandelt wird, desto besser kann die Zerstörung der Gelenke verhindert werden. Der Krankheitsverlauf (langsam oder aggressiv) bestimmt, wie der Verschleiß durch Medikamente aufgehalten oder zumindest verlangsamt werden kann. Die Therapie ist vielseitig, Ernährung und Bewegung spielen eine wichtige Rolle. Haus- und Fachärzte müssen die Behandlung individuell gestalten.

SYMPTOME: WORAN ERKENNT MAN RHEUMA?

Beschwerden zu Beginn sind leichtes Fieber, Abgeschlagenheit, Appetitlosigkeit und Depressionen, die leicht mit einem Infekt oder, bei Muskelschmerzen, auch einer Sportverletzung assoziiert werden können. Im weiteren Verlauf typische Symptome:

• **Schmerzen und Schwellungen der kleinen Finger- und Fußgelenke**, und zwar normalerweise auf beiden Körperseiten (symmetrischer Befall). Ein kräftiger Händedruck löst starke Schmerzen aus (Gaenslen-Zeichen).

• Länger als 30 Minuten anhaltende **Morgensteifheit**, man kann z. B. die Kaffeetasse nicht halten.

• Neben den Gelenken in Händen, Füßen und später in den Ellenbogen, Schulter- und Kniegelenken sowie der oberen Halswirbelsäule können auch andere Gewebe in Mitleidenschaft gezogen werden: Verdickte, entzündete Sehnenscheiden am Handgelenk klemmen den Nervus medianus ein, es kommt zum **Karpaltunnelsyndrom**.

• Durch eine Irritation des Nervus ulnaris am Ellenbogen kommt es zum **Sulcus-ulnaris-Syndrom**.

• **Flüssigkeitsansammlungen in der Kniekehle** (Baker-Zyste) beeinträchtigen die Beugefunktion.

• Im Unterhautfettgewebe können sich entlang der Sehnen oder an Druckstellen knotige Strukturen (**Rheumaknoten**) bilden.

• Es kann zu einer **Funktionsstörung der Speichel- und Tränendrüsen** kommen (Sicca-Syndrom oder sekundäres Sjögren-Syndrom).

Auch innere Organe können von Rheuma befallen werden und diese Erkrankungen nach sich ziehen:

• bindegewebiger Umbau der Leber (Leberfibrose)

• Herzklappenveränderungen

• Lungenfellentzündung (Pleuritis)

• Nierenentzündung (Glomerulonephritis)

URSACHEN: WIE ENTSTEHT RHEUMA?

Es gibt verschiedene Theorien, eine genaue Ursache ist bislang nicht bekannt. Erbfaktoren scheinen einen Einfluss zu haben, weitere mögliche Ursachen sind Infektionen oder Allergien. Herpesviren oder Rötelviren kommen als Auslöser infrage. Auch Übergewicht und Rauchen können bei weiteren Risikofaktoren zum Ausbruch der Krankheit führen.

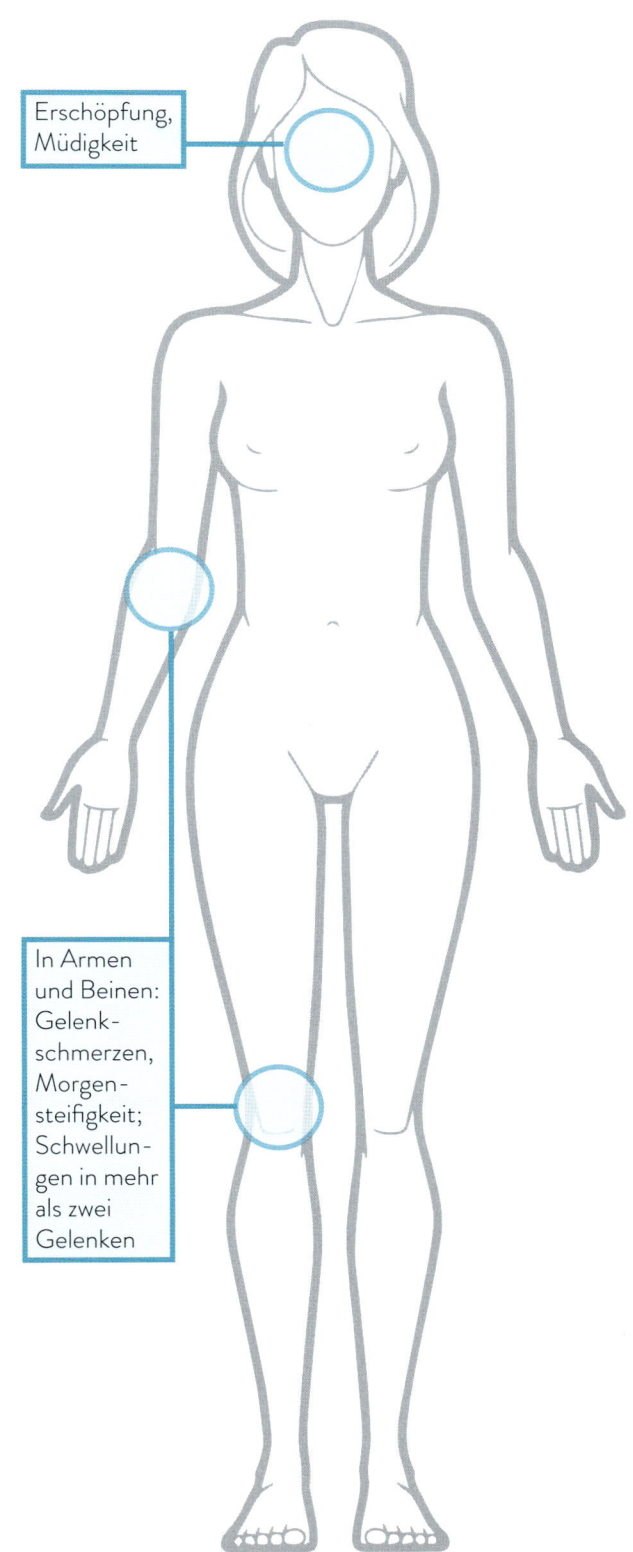

Erschöpfung, Müdigkeit

In Armen und Beinen: Gelenkschmerzen, Morgensteifigkeit; Schwellungen in mehr als zwei Gelenken

ERNÄHRUNG, DIE HILFT
DIE TOP-3-LEBENSMITTEL

Seefisch

Schmerzhafte Gelenkent-
zündungen lassen sich durch
Omega-3-Fettsäuren lin-
dern. Eine große Studie der
University of Surrey zeigte,
dass schon eine Kapsel
Fischöl am Tag ausreicht.

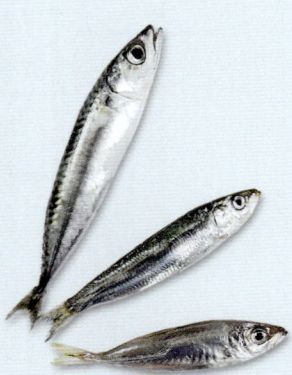

Gerstengras

Durch den hohen Anteil an Chlorophyll und
Antioxidantien wirkt es außerordentlich gut
bei Entzündungen. 1 gehäuften Teelöffel
Gerstengraspulver in einem Glas Wasser
mischen und 2- bis 3-mal
täglich trinken.

Heidelbeeren

Bei regelmäßigem Verzehr von
Heidelbeeren kann das Risiko
einer Arthritis reduziert werden.
Sie schützen vor Entzündungen. Bereits ½ Tasse Heidelbeeren pro Tag reicht.

DIAGNOSE: WIE STELLT DER ARZT RHEUMA FEST?

Nach Anamnese und körperlicher Untersuchung
erfolgt eine Blutuntersuchung. Laborwerte, die auf
eine rheumatoide Arthritis hindeuten können, sind
der Rheumafaktor, Anti-CCP-Antikörper und weitere Autoantikörper.

Bildgebende Verfahren (Röntgen, Ultraschall,
Szintigrafie, MRT) helfen bei der Diagnosefindung
und der Ermittlung des Krankheitsstadiums.

DAS KANN IHR ARZT FÜR SIE TUN

Hier gilt das Motto „hart und früh zuschlagen". Mit
bestimmten Medikamenten kann man meist die
Gelenkzerstörung verhindern oder hinauszögern.
Zur Verfügung stehen Basistherapeutika und nicht-
steroidale Antirheumatika. Alle Wirkstoffe können
Nebenwirkungen haben. Als unterstützende Maßnahmen bieten sich Krankengymnastik, Wärmethe-
rapien, Entspannungstherapien oder alternative
Heilmethoden an.

Sind die Gelenke bereits so zerstört, dass eine Therapie wirkungslos wäre, ist das letzte Mittel eine
Operation. Je nach Ausmaß der Gelenkschädigung
werden dabei das komplette Gelenk oder nur der
Gelenkkopf ersetzt. Kann das Gelenk nicht mehr
ersetzt werden, werden die geschädigten Teile entfernt und das Gelenk durch Platten und Schrauben
fixiert, bis es verknöchert und versteift ist.

DAS KÖNNEN SIE SELBST FÜR SICH TUN

Bewegen Sie sich möglichst viel, auch wenn die
Gelenke schmerzen. Ausdauersportarten wie
Schwimmen oder **Walking** helfen, sich besser zu
fühlen. Um Muskelverspannungen vorzubeugen, tut
Yoga sehr gut.

> ### VEGETARISCH GENIESSEN
>
> Günstig für Rheumapatienten ist eine fleisch-
> arme Kost, da in Wurst und Fleisch viel der
> entzündungsfördernden Arachidonsäure ent-
> halten ist.

Lebensmittel	Empfehlenswert	Bitte darauf verzichten
Brot, Getreide und Beilagen wie Nudeln, Kartoffeln, Reis	Vollkornbrot – bevorzugte Getreidesorte: Dinkel; Haferflocken, Müsli ohne Zucker; Vollkornnudeln, Vollkornreis, Pellkartoffeln	Weißbrot, Toastbrot, Croissants, Knäckebrot, Zwieback, Weizen- und Milchbrötchen, Laugengebäck; Hartweizennudeln, geschälter Reis, Pommes, Kroketten, Kartoffelbrei, Pfannkuchen, Kartoffelpuffer
Nüsse und Samen	Cashewnüsse, Haselnüsse, Kürbiskerne, Macadamianüsse, Mandeln, Pinien-, Sonnenblumen- und Walnüsse	Erdnüsse und gesalzene Nüsse
Gemüse	Salate, Löwenzahn; Blätter von Roter Bete, Kohlrabi, Möhrengrün in Smoothies; Aubergine, Artischocken, Fenchel, Gurken, Hülsenfrüchte, alle Kohlarten, Möhren, Pilze, Radieschen, Sauerkraut, Spargel, Spinat, Zucchini	wenn, dann nur in Maßen: Tiefkühl-gemüse mit Butter oder Sahne, Tomaten, Paprika
Obst	Apfel, Aprikose, Avocado, Brombeeren, Clementinen, Erdbeeren, Grapefruit, Heidelbeeren, Himbeeren, Johannis-beeren, Kiwi, Nektarine, Orangen, Papaya, Pfirsich, Pflaume, Sauer-kirschen, Stachelbeeren, Wassermelone, Zwetschgen; in Maßen: Ananas, Bananen, Birnen, Honigmelone, Kaki, Mango, Süßkirschen, Weintrauben	gezuckerte Obstkonserven und Obstmus, kandiertes Trockenobst
Fette und Öle	Leinöl, Weizenkeimöl, Olivenöl, Rapsöl, Walnussöl, wenig Butter	Schweine- und Gänseschmalz, Butter-schmalz, Palmfett, Mayonnaise, Sonnenblumenöl, Distelöl
Eier, Milch und Milchprodukte	Eier (max. 2 pro Woche); in Maßen: Buttermilch, Milch (1,5 % Fett), Natur-joghurt (1,5 % Fett), Speisequark (bis 20 % Fett), körniger Frischkäse; selten: Käse (bis 45 % Fett i. Tr.): Feta, Schnitt-, Weichkäse, Mozzarella; Crème fraîche, Sahne	Fruchtbuttermilch, Fruchtjoghurt, Fruchtquark, Kakaozubereitungen, Milchreis, Pudding, Sahnequark
Fisch und Meeresfrüchte	Aal, Forelle, Heilbutt, Hering, Kabeljau, Karpfen, Lachs, Makrele, Sardine/Sardellen, Scholle, Seezunge, Steinbutt, Thunfisch; Schalentiere: Flusskrebse, Garnelen, Hummer, Shrimps, Krabben	Fisch in Mayonnaise oder Sahne eingelegt, panierter Fisch
Fleisch und Wurst	in Maßen: Hühnerfleisch, Putenfleisch, -aufschnitt; seltener: Corned Beef, Rinderfilet, Kalbfleisch oder Wild	Schweinefleisch, Schinkenspeck, Fleischkäse/Leberkäse, Nackenfleisch, Bauchspeck, Wurstwaren, paniertes Fleisch

TYP-2-DIABETES

Bei diesem Diabetestyp wird der Körper unempfindlich gegenüber Insulin.
Wer seine Ernährung umstellt und Gewicht reduziert, hat nach
neuen Studien reelle Chancen auf Heilung.

ÜBERBLICK: WAS IST TYP-2-DIABETES?

Diabetes mellitus (aus dem Griechischen: honigsü-
ßer Durchfluss) ist eine **Stoffwechselerkrankung**, bei
der die Aufnahme von Glukose aus dem Blut in die
Zellen gestört ist, wodurch sich der Blutzuckerspiegel erhöht.

Etwa 7,5 Millionen Deutsche werden wegen Diabetes behandelt. Davon sind nur wenige Patienten
von Diabetes Typ 1 betroffen. Bei dieser Autoimmunerkrankung zerstört die körpereigene Immunabwehr die Zellen der **Bauchspeicheldrüse**, die Insulin
produzieren. Das führt zu Insulinmangel. Zur Stabi-
sierung des Blutzuckerspiegels müssen Betroffene
von Beginn an Insulin spritzen. Diabetes Typ 1 wird
oft schon im Kindes- oder Jugendalter festgestellt.

Die weitaus häufigere Form von Diabetes ist der
Typ-2-Diabetes. Etwa 95 Prozent der Betroffenen
leiden daran. Von ihnen sind die meisten erwachsen
beziehungsweise sogar über 60 Jahre alt.

Die Bauchspeicheldrüse bildet zu Beginn der
Erkrankung noch ausreichend Insulin, das aber nicht
mehr wirken kann. Normalerweise ist dieses Hormon
wie ein Schlüssel an den Zellen und hilft dabei,
Nährstoffe – allen voran Zucker – in die Zellen zu
schleusen. Durch Dauerüberflutung machen die
Zellen jedoch ihre Schlösser dicht und reagieren
nicht mehr auf Insulin. Der Zucker aus der Nahrung
verbleibt dann im Blut und schädigt die Gefäße.
Diese Resistenz gleicht die Bauchspeicheldrüse
anfangs aus, indem sie mehr Insulin produziert
(Hyperinsulinämie). Zunächst treten deshalb kaum
Krankheitszeichen auf.

Die Erkrankung entwickelt sich schleichend und
wird oft erst spät erkannt. Im weiteren Verlauf des
Typ-2-Diabetes kann die Insulinproduktion immer
weiter abnehmen – weil die Bauchspeicheldrüse
durch die Überbeanspruchung erschöpft wird. Dann
wird auch bei dieser Form des Diabetes eine Insulin-
therapie nötig. Durch eine Ernährungsumstellung
kann der Teufelskreis der Überlastung der Bauchspeicheldrüse durchbrochen werden.

Vorsicht: Ein früher Einsatz von Insulin, wie in
Deutschland üblich, steigert das Gewicht und kann
die Situation verschlimmern. Besser ist eine Ernährungsumstellung mit Medikamenten kombiniert, die
das Gewicht senken.

Ein dauerhaft erhöhter Blutzuckerspiegel hat viele
negative Folgen. Gefürchtet sind die Schäden an
den Blutgefäßen (Arterien): Diabetes kann zu
Mikro- und Makroangiopathien führen, das sind
Arterienverengungen. Sie sind mit der Atherosklerose (siehe Seite 92–95) vergleichbar. Bei der
Mikroangiopathie sind kleinere Gefäße betroffen.

Werden die Herzkranzgefäße in Mitleidenschaft
gezogen, kann ein Herzinfarkt die Folge sein. Allerdings sind die Beschwerden, die einem Infarkt in der
Regel vorangehen – etwa Brennen, Enge- oder
Druckgefühl hinter dem Brustbein – bei Diabetikern
wegen der gleichzeitig auftretenden Nervenschädi-
gungen oft nur äußerst schwach ausgeprägt. Des-

HEILUNG IST MÖGLICH

Ein konsequentes Ernährungsprogramm mit
erfolgreicher Gewichtsabnahme kann Typ-2-
Diabetes rückgängig machen. Dies funktioniert, solange die insulinproduzierenden Betazellen in der Bauchspeicheldrüse in der Lage
sind, sich zu erholen. Dafür sprechen Ergebnisse aus dem *Diabetes Remission Clinical Trial*
(DiRECT) vom Oktober 2018. Die Ergebnisse
stellten damit das bisherige Verständnis
infrage, nachdem die Betazellen bei Typ-2-
Diabetes unwiederbringlich verloren gehen.

halb wird ein Infarkt manchmal anfangs überhaupt nicht oder erst spät bemerkt.

Im Gehirn führt die Gefäßerkrankung bei jedem zehnten Diabetiker zu einem Schlaganfall (Apoplex).

Außerdem können die größeren und mittleren Blutgefäße der Beine eingeengt oder sogar verschlossen sein. Diese Erkrankung tritt bei jedem fünften Diabetespatienten auf. Auch hier können Schmerzen als Warnsignal fehlen.

Mögliche weitere Folgen sind Schädigungen am Auge (diabetische Retinopathie), der Nieren (diabetische Nephropathie) und des Nervensystems (diabetische Neuropathie).

Eine weitere Folgeerkrankung ist das diabetische Fußsyndrom, das auch durch Schäden an den Nerven und Gefäßen entsteht.

SYMPTOME: WORAN ERKENNT MAN TYP-2-DIABETES?

Die Erkrankung ist zu Beginn häufig völlig beschwerdefrei und wird oft nur zufällig erkannt. Typische Anzeichen: starker Durst, Abgeschlagenheit, Mattigkeit, vermehrtes Wasserlassen, Heißhungerattacken, Juckreiz, Sehstörungen und Infektanfälligkeit.

URSACHEN: WIE ENTSTEHT TYP-2-DIABETES?

Mögliche Ursache dieser Insulinresistenz kann eine dauerhaft zu hohe Nahrungszufuhr sein, die häufig zu einem erhöhten Blutzuckerspiegel führt.

In Europa ist Typ-2-Diabetes aufgrund ungünstiger Ernährungsgewohnheiten weitverbreitet. Etwa 80 Prozent der Typ-2-Diabetiker sind stark übergewichtig. Ein Body-Mass-Index von 30 oder höher (Adipositas) gilt als entscheidender Risikofaktor für die Krankheitsentstehung. Die meisten Typ-2-Diabetiker weisen die Symptome des metabolischen Syndroms auf, also: starkes Übergewicht mit zu viel Bauchfett, Bluthochdruck sowie Fett- und Zuckerstoffwechselstörungen (siehe Seite 198–201).

Bei Typ-2-Diabetes spielt die erbliche Veranlagung insofern eine Rolle, als Kinder, bei denen ein Elternteil Typ-2-Diabetiker ist, ein Erkrankungsrisiko von bis zu 50 Prozent haben. Lag während der Schwangerschaft ein Schwangerschaftsdiabetes vor, hat das Kind auch ein höheres Risiko für Typ-2-Diabetes.

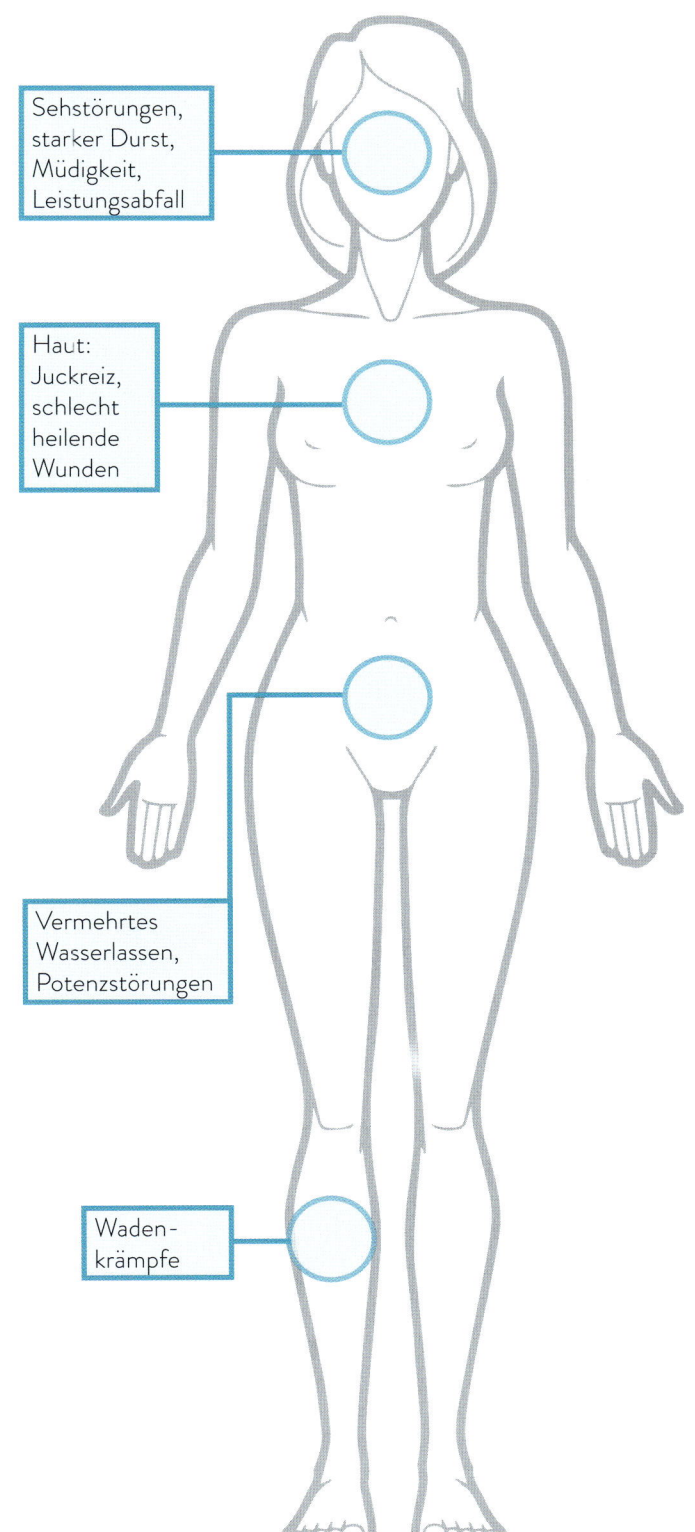

Sehstörungen, starker Durst, Müdigkeit, Leistungsabfall

Haut: Juckreiz, schlecht heilende Wunden

Vermehrtes Wasserlassen, Potenzstörungen

Waden-krämpfe

ERNÄHRUNG, DIE HILFT
DIE TOP-3-LEBENSMITTEL

Apfelessig

In Kombination mit kohlenhydratreichen Speisen erhöht Apfelessig die Insulinsensitivität. Eine Studie ergab, dass 2 Esslöffel Apfelessig zu einer kohlenhydratreichen Mahlzeit bis zu 30 Minuten nach dem Essen den Insulinspiegel senken.

Mandeln

Pflanzliches Eiweiß und gute Fette, die in Mandeln stecken, reduzieren den Appetit und lassen den Blutzucker nur minimal ansteigen. Blutzuckersenkende Hormone werden aktiviert, bekämpfen stille Entzündungen und wirken positiv auf die Cholesterin- und Blutdruckwerte.

Aloe vera

Aloe vera hilft, den Nüchtern-Blutzuckerspiegel zu senken. Sie enthält antihypoglykämisch wirksame Phytosterole. Empfehlenswert sind 2-mal täglich vor dem Mittag- und Abendessen 1 Esslöffel Aloe-vera-Gel.

DIAGNOSE: WIE STELLT DER ARZT TYP-2-DIABETES FEST?

Bei Verdacht auf Diabetes prüft der Arzt die Blutzuckerwerte sowie die Zuckerkonzentration im Urin. Nüchtern liegt der Blutzucker bei Gesunden unter 100 mg/dl (beziehungsweise unter 5,6 mmol/l) im Blutplasma und steigt nach dem Essen nicht über 140 mg/dl (beziehungsweise 7,8 mmol/l). Für einen Diabetes sprechen folgende Werte:

- Gelegenheits-Blutzuckerwert von über 200 mg/dl (11,1 mmol/l)
- oder Nüchtern-Blutzuckerwert von 126 mg/dl (7,0 mmol/l) oder höher
- oder HbA1c-Wert von 6,5 Prozent (48 mmol/mol) oder höher (der HbA1c-Wert besagt, wie viel Glukose sich an das Hämoglobin bindet)
- oder oGTT: 2-Stunden-Wert (oraler Glukosetoleranztest) von 200 mg/dl (11,1 mmol/l) oder höher

DAS KANN IHR ARZT FÜR SIE TUN

Typ-2-Diabetes ist heilbar, wenn das Gewicht deutlich reduziert wird. Eine ernährungsmedizinische Beratung kann helfen (www.bdem.de). Erstes Gebot: Gewichtsreduktion, zweites Gebot: Lebensmittel essen, die den Blutzucker kaum ansteigen lassen.

Antidiabetika sind Medikamente wie Metformin, die einen sehr hohen Blutzuckerspiegel senken können. Kurz nach der Diagnose, bevor andere Maßnahmen greifen, normalisieren sie den Blutzucker.

DAS KÖNNEN SIE SELBST FÜR SICH TUN

Richtig dosiertes Eiweiß, am besten pflanzliches (1,2 Gramm pro Kilogramm Körpergewicht), 500 Gramm Gemüse am Tag, rund 2 Liter Wasser, maximal 25 bis 50 Gramm Zucker am Tag und weniger Kohlenhydrate schonen die Bauchspeicheldrüse und helfen, Diabetes zu heilen.

GEHEN STATT LAUFEN

Ausdauernde Bewegung mit moderater Intensität wie schnelles Gehen schützt besser vor Typ-2-Diabetes als intensives Joggen.

Lebensmittel	Empfehlenswert	Bitte darauf verzichten
Brot, Getreide und Beilagen wie Nudeln, Kartoffeln, Reis	in Maßen: Vollkornbrot, Vollkorngetreide-produkte insbesondere aus Hafer (Haferkleie), Gerste, Dinkel, Roggen; Haferflocken, Müsli ohne Zucker; Voll-kornnudeln, Vollkornreis, Pellkartoffeln	Weißbrot, Toastbrot, Zwieback, Weizen- und Milchbrötchen, Croissant; Hartweizennudeln; geschälter Reis, Pommes, Kroketten, Kartoffelbrei, Pfannkuchen, Kartoffelpuffer; Fertiggerichte, Fast Food
Nüsse und Samen	Mandeln, Haselnüsse, Cashewnüsse, Macadamianüsse, Kürbis-, Pinien- und Sonnenblumenkerne, Walnüsse	Erdnüsse und gesalzene Nüsse
Gemüse	Artischocken, Aubergine, Bohnen, Erbsen, Fenchel, Gurken, Kohl, Linsen, Möhren, Paprika, Pilze, Radieschen, Salate, Sauer-kraut, Sojabohnen, Spargel, Spinat, Toma-ten, Zucchini	Mais, Süßkartoffel
Obst	Apfel, Aprikosen, Brombeeren, Clementi-nen, Erdbeeren, Grapefruit, Heidelbeeren, Himbeeren, Johannisbeeren, Sauerkir-schen, Kiwi, Nektarinen, Papaya, Orangen, Pflaumen, Pfirsiche, Stachelbeeren, Wassermelone, Zwetschgen	gezuckerte Obstkonserven und Obstmus, kandiertes Trockenobst; in Maßen noch erlaubt: Banane, Kaki (Sharon), Weintrauben, Kirschen, Ana-nas, Mango, Honigmelone und Birne
Fette und Öle	Olivenöl, Rapsöl, Walnussöl, Leinöl und Weizenkeimöl, Butter	Schweine- und Gänseschmalz, Butterschmalz, Palmfett, Mayonnaise, Sonnenblumenöl, Distelöl
Eier, Milch und Milchprodukte	Eier in allen Variationen; Buttermilch, Kochsahne (15 % Fett), Milch (bis 3,5 % Fett), Naturjoghurt (bis 3,5 % Fett), Quark (bis 20 % Fett), saure Sahne (10 % Fett); Käse (bis 45 % Fett i. Tr.): Feta, Mozzarella, Schnittkäse, Weichkäse, Hüttenkäse	Crème fraîche, Fruchtbuttermilch, Fruchtjoghurt, Fruchtquark, Kakao-zubereitungen, Milchreis, Pudding, Sahne, Schmand
Fisch und Meeresfrüchte	Aal, Forelle, Heilbutt, Hering, Kabeljau, Karpfen, Lachs, Makrele, Sardine/Sardelle, Scholle, Seezunge, Steinbutt, Thunfisch, Schalentiere wie Flusskrebse, Garnelen, Hummer, Krabben, Shrimps	Fisch in Mayonnaise oder Sahne eingelegt; panierter Fisch
Fleisch und Wurst	Hühnerfleisch, Putenfleisch, Rinderfilet, Schweinefilet, Schweinerücken; Aspik, Corned Beef, Kassler, Koch- und Lachs-schinken, Putenbrustaufschnitt	in Maßen erlaubt: Mortadella, Fleischwurst

ÜBERGEWICHT (ADIPOSITAS)

Adipositas ist eine chronische Krankheit mit einem hohen Risiko für Folgeerkrankungen. Hierzulande ist ein Viertel der Erwachsenen fettleibig und auch immer mehr Kinder haben Übergewicht.

ÜBERBLICK: WAS IST ÜBERGEWICHT?

Adipositas oder Fettleibigkeit ist kein Problem von Menschen, die sich beim Essen nicht disziplinieren können, sondern eine anerkannte chronische Erkrankung. Sie gehört zu den hormonellen Ernährungs- und Stoffwechselkrankheiten.

Die Deutsche Adipositas-Gesellschaft definiert Fettleibigkeit als eine übermäßige Ansammlung von Fettgewebe im Körper. Ab einem Body-Mass-Index von 25 gilt ein Mensch nach den Richtlinien der Weltgesundheitsorganisation (WHO) als übergewichtig, ab einem BMI von 30 als adipös. Auch der Bauchumfang ist ein wichtiger Indikator (Frauen > 88 Zentimeter, ideal 80 Zentimeter; Männer > 102 Zentimeter, ideal 94 Zentimeter).

SYMPTOME UND FOLGEN: WELCHE BELASTUNGEN BRINGT ADIPOSITAS?

Übermäßig viele Fettdepots belasten das Skelett schon allein durch das pure Gewicht, das es zusätzlich tragen muss. Der Organismus wird überfordert, weil er auch die Fettdepots mit Sauerstoff und Nährstoffen versorgen muss.

Als gesundheitlich besonders riskant gilt das Fett in der Bauchregion. Dieses viszerale Fett sammelt sich rund um die Organe. Die Körpersilhouette bei dieser Fettverteilung nennt man „Apfeltyp". Diese Fettdepots bilden ein eigenes endokrines (hormonproduzierendes) Organ. Sie stellen Botenstoffe und Entzündungsauslöser her, wie Angiotensinogen, Interleukine und Zytokine. Sie beeinflussen den Stoffwechsel und andere Körperfunktionen negativ. Je stärker das Übergewicht ist und je länger es besteht, desto größer die körperlichen Beschwerden. Auch das Risiko für Folgeerkrankungen steigt:

- Neben **Herz und Kreislauf** leidet vor allem der Bewegungsapparat. Durch die hohe Belastung wird der **Gelenkverschleiß** beschleunigt.

- Die Fettspeicher im Bauchraum **drücken auf die Verdauungsorgane** wie etwa den Magen. Das kann die Entstehung der **Refluxkrankheit** (siehe Seite 186–189) fördern.
- Häufig ist auch das **Schlafapnoe-Syndrom** (SAS) mit Atemaussetzern während des Schlafs. Das schädigt auf Dauer Herz und Gehirn und die Schlafqualität ist schlecht.
- Es kommt öfter zu **Krampfadern** und einem erhöhten Risiko für Thrombosen (Blutgerinnsel in den Beinvenen).
- Weitere Folgen sind **Gallensteine** (siehe Seite 128–131), **Gicht** (siehe Seite 132–135) und **Fettleber** (siehe Seite 116–119).

Die Stigmatisierung von Fettleibigen kann zusätzlich zahlreiche psychische Erkrankungen auslösen: Menschen mit Adipositas leiden häufiger unter **Angststörungen** und **Depressionen**. Im schlimmsten Fall müssen diese therapeutisch behandelt werden.

DER BODY-MASS-INDEX (BMI)

Mit dem BMI lässt sich einschätzen, ob das Körpergewicht im Normalbereich liegt oder zu niedrig bzw. zu hoch ist. Die Formel lautet: **Körpergewicht (kg) / Körpergröße (m)^2.** Der BMI ist jedoch nur ein Indikator und bezieht sich nur auf die Körpermasse (siehe auch Seite 40). Insgesamt sollten aber auch Alter, Geschlecht und Muskelmasse berücksichtigt werden. Muskeln wiegen mehr als Fett, deshalb sind trainierte Menschen schwerer. Muskelmasse geht aber im Alter verloren, der Körperbau ändert sich und auch der Stoffwechsel. Das Normalgewicht erhöht sich auf natürliche Weise.

URSACHEN: WIE ENTSTEHT ÜBERGEWICHT?

Übergewichtig oder fettleibig wird ein Mensch, wenn er seinem Körper langfristig mehr Energie zuführt, als er verbraucht, das nennt man eine „positive Energiebilanz". Die Stellschrauben, mit denen jeder von uns sein Gewicht beeinflussen kann, sind Nahrungsaufnahme und körperliche Aktivität (hierbei wird Energie verbraucht, meist in Form von Zucker).

Bei Adipositas scheinen sich zahlreiche Faktoren gegenseitig zu beeinflussen und zu verstärken. Die genauen Mechanismen sind wissenschaftlich nicht ganz geklärt. Trotzdem scheint sich die Krankheit zu verselbstständigen, denn je mehr Übergewicht besteht, desto stärker verteidigt der Körper die Pfunde. Die häufigsten Faktoren, die dick machen:

- zu häufige Mahlzeiten (snacken ohne ausreichende Essenspausen von mindestens vier Stunden)
- zu wenig Bewegung
- verlangsamter Stoffwechsel durch zu häufige Reduktionsdiäten
- keine gemeinsame Esskultur im familiären Umfeld
- genetische Ursachen
- Erkrankungen (PCOS-Syndrom, Morbus Cushing, Schilddrüsenunterfunktion, Testosteronmangel)
- Essstörungen (z. B. Esssucht)
- Medikamente (etwa Antihistaminika, Psychopharmaka, Kortison).

Zahlreiche weitere Faktoren beeinflussen den Stoffwechsel , beispielsweise die ererbte Konstitution, ein hormonelles Ungleichgewicht oder auch die Ernährung der Mutter in der Schwangerschaft.

DIAGNOSE: WIE STELLT DER ARZT ÜBERGEWICHT FEST?

Nach der Anamnese sowie Bestimmung von BMI und Bauchumfang wird das Blut vor allem hinsichtlich der Triglyzerid- und Cholesterinwerte untersucht. Je nach den individuellen Beschwerden sind weitere kardiologische Untersuchungen notwendig, um den Gesundheitszustand zu bestimmen.

DAS KANN IHR ARZT FÜR SIE TUN

Damit eine Gewichtsreduktion langfristig erfolgreich ist, braucht es tiefgreifende Veränderungen der Lebensgewohnheiten. Dazu werden individuell

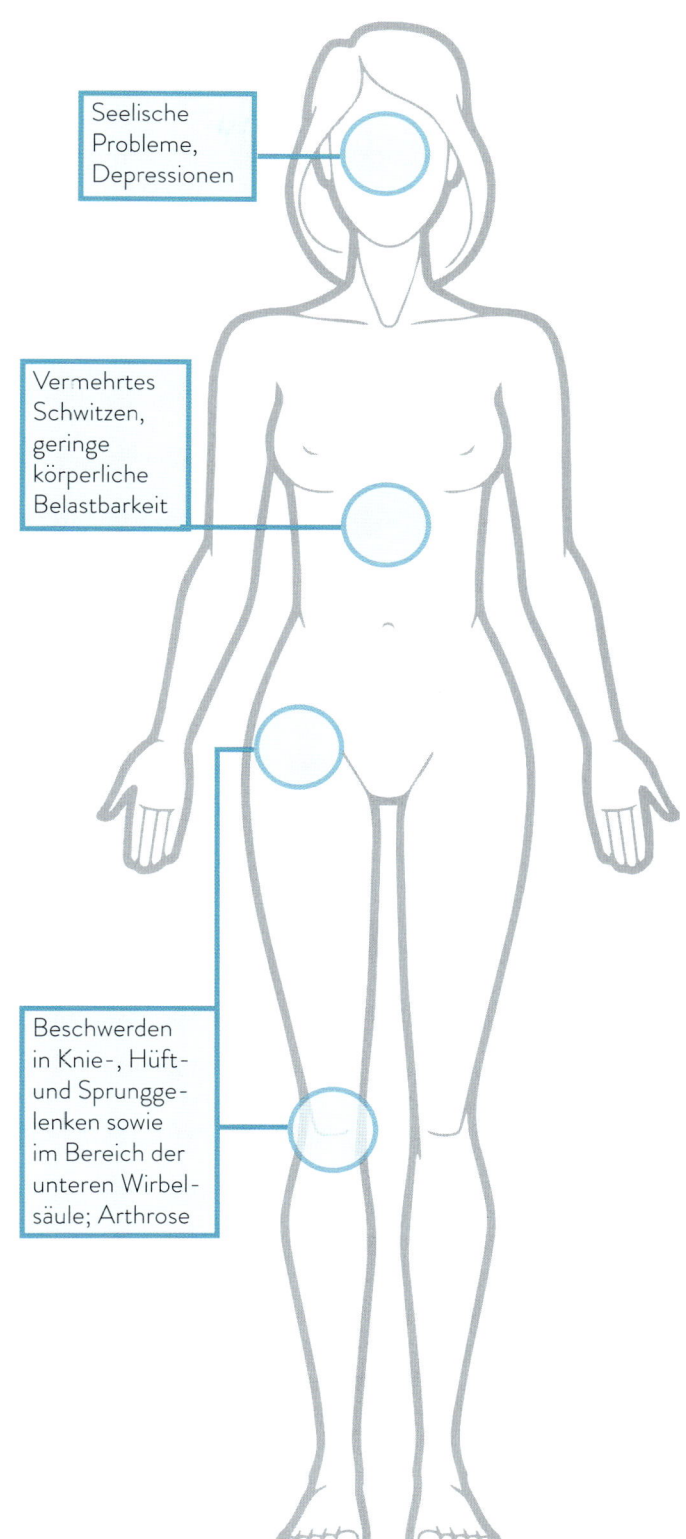

Seelische Probleme, Depressionen

Vermehrtes Schwitzen, geringe körperliche Belastbarkeit

Beschwerden in Knie-, Hüft- und Sprunggelenken sowie im Bereich der unteren Wirbelsäule; Arthrose

ERNÄHRUNG, DIE HILFT
DIE TOP-3-LEBENSMITTEL

Chiasamen

Chia ist ballaststoffreich, aber kalorienarm. Die Samen quellen im Magen auf und tragen so zu einem lang anhaltenden Sättigungsgefühl bei. Beim Verzehr ausreichend Wasser oder ungesüßten Tee trinken.

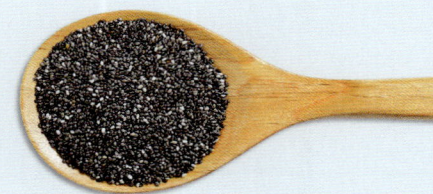

Linsen

Hülsenfrüchte wie Bohnen, Erbsen, Kirchererbsen und Linsen füllen den Magen besonders gut und bestehen aus komplexen Kohlenhydraten, die den Blutzucker nur langsam ansteigen lassen – Heißhungerattacken sind passé.

Chilischoten

Die scharfen Schoten enthalten den Wirkstoff Capsaicin, der nachweislich das Verlangen nach Süßem und Fettigem dämpft. Beim Verzehr von scharfem Essen werden zudem mehr Kalorien verbraucht und der Blutzuckerspiegel stabilisiert.

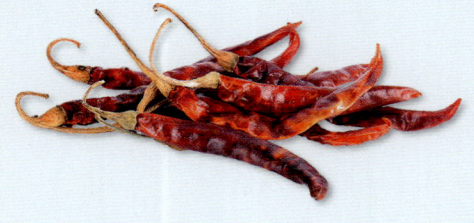

Ernährungs-, Bewegungs- und Verhaltenstherapie kombiniert. Hilfreich ist eine Adipositas-Kur in einer spezialisierten Klinik, aber auch eine operative Magenverkleinerung (ab einem BMI von 40).

DAS KÖNNEN SIE SELBST FÜR SICH TUN

- **Reduzieren Sie tierisches Eiweiß** zugunsten der pflanzlichen Eiweiße. Dosierungsrichtlinie: 1,2 Gramm Eiweiß pro Kilogramm Körpergewicht, ausgehend vom Normalgewicht. Das macht satt. Sparen Sie nicht mit gesunden pflanzlichen Fetten wie Lein- Oliven-, Raps- und Nussölen. Fett macht nicht fett, sondern sättigt länger. Und verhindert Snacken.
- **Planen Sie nach Möglichkeit 500 Gramm Gemüse und zuckerarmes Obst am Tag ein.** Gemüse ist dabei wegen seines geringen Zuckergehalts wichtiger als Obst.
- **Trinken Sie mindestens 2 bis 2,5 Liter am Tag** – vorzugsweise Mineralwasser. Das sättigt und hält den Kreislauf in Schwung.
- **Nie wieder Verbote!** Auf Ihre Lieblingssüßigkeiten brauchen Sie nicht verzichten – planen Sie ruhig kleine Mengen in Ihren Alltag ein.
- **Regelmäßige körperliche Bewegung** beschleunigt die Gewichtsabnahme und verbessert das Wohlbefinden. Geeignet sind Ausdauersportarten, die die Gelenke nicht so stark belasten, und mehr Bewegung im Alltag.

ABNEHMEN NACH DEM 20:80-PRINZIP

Ändern Sie Ihr Essverhalten nach dem 20:80-Prinzip in kleinen Schritten. Sie müssen nur 20 Prozent Ihrer Gewohnheiten ändern, 80 Prozent bleiben – und dennoch erreichen Sie realistische Ziele. Wer dann noch Hilfe braucht, wendet sich an eine Schwerpunktpraxis Ernährungsmedizin (www.bdem.de).

Lebensmittel	Empfehlenswert	Bitte darauf verzichten
Brot, Getreide und Beilagen wie Nudeln, Kartoffeln, Reis	in Maßen: Vollkornbrot, Vollkornknäckebrot, Vollkornbrötchen, Haferflocken, Müsli ohne Zucker; Vollkornnudeln, Vollkornreis, Pellkartoffeln	Bonbons, Croissant, Chips, Eis, Kekse, Kuchen, Schokolade, Toastbrot, Torten, Waffeln, Weißbrot, Weizenbrötchen, Zwieback; Hartweizennudeln, Kartoffelbrei, Kartoffelpuffer, Kroketten, Pfannkuchen, Pommes, geschälter Reis ... Zucker!
Gemüse	Aubergine, Artischocken, Bohnen, Erbsen, Fenchel, Gurke, alle Kohlarten, Linsen, Möhren, Paprika, Pilze, Radieschen, alle Salatsorten, Sauerkraut, Sojabohnen, Spargel, Spinat, Tomate, Zucchini	Mais und Süßkartoffeln
Obst	Apfel, Aprikosen, Brombeere, Clementinen, Erdbeeren (frisch), Grapefruit, Heidelbeeren, Himbeeren, Johannisbeeren, Kiwi, Nektarine, Orange, Papaya, Pfirsiche, Pflaumen, Sauerkirschen, Stachelbeeren, Wassermelone, Zwetschgen	in Maßen: Ananas, Banane, Birne, Honigmelone, Kaki (Sharon), Kirsche, Mango, Weintrauben; ungeeignet: gezuckerte Obstkonserven und Obstmus, kandiertes und naturbelassenes Trockenobst
Brotaufstrich	vegetarische Brotaufstriche, pures Nuss- bzw. Mandelmus	Honig, Konfitüre, Marmelade, Nuss-Nougat-Creme
Fette und Öle	Leinöl, Olivenöl, Rapsöl, Walnussöl; in Maßen: Butter und Kaltpressölmargarine	Butter, Distelöl, Margarine, Mayonnaise, Palmfett, Schmalz, Sonnenblumenöl
Eier, Milch und Milchprodukte	Buttermilch, Eier; Milch (1,5 % Fett), Naturjoghurt (1,5 % Fett), Speisequark bis (20 % Fett); Käse (bis 45 % Fett i. Tr.): Fetakäse, körniger Frischkäse, Harzer Käse, Mozzarella, Schnittkäse, Weichkäse	Crème fraîche, Fruchtbuttermilch, Fruchtjoghurt, Fruchtquark, Kakaozubereitungen Mayonnaise, Milchreis, Pudding, Sahne, Schmand
Aufschnitt, Wurst und Schinken	Bratenaufschnitt, Corned Beef, Geflügelwurst, Lachsschinken, Putenbrust, gekochter/geräucherter Schinken (ohne Fettrand), magere Sülzwurst	Blutwurst, Fleischwurst, Gänseleberpastete, Krakauer, Leberwurst, Mettwurst, Mortadella, Plockwurst, Salami, Speck
Fleisch	magerer Aufschnitt wie Corned Beef, geräucherte Putenbrust, Koch- und Lachsschinken, Kassler, Hühnerfleisch, Putenfleisch, Schweinefilet, Schweinerücken, Rinderfilet	Bauchspeck, Blutwurst, Bockwurst, Bratwurst, Fleischkäse, Fleischwurst, Leberkäse, Leberwurst, Mettwurst, Mortadella, Nackenfleisch, Salami, Schinkenspeck, Weißwurst
Fisch und Meeresfrüchte	Aal, Flusskrebs, Forelle, Garnelen, Heilbutt, Hering, Hummer, Kabeljau, Karpfen, Krabben, Lachs, Makrele, Sardinen, Scholle, Seezunge, Shrimps, Steinbutt, Thunfisch	panierter Fisch, Fischkonserven, Fischstäbchen, Fisch in Sahnesoße

ZÖLIAKIE
(GLUTENUNVERTRÄGLICHKEIT)

Die Erkrankung der Dünndarmschleimhaut beruht auf einer fehlgeleiteten Immunreaktion auf das vor allem in Weizen, Roggen und Gerste vorkommende Klebereiweiß Gluten.

ÜBERBLICK: WAS IST ZÖLIAKIE?

Die Zöliakie umfasst Elemente einer Allergie wie auch einer Autoimmunerkrankung. Das Immunsystem im Darm bildet fälschlicherweise Antikörper gegen das unverdauliche Gliadin im Gluten und auch gegen die Bestandteile der Darmschleimhaut, an die das Gluten bindet. An der Schleimhaut des Dünndarms bilden sich chronische Entzündungen, die die Schleimhaut und die Darmzotten stark schädigen. Die im Stoffwechsel aufgespaltenen Nährstoffe können nun nicht mehr ausreichend über den Darm in die Blutbahn aufgenommen werden. Im schlimmsten Fall führt das zu Mangelerscheinungen wie Blutarmut, Knochenschwund oder bei Kindern zu Entwicklungsstörungen.

SYMPTOME: WORAN ERKENNT MAN ZÖLIAKIE?

Bis eine Zöliakie erkannt wird, machen viele Patienten einen langen Leidensweg durch, denn die Symptome werden oft nicht richtig eingeordnet: ein stark aufgetriebener Bauch, Durchfall und fettglänzender Stuhlgang, Bauchschmerzen, häufiges Erbrechen, Muskelschwäche, Übellaunigkeit, Gewichtsabnahme und Müdigkeit.

Die Krankheitszeichen der Zöliakie treten meist zwischen dem 6. Lebensmonat und dem 2. Lebensjahr auf. Bei vielen Kindern erkennt man die Erkrankung allerdings erst im Schulalter. Sie fallen durch Minderwuchs, Blässe und Appetitlosigkeit auf.

Zöliakie kann aber auch zum ersten Mal zwischen dem 30. und 40. Lebensjahr oder noch später auftreten. Oft vergehen Jahre, bis die Diagnose eindeutig gestellt wird. Die Krankheitszeichen sind meist weniger stark ausgeprägt und deshalb schwieriger einzuordnen als bei Kindern. Sie sind zudem nicht bei jedem gleich.

Die Entzündung im Darm führt zu Krankheitsanzeichen wie Durchfall oder Blähungen. Gewichtsabnahme und Müdigkeit sind Folge der schlechten Nährstoffverwertung. Bei lange bestehender Zöliakie kann es wegen der Schädigung der Darmschleimhaut zusätzlich zu einer Laktoseintoleranz (siehe Seite 150–154) kommen.

Bei einigen Patienten zeigt sich die Glutenunverträglichkeit auch mit eigentlich atypischen Symptomen, das heißt:
• teils leicht erhöhten Leberwerten
• Hautentzündung mit juckenden Bläschen
• Eisenmangelanämie
• Osteoporose, Muskelschwäche, Knochenschmerzen (Kalziummangel)
• Schilddrüsenfunktionsstörungen
• Gelenkbeschwerden
• Depressionen
• Nervenstörungen

BEGLEITSYMPTOM KOPFSCHMERZ

In einer Studie der Universität von Sheffield vom September 2018 konnte gezeigt werden, dass bei Menschen mit migräneähnlichem Kopfschmerz häufig eine Zöliakie besteht. Daher sollten Kopfschmerzpatienten immer auch auf Zöliakie untersucht werden. Die Studie zeigte einen weiteren Zusammenhang zu Zöliakie: Eine glutenfreie Ernährung scheint eine wirksame Therapie bei Kopfschmerzen zu sein; bei bis zu 75 Prozent der Patienten führte die Ernährungsumstellung zu einer vollständigen Besserung der Kopfschmerzen.

URSACHEN: WIE ENTSTEHT ZÖLIAKIE?

Die Mechanismen, die bei einer Zöliakie im Körper ablaufen, sind bekannt. Die Ursachen, warum es zu der Erkrankung kommt, sind jedoch noch nicht ganz geklärt. Man geht von genetischen Faktoren aus. Da aber nicht alle Menschen mit einer solchen Veranlagung auch an Zöliakie erkranken, muss es noch weitere Einflussfaktoren geben.

Man vermutet daher Ernährungsgewohnheiten und bestimmte Umwelteinflüsse. Als mögliche Risikofaktoren werden auch Infektionen mit Darmviren oder eine veränderte Darmflora diskutiert. Diese Vorerkrankungen können als spätere Folge zu einer Zöliakie führen.

Zöliakie tritt zudem oft mit anderen Erkrankungen auf. Menschen mit IgA-Mangel (ein Immundefekt), Typ-1-Diabetes und anderen Autoimmunkrankheiten wie Hashimoto-Thyreoiditis entwickeln häufiger diese Form von Glutenunverträglichkeit.

DIAGNOSE: WIE STELLT DER ARZT ZÖLIAKIE FEST?

Ein Zöliakietest bestimmt Antikörper im Blutserum, die für eine Glutenunverträglichkeit typisch sind. Hierbei wird bestimmt, ob Antikörper gegen Gliadin (Bestandteil von Gluten) oder gegen endomysiale Antigene vorhanden sind.

Für eine Biopsie werden während einer Magen-Darm-Spiegelung winzige Gewebeteile der Schleimhaut entnommen und anschließend feingeweblich untersucht.

DAS KANN IHR ARZT FÜR SIE TUN

Wer Zöliakie bekommt, den begleitet die Krankheit ein Leben lang. Bisher gibt es keine Heilung. Betroffene müssen sich dauerhaft glutenfrei ernähren, um ihre Symptome zu lindern. Wird dies konsequent durchgeführt, bilden sich die Beschwerden aber fast immer vollkommen zurück.

Im Rahmen der Zöliakiebehandlung werden zudem eventuell bestehende Mangelzustände an Nährstoffen ausgeglichen, bis der angegriffene Darm sich wieder normalisiert hat.

Auch wenn manche Zöliakiepatienten nach der Regeneration der Darmzotten Gluten in Maßen

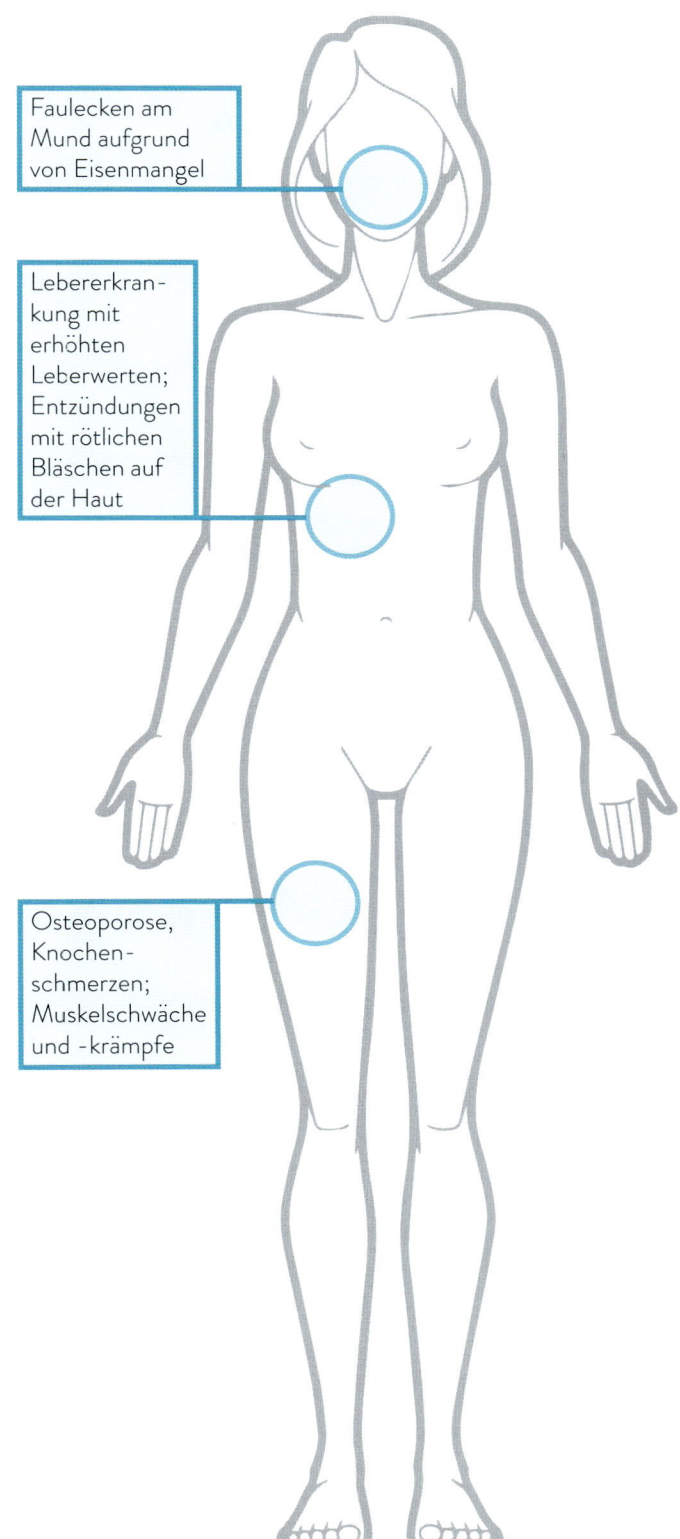

Faulecken am Mund aufgrund von Eisenmangel

Lebererkrankung mit erhöhten Leberwerten; Entzündungen mit rötlichen Bläschen auf der Haut

Osteoporose, Knochenschmerzen; Muskelschwäche und -krämpfe

ERNÄHRUNG, DIE HILFT
DIE TOP-3-LEBENSMITTEL

Hirse
Hirse gehört zur Familie der Süßgräser. Das glutenfreie Getreide enthält viele wichtige Mineralstoffe und Spurenelemente. Dazu zählen Eisen, Silizium, Magnesium und Kalzium. Vor dem Verzehr 1–2 Stunden in Wasser einweichen und dann garen.

Amarant
Das glutenfreie Inka-Korn ist reich an wertvollen Omega-3-Fettsäuren und Lecithin, was gut für Nerven, Gehirnfunktion und den Fettstoffwechsel ist. Sein Eiweißgehalt schlägt sogar Milch und Soja.

Buchweizen
Das glutenfreie Getreide ist nicht so eiweißreich wie Weizen, dafür sind die in ihm enthaltenen essenziellen Aminosäuren (Eiweißbausteine) besser für den Körper verwertbar. Nicht zu vergessen sein hoher Lecithingehalt und die B-Vitamine.

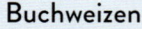

vertragen, wird dringend dazu geraten, die glutenfreie Diät genau einzuhalten. Eine Nahrungsumstellung ist auch deshalb notwendig, weil eine unbehandelte Zöliakie mit einem erhöhten Risiko für Darmkrebs und Lymphdrüsenkrebs einhergeht.

DAS KÖNNEN SIE SELBST FÜR SICH TUN
Bisher beschränkt sich die Therapie hauptsächlich auf eine lebenslange glutenfreie Ernährung.

- **Wenn Sie unterwegs essen**, sollten Sie im Restaurant über Ihre Glutenunverträglichkeit informieren. So kann man Ihnen bei der Essensauswahl behilflich sein. Aus der Speisekarte wählen Sie am besten Gerichte, die naturbelassen sind: zum Beispiel Fleisch oder Fisch ohne Panade, Gemüsesuppen und Gemüse sowie Salate, angemacht mit Essig und Öl. Im Zweifelsfall fragen Sie jedoch lieber nochmals ganz genau nach, wie das Gericht zubereitet wird.
- **Achten Sie auch auf Glutenfreiheit** bei der Medikamenteneinnahme sowie bei der Verwendung von Kosmetika und Zahnpflegemitteln.
- **Im Reformhaus, in Bioläden und Supermärkten** finden Sie eine große Auswahl an glutenfreien Lebensmitteln. Sie können sich glutenfreie Nahrungsmittel wie Brot, Pizzaböden, Nudeln und Kekse oft auch vom Hersteller zuschicken lassen. Auf den Lebensmittelverpackungen ist als Symbol für Glutenfreiheit eine durchgestrichene Ähre abgebildet. Wenn Sie auf dieses Zeichen achten, sind Sie auf der sicheren Seite.

WICHTIG: KÜCHENHYGIENE
Die Arbeitsflächen sollten gründlich gereinigt werden und man sollte keine Küchengeräte benutzen, die mit glutenhaltigen Speisen in Kontakt gekommen sind.

Lebensmittel	Empfehlenswert	Bitte darauf verzichten
Brot, Getreide und Beilagen wie Nudeln, Kartoffeln, Reis	glutenfreie Backwaren, Brotsorten und Nudeln; Buchweizen, Graupen, Grieß aus Mais, Hirse oder Buchweizen, Hirse, Mais, Popcorn, Quinoa; Kartoffeln und Kartoffelmehl, Süßkartoffeln; Reis, Reisflocken, Reismehl	Getreide: Dinkel, Gerste, Grünkern, Hafer, Roggen, Weizen; Brot, Brötchen und Backwaren und Nudeln aus o. g. Getreidesorten; Grieß aus Weizen oder Hartweizen, Graupen, Grütze, Keime, Schrot
Nüsse und Samen	Cashewnüsse, Erdnüsse, Haselnüsse, Kokosnuss, Leinsamen, Mandeln, Mohn, Paranüsse, Sesam, Sonnenblumenkerne, Walnüsse	es sind keine Nüsse oder Samen bekannt, die unverträglich wären
Gemüse	alle Gemüsesorten (frisch, gefroren, oder getrocknet), Dosengemüse ist dann unbedenklich, wenn keine Emulgatoren, Konservierungsstoffe, Verdickungsmittel, Stabilisatoren oder Stärke enthalten sind; Hülsenfrüchte: Bohnen, Erbsen, Esskastanien, Linsen, Sojabohnen	bei gefrorenem Gemüse und Gemüsekonserven auf die Zutatenliste schauen
Obst	alle frischen, gefrorenen und getrockneten Obstsorten, Obstkonserven nur ohne Zusätze oder Konservierungsstoffe	Obstbreie und Fruchtfüllungen enthalten oft Verdickungsmittel und Stärke, Vosicht bei geschwefelten Trockenfrüchten
Fette und Öle	Olivenöl, Sonnenblumenöl, Maiskeimöl, Rapsöl, Butter, Schmalz, Erdnussbutter, reine Mayonnaise (kann Verdickungsmittel enthalten, Zutatenliste!)	Margarine und pflanzliche Öle müssen auf Zusätze hin überprüft werden
Eier, Milch und Milchprodukte	gekochte und gebratene Eier, Pfannkuchen und Waffeln aus Spezialmehlen, Kartoffelstärke oder Buchweizenmehl; Milch, Quark, Naturjoghurt, Sahne, Hartkäse, Kefir, Dickmilch, Molke (sofern sie keine Verdickungsmittel enthalten!)	Käseaufstriche und Schmelzkäse, die Verdickungsmittel und Stärke enthalten können; auch Dickmilch, Hüttenkäse, Joghurt, Ricottakäse und Roquefort können Verdickungsmittel enthalten!
Fisch und Meeresfrüchte	frische oder geräucherte Fische, nicht paniert; Krustentiere	Fischerzeugnisse, Fischkonserven, Bratheringe, Bratrollmöpse
Fleisch und Wurst	alle Arten von Fleisch, Geflügel und Wild, Bratenaufschnitt, gekochter und roher Schinken	Wurst, Pasteten und Würstchen, da sie nicht sicher glutenfrei sind

LAKTOSE- ODER GLUTENFREI? REZEPTE EINFACH ABWANDELN

Sie haben ein Lieblingsrezept, möchten oder müssen sich aber laktosefrei oder glutenfrei ernähren? Mit unseren Austauschtabellen erfahren Sie, wie sich gesunde Rezepte auf Ihre Bedürfnisse zuschneiden lassen.

LAKTOSEFREI ESSEN

Milchzucker bzw. Laktose erscheint im Zutatenverzeichnis auch unter anderen Namen wie beispielsweise Milchpulver, Molkenpulver, Milchzucker, Rahm, Süßmolke. Deshalb ist es wichtig, sich die Zutatenliste auf der Verpackung genau anzusehen, um unangenehme Folgen nach dem Verzehr zu vermeiden.

Die Verträglichkeit von Laktose ist individuell und die Grenzmengen und Produkte sollten am besten ausgetestet werden, um eine große Lebensmittelauswahl zu haben.

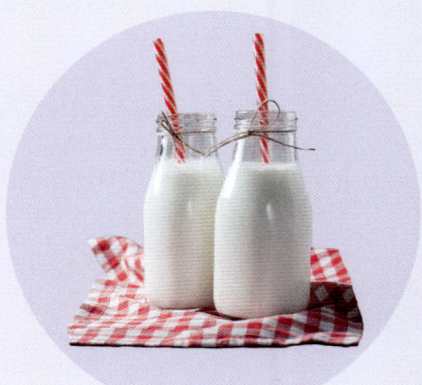

Lebensmittel mit Laktose	Austauschmöglichkeiten
Milch (Kuh, Schaf, Ziege, Stute, Büffel)	Pflanzenmilchalternativen wie Sojadrink, Haferdrink, Kokosmilch, Mandeldrink, Reisdrink (jeweils ungesüßt); alternativ laktosefreie Milch
Joghurt	Sojaghurt, Kokosjoghurt (jeweils ungesüßt); alternativ laktosefreier Joghurt
Quark	Quarkalternative aus Soja; alternativ laktosefreier Quark
Eiscreme	Fruchtsorbet, Wassereis; Eis mit pflanzlichen Milchalternativen (z. B. mit Kokosmilch); alternativ laktosefreies Eis
Sahne und Crème fraîche	Zum Kochen: pflanzliche Kochcremes z. B. aus Cashewnüssen, Kokos, Soja oder Hafer; zum Aufschlagen: pflanzliche Schlagcremes (diese sind allerdings hoch verarbeitet, enthalten oft viele Zusatzstoffe und viel Zucker); alternativ laktosefreie Sahne
Käse und Frischkäse	Hart- und Schnittkäsesorten gelten, durch die Reifung, als laktosefrei; Weichkäse gelten als nahezu laktosefrei; alternativ laktosefreier Frischkäse

GLUTENFREI ESSEN

Vorsicht ist besser als Nachsicht: Der erste Blick sollte beim Einkauf immer der Zutatenliste gelten. Denn Gluten oder glutenhaltige Getreidesorten müssen immer auf Produktverpackungen deklariert sein. Häufig tauchen sie auch in unerwarteten Lebensmitteln auf oder sind gar nicht in den erwarteten Lebensmitteln enthalten.

Nutzen Sie diese Hilfe, um für sich eine größtmögliche Lebensmittelauswahl gewährleisten zu können. Mittlerweile gibt es in den Supermarktregalen sehr viele glutenfreie Alternativen, sodass Sie vielleicht auf weniger verzichten müssen, als Sie denken.

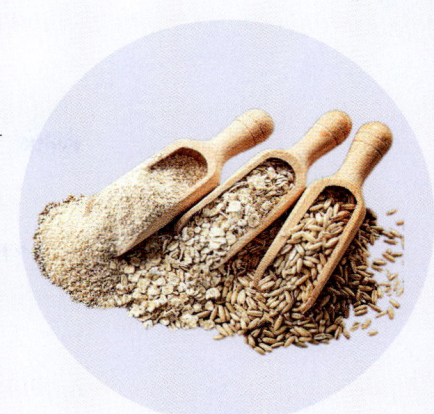

	Lebensmittel mit Gluten	Austauschmöglichkeiten
Getreide und Getreideprodukte	Weizen, Roggen, Hafer, Gerste, Grünkern und Dinkel; Brot, Brötchen und Backwaren aus oben genannten Getreidesorten; Getreideprodukte wie Grieß, Graupen, Flocken, Grütze, Keime, Schrot, Nudeln	Reis, Mais, Hirse, Buchweizen, Quinoa, Amarant; Getreideprodukte wie Reis- oder Hirseflocken, Buchweizenmehl, Graupen und Grieß aus oben genannten Getreiden; Spezialprodukte wie glutenfreie Brotsorten, Backzutaten und Nudeln (z. B. aus Kichererbsen oder Linsen)
Verarbeitete Produkte	Fertigprodukte; Wurst, Pasteten und Würstchen; Brotaufstriche; Kaffeegetränke; Light-Produkte; Kräuter- und Gewürzmischungen, Gemüsebrühe (Instant); Backzutaten (Backpulver, Vanillezucker, Kuvertüre)	alternativ unverarbeitete Lebensmittel; frisch kochen mit unverarbeiteten Zutaten; Gerichte ohne oder mit glutenfreien Zusatzstoffen wählen; Milch und naturbelassene Milchprodukte; Öl, Butter; Fleisch, Fisch, Eier, naturbelassen; Kartoffeln, Kartoffelmehl
Zum Binden von Soßen und Suppen	Speisestärke, Mehl, Soßenbinder	Johannisbrotkernmehl; Guarkernmehl; glutenfreie Soßenbinder; Kartoffel- oder Maisstärke; Apfelpektin; Agar-Agar; Chiasamen, Leinsamen
Zum Panieren	Olivenöl, Sonnenblumenöl, Maiskeimöl, Rapsöl, Butter, Schmalz, Erdnussbutter, reine Mayonnaise (kann Verdickungsmittel enthalten, Zutatenliste!)	Margarine und pflanzliche Öle müssen auf Zusätze hin überprüft werden
Medikamente	Achtung: Medikamente können ebenfalls Laktose oder Gluten enthalten! Fragen Sie diesbezüglich bei Ihrem Arzt oder Apotheker nach	Alternativen je nach individueller Verfassung

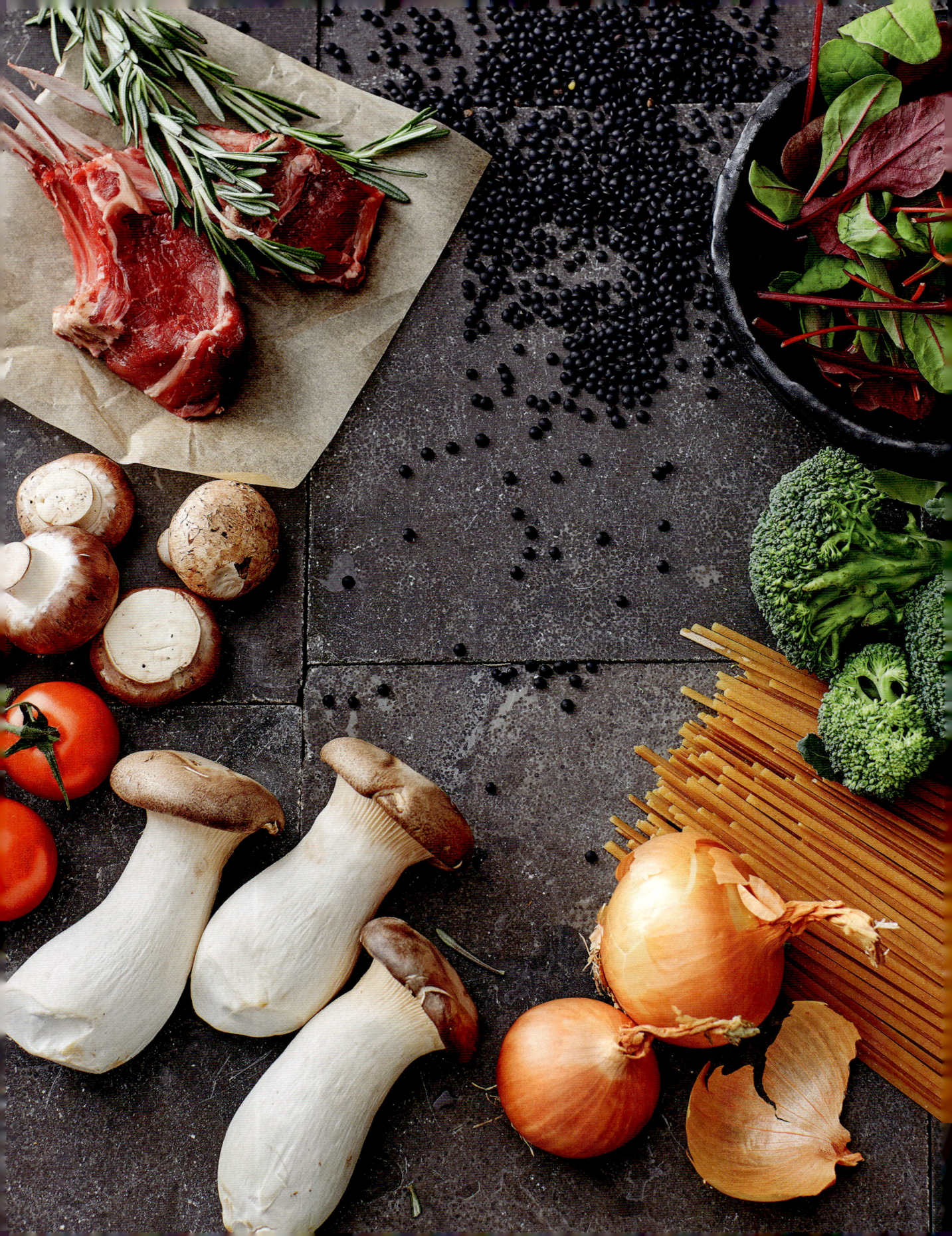

REZEPTE

Liebe geht durch den Magen, heißt es, aber das gilt auch für die Gesundheit! Greifen Sie zum Kochlöffel und probieren Sie eines der leckeren Rezepte aus – vom Frühstück über den Hauptgang bis zum Dessert finden Sie viele ausgewogene Vorschläge. Dabei werden Sie feststellen: Sie müssen auf nichts verzichten, auch Fleisch und Süßes sind erlaubt. Lassen Sie sich inspirieren und denken Sie daran: Gesundheit kommt aus der Küche!

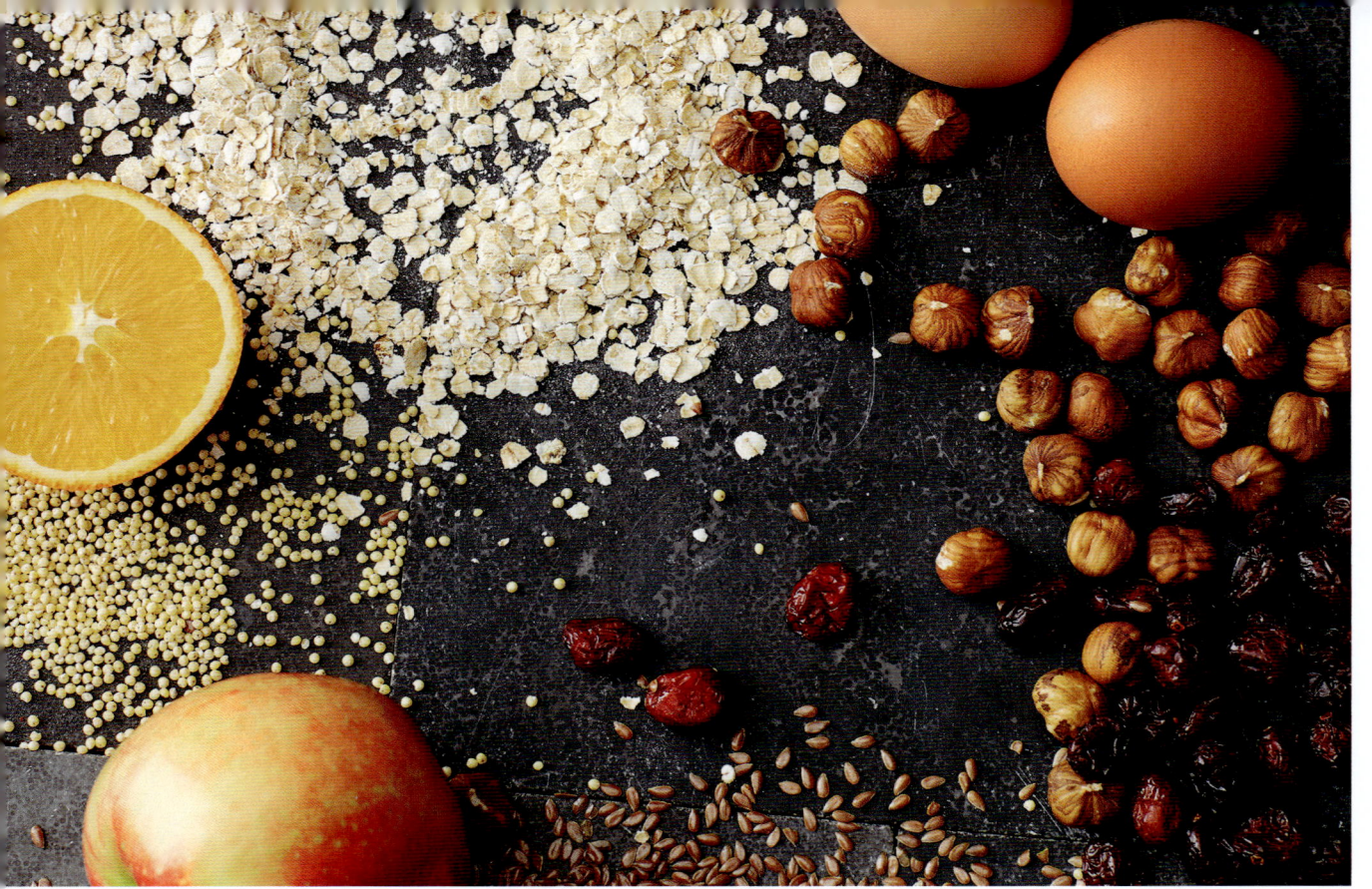

FRÜHSTÜCK –
DER GUTE START IN DEN TAG

Bei der ersten Mahlzeit des Tages scheiden sich die Geister. Da gibt es die Regel: „Morgens essen wie ein Kaiser, mittags wie ein König, abends wie ein Bettelmann." Daneben stehen die Empfehlungen von Ernährungsmedizinern, die dazu raten, morgens üppig kohlenhydratreich zu essen. Manche kommen ohne Frühstück aus oder legen einen Fastentag in der Woche fest, an dem sie überhaupt nicht essen.

KLIMA UND KULTUR ENTSCHEIDEN

Alle Ratschläge für ein gesundes Frühstück sollen helfen, leistungsfähig in den Tag zu starten und dabei gleichzeitig unsere Gesundheit zu erhalten. Wirft man einen Blick in die unterschiedlichen Frühstückskulturen der gesündesten Länder, so fällt eines

auf: Der Rhythmus und der Umfang der Mahlzeiten sind zum einen abhängig vom jeweiligen Klima, zum anderen davon, wie man sich tagsüber ernährt.

Das bedeutet, in Regionen mit mediterranem Klima, wie Italien oder Spanien, gibt es morgens nur eine Kleinigkeit. In Italien isst man ein Stück Gebäck oder Kekse zu einem Cappuccino. Das liegt möglicherweise auch daran, dass man in diesen Ländern erst spät zu Abend isst und morgens die Energiespeicher noch gut gefüllt sind.

In Israel ist es zwar tagsüber ebenso warm, aber man startet mit einem üppigen Frühstück mit Eiern, Gemüse, Käse und Oliven und isst dafür abends nur etwas Leichtes. In Japan hingegen beginnt man den Tag mit einer Miso-Suppe und isst mittags und abends kleine Portionen verschiedener Gerichte.

In Australien beginnt man nach britischer Tradition den Tag gerne mit Speck und Eiern und genießt abends ein ausgiebiges *Barbecue* (Gegrilltes), in Singapur besteht das Frühstück morgens aus einer Schüssel *Congee* (Reisbrei) und abends isst man eine der lokalen Köstlichkeiten wie *Laksa* (eine Suppe mit Kokosmilch, Fisch und Nudeln oder Reis).

DIE RICHTIGE BALANCE FINDEN

Aus ernährungsmedizinischer Sicht ist alles erlaubt, solange ein paar Grundregeln eingehalten werden. Das heißt, tagsüber sollte man dem Energiebedarf entsprechend angemessen sowie ausgewogen essen und trinken. Dazwischen ist es sehr wichtig, Essenspausen einzuhalten. Diese Intervallfastenpausen zwischen den Mahlzeiten kann man unterschiedlich lange gestalten. Sie dienen dazu, die Verdauungsorgane zu entlasten, Darm und Stoffwechsel zu schützen und nach und nach die ungeliebten Fettreserven aufzuzehren.

Wann man isst, kann sich jeder nach individuellen Vorlieben aussuchen. Entweder üppig frühstücken und mittags und abends kleinere Mahlzeiten zu sich nehmen. Alternativ kann man auf das Frühstück verzichten und erst mittags essen und dann wieder abends oder man isst morgens nur ein kleines Frühstück und dafür abends eine großzügigere Mahlzeit.

Letztlich kommt es auf die individuell abgestimmte Balance aus ausreichender Nährstoffzufuhr und Essenspausen an. Am besten finden Sie heraus, wie viel Energie Sie benötigen (siehe ab Seite 39), und richten danach Ihre Mahlzeiten aus.

KEINE HUNGERPHASEN

Bei häufig durchgeführten extremen Diäten – zum Beispiel einige Tage hungern bei kalorienreduzierter Kost und dann wieder „zuschlagen" – sinkt der Grundumsatz, die Pfunde kommen zurück und vermehren sich quasi automatisch. Bekannt ist diese Wirkung als „Jo-Jo-Effekt".

AUSGEWOGEN ESSEN

Die einzelnen Bausteine einer gesunden Ernährung (siehe Kapitel 1 ab Seite 10) sollten nun auf die Mahlzeiten im Tageslauf verteilt werden.

Ein wichtiger Faktor ist eine ausreichende Versorgung mit Eiweiß, sodass die fettverbrennende Muskulatur nicht abgebaut, sondern erhalten wird. Viel ballaststoffreiches Gemüse und Salate halten die Verdauung in Schwung und liefern Mikronährstoffe. Beim Verzehr von Kohlenhydraten in Form von Nudeln, Kartoffeln und Co. ist gesundes Augenmaß gefragt. Gesunde Fette dürfen auch auf keinen Fall fehlen, sie sind unentbehrlich beim Zellaufbau und für die verschiedenen Körperfunktionen.

Mit einer ausgewogenen Ernährung bleibt der Grundumsatz – der Energieverbrauch in Ruhe – stabil und Gewichtsschwankungen können langfristig verhindert werden.

ESSENSPAUSEN

Die Pausen zwischen den Hauptmahlzeiten Frühstück, Mittagessen oder Abendessen sollten mindestens 5 Stunden betragen. So lange braucht der Körper, um die Nährstoffe aus einer Mahlzeit zu verstoffwechseln. Der Insulinspiegel sinkt dabei ab und man empfindet ein natürliches Hungergefühl.

Snacken zwischendurch bringt diesen Prozess durcheinander und stört das Hungergefühl. Man isst so mehr als nötig und der Blutzucker kann nicht auf natürliche Weise absinken. Zu lange Phasen ohne Mahlzeiten hingegen lassen Heißhunger aufkommen, der oft dazu verleitet, zu den falschen Nahrungsmitteln zu greifen.

Allerdings kann, wer mag, die Intervallfastenphase zwischen den Hauptmahlzeiten ausdehnen und mal eine Mahlzeit weglassen. Es ist allerdings wichtig, dass man sich dabei wohl- und leistungsfähig fühlt. Probieren Sie aus, was Ihnen guttut und welcher Essensrhythmus zu Ihrem Tagesablauf passt.

Gehört ein ausgiebiges Frühstück für Sie zu einem guten Start in den Tag? Dann finden Sie auf den folgenden Seiten zahlreiche leckere und gesunde Anregungen, um Ihren Körper für die Herausforderungen des Tages fit zu machen.

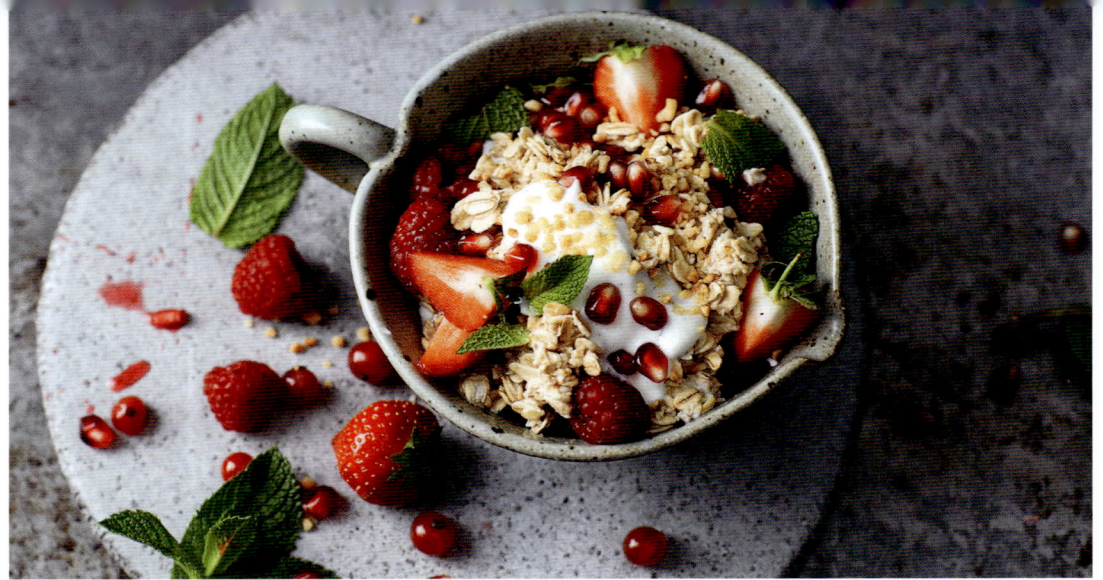

BEERENMÜSLI

Granatäpfel lassen sich vielseitig verwenden. Man kann die Kerne auslösen oder den Saft aus den Hälften auspressen. Kerne und Saft liefern Antioxidantien, Betacarotin, Kalium, Kalzium und Eisen.

◊ REICH AN MIKRONÄHRSTOFFEN

je 50 g Himbeeren, Erdbeeren
und Rote Johannisbeeren
1 Granatapfel
100 g Buchweizenflocken
(ersatzweise kernige Haferflocken)
100 ml Granatapfelsaft
100 ml ungesüßter Mandeldrink
Mark von 1 Vanilleschote
200 g Sojaghurt
(ersatzweise Joghurt 3,5 % Fett)
2 TL Krokant (Fertigprodukt)
4 Blätter Minze

Für 2 Personen
15 Min. Zubereitung
10 Min. Quellen
Nährwert pro Portion:
ca. 335 kcal
10 g EW | 6 g F | 57 g KH

1 Die Beeren verlesen, waschen und trocken tupfen. Granatapfel halbieren und 50 g Kerne auslösen (übrige Kerne anderweitig verwenden). Dafür die Granatapfelhälften in einer mit Wasser gefüllten Schüssel zerbrechen und die Kerne aus der Haut schälen. Wasser mit Kernen in ein Sieb abgießen und Kerne abtropfen lassen.

2 Die Buchweizenflocken mit Granatapfelsaft und Mandeldrink mischen und ca. 10 Min. quellen lassen. Inzwischen das Vanillemark mit dem Sojaghurt mischen.

3 Die Flockenmischung mit den Granatapfelkernen verrühren und auf Schalen verteilen. Vanillesojaghurt und Beeren darübergeben. Das Müsli mit Krokant und Minze bestreut servieren.

Tipp: Achtung, Kochschürze verwenden! Granatapfelsaft ist schwer aus der Kleidung zu entfernen, tragen Sie deshalb eine Schürze. Bei einem reifen Granatapfel ist die Krone leicht geöffnet und die Farbe rot bis dunkelrot. Ist die Haut hart und schrumpelig, kann dies auf einen alten Granatapfel hinweisen.

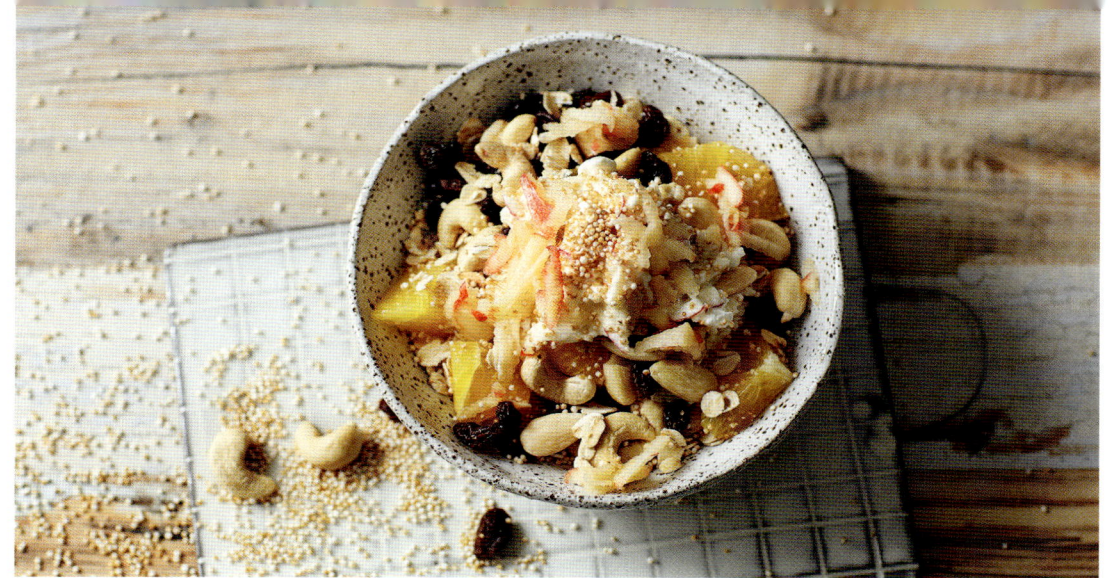

KERNIGES MÜSLI

Diese gesunde Mischung aus Obst und Kernen macht satt. Damit kommt den ganzen Vormittag kein Heißhungergefühl auf.

◊ ZUCKERARM

1 Apfel
1 Orange
200 g körniger Frischkäse
1 TL Agavendicksaft oder Honig
1 TL Leinöl
4 EL kernige Haferflocken
2 EL Cashewnusskerne
2 EL Mandeln
2 EL Rosinen
2 EL gepoppter Amarant
(siehe Tipp)

Für 2 Personen
15 Min. Zubereitung
Nährwert pro Portion:
ca. 510 kcal
24 g EW | 24 g F | 48 g KH

1 Den Apfel waschen und eine Hälfte für später am Tag aufbewahren. Die andere Hälfte nochmals halbieren und entkernen. Die Viertel mit Schale grob reiben. Die Orange halbieren, eine Hälfte für später am Tag aufbewahren. Die andere Hälfte in mundgerechte Stücke schneiden.

2 Den Frischkäse mit Agavendicksaft verrühren, dann geriebenen Apfel und Leinöl unterheben. Auf Teller oder Schalen aufteilen.

3 Jeweils 2 EL Haferflocken um die Frischkäsemischung streuen und je 1 EL Cashewnusskerne, 1 EL Mandeln und 1 EL Rosinen über dem Müsli verteilen. Zuletzt die Orangenstücke daraufsetzen und das Müsli mit Amarant bestreut servieren.

Tipp: Amarant-Pops finden Sie in gut sortierten Supermärkten sowie im Reformhaus oder Bioladen.

> Agavendicksaft ist der eingekochte Saft der mexikanischen Agaven. Er enthält weniger Glukose als weißer Zucker und schont damit den Blutzucker, ist aber nicht frei von Fruktose.

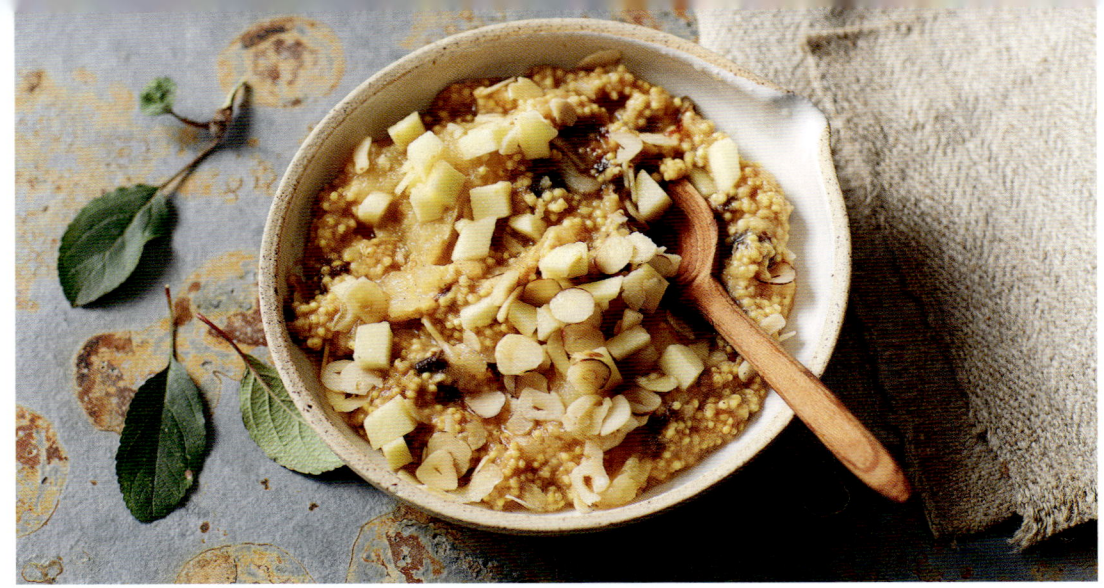

HIRSE-APFEL-PORRIDGE

Wenn die Zeit knapp ist, können Sie auch fertiges Apfelmus nehmen. Achten Sie dabei auf nicht zu stark gezuckerte Produkte. Oft ist auf der Verpackung angegeben, dass das Produkt nur „(sehr) leicht gezuckert" ist.

◊ LANG SÄTTIGEND

1 süßlicher Apfel
etwas Zitronensaft
40 ml Apfelsaft
½ TL Zimtpulver
1 TL Vanillezucker
80 g Hirse
4 Trockenpflaumen
280 ml ungesüßter
Haselnussdrink
Salz
2 EL Haselnussblättchen

Für 2 Personen
35 Min. Zubereitung
Nährwert pro Portion:
ca. 380 kcal
7 g EW | 16 g F | 51 g KH

1 Den Apfel schälen, vierteln und entkernen. Die Viertel in kleine Würfel schneiden und sofort mit Zitronensaft beträufeln. Einige Apfelwürfel zum Garnieren beiseitelegen, den Rest mit 40 ml Wasser, Apfelsaft, Zimt und Vanillezucker aufkochen. Dann zugedeckt bei schwacher Hitze ca. 15 Min. köcheln. Vom Herd nehmen und im Topf mit dem Pürierstab fein pürieren. Anschließend das Apfelmus zugedeckt beiseitestellen.

2 Inzwischen die Hirse in einem Sieb mit kaltem Wasser abbrausen und abtropfen lassen. Die Trockenpflaumen in kleine Stücke schneiden. Die Hirse mit Haselnussdrink, 1 Prise Salz und Trockenpflaumen einmal aufkochen, dann zugedeckt bei schwacher Hitze ca. 10 Min. garen. Danach das Apfelmus untermischen.

3 Das Hirse-Apfel-Porridge in Schalen verteilen und mit den beiseitegelegten Apfelstücken sowie den Haselnussblättchen bestreuen und servieren.

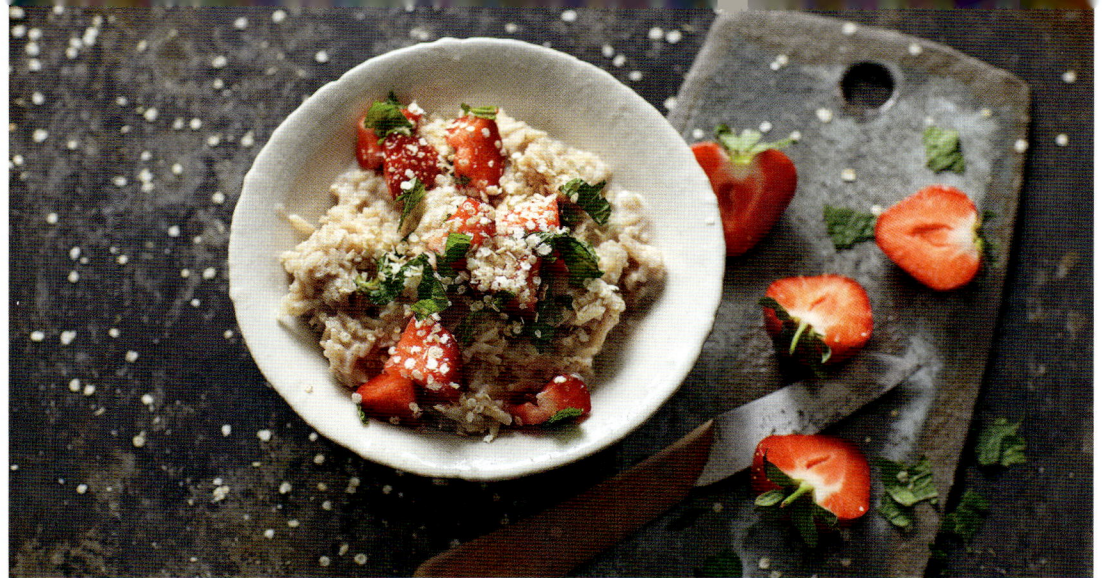

KEFIRREIS MIT ERDBEEREN

Mit der hier angewandten Quellmethode lässt sich Reis sehr nährstoffschonend zubereiten. Denn das Kochwasser wird nicht abgegossen und alle Nährstoffe verbleiben im Reis.

◊ NÄHRSTOFFREICH

125 g Vollkornreis
(ersatzweise Milchreis)
Salz
300 g Erdbeeren
4 Blätter Zitronenmelisse
80 ml Kefir
1 TL gemahlene Vanille
1 Msp. Zimtpulver
2 EL Reissirup (siehe Tipp)
2 EL Quinoa-Flocken

Für 2 Personen
45 Min. Zubereitung
Nährwert pro Portion:
ca. 370 kcal
10 g EW | 5 g F | 71 g KH

1 Den Reis in einem Sieb waschen und in einem Topf mit 250 ml leicht gesalzenem Wasser einmal aufkochen. Dann zugedeckt bei schwacher Hitze ca. 30 Min. garen, bis der Reis das Wasser vollständig aufgesogen hat. Vom Herd nehmen und abkühlen lassen.

2 Inzwischen die Erdbeeren putzen, waschen und in kleine Stücke schneiden. Die Zitronenmelisseblätter waschen, trocken schütteln und klein schneiden. Die Erdbeeren mit der Melisse mischen und beiseitestellen.

3 Den Reis mit Kefir und Vanille mischen, dann mit Zimt und Reissirup abschmecken. Den Kefirreis auf Schalen verteilen, mit den Erdbeeren belegen und mit Quinoa-Flocken bestreut servieren.

> Alternativ können Sie statt Kefir auch Buttermilch verwenden. Anstelle von Reissirup süßen auch Honig, Xylit (siehe Kasten Seite 277) oder Agavendicksaft den Kefirreis. Honig hat mehr Spurenelemente und Mineralstoffe als normaler Zucker. Agavendicksaft hat weniger Kalorien und mehr Süßkraft. Alle Zuckeralternativen in Maßen genießen!

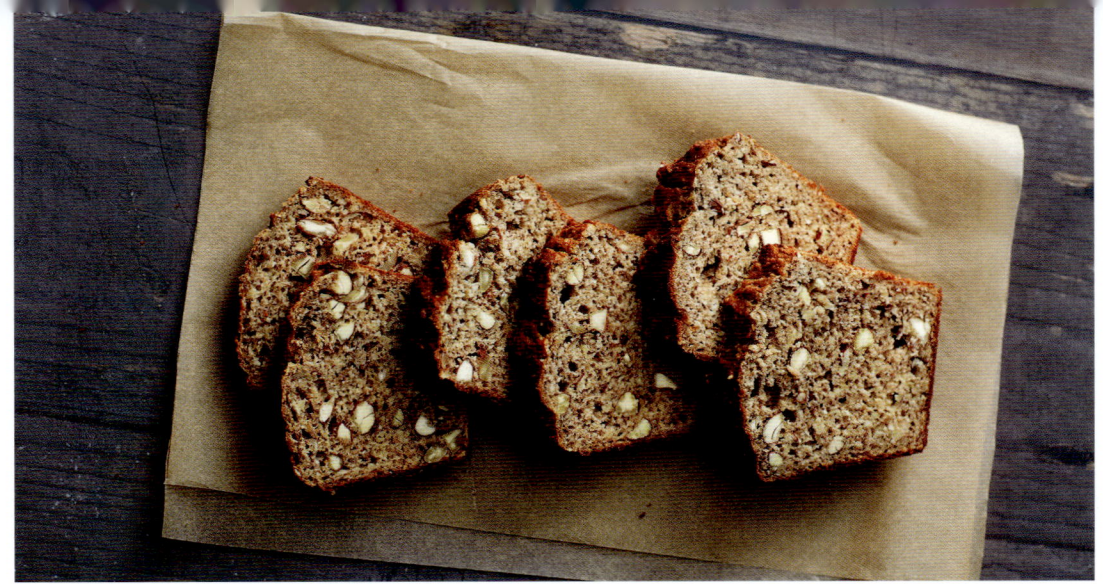

BANANEN-MANDEL-BROT

Ideal: ein Brot, das seinen aromatischen Geschmack nur durch die natürliche Süße aus den verwendeten Zutaten erhält.

◇ **BLUTDRUCKSENKEND**

1 Apfel (ca. 150 g)
3 reife, schon dunkle Bananen
(ca. 300 g)
100 g Mandeln
2 Eier
150 g Dinkelvollkornmehl
50 g gemahlene Mandeln
1 Päck. Backpulver
1 TL gemahlene Vanille

Für 1 Kastenform (ca. 25 cm lang;
15 Scheiben)
15 Min. Zubereitung
45 Min. Backen
Nährwert pro Portion:
ca. 125 kcal
5 g EW | 7 g F | 12 g KH

1 Den Backofen auf 180 °C vorheizen. Die Kastenform mit Backpapier auslegen. Den Apfel waschen, vierteln, schälen und entkernen. Die Viertel auf der Gemüsereibe fein raspeln. Die Bananen schälen und mit einer Gabel gründlich zerdrücken. Die Mandeln grob hacken.

2 Die Eier in einer Rührschüssel mit den Rührbesen des Handrührgeräts schaumig schlagen. Apfelraspel und Bananenbrei unterrühren. Mehl, gemahlene Mandeln und Backpulver mischen, zur Eiermasse geben und nur kurz unterrühren. Zum Schluss die gehackten Mandeln und die Vanille unterheben.

3 Den Teig in die Kastenform füllen und das Brot im Ofen (Mitte) ca. 45 Min. backen. Herausnehmen und vor dem Anschneiden auf einem Kuchengitter gut abkühlen lassen.

> In Bananen vorkommende Schleimstoffe überziehen nach dem Rohverzehr wie ein Schutzschild die Magenschleimhaut. Überschüssige Säuren aus dem Mageninhalt werden so neutralisiert. Bananen sind zudem reich an Kalium. Dieser Mineralstoff kann hohen Blutdruck mindern.

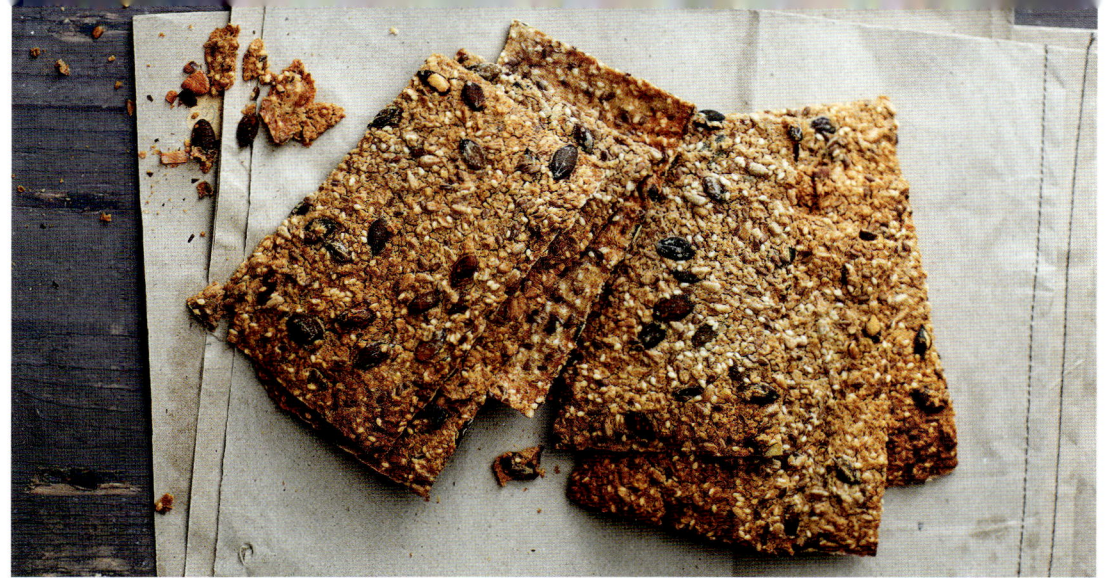

KERNIGES HAFERKNÄCKE

Haferflocken liefern reichlich Ballaststoffe, fördern die Verdauung und können Magen-Darm-Beschwerden lindern.

◇ **BALLASTSTOFFREICH**

100 g zarte Haferflocken
50 g Dinkelvollkornmehl
20 g Leinsamen
30 g Sonnenblumenkerne
30 g Kürbiskerne
20 g heller Sesam
1 EL Rapsöl
1 TL Salz

Für 16 Stück
20 Min. Zubereitung
1 Std. Quellen
55 Min. Backen
Nährwert pro Portion:
ca. 75 kcal
3 g EW | 4 g F | 6 g KH

1 Die Haferflocken in eine Rührschüssel geben, mit dem Mehl und 300 ml Wasser mischen. Die Masse ca. 1 Std. quellen lassen.

2 Den Backofen auf 180 °C vorheizen. Ein Backblech mit Backpapier auslegen. Nach dem Quellen Leinsamen, Sonnenblumen- und Kürbiskerne, Sesam, Öl sowie Salz unter die Haferflockenmasse mischen.

3 Die Masse gleichmäßig dünn auf dem Blech verstreichen. Das Knäckebrot im Ofen (Mitte) ca. 15 Min. backen. Dann das Blech herausnehmen und das Knäckebrot in Rechtecke schneiden.

4 Anschließend das Knäckebrot im Ofen in ca. 40 Min. fertig backen. Das Knäcke herausnehmen und auf einem Kuchengitter abkühlen lassen. Zum Aufbewahren luftdicht verpacken.

Das Knäckebrot liefert Ballaststoffe pur: Diese halten uns lange satt, senken den Cholesterinspiegel und können Dickdarmkrebs vorbeugen. Vor allem die wasserlöslichen Ballaststoffe der Beta-Glukane im Hafer quellen im Magen auf, verzögern die Magenentleerung und sorgen dafür, dass beispielsweise Zucker langsamer ins Blut aufgenommen wird.

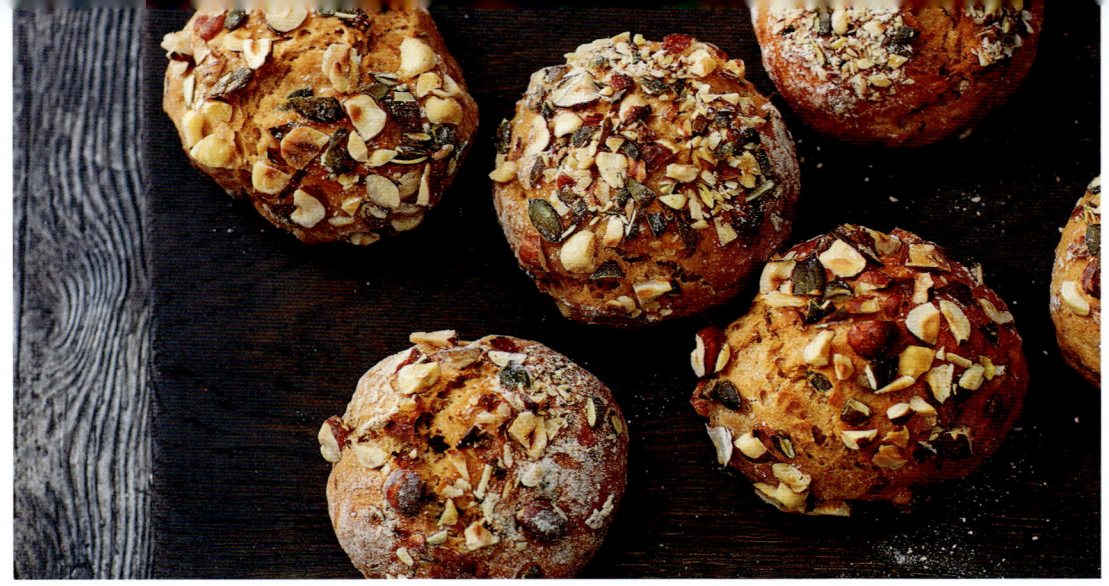

QUARK-HASELNUSS-BRÖTCHEN

Mit jedem Brötchen steigern Sie Ihre Aufnahme von
ungesättigten Fettsäuren dank der vielen Nüsse und Kerne.

◇ EIWEISSREICH

150 g Haselnusskerne
150 g Kürbiskerne
500 g Magerquark
2 Eier (M)
1 TL Salz
1 TL flüssiger Honig
500 g Dinkelvollkornmehl
1 Päck. Backpulver
evtl. Mehl zum Arbeiten

Für 13 Stück
20 Min. Zubereitung
25 Min. Backen
Nährwert pro Portion:
ca. 315 kcal
15 g EW | 14 g F | 31 g KH

1 Den Backofen auf 180 °C vorheizen. Ein Backblech mit Backpapier auslegen. Die Haselnusskerne hacken und mit den Kürbiskernen in einer Pfanne ohne Fett bei mittlerer Hitze ca. 8 Min. anrösten. Herausnehmen und abkühlen lassen. Ca. 70 g der Nussmischung (ca. ein Viertel) zum Garnieren beiseitestellen.

2 Quark, Eier, Salz und Honig in einer Rührschüssel mit den Knethaken des Handrührgeräts verrühren. Dann Mehl, Backpulver und Nussmischung einarbeiten. Ist der Teig noch nicht glatt, diesen auf einer leicht bemehlten Arbeitsfläche mit den Händen durchkneten.

3 Aus dem Teig 13 Brötchen (à ca. 100 g) formen und nebeneinander auf das Blech setzen. Mit der beiseitegestellten Nussmischung bestreuen und im Ofen (Mitte) ca. 25 Min. backen. Die Brötchen herausnehmen und auf einem Kuchengitter kurz abkühlen lassen.

Diese Brötchen enthalten nicht nur Fettsäuren und Kohlenhydrate: Der Magerquark liefert viel Eiweiß, aber gleichzeitig weniger Fett als vollfette Milchprodukte. Eiweiß hält uns länger satt, die Aminosäuren dienen auch als wichtige Zellbausteine für Muskeln, Organe und Blut.

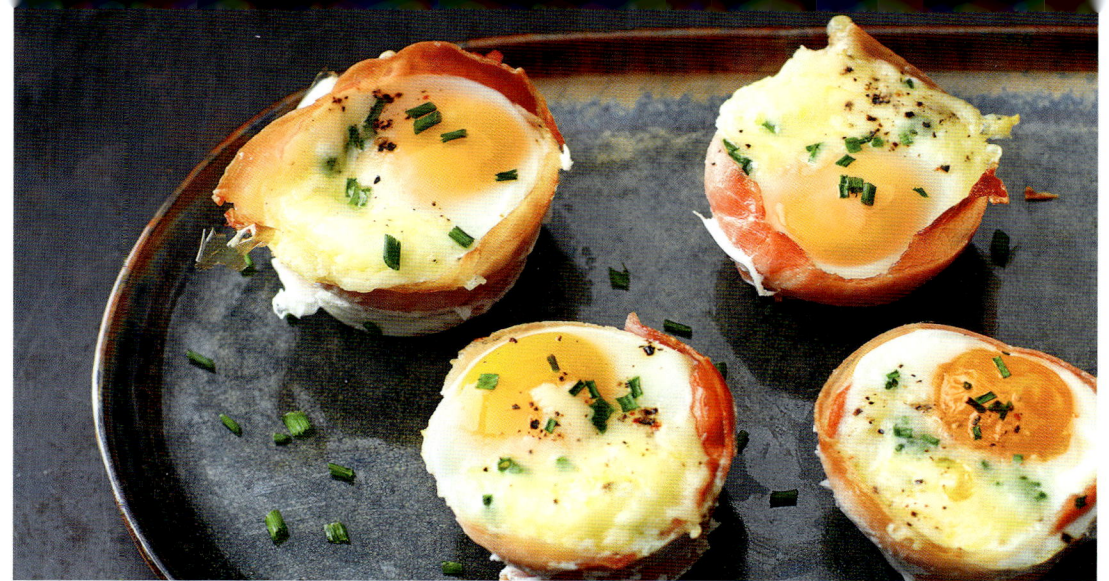

GEBACKENE EIER

Das deftige Frühstück aus dem Ofen hält uns mit
Käse, Schinken und Eiern lange satt.

◊ KNOCHENSTÄRKEND

50 g Cheddar (am Stück)
100 g Tomaten
8 kleine dünne Scheiben
Kochschinken (à ca. 6 g)
4 Eier (S)
Salz, Pfeffer
2 EL Schnittlauchröllchen
(frisch oder TK)
4 Silikon- oder Papier-
muffinförmchen

Für 2 Personen
15 Min. Zubereitung
11 Min. Backen
Nährwert pro Portion:
ca. 290 kcal
24 g EW | 20 g F | 2 g KH

1 Den Backofen auf 200 °C vorheizen. Den Käse grob reiben. Die Tomaten waschen und klein würfeln, dabei die Stielansätze entfernen.

2 Die Muffinförmchen nebeneinander auf ein Backblech stellen (alternativ 4 Mulden eines Muffinblechs mit den Papierförmchen auslegen). Jede Mulde mit 2 Scheiben Kochschinken auslegen. Die Tomatenwürfel auf die Formen verteilen und jeweils 1 Ei hineinschlagen. Jedes Ei mit Salz, Pfeffer und Schnittlauch bestreuen und zuletzt etwas geriebenen Käse daraufgeben.

3 Die Eier im Ofen (Mitte) ca. 11 Min. garen, wenn sie noch weich sein sollen (alternativ ca. 15 Min. garen, dann sind die Eier hart). Die Eier aus dem Ofen nehmen, kurz abkühlen lassen und aus den Formen lösen. Sofort servieren.

> Dass uns Eier viele essenzielle Aminosäuren liefern, ist nur ein Pluspunkt von vielen. Vor allem das Eigelb enthält auch noch reichlich Vitamin D. Dieses schützt vor Osteoporose, indem es die Knochen stärkt. Etwa 15 Prozent des Vitamin-D-Bedarfs können wir über die Nahrung abdecken, den Rest stellt der Körper mithilfe von UV-Licht selbst her.

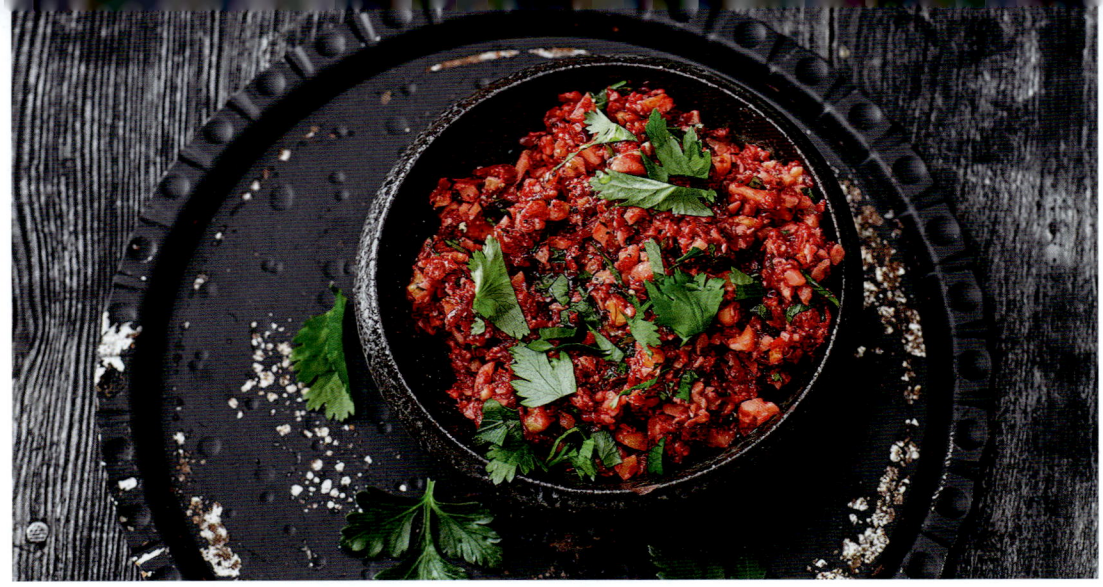

WALNUSSAUFSTRICH MIT ROTE BETE

Diese Creme tut dem Bauch gut: Studien haben die positive Wirkung
von Walnüssen auf unsere Darmflora bestätigt.

◇ ENTZÜNDUNGSHEMMEND

400 g Rote Bete
(ersatzweise 300 g gegart und
vakuumverpackt)
2 Knoblauchzehen
150 g Walnusskerne
Salz, Pfeffer
rosenscharfes Paprikapulver
1 Stängel Koriandergrün
1 Bund Petersilie

Für 6 Portionen
20 Min. Zubereitung
Nährwert pro Portion:
ca. 205 kcal
5 g EW | 16 g F | 10 g KH

1 Die Rote-Bete-Knollen mit Schale gründlich waschen und in wenig
Wasser zugedeckt in ca. 15 Min. weich garen. Danach abgießen und
etwas abkühlen lassen, schälen und auf der Gemüsereibe fein raspeln.
(Alternativ bereits gegarte Beteknollen verwenden. Bei der Verarbei-
tung der Roten Bete am besten mit Einweghandschuhen arbeiten, um
Verfärbungen an den Händen zu vermeiden.)

2 Den Knoblauch schälen und mit Walnusskernen fein hacken. Beides
zur Roten Bete geben und mit Salz, Pfeffer sowie Paprikapulver würzen.
Die Mischung im Mörser fein zerreiben oder im Blitzhacker mixen.

3 Koriandergrün und Petersilie waschen, trocken tupfen, die Blätter
abzupfen und fein hacken. Einen Teil der Kräuter unter den Aufstrich
mischen und den Rest zum Servieren darüberstreuen.

> Walnüsse enthalten – neben Pflanzenprotein und Ballaststoffen – viele
> mehrfach ungesättigte Fettsäuren. Durch eine ideale Kombination aus
> Omega-3- und Omega-6-Fettsäuren gehören sie sogar zu den gesün-
> desten aller Nüsse. Fettsäuren wirken antientzündlich und antioxidativ.

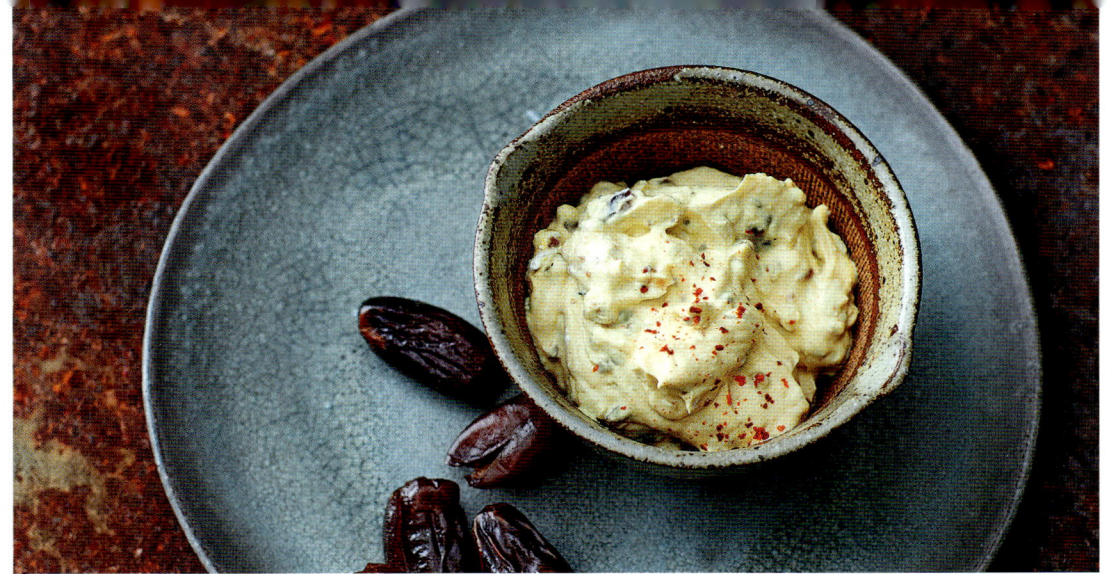

DATTEL-RICOTTA-AUFSTRICH

Sorgen Sie für gute Laune – mit Datteln, die reichlich Tryptophan und damit positive Stimmung liefern können. Trockenfrüchte fördern zudem mit vielen Ballaststoffen unsere Verdauung.

◊ STIMMUNGSAUFHELLEND

40 g getrocknete Soft-Datteln
(entsteint)
100 g Ricotta
¼ TL Chilipulver
¼ TL Currypulver
Salz, Pfeffer

Für 2 Personen
10 Min. Zubereitung
1 Std. Kühlen
Nährwert pro Portion:
ca. 145 kcal
5 g EW | 8 g F | 13 g KH

1 Die Datteln fein hacken. Den Ricotta in einem hohen Rührbecher mit Chilipulver, Currypulver, Salz sowie Pfeffer würzen und grob verrühren.

2 Die gehackten Datteln dazugeben und die Masse nach Belieben mit dem Pürierstab fein pürieren. Den Aufstrich vor dem Verzehr 1 Std. im Kühlschrank durchziehen lassen.

Datteln enthalten reichlich Tryptophan, eine Aminosäure, die stimmungsaufhellend wirken kann – allerdings nur, wenn man wirklich sehr hohe Mengen davon verzehrt. Danach wird Tryptophan im Gehirn in Serotonin umgewandelt, einen hormonähnlichen Botenstoff, der unsere Stimmung beeinflusst. Doch Vorsicht: Datteln und andere Trockenfrüchte sind energiereich und liefern viele Kohlenhydrate.

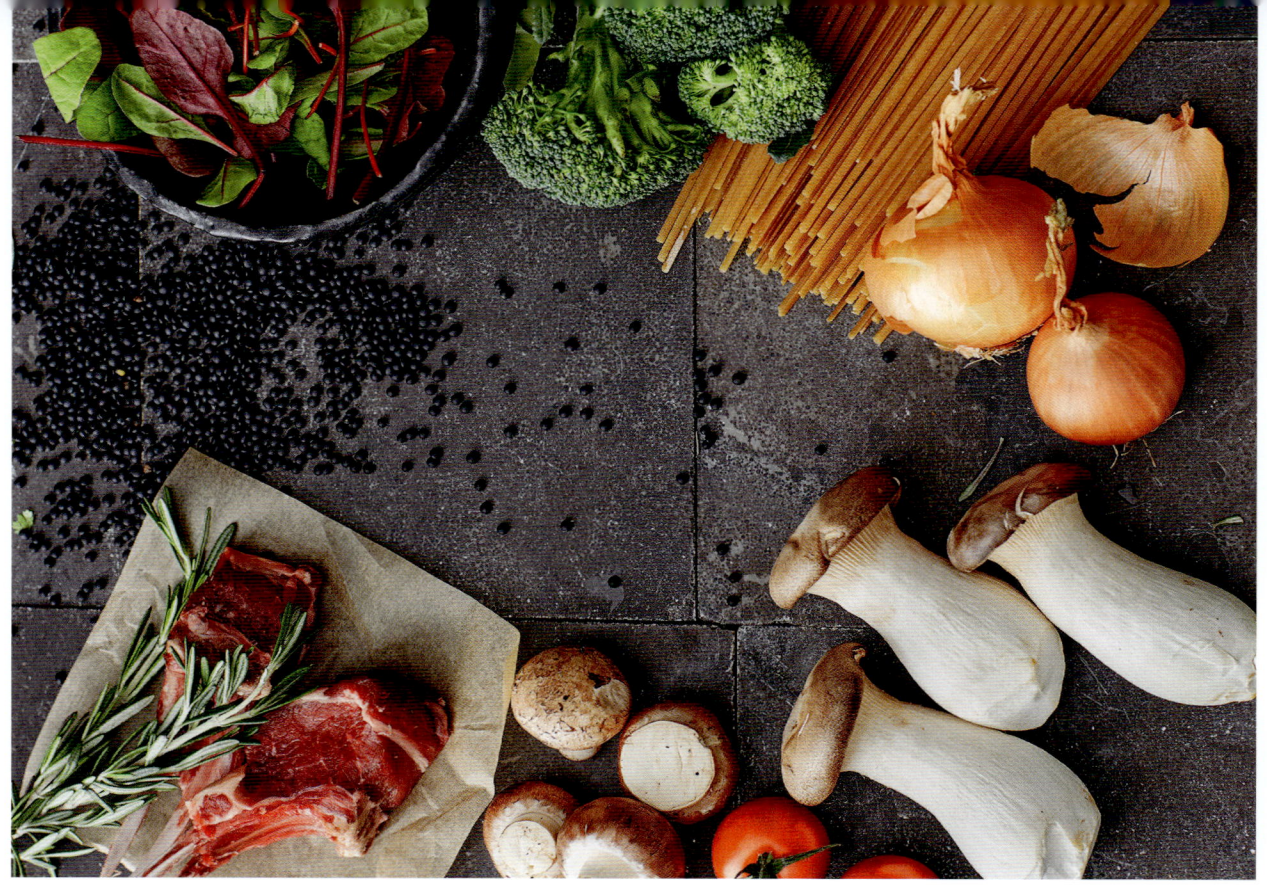

HAUPTGERICHTE – VON ALLEM DAS BESTE

Gesundheit kommt aus dem Darm. So formulierte es bereits der Urvater aller Ärzte, Hippokrates. Auch in den traditionellen Heilkunden Chinas und Indiens, die auf eine jahrtausendealte Geschichte zurückblicken, steht die Darmgesundheit und damit die Ernährungsweise bei Prävention und Behandlung von Krankheiten im Vordergrund.

ABWEHRZENTRUM DARM

Tatsächlich ist der Darm nicht nur ein Verdauungsorgan: Der Großteil unseres Immunsystems befindet sich hier im Bauchinneren. 70 Prozent der Abwehrzellen des Körpers sind in der Darmschleimhaut aktiv und werden hier produziert. So werden in den Lymphkanälen, die die Darmzotten durchziehen,

Lymphozyten gebildet. Diese gehören als zentraler Bestandteil zur Gruppe der weißen Blutkörperchen.

Außerdem gibt es im Darm die sogenannten Granulozyten. Die Fresszellen gehören ebenfalls zu den weißen Blutkörperchen und ernähren sich von schädlichen Eindringlingen, wie etwa Bakterien, oder abgestorbenem Zellgewebe.

Nicht zuletzt werden hier Antikörper (Immunglobulin A/IgA) hergestellt. Diese Eiweißstoffe wehren schädliche Viren, Pilze und Fremdkörper ab und schützen den Körper vor Infektionen.

Im Darm leben Billionen von Mikroorganismen, zum größten Teil Milchsäurebakterien. Sie bilden die sogenannte Darmflora. Man unterscheidet etwa 500 verschiedene Arten. Diese Bakterien produzieren neben Milchsäure, die hier im Darm für den idealen pH-Wert sorgt – also das optimale Darmmilieu –, die essenziellen Vitamine A, K sowie Folsäure. Diese Bakterien können durch Präbiotika, bestimmte unverdauliche Ballaststoffe in Lebensmitteln, „gefüttert" werden. So bleibt der Darm gesund und die Darmflora in Balance.

EMPFINDLICHES GLEICHGEWICHT

Nicht nur unser Essen und Trinken, auch unser Lebensstil, bestimmte Arzneistoffe und unser seelisches Befinden wirken sich auf die Darmgesundheit aus. Blähungen, Krämpfe oder Koliken sind immer Anzeichen für Unverträglichkeitsreaktionen. Wird der Darm langfristig geschädigt, so kommt es zu Störungen der Schleimhaut (Mukosa) und einer ungünstigen Zusammensetzung der Darmflora (Mikrobiom). Auf diese Weise können beispielsweise ungenügend verdaute Nahrungsbestandteile ins Blut gelangen und Entzündungen auslösen.

Besonders ungünstig für die Darmflora ist eine zucker- und stärkehaltige Ernährung, die zugleich fettarm ist und zu wenige Ballaststoffe enthält. Das verschiebt das Verhältnis der guten hin zu den fäulniserregenden Bakterien, womit wiederum die Immunfunktionen des Darms gebremst werden.

Zudem steigt der pH-Wert durch den Rückgang gesunder Milchsäurebakterien und das Darmmilieu wird zunehmend alkalisch. Dadurch kann giftiger Ammoniak, der bei der Verdauung von Fleisch entsteht, nicht mehr über den Darm ausgeschieden werden. Stattdessen wird er über die Leber entgiftet und schließlich über die Nieren in Form von Harnstoff ausgeschieden.

Ammoniak ist ein Zellgift, das Entzündungen fördert und den Zellstoffwechsel hemmt. In der Folge werden auch die T-Zellen, unsere körpereigenen Immunabwehrzellen, mit weniger Energie versorgt. Das kann dazu führen, dass der Körper häufiger krank wird und neue Krankheitserreger schlechter abwehren kann. Der allgemeine Gesundheitszustand verschlechtert sich somit.

ESSENZIELLE MAKRONÄHRSTOFFE

Drei Nährstoffe versorgen uns mit Energie und Zellbausteinen: Eiweiß (Proteine), Fette und Kohlenhydrate. Insbesondere Eiweiß und Fette liefern dabei lebensnotwendige Nähr- und Baustoffe. Kohlenhydrate hingegen enthalten reine Energie aus Stärke (Polysaccharide) und verschiedenen Zuckerarten. Zur Energiegewinnung brauchen wir Hilfs- und Mittlersubstanzen wie Vitamine, Mineralstoffe und Spurenelemente – die sogenannten Mikronährstoffe.

FÜR EIN GUTES BAUCHGEFÜHL

Um Ihr Immunsystem im Darm optimal zu unterstützen, empfehlen sich:
- zuckerarme Mahlzeiten mit reichlich Gemüse und Hülsenfrüchten
- ausreichend Eiweiß – bevorzugt pflanzlich wie Hülsenfrüchte oder Nüsse, auch Eier, Fisch, Milchprodukte und wenig rotes Fleisch
- reichlicher Genuss gesunder Fette
- Intervallfastenpausen
- Ballaststoffe aus Getreide, Hülsenfrüchten und Gemüse
- Prä- und Probiotika (z. B. in Sauerkraut, eingelegtem Gemüse, Joghurt, Skyr)

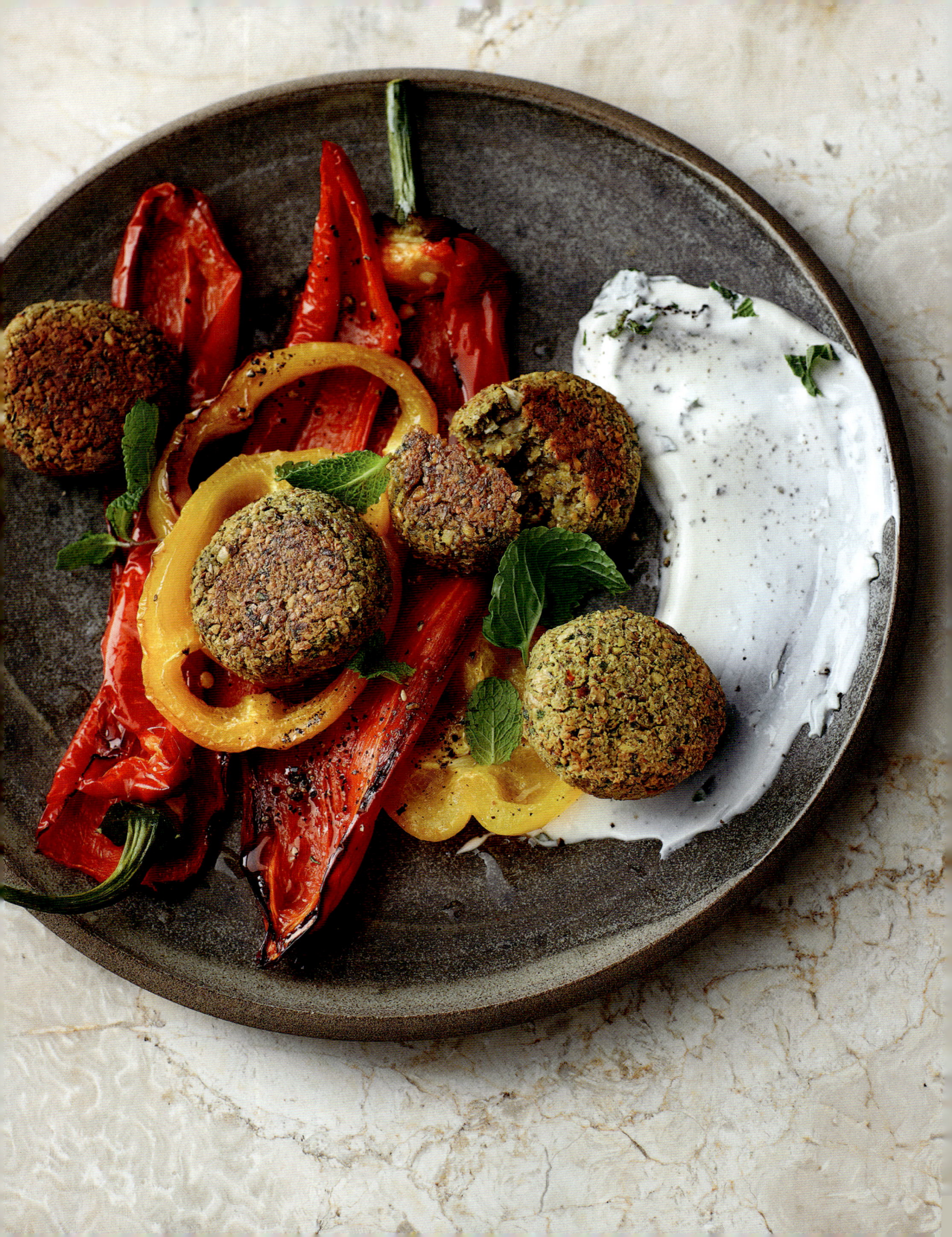

PISTAZIENFALAFELN MIT SPITZPAPRIKA

Falafeln bestehen zum Großteil aus Kichererbsen und diese liefern wie fast alle Hülsenfrüchte reichlich Pflanzenprotein und wertvolle Ballaststoffe. Hier werden sie durch Pistazien ergänzt.

◊ **BALLASTSTOFFREICH**

90 g getrocknete Kichererbsen
2 Schalotten
1 Knoblauchzehe
1 Bund Petersilie
½ Bund Koriandergrün
40 g Pistazienkerne
2 EL Olivenöl
1 TL Chiliflocken
1 EL gemahlener Kreuzkümmel
Salz
2 rote Spitzpaprika
1 gelbe Paprika
3 Stängel Minze
150 g Joghurt (3,5 % Fett)
1 TL Zitronensaft
Pfeffer

2 Personen
30 Min. Zubereitung
12 Std. Einweichen (über Nacht)
30 Min. Garen
Nährwert pro Portion:
ca. 460 kcal
17 g EW | 26 g F | 35 g KH

1 Am Vortag die Kichererbsen in einer Schüssel mit reichlich Wasser mindestens 12 Stunden, am besten über Nacht, einweichen.

2 Am nächsten Tag den Backofen auf 180 °C vorheizen. Ein Backblech mit Backpapier auslegen. Die Kichererbsen in ein Sieb abgießen und abbrausen. Schalotten und Knoblauchzehe schälen. Petersilie und Koriander waschen, trocken tupfen und die Blätter abzupfen. Kichererbsen, Schalotten, Knoblauch, Petersilie, Koriander, Pistazien, Öl, Chiliflocken, Kreuzkümmel und ½ TL Salz im Blitzhacker zu einer homogenen Masse pürieren.

3 Aus der Masse mit angefeuchteten Händen 6–8 Bällchen formen und nebeneinander auf das Blech legen. Die Falafeln im Ofen (Mitte) ca. 15 Min. garen. Inzwischen die Paprikaschoten waschen, halbieren, weiße Trennwände und Kerne entfernen. Die Paprikahälften der Länge nach halbieren. Die gelbe Paprikaschote ebenfalls waschen, halbieren, Trennwände und Kerne entfernen. Die Hälften in 4 dicke Ringe schneiden.

4 Nach ca. 15 Min. Garzeit das Blech aus dem Ofen nehmen, die Falafeln wenden und die Paprikastücke danebensetzen. Alles im Ofen nochmals ca. 15 Min. garen. Falafeln und Paprikastücke herausnehmen und vor dem Servieren etwas abkühlen lassen.

5 Währenddessen die Minze waschen, trocken tupfen, die Blätter abzupfen und fein hacken. Dann mit Joghurt, Zitronensaft, Pfeffer und 1 Prise Salz mischen. Zum Servieren Falafeln und Paprikastücke auf Teller verteilen und den Minzjoghurt dazu reichen.

> Die Gattung der Minzen ist vielfältig – sie reicht von Apfelminze über Pfefferminze bis Nanaminze. Alle enthalten jedoch wichtige ätherische Öle aus der Gruppe der sekundären Pflanzenstoffe der Monoterpene. Diese Duft- und Aromastoffe wirken auch medizinisch, nämlich antiseptisch, krampflösend und verdauungsfördernd.

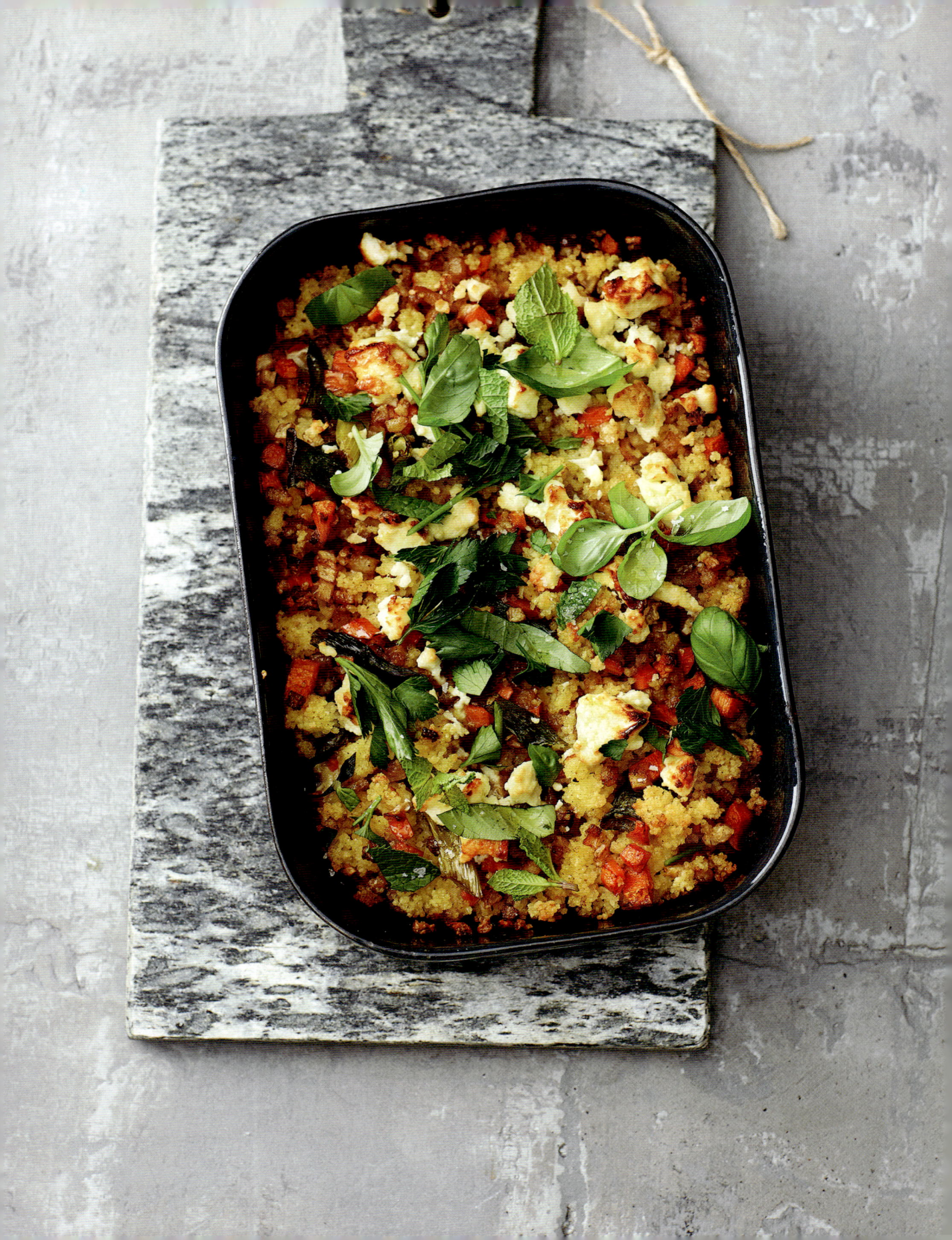

COUSCOUSAUFLAUF MIT FETA

Couscous ist ähnlich wie Bulgur ein vorgegartes Produkt aus Hartweizen und ideal für die schnelle Küche. Ursprünglich stammt Couscous aus dem Vorderen Orient und Nordafrika und wird aus Hartweizen- oder Hafergrieß hergestellt.

◊ **BLUTDRUCKSENKEND**

80 g Couscous
1 TL getrocknete Gemüsebrühe (Instant)
2 ½ EL Olivenöl
200 g Kohlrabi
1 mittelgroße Möhre
150 g Knollensellerie
4 kleine Frühlingszwiebeln
100 g Schafskäse (Feta)
1 Stück Ingwer (ca. 2 cm lang)
1 EL arabische Gewürzmischung (z. B. Baharat oder Ras el Hanout)
1 TL gemahlener Kreuzkümmel
Salz, Pfeffer
Öl für die Form
120 ml Milch (3,5 % Fett)
1 Ei (M)
1 Msp. frisch geriebene Muskatnuss
je 1 Handvoll Petersilie, Basilikum und Minze

Für 2 Personen
25 Min. Zubereitung
25 Min. Garen
Nährwert pro Portion:
ca. 570 kcal
23 g EW | 35 g F | 41 g KH

1 Den Backofen auf 180 °C (Umluft) vorheizen. Den Couscous in eine Schüssel geben. 160 ml Wasser mit dem Brühpulver aufkochen, zusammen mit 1 TL Öl über den Couscous gießen und alles ca. 10 Min. zugedeckt quellen lassen.

2 Währenddessen Kohlrabi, Möhre und Knollensellerie putzen, schälen und in kleine Würfel schneiden. Frühlingszwiebeln putzen, waschen und schräg in ca. 2 cm lange Stücke schneiden. Den Schafskäse zerbröseln und in eine Schüssel geben. Den Ingwer schälen und fein hacken.

3 Das restliche Öl in einer Pfanne erhitzen. Kohlrabi, Möhre, Sellerie und Frühlingszwiebeln darin ca. 5 Min. rundum anbraten. Mit Ingwer, Gewürzmischung, Kreuzkümmel, Salz und Pfeffer würzen.

4 Eine kleine Auflaufform (ca. 15 × 23 cm) mit Öl einfetten. Couscous und Gemüsemischung gründlich vermengen und in der Auflaufform verteilen. Milch und Ei verquirlen, mit Salz, Pfeffer und Muskat würzen, dann über die Couscousmischung gießen. Alles mit Feta bestreuen und den Auflauf im Ofen (Mitte) 20–25 Min. garen.

5 Inzwischen Petersilie, Basilikum sowie Minze waschen und trocken tupfen. Die Blätter abzupfen und fein hacken. Den Auflauf aus dem Ofen nehmen und vor dem Servieren kurz abkühlen lassen. Auf Tellern anrichten und mit den Kräutern bestreut servieren.

Kohlrabi zählt nicht nur zur gesunden Familie der Kohlgewächse und Kreuzblütler, er liefert auch reichlich Kalium. Und diesen Mineralstoff benötigen wir zur Blutdruckregulation – im Zusammenspiel mit Natrium ist er verantwortlich für die Regulierung des Wasserhaushalts und wichtig für die Reizweiterleitung. Wissenschaftler entdeckten einen positiven Einfluss von Kalium auf die Blutdrucksenkung beim Menschen.

OFENGEMÜSE MIT KICHERERBSEN

Die Farbe der Möhren ist ein Augenschmaus – und sie liefern nebenbei auch noch reichlich gesunde Antioxidantien (Betacarotin). Der Joghurt versorgt uns zusätzlich mit darmgesunden Milchsäurebakterien.

◊ HERZGESUND

300 g vorwiegend festkochende
Kartoffeln
400 g Bundmöhren (mit Grün)
2 Zwiebeln
1 Dose Kichererbsen (Abtropfgewicht 240 g)
je ½ TL gemahlener Piment,
Kreuzkümmel und Koriander, edelsüßes Paprika- und Zimtpulver
2 EL Olivenöl
1 EL Aceto balsamico
Salz, Pfeffer
½ Bio-Zitrone
300 g Joghurt (1,5 % Fett)
2 Stängel Petersilie
1–2 Stängel Minze

Für 2 Personen
15 Min. Zubereitung
45 Min. Garen
Nährwert pro Portion:
ca. 425 kcal
16 g EW | 15 g F | 55 g KH

1 Den Backofen auf 180 °C vorheizen. Ein Backblech mit Backpapier auslegen. Die Kartoffeln gründlich waschen und längs in Viertel schneiden. Die Möhren gründlich waschen und längs halbieren, das Grün bis auf 2 cm entfernen. Die Zwiebeln schälen und vierteln. Die Kichererbsen in einem Sieb abbrausen und abtropfen lassen, dann mit dem Gemüse in eine große Schüssel geben.

2 Piment, Kreuzkümmel, Koriander, Paprika und Zimt in einer kleinen Schüssel mischen. Öl und Essig dazugeben und alles gründlich verrühren, mit Salz und Pfeffer würzen. Die Gewürzmischung zum Gemüse geben, alles gut vermengen und auf dem Blech verteilen. Das gewürzte Gemüse im Ofen (Mitte) 30–45 Min. garen.

3 Inzwischen die Zitrone waschen, abtrocknen und die Schale fein abreiben. Danach den Saft aus der Zitrone pressen. Schale und Saft unter den Joghurt rühren. Petersilie und Minze waschen, trocken tupfen, die Blätter abzupfen und grob hacken. Die Kräuter ebenfalls zum Joghurt geben und alles mit Salz und Pfeffer abschmecken.

4 Zum Servieren das Gemüse aus dem Ofen nehmen, auf Teller verteilen und die Joghurtsoße dazu reichen.

> Kartoffeln liefern nicht nur Stärke, sondern auch hochwertiges Eiweiß und Kalium. Bei den enthaltenen Vitaminen stechen vor allem Vitamin C und die B-Vitamine hervor – Letztere benötigen wir für Stoffwechsel, Nervensystem und Gehirn. Ebenso wertvoll sind die sekundären Pflanzenstoffe der Flavonoide und Anthocyane in Kartoffeln, die den Pflanzen als Abwehrstoff dienen und beim Menschen vor Herz-Kreislauf-Erkrankungen und Krebs schützen.

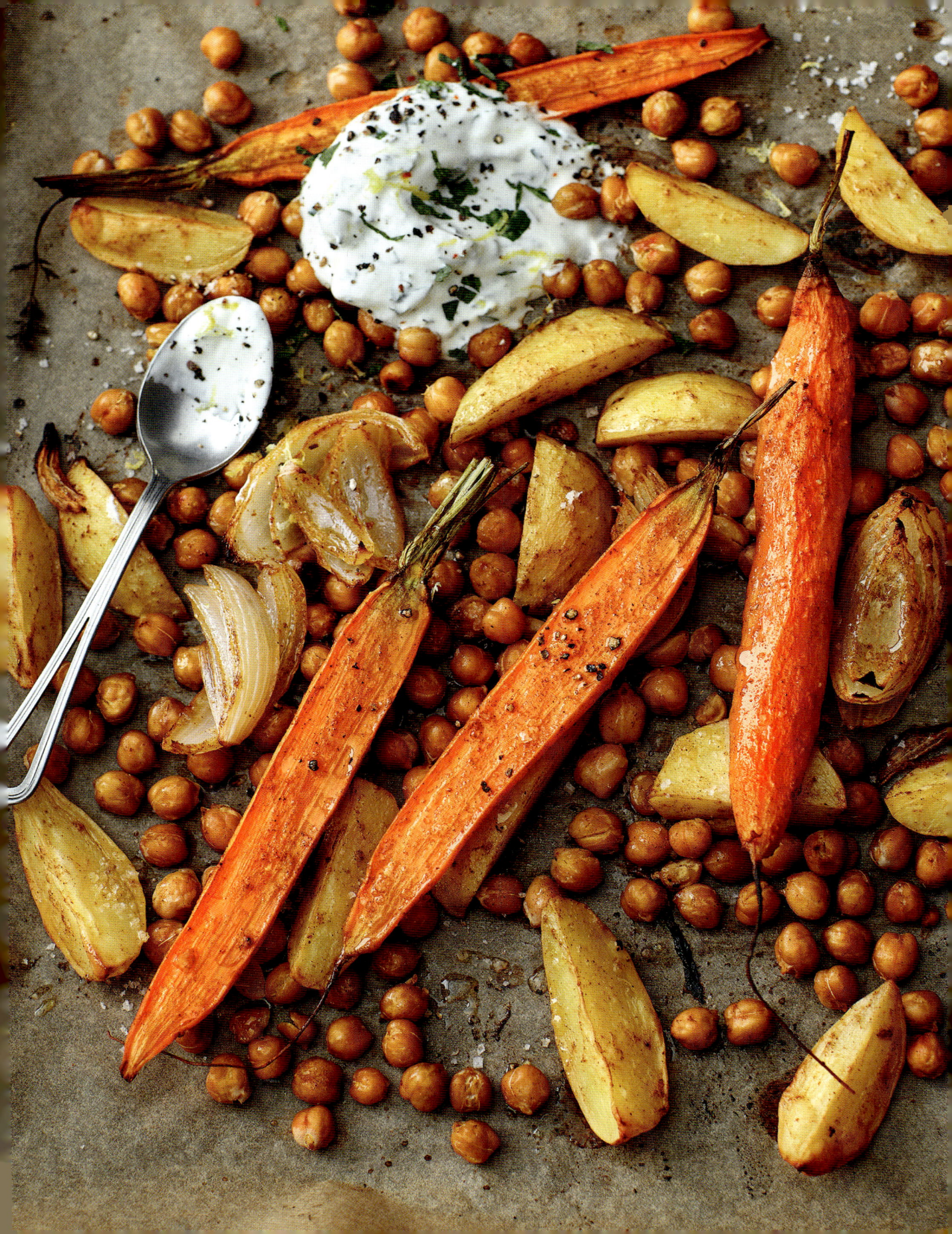

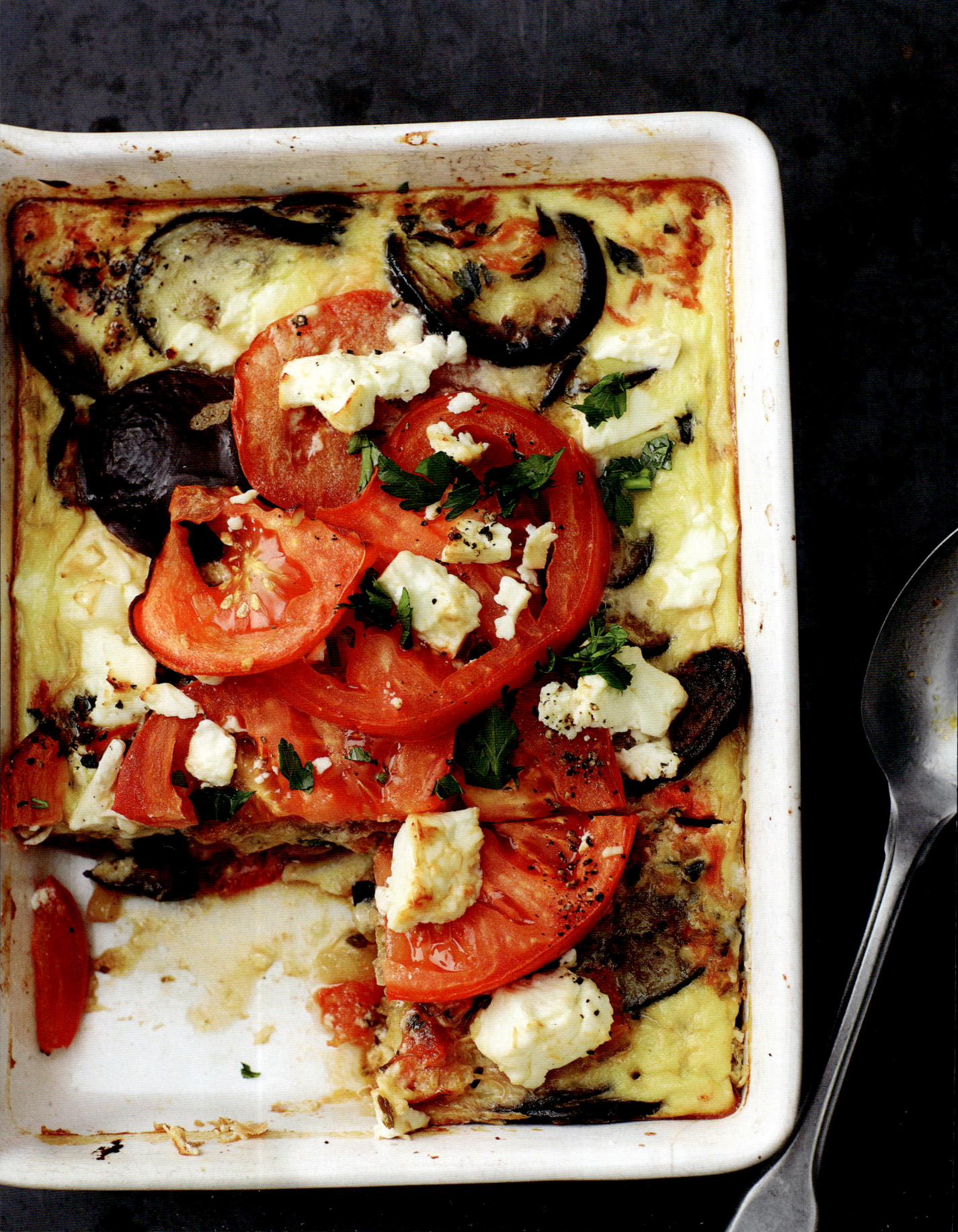

VEGETARISCHE MOUSSAKA

Der klassische Auflauf aus Griechenland veredelt Auberginen auf leckere Art. Auberginen liefern uns reichlich Kalium, das den Blutdruck reguliert. Die dunkle Farbe der Schale geht auf antioxidativ wirkende Flavonoide zurück.

◊ BLUTDRUCKSENKEND

450 g Auberginen
Salz
1 Zwiebel
3 Tomaten
1 Handvoll Petersilie
3 EL Olivenöl
70 ml Gemüsebrühe
Pfeffer
Öl für die Form
50 g Schafskäse (Feta)
70 g griechischer Joghurt
(10 % Fett)
2 Eier (M)
1 EL Mehl
1 Msp. Backpulver

Für 2 Personen
20 Min. Zubereitung
30 Min. Ziehen
40 Min. Garen
Nährwert pro Portion:
ca. 430 kcal
17 g EW | 32 g F | 16 g KH

1 Die Auberginen putzen, waschen und in dünne Scheiben schneiden. Die Scheiben auf einer Platte auslegen, mit Salz bestreuen und ca. 30 Min. ziehen lassen, um die Bitterstoffe zu reduzieren. Den Backofen auf 160 °C (Umluft) vorheizen.

2 Die Zwiebel schälen und fein hacken. Die Tomaten waschen. 2 Tomaten würfeln, 1 Tomate in Scheiben schneiden, dabei jeweils den Stielansatz entfernen. Die Petersilie waschen, trocken tupfen, die Blätter abzupfen und fein hacken.

3 In einer Pfanne 1 EL Öl erhitzen und die Zwiebel darin glasig dünsten. Tomatenwürfel, die Hälfte der Petersilie und die Brühe unterrühren und alles mit Salz sowie Pfeffer würzen. Dann zugedeckt noch 8–10 Min. köcheln lassen.

4 Inzwischen die Auberginenscheiben kurz abbrausen und mit Küchenpapier gut trocken tupfen. Das übrige Öl in einer Pfanne erhitzen, die Auberginenscheiben darin nacheinander auf jeder Seite ca. 1 Min. anbraten, herausnehmen und auf einen Teller legen.

5 Eine kleine Auflaufform (ca. 15 × 23 cm) mit Öl einfetten. Abwechselnd Auberginen und Tomatensoße in die Auflaufform schichten, dabei mit der Soße beginnen und abschließen. Zuletzt die Tomatenscheiben darauflegen und den Schafskäse darüberkrümeln. Die Moussaka im Ofen (Mitte) ca. 30 Min. backen.

6 Währenddessen Joghurt, Eier, Mehl und Backpulver gründlich verrühren und mit etwas Pfeffer würzen. Die Moussaka aus dem Ofen nehmen, mit der Joghurt-Eier-Mischung übergießen und im Ofen in ca. 10 Min. fertig backen. Herausnehmen, auf Teller verteilen und mit der restlichen Petersilie garniert servieren.

PFLANZLICHE LEBENSMITTEL: DIE BESTEN DER BESTEN

Bestimmte pflanzliche Lebensmittel können gezielt als Arzneien eingesetzt werden, so wirkungsvoll ist die Zusammensetzung ihrer Inhaltsstoffe. Die DGE (Deutsche Gesellschaft für Ernährung) empfiehlt pro Tag 3 Portionen Gemüse und 2 Portionen Obst für die optimale Versorgung mit sekundären Pflanzenstoffen.

1 LINSEN

Angebaut werden Linsen seit Beginn des Ackerbaus in der Steinzeit. Heute werden auf der ganzen Welt verschiedene Linsensorten angepflanzt. Sie liefern sättigende, darmgesunde Ballaststoffe, nervenstärkende B-Vitamine sowie augen- und immunschützendes Provitamin A. Zudem sind die Hülsenfrüchte reich an Mineralstoffen wie Kalium, Kalzium, Magnesium und Phosphor. Auch der Gehalt der Spurenelemente Eisen und Zink ist beträchtlich. Die Top-Eiweißlieferanten kann der Körper besonders gut in der Kombination mit Getreide, Nudeln oder Reis nutzen. Dadurch wird die sogenannte biologische Wertigkeit (siehe Seite 18) der einzelnen Eiweißträger erhöht.

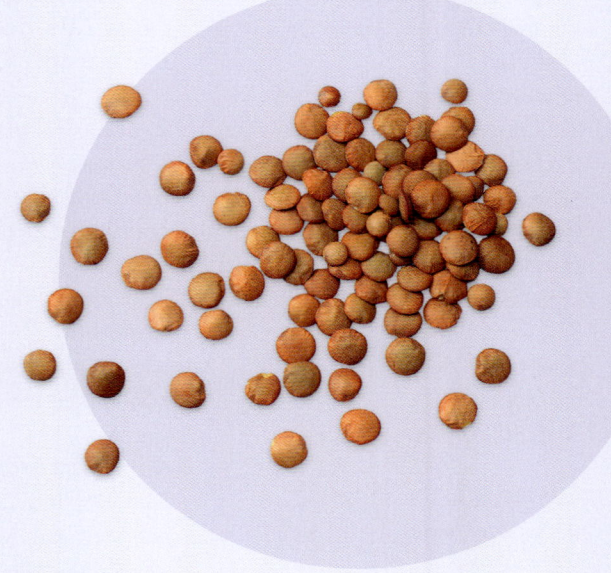

2 GRAPEFRUIT

Lycopin färbt Tomaten rot und macht das Fruchtfleisch der Grapefruits rosa. Der Stoff zählt zu den sekundären Pflanzenstoffen, schützt vor Arterienverkalkung, Diabetes und kann vor allem Prostatakrebs vorbeugen. Das in der Frucht enthaltene Vitamin C ist wichtig für den Bindegewebsaufbau. B-Vitamine unterstützen zahlreiche Stoffwechselvorgänge wie Nervenregeneration und Blutbildung. An Mineralstoffen hat die Grapefruit Kalzium, Magnesium, Eisen und Kalium zu bieten. Der Pflanzenstoff Naringin stärkt, wie alle Bitterstoffe, Leber und Galle. Durch den bitteren Geschmack lässt der Appetit schneller nach, sodass man weniger isst und der Heißhunger auf Süßes gebremst wird.

3 KNOBLAUCH

In den Küchen heißer Länder wird die würzige Knolle, die stark nach Schwefel duftet, seit jeher verwendet – nicht zuletzt wegen ihrer antibakteriellen Eigenschaften. In den schwefelhaltigen Bestandteilen stecken Phytonzide, die wie natürliche Antibiotika wirken. Vor allem die Darmflora wird durch Knoblauch gestärkt. Der Wirkstoff Allicin tötet sogar Bakterien und Pilze ab, gegen die andere Medikamente machtlos sind. Außerdem unterstützt die hochgesunde Knolle den Blutfluss, hilft, die Cholesterinwerte zu stabilisieren und einen hohen Blutdruck zu regulieren.

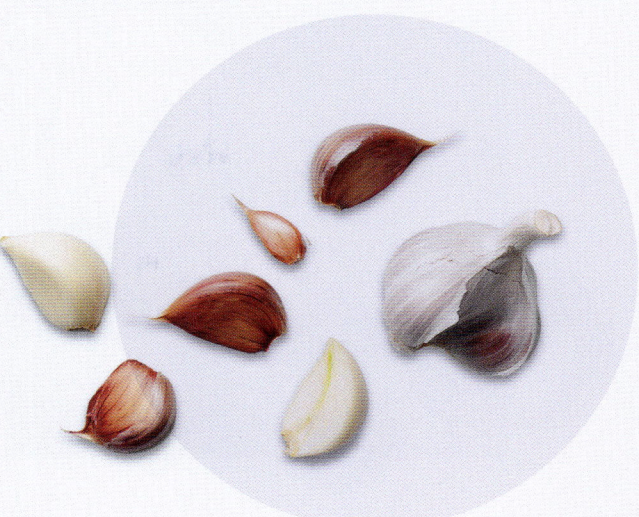

4 KURKUMA

Die leicht bitter schmeckende Gelbwurz aus Südasien verleiht Currymischungen die typisch gelbe Farbe, enthält ätherische Öle und das Polyphenol Curcumin. Der Pflanzenstoff wirkt stark entzündungshemmend, zellschützend und fördert im Gehirn das Wachstum von Nervenzellen.

5 ALGEN

Von dem Gemüse aus dem Meer gibt es etwa 500 000 Arten. Algen sind reich an Antioxidantien, Eiweiß, Omega-3-Fettsäuren, Chlorophyll, Kalzium, Magnesium, Kalium, Zink, Eisen, Selen und den Vitaminen A, E und C. Der Mix stärkt die Abwehr, regt den Stoffwechsel an, schützt die Nerven und wirkt vorbeugend gegen Demenz.

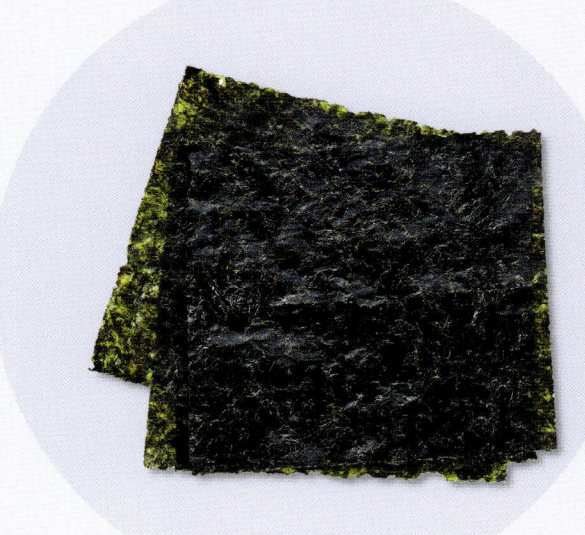

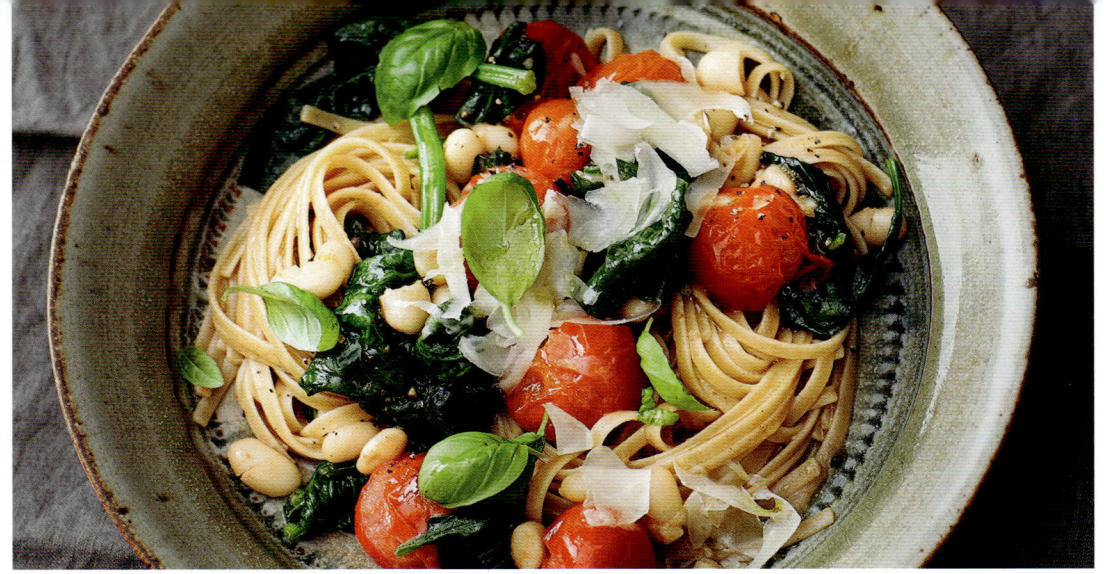

NUDELN MIT SPINAT UND BOHNEN

Dieser Klassiker aus Italien liefert mit Pasta und
Hülsenfrüchten hochwertiges Pflanzeneiweiß.

◇ EIWEISSREICH

120 g Vollkornbandnudeln
Salz
1 Knoblauchzehe
180 g Kirschtomaten
200 g Baby-Blattspinat
2 EL Olivenöl
240 g weiße Bohnen
(aus dem Glas)
Pfeffer
1 EL getrocknetes Basilikum
40 g Parmesan (am Stück)
4 Blätter Basilikum

Für 2 Personen
20 Min. Zubereitung
Nährwert pro Portion:
ca. 485 kcal
26 g EW | 18 g F | 55 g KH

1 Die Nudeln nach Packungsanweisung in Salzwasser bissfest garen, anschließend in einem Sieb abtropfen lassen.

2 Währenddessen den Knoblauch schälen und fein hacken. Die Tomaten waschen. Den Spinat verlesen, waschen und trocken schleudern. Das Öl in einer Pfanne erhitzen. Knoblauch und Tomaten darin bei mittlerer Hitze anbraten. Spinat dazugeben und zusammenfallen lassen.

3 Die Bohnen in einem Sieb abbrausen und abtropfen lassen, anschließend in die Pfanne geben und erwärmen. Alles mit Salz, Pfeffer und getrocknetem Basilikum würzen.

4 Die Nudeln unter das Gemüse in der Pfanne mischen. Den Parmesan mit dem Sparschäler in Späne hobeln. Die Basilikumblätter waschen und trocken tupfen. Zum Servieren die Nudelpfanne auf Teller verteilen, mit Parmesan bestreuen und mit Basilikumblättern garnieren.

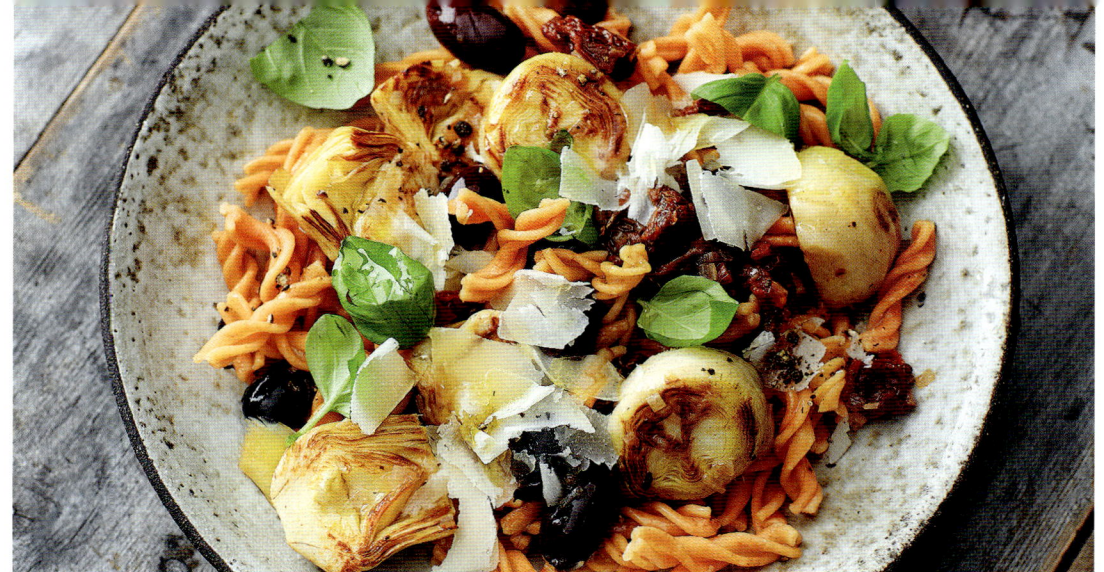

LINSEN-SPIRELLI MIT ANTIPASTI

Linsen bestehen aus bis zu 10 Prozent Ballaststoffen und unterstützen damit den Darm. In Nudelform sind sie eine Alternative zu Pasta aus Hartweizen.

◊ BALLASTSTOFFREICH

160 g Rote-Linsen-Spirelli
Salz
2 Schalotten
240 g Artischockenherzen
(aus dem Glas)
4 halb getrocknete Tomaten
50 g Kalamata-Oliven
5 Stängel Basilikum
40 g Parmesan (am Stück)
2 EL Olivenöl
1 EL getrockneter Oregano
Pfeffer

Für 2 Personen
10 Min. Zubereitung
Nährwert pro Portion:
ca. 590 kcal
30 g EW | 26 g F | 55 g KH

1 Die Linsen-Spirelli nach Packungsanweisung in ca. 6 Min. bissfest garen. (Achtung, nicht länger garen, sonst kann es stark schäumen.) In einem Sieb abtropfen lassen.

2 Inzwischen die Schalotten schälen und in feine Würfel schneiden. Die Artischocken abtropfen lassen und halbieren. Die halb getrockneten Tomaten in kleine Stücke schneiden. Die Oliven abtropfen lassen. Das Basilikum waschen, trocken tupfen, die Blätter abzupfen und grob hacken. Den Parmesan mit dem Sparschäler in Späne hobeln.

3 Das Öl in einer Pfanne erhitzen und die Schalottenwürfel darin andünsten. Artischocken, Tomaten und Oliven hinzufügen, mit Oregano und Pfeffer würzen. Die Linsen-Spirelli vorsichtig unterrühren.

4 Die Nudeln anrichten, mit Parmesan und Basilikum bestreut servieren.

Linsen enthalten neben viel Eiweiß auch Magnesium und Eisen und das B-Vitamin Cholin – wichtig für die Arbeit der Muskeln sowie für unsere Konzentrationsfähigkeit. Sekundäre Pflanzenstoffe wie Saponine, Flavone und Phenolsäuren wirken antioxidativ und herzschützend.

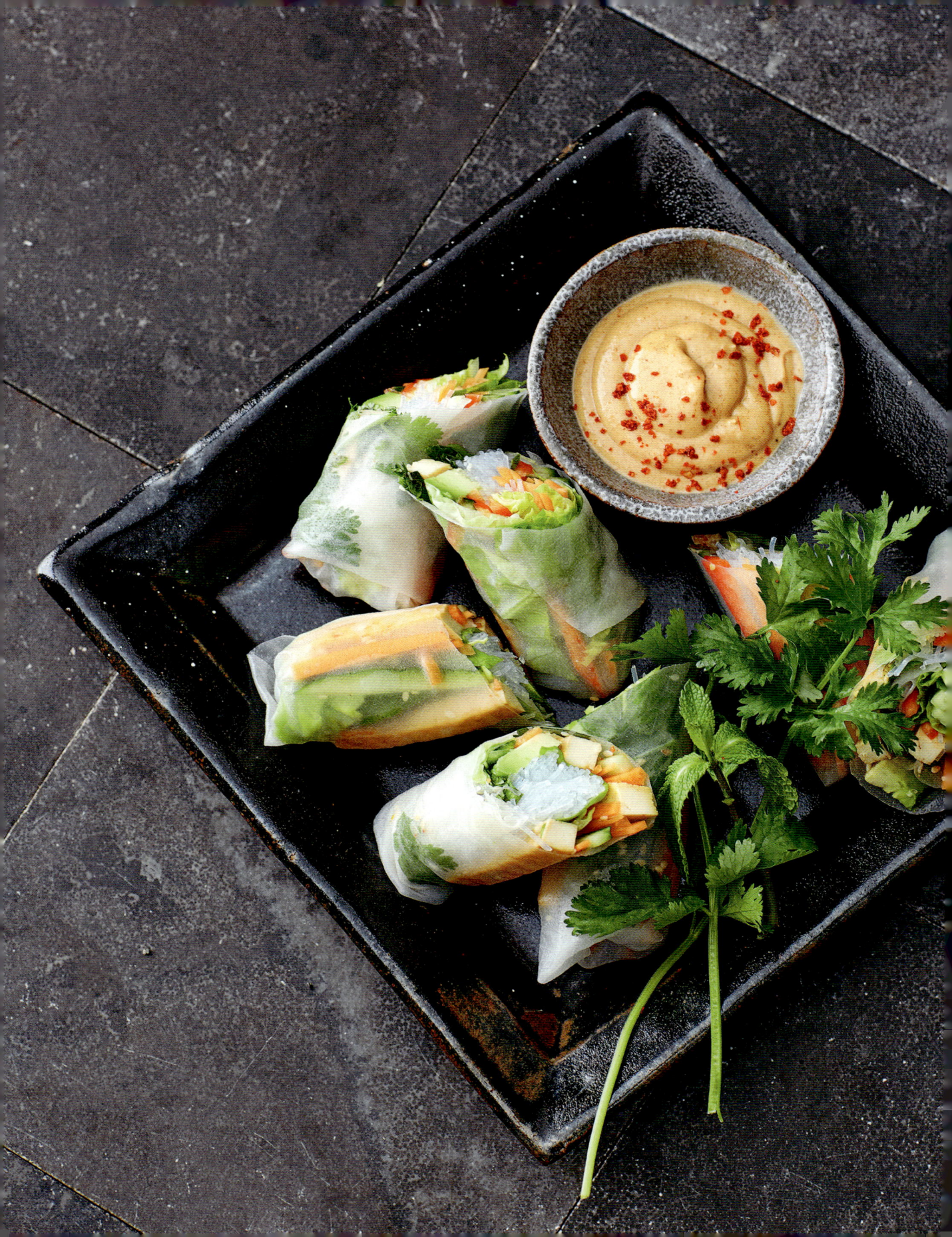

VIETNAMESISCHE SOMMERROLLEN

Diese Röllchen werden nicht frittiert und sind damit gesünder als die klassischen Frühlingsrollen. Die bunte Gemüsefüllung liefert reichlich Vitamin C, Avocado und Erdnussdip machen lange satt.

◊ EIWEISSREICH

2 Limetten
2 EL geröstetes Sesamöl
3 EL Sojasoße
2 EL heller Sesam
2 TL Chiliflocken
150 g (Räucher-)Tofu
40 g Reisnudeln
Salz
1 kleine rote Paprika
1 Möhre
¼ Salatgurke
1 Avocado
4–6 grüne Salatblätter
je 2 Stängel Minze und
Koriandergrün
8 Blätter Reispapier (Ø ca. 22 cm)
1 Stück Ingwer (ca. 5 cm lang)
2 EL Erdnussmus
Pfeffer

Für 2 Personen
1 Std. Zubereitung
2 Std. Marinieren
Nährwert pro Portion:
ca. 715 kcal
23 g EW | 46 g F | 46 g KH

1 Die Limetten halbieren, Saft auspressen und die Hälfte des Safts in eine flache Schüssel geben. Sesamöl, 1 EL Sojasoße, Sesam und 1 TL Chiliflocken hinzufügen und alles gut zu einer Marinade verrühren. Den Tofu in Streifen schneiden und in der Marinade mindestens 2 Std. ziehen lassen.

2 Währenddessen die Reisnudeln nach Packungsanweisung in Salzwasser bissfest garen. Dann in ein Sieb abgießen, mit kaltem Wasser abschrecken, abtropfen und abkühlen lassen. Die Paprika waschen, halbieren, weiße Trennwände und Kerne entfernen. Die Hälften in feine Streifen schneiden. Möhre und Gurke putzen, schälen bzw. waschen und in feine Streifen schneiden. Die Avocado halbieren, entkernen, schälen und ebenfalls in Streifen schneiden. Die Salatblätter waschen, trocken schleudern und grob schneiden. Minze und Koriander waschen, trocken tupfen und die Blätter abzupfen.

3 Eine große Pfanne mit heißem Wasser füllen und die Reispapierblätter darin nacheinander kurz einweichen, bis sie biegsam werden. Dann die Blätter einzeln auf die Arbeitsfläche legen und mit Gemüse, Avocado, Salatblättern, Reisnudeln und dem marinierten Tofu belegen. Die Kräuter darüberstreuen und alles fest aufrollen, dabei die Enden des Reispapiers jeweils nach innen klappen, damit nichts herausfallen kann.

4 Für den Dip den übrigen Limettensaft in eine Schüssel geben. Den Ingwer schälen und dazureiben. Erdnussmus, restliche Sojasoße und übrige Chiliflocken dazugeben. Alles gut verrühren und mit Salz und Pfeffer abschmecken. Die Sommerrollen mit dem Dip servieren.

Sojaprodukte wie Tofu, Tempeh, Sojaghurt oder Sojadrinks können durchaus zu unserer Eiweißversorgung beitragen. Sie sollten jedoch nicht die alleinige Eiweißquelle sein. Zudem sollte man darauf achten, wie und wo diese Produkte hergestellt wurden.

WIRSINGPFANNE MIT TOFU UND MARONEN

Der würzige Wirsing bekommt mit Tofu und Maronen satt machende Begleiter an seine Seite.

◊ KREBSVORBEUGEND

300 g Wirsing
1 Zwiebel
2 EL Rapsöl
1 TL gemahlener Kümmel
Salz, Pfeffer
2 EL saure Sahne
175 g geräucherter Tofu
2 TL rosenscharfes Paprikapulver
200 g gegarte Maronen (vakuum-verpackt)
2 Stängel Petersilie

Für 2 Personen
25 Min. Zubereitung
Nährwert pro Portion:
ca. 480 kcal
23 g EW | 23 g F | 43 g KH

1 Die Wirsingblätter abtrennen, waschen und trocken tupfen. Den harten Strunk keilförmig herausschneiden und entfernen. Die Wirsingblätter in feine Streifen schneiden. Die Zwiebel schälen und in feine Würfel schneiden.

2 In einer Pfanne 1 EL Öl erhitzen. Wirsing und Zwiebel darin bei mittlerer Hitze andünsten. Mit Kümmel, Salz und Pfeffer würzen, 100 ml Wasser hinzufügen und alles zugedeckt ca. 10 Min. garen, sodass der Wirsing noch Biss und Farbe behält. Dabei ab und zu umrühren. Zuletzt die saure Sahne untermischen.

3 Inzwischen den Räuchertofu in kleine Würfel schneiden und in einer Pfanne im restlichen Öl unter Rühren scharf anbraten. Mit Paprikapulver würzen und den Herd abschalten. Die Maronen dazugeben und alles in der Nachhitze kurz garen.

4 Die Petersilie waschen, trocken tupfen, die Blätter abzupfen und grob hacken. Das Wirsinggemüse auf Teller verteilen, die Tofuwürfel mittig darauf anrichten. Mit der Petersilie garnieren und servieren.

Wirsing enthält wie alle Kohlgemüse, aber auch wie Senf, Rettich, Kresse und Radieschen, wertvolle Glucosinolate. Diese sind verantwortlich für den leicht scharfen Geschmack. Glucosinolate werden aber auch in Senföle umgewandelt, die zu den sekundären Pflanzenstoffen zählen und das Risiko für Prostata-, Lungen- und Dickdarmkrebs senken sollen. Im Vergleich zu Rot- und Weißkohl ist der hellgrüne Wirsing feiner und aromatischer im Geschmack. Außerdem liefert er besonders viel Vitamin C sowie Magnesium und Kalium.

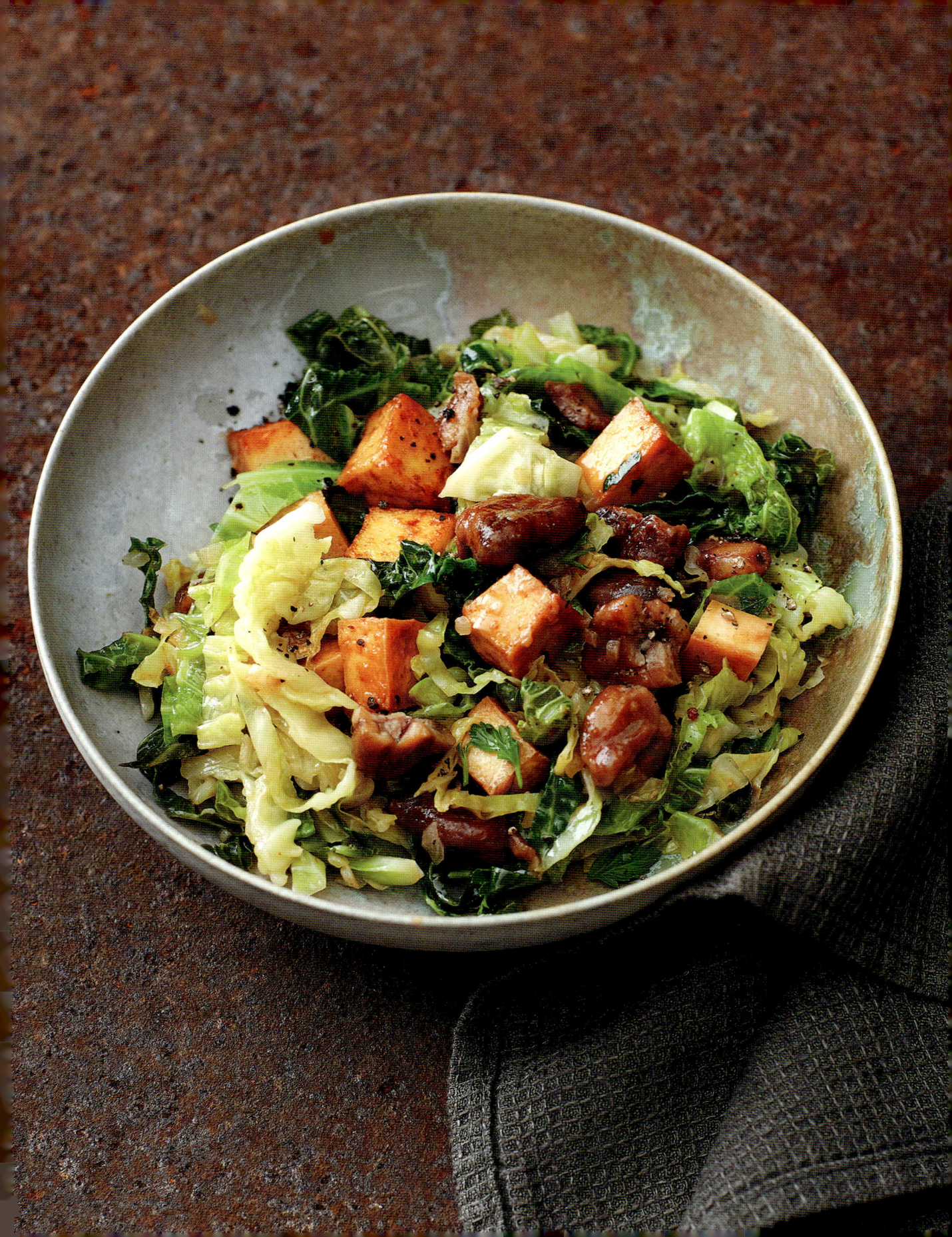

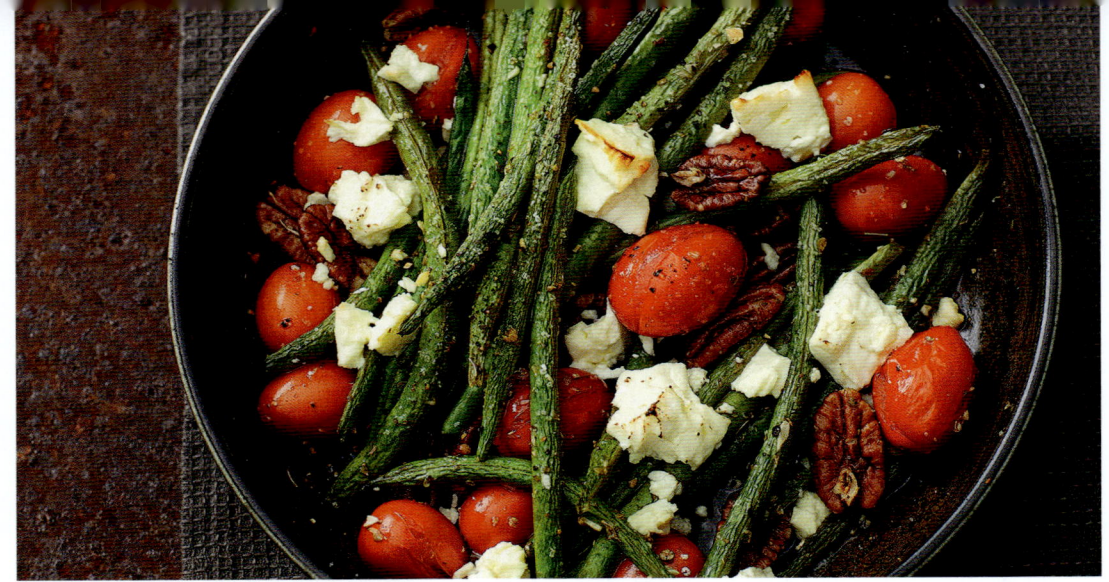

GEBACKENE GRÜNE BOHNEN MIT FETA

Ein leckeres mediterranes Gericht, das hier mit Pekannüssen verfeinert wird.

◊ BALLASTSTOFFREICH

300 g grüne Bohnen
150 g Datteltomaten
(ersatzweise Kirschtomaten)
1 Knoblauchzehe
1 EL Olivenöl
40 g Pekannusskerne
1 EL getrockneter Oregano
Salz, Pfeffer
150 g Schafskäse (Feta)

Für 2 Personen
10 Min. Zubereitung
15 Min. Garen
Nährwert pro Portion:
ca. 425 kcal
19 g EW | 34 g F | 11 g KH

1 Den Backofen auf 175 °C vorheizen. Die Bohnen putzen und waschen, dabei die Stielenden entfernen. Die Tomaten waschen. Die Knoblauchzehe schälen und fein hacken.

2 Bohnen, Tomaten, Knoblauch, Öl und Pekannusskerne in einer Schüssel gut mischen. Mit Oregano, Salz und Pfeffer würzen.

3 Die Gemüsemischung in einer kleinen Auflaufform (ca. 15 × 23 cm) verteilen. Den Feta darüberkrümeln und alles im Ofen (Mitte) ca. 15 Min. garen. Herausnehmen und vor dem Servieren kurz abkühlen lassen. Die Bohnen passen gut zu Lammfilets (ca. 80 g pro Person).

Grüne Bohnen gewährleisten, dass wir reichlich Ballaststoffe aufnehmen und so unsere Verdauung fördern. Außerdem enthalten sie Kalium und Betacarotin (Provitamin A), das über antioxidative und cholesterinsen-kende Effekte verfügt.

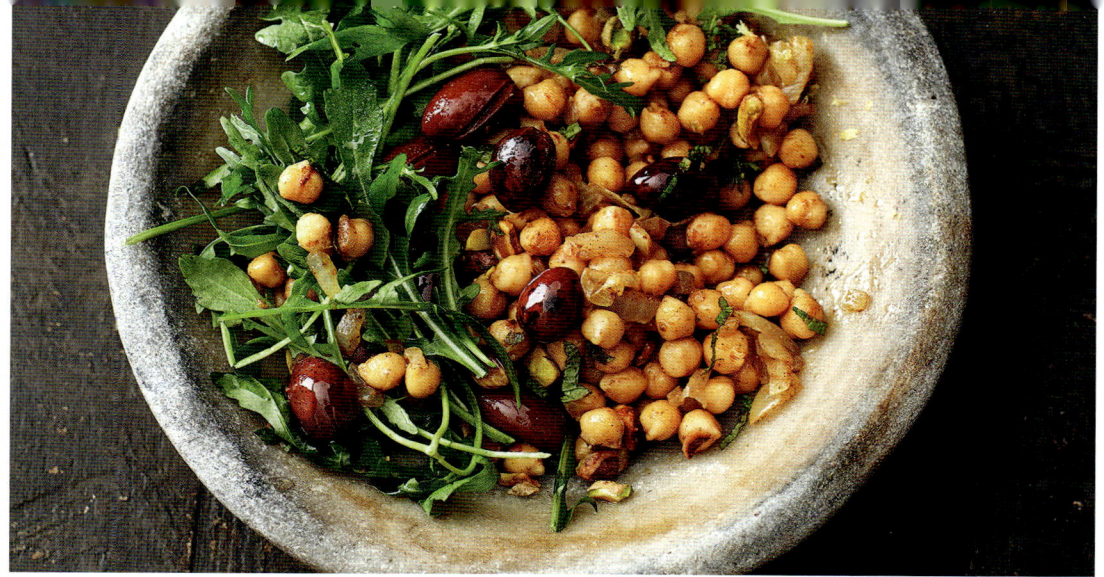

KICHERERBSEN MIT RUCOLA

Schmeckt lecker zu hart gekochten Eiern, gegrilltem Hähnchen oder gebackener Putenbrust (je 150 g pro Person).

◇ ANTIBAKTERIELL

1 Zwiebel
240 g Kichererbsen
(aus dem Glas)
2 EL Olivenöl
1 EL Tomatenmark
1 TL rosenscharfes Paprikapulver
gemahlener Kreuzkümmel und
Kurkuma
100 g Rucola
10 Kalamata-Oliven
2 Stängel Minze
1 EL Zitronensaft
Salz, Pfeffer
1 EL Pistazienkerne

Für 2 Personen
15 Min. Zubereitung
Nährwert pro Portion:
ca. 315 kcal
9 g EW | 24 g F | 18 g KH

1 Die Zwiebel schälen und fein würfeln. Die Kichererbsen in einem Sieb abbrausen und abtropfen lassen. Das Öl in einem Topf erhitzen und die Zwiebelwürfel darin bei mittlerer Hitze glasig dünsten. Tomatenmark, Paprikapulver, je 1 Prise Kreuzkümmel und Kurkuma sowie die Kicher-erbsen dazugeben. Alles unter die Zwiebeln mischen und 5 Min. garen.

2 Währenddessen den Rucola verlesen, waschen, trocken schleudern und auf Teller verteilen. Die Oliven gut abtropfen lassen. Die Minze waschen, trocken tupfen, die Blätter abzupfen und grob hacken.

3 Zum Servieren Oliven, Minze, Zitronensaft, Salz und Pfeffer zu den Kichererbsen geben und gründlich untermischen. Neben dem Rucola anrichten und mit Pistazienkernen garnieren.

Rucola enthält Senföle (Glucosinolate, siehe Kasten Seite 242). Diese sorgen für die Schärfe des Salats und wirken als sekundäre Pflanzenstof-fe auch antibakteriell und krebshemmend. Rucola, auch Rauke genannt, liefert außerdem reichlich Betacarotin (Provitamin A), Vitamin C und die Mineralstoffe Kalium und Kalzium. Auch Folsäure, ein für die Zell-teilung und Blutbildung wichtiges B-Vitamin, kommt in Rucola vor.

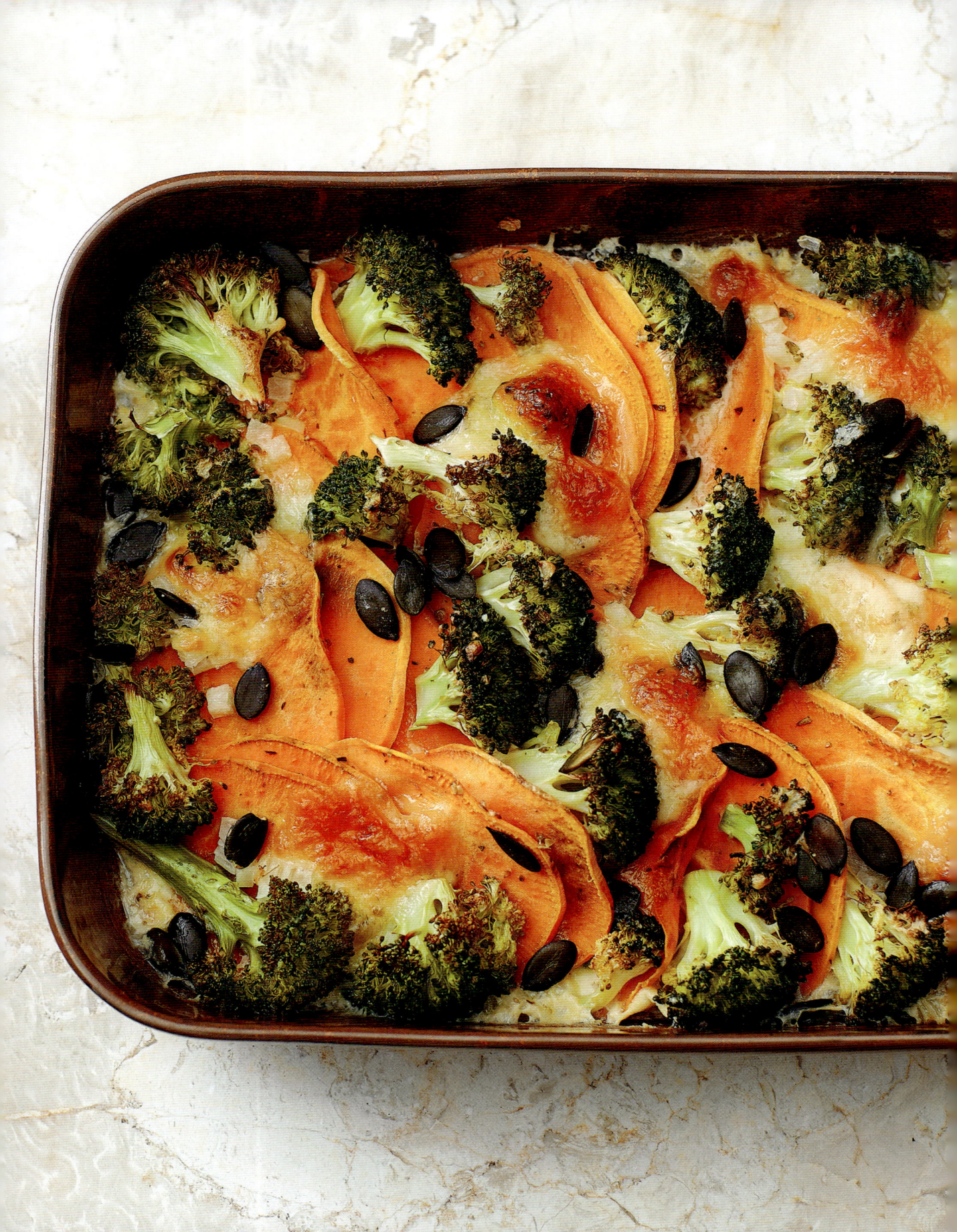

BROKKOLI-SÜSSKARTOFFEL-AUFLAUF

Ein herzhaftes Ofengericht, das ruckzuck zubereitet ist.
Anstelle von Brokkoli können Sie zur Abwechslung auch die
gleiche Menge Blumenkohl oder Romanesco verwenden.

◇ KNOCHENSTÄRKEND

2 mittelgroße Süßkartoffeln
1 Brokkoli (ca. 500 g)
1 Zwiebel
150 g Kochsahne (15 % Fett)
1 Msp. frisch geriebene Muskatnuss
1 TL getrockneter Thymian
1 EL getrockneter Oregano
Salz
Cayennepfeffer
1 Kugel Mozzarella (ca. 125 g)
2 EL Kürbiskerne

Für 2 Personen
10 Min. Zubereitung
25 Min. Garen
Nährwert pro Portion:
ca. 735 kcal
27 g EW | 31 g F | 88 g KH

1 Den Backofen auf 180 °C vorheizen. Die Süßkartoffeln putzen, schälen und in dünne Scheiben schneiden. Den Brokkoli putzen, waschen und in Röschen teilen. Die Zwiebel schälen und fein würfeln. Süßkartoffeln, Brokkoli und Zwiebel abwechselnd in eine Auflaufform (ca. 20 × 30 cm) schichten.

2 Die Kochsahne in einer kleinen Schüssel mit Muskatnuss, Thymian, Oregano, Salz und 1 Prise Cayennepfeffer verrühren. Die Kräutersahne über das Gemüse in der Auflaufform gießen. Den Mozzarella in feine Scheiben schneiden und das Gemüse damit gleichmäßig belegen.

3 Zuletzt den Auflauf mit Kürbiskernen bestreuen und im Ofen (Mitte) ca. 25 Min. backen. Aus dem Ofen nehmen und kurz abkühlen lassen, dann auf Teller verteilen und servieren.

Tipp: Kombinieren Sie Brokkoli mit Joghurt. Die Milchsäurebakterien im Joghurt fördern gesunde Darmbakterien. Und laut aktueller Studien unterstützt eine gesunde Darmflora die Freisetzung des Sulforaphans aus dem Brokkoli.

> Brokkoli stammt aus der Familie der Kohlgewächse und verfügt damit auch über die positiven Gesundheitseffekte der Senföle bzw. Glucosinolate (siehe Seite 242). In diesem Zusammenhang wird vor allem der Inhaltsstoff Sulforaphan im Brokkoli diskutiert, er soll Blasenkrebs und weitere Krebsarten hemmen. Sulforaphan löst im Körper die Bildung von Indol-3-Carbinol aus, das hemmend auf das Wachstum von Tumorzellen wirken kann.

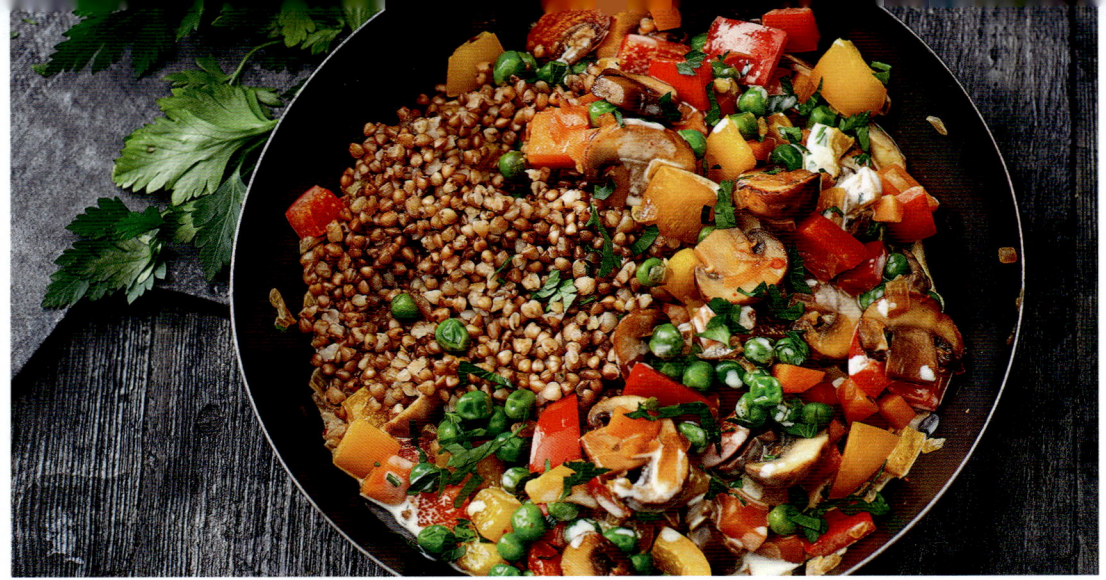

GEMÜSEPFANNE MIT BUCHWEIZEN

Wer ein glutenfreies Gericht wünscht, wählt eine Gemüsebrühe ohne Gluten.

◊ ENTZÜNDUNGSHEMMEND

100 g Buchweizen
200 ml Gemüsebrühe
1 Zwiebel
6 Champignons
1 rote Paprika
1 gelbe Paprika
1 Möhre
2 EL Olivenöl
100 g TK-Erbsen
3 EL Frischkäse (max. 16 % Fett)
1 Msp. frisch geriebene Muskatnuss
Chilisalz, Pfeffer
4 Stängel Petersilie

Für 2 Personen
20 Min. Zubereitung
Nährwert pro Portion:
ca. 425 kcal
14 g EW | 17 g F | 52 g KH

1 Den Buchweizen mit der Brühe in einem Topf zugedeckt bei mittlerer Hitze in 10–15 Min. bissfest garen.

2 Inzwischen die Zwiebel schälen und in kleine Würfel schneiden. Die Champignons putzen und bei Bedarf mit einem Tuch abreiben, dann in Scheiben schneiden. Die Paprikaschoten waschen, halbieren, weiße Trennwände und Kerne entfernen. Die Hälften in kleine Würfel schneiden. Die Möhre putzen, schälen und klein würfeln.

3 Das Öl in einer Pfanne erhitzen. Zwiebel und Pilze darin kurz anbraten, dann Paprikawürfel, Möhre und TK-Erbsen hinzufügen. Alles bei mittlerer Hitze ca. 10 Min. garen, dabei ab und zu umrühren.

4 Den Frischkäse unterrühren und alles mit Muskat, Chilisalz und Pfeffer pikant abschmecken. Die Petersilie waschen, trocken tupfen, die Blätter abzupfen und fein hacken. Buchweizen und Gemüse auf Tellern anrichten und mit der Petersilie bestreut servieren.

Sekundäre Pflanzenstoffe im Buchweizen wie Rutin und Quercetin sind antientzündlich und fördern den Blutfluss. Als Mehl eignet sich Buchweizen gut zum glutenfreien Backen und als Pasta.

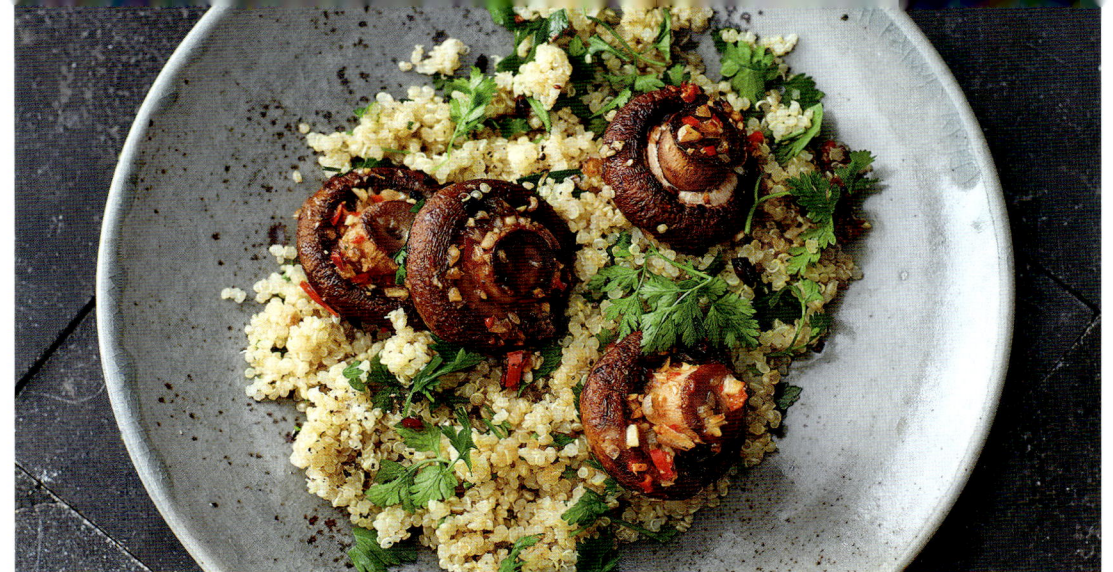

KNOBLAUCHCHAMPIGNONS MIT QUINOA

Quinoa zählt zu den Pseudogetreiden, das heißt, es ist kein Getreide und enthält kein Gluten, liefert dafür aber mehr Pflanzeneiweiß. Wichtig: Vor dem Garen heiß abbrausen, sonst werden die Körner bitter!

◇ GLUTENFREI

100 g Quinoa
250 ml glutenfreie Gemüsebrühe
1 Schalotte
2 Knoblauchzehen
1 kleine rote Chilischote
½ Zitrone
2 EL Olivenöl
Pfeffer
8 Champignons
½ Bund Petersilie
½ Bund Kerbel

Für 2 Personen
20 Min. Zubereitung
15 Min. Garen
Nährwert pro Portion:
ca. 300 kcal
9 g EW | 13 g F | 34 g KH

1 Den Backofen auf 180 °C vorheizen. Ein Backblech mit Backpapier auslegen. Quinoa in ein Sieb geben, kurz heiß abbrausen. Anschließend in der Brühe in einem Topf zugedeckt bei schwacher Hitze in ca. 15 Min. gar ziehen lassen.

2 Inzwischen Schalotte sowie Knoblauch schälen und fein hacken. Chili waschen, halbieren, Trennwände und Kerne entfernen. Die Hälften klein schneiden. Saft aus der Zitrone pressen. Das Öl mit Schalotte, Knoblauch, Chili und Zitronensaft mischen. Mit Pfeffer würzen. Die Pilze putzen und bei Bedarf mit einem Tuch abreiben. Dann die Pilze mit dem Würzöl mischen und auf dem Blech verteilen. Im Ofen (Mitte) ca. 15 Min. garen.

3 Währenddessen Petersilie und Kerbel waschen, trocken tupfen, Blätter abzupfen und fein hacken. Kräuter und Quinoa mischen und auf Teller verteilen. Die Pilze aus dem Ofen nehmen und dazu reichen.

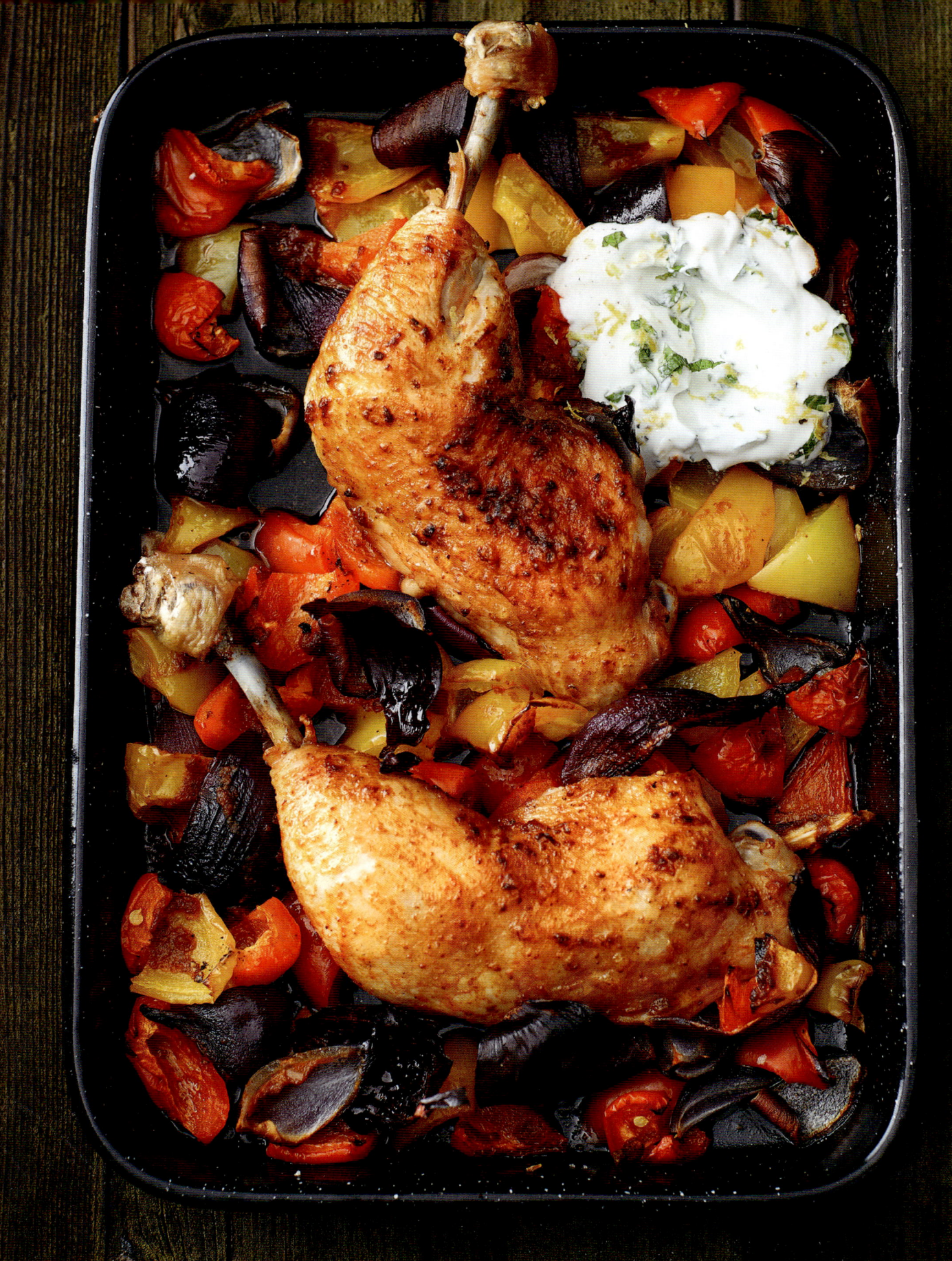

HARISSA-HÄHNCHEN MIT MINZEDIP

Würzige Hähnchenkeulen mit Paprikagemüse und kühlendem Joghurtdip – ein leckeres Sommerrezept! Anstelle der marokkanischen Harissa-Paste können Sie auch das gemahlene Gewürz verwenden.

◊ DARMSCHÜTZEND

Öl für die Form
1 gelbe Paprika
1 rote Paprika
2 rote Zwiebeln
2 Knoblauchzehen
2 EL Harissa (scharfe Würzpaste oder Gewürzmischung)
2 EL Olivenöl
2 EL Rotweinessig
Salz, Pfeffer
2 Hähnchenkeulen (à ca. 250 g)
6 Stängel Minze
150 g griechischer Joghurt (10 % Fett)
100 g Joghurt (1,5 % Fett)
1 EL abgeriebene Schale einer Bio-Zitrone

Für 2 Personen
15 Min. Zubereitung
55 Min. Garen
Nährwert pro Portion:
ca. 685 kcal
44 g EW | 49 g F | 17 g KH

1 Backofen auf 180 °C vorheizen. Eine Auflaufform (ca. 20 × 30 cm) mit etwas Öl einfetten. Die Paprikaschoten waschen, halbieren, weiße Trennwände und Kerne entfernen. Die Hälften in grobe Stücke schneiden. Die Zwiebeln schälen, vierteln und die einzelnen Schichten voneinander trennen. Den Knoblauch schälen und im Ganzen andrücken. Das Gemüse in der Auflaufform verteilen.

2 Die Harissa-Paste in einer Schüssel mit Öl, Essig, Salz und Pfeffer verrühren. Die Hähnchenkeulen waschen, trocken tupfen, rundum mit etwas Marinade einreiben und auf das Gemüse legen. Den Rest der Marinade über dem Gemüse verteilen. Hähnchenkeulen und Gemüse im Ofen (Mitte) 50–55 Min. garen, bis die Keulen knusprig und durchgegart sind. (Für eine Garprobe mit einer Gabel in die dickste Stelle an der Keule einstechen: Tritt klarer Fleischsaft aus, ist das Fleisch gar.)

3 Inzwischen die Minze waschen, trocken tupfen, die Blätter abzupfen und fein hacken. Beide Joghurtsorten mischen und mit etwas Salz, Zitronenschale und der Hälfte der Minze verrühren.

4 Zum Servieren die Auflaufform aus dem Ofen nehmen, jeweils 1 Hähnchenkeule mit Gemüse und Minzedip auf Tellern anrichten und mit der restlichen Minze garnieren.

> Joghurt enthält von Natur aus sogenannte probiotische Bakterien, die das Immunsystem stärken, Durchfallerkrankungen lindern und Krebs hemmen sowie auch die Verträglichkeit von Laktose (Milchzucker) verbessern. Unter Probiotika versteht man Lebensmittel mit zugesetzten lebenden Milchsäurebakterien, die positive Effekte auf die Darmflora haben. Sie sind meist als Joghurt oder Milchmischerzeugnisse im Handel. Damit probiotische Bakterien ihre Wirkung entfalten können, sollte man sie allerdings regelmäßig essen.

SATÉ-SPIESSE MIT OFENKÜRBIS

Die klassischen indonesischen Hähnchenspieße werden traditionell mit Erdnusssoße serviert. Würzige Kürbisspalten ergänzen hier das Duo.

◇ DURCHBLUTUNGSFÖRDERND

400 g Hokkaido-Kürbis
3 TL Sambal Oelek (scharfe Würzpaste)
2 EL Olivenöl
1 Schalotte
1 Knoblauchzehe
1 Stück Ingwer (ca. 2 cm lang)
1 Chilischote
20 g Erdnusskerne
2 EL Sesamöl
100 g Kokosmilch (aus der Dose)
1 EL Limettensaft
Salz, Pfeffer
Zucker
250 g Hähnchenbrustfilet
4 lange Holzspieße

Für 2 Personen
40 Min. Zubereitung
20 Min. Garen
Nährwert pro Portion:
ca. 610 kcal
37 g EW | 37 g F | 36 g KH

1 Den Backofen auf 220 °C vorheizen. Ein Backblech mit Backpapier auslegen. Den Kürbis waschen, halbieren, dann die Kerne und Fasern mit einem Löffel entfernen. Den Kürbis in dünne Spalten schneiden und diese nebeneinander auf das Blech legen. 2 TL Sambal Oelek mit 2 EL Wasser und dem Olivenöl verrühren. Die Kürbisspalten damit von allen Seiten bestreichen und anschließend im Ofen (Mitte) in ca. 20 Min. weich garen.

2 Währenddessen Schalotte, Knoblauch und Ingwer schälen und separat fein hacken. Chilischote waschen, längs halbieren, Kerne entfernen und Schote in feine Ringe schneiden. Die Erdnüsse fein hacken.

3 In einem kleinen Topf 1 EL Sesamöl erhitzen und die Schalotte darin glasig dünsten. Knoblauch, Ingwer und Chili dazugeben. Kokosmilch, Limettensaft, übriges Sambal Oelek sowie Erdnüsse hinzufügen und gut verrühren. Zuletzt die Soße mit Salz, Pfeffer und 1 Prise Zucker abschmecken und bei schwacher Hitze 3–5 Min. etwas einkochen lassen, dabei ab und zu umrühren.

4 Das Hähnchenbrustfilet waschen, trocken tupfen und in 4 längliche Streifen schneiden. Die Fleischstreifen wellenförmig auf die Spieße stecken. Das restliche Sesamöl in einer Pfanne erhitzen und die Fleischspieße darin 3–5 Min. unter Wenden scharf anbraten.

5 Zum Servieren die Kürbisspalten aus dem Ofen nehmen und mit den Hähnchenspießen und der Erdnusssoße auf Tellern anrichten.

Das helle Öl aus den kleinen Sesamsamen enthält viele Antioxidantien, die uns vor Krebs- und Herz-Kreislauf-Erkrankungen schützen können. Bei Asia-Fans ist besonders das geröstete Sesamöl beliebt, es verleiht kalten und warmen Gerichten eine orientalische Note. Die Sesamsamen werden dabei vor dem Pressen mild geröstet. Das Öl sollte allerdings nicht zu hoch erhitzt werden.

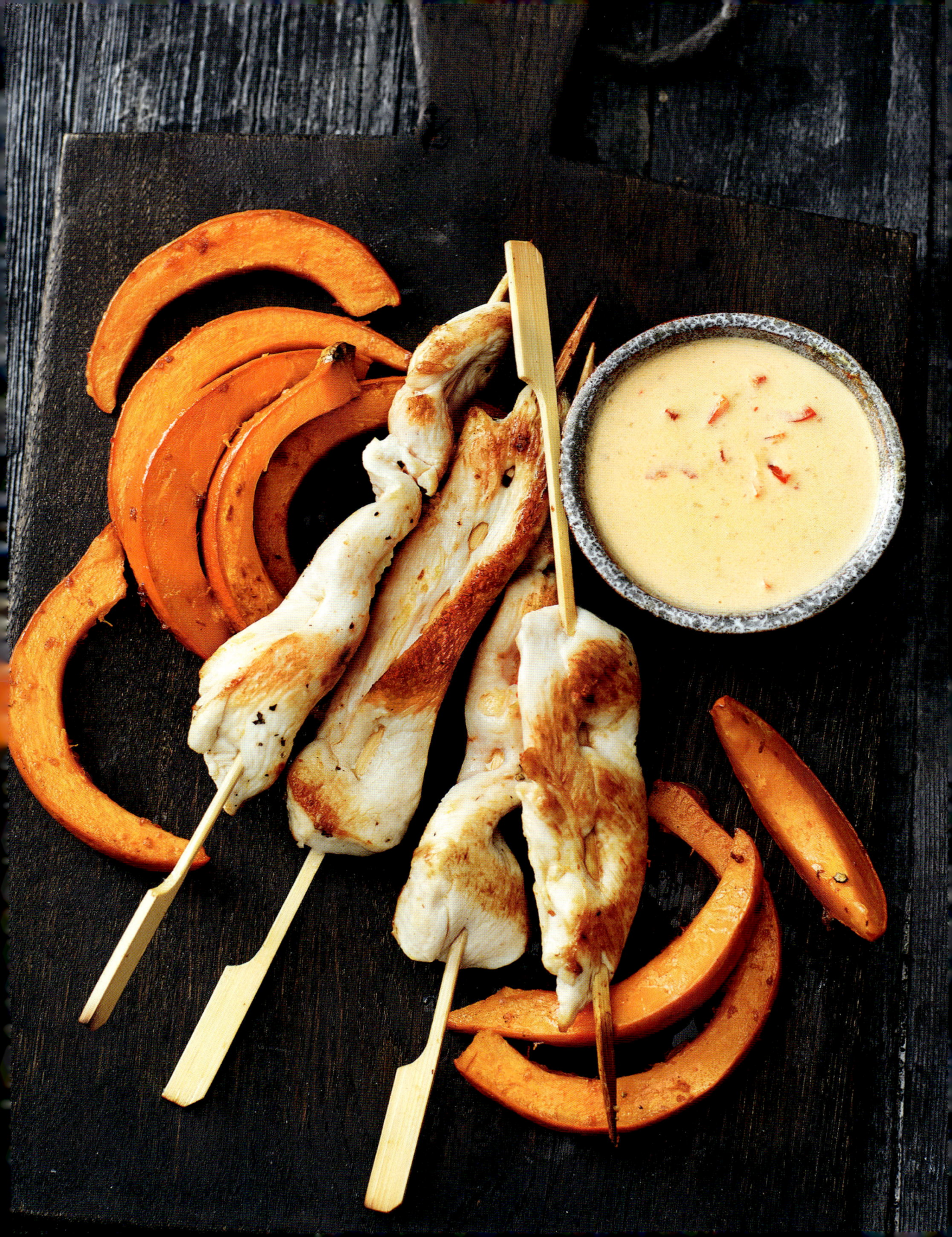

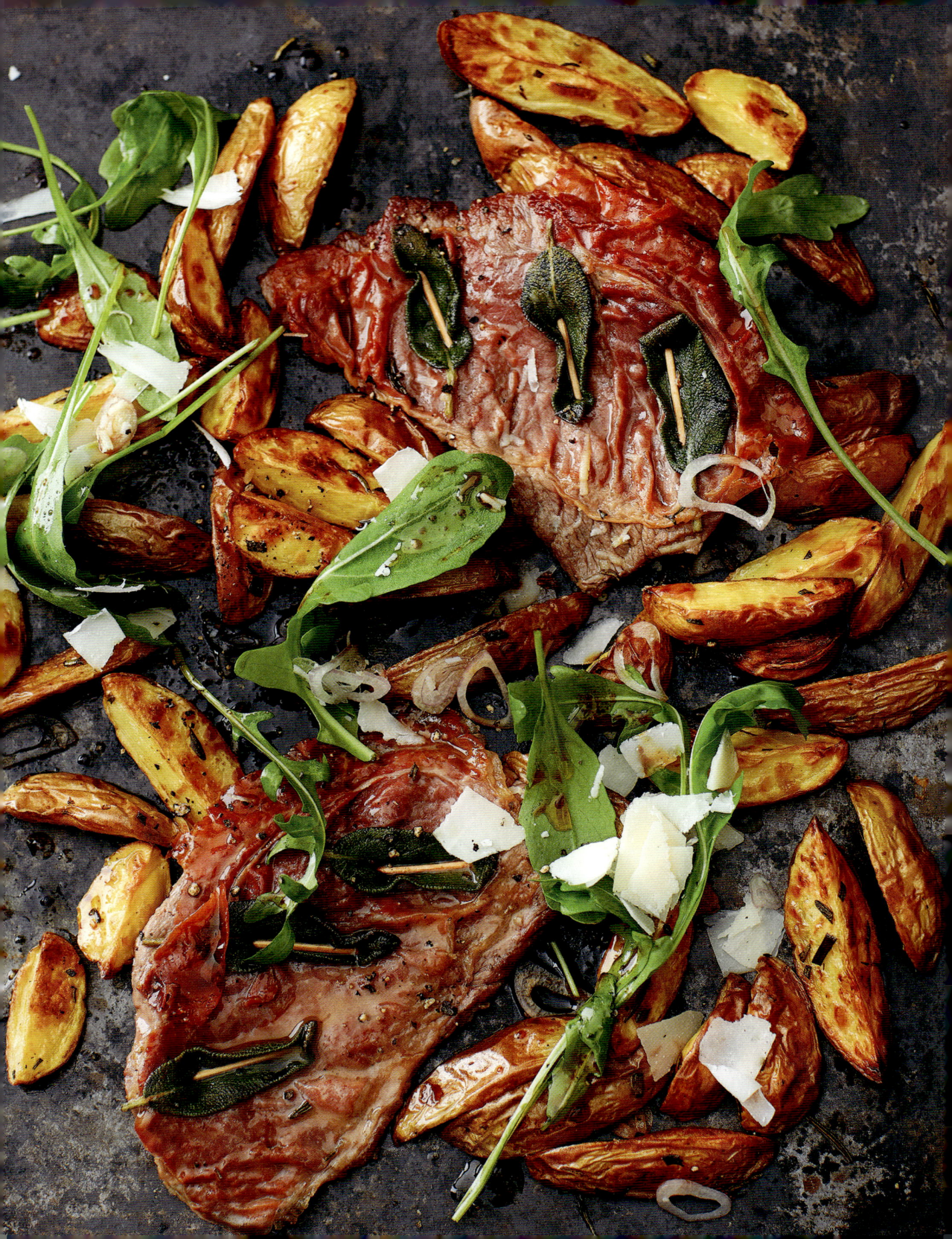

SALTIMBOCCA MIT ROSMARIN-KARTOFFELN UND RUCOLA

Rosmarin und Salbei enthalten gesunde Inhaltsstoffe. So aktiviert Rosmarin Leber und Galle, stärkt die Nerven und regt Herz und Kreislauf an. Wie Salbei wirkt er auch leicht antibakteriell.

◊ ANTIBAKTERIELL

300 g kleine festkochende Kartoffeln (Drillinge)
3 Zweige Rosmarin
2 Knoblauchzehen
4 EL Olivenöl
½ TL grobes Meersalz
2 dünne Kalbsschnitzel (à 80–100 g)
2 dünne Scheiben Parmaschinken
10 Blätter Salbei
70 g Rucola
1 Schalotte
2 EL Aceto balsamico
Salz, Pfeffer
30 g Pinienkerne
20 g Parmesan, gerieben
50 ml Weißwein
1 EL kalte Butter
Chilisalz
Parmesan (am Stück) zum Servieren

Für 2 Personen
40 Min. Zubereitung
30 Min. Garen
Nährwert pro Portion:
ca. 740 kcal
39 g EW | 48 g F | 30 g KH

1 Den Backofen auf 200 °C vorheizen. Ein Backblech mit Backpapier auslegen. Die Kartoffeln gründlich waschen, trocken tupfen und längs vierteln. Den Rosmarin waschen, trocken tupfen, die Nadeln abzupfen und grob hacken. Den Knoblauch samt Schale andrücken. Die Kartoffeln in einer Schüssel mit 1 EL Öl, Meersalz und Rosmarin mischen. Kartoffeln mit dem Knoblauch auf dem Blech verteilen und im Ofen (Mitte) ca. 30 Min. garen.

2 Inzwischen 2 Lagen Frischhaltefolie mit ca. 1 EL Öl einölen. Die Schnitzel dazwischenlegen und dünn klopfen. Folie entfernen. Die Schnitzel mit je 1 Scheibe Parmaschinken und 3 Salbeiblättern belegen und beides am besten mit Zahnstochern fixieren.

3 Den Rucola verlesen, waschen und trocken tupfen. Die Schalotte schälen und in feine Streifen schneiden. Das übrige Öl mit dem Essig in einer Salatschüssel verrühren, die Schalotte dazugeben und mit Salz und Pfeffer abschmecken. Die Pinienkerne in einer Pfanne ohne Fett hell rösten, herausnehmen und kurz abkühlen lassen. Dann mit Rucola und Parmesan zur Vinaigrette geben und alles gut mischen.

4 Die Schnitzel in einer beschichteten Pfanne auf jeder Seite ca. 1 Min. goldbraun anbraten, herausnehmen, salzen und pfeffern, dann warm halten. Den Bratensatz mit Wein ablöschen und etwas einkochen lassen, übrigen Salbei hinzufügen. Butter dazugeben und im Sud zerlassen, zuletzt alles mit Chilisalz und Pfeffer abschmecken. Rosmarinkartoffeln, Schnitzel und Rucolasalat auf Tellern anrichten. Nach Belieben Parmesanspäne darüberhobeln und servieren.

Olivenöl enthält in großen Mengen die einfach ungesättigte Ölsäure. Durch diese Fettsäure können das „schlechte" LDL-Cholesterin und die Triglyzeride gesenkt und das „gute" HDL-Cholesterin erhöht werden.

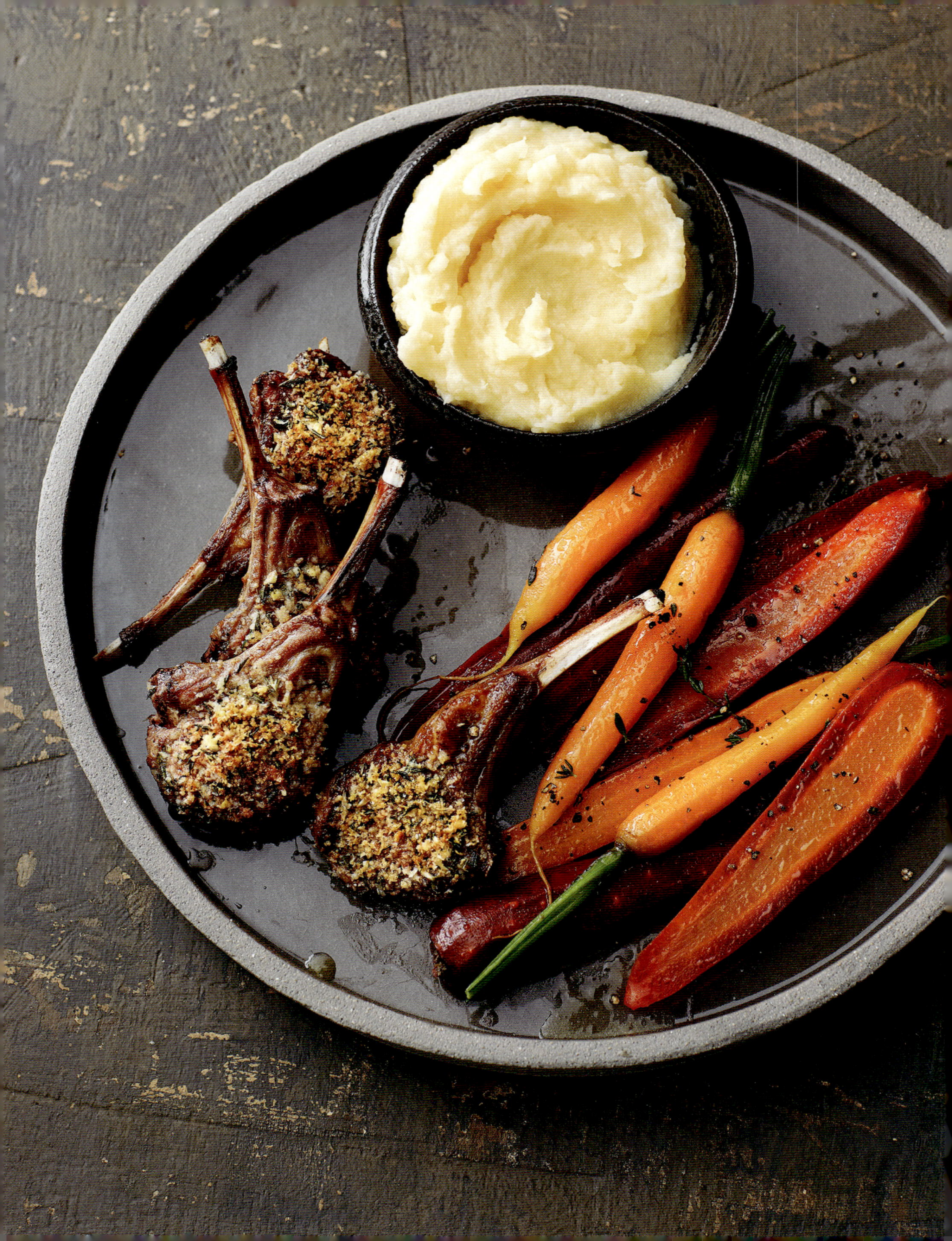

LAMM MIT KRÄUTERKRUSTE, PÜREE UND MÖHREN

Die Kräuterkruste veredelt die kleinen Lammkoteletts und sorgt für würziges Aroma. Anstelle von Lamm kann man auch 250 g Rehrückenfilet rundum anbraten und mit der Kräuterpanade belegen.

◊ AUGENGESUND

400 g mehligkochende Kartoffeln
300 g bunte Bundmöhren
(mit Grün)
Salz
1 Knoblauchzehe
2 Zweige Rosmarin
4 Zweige Thymian
2 EL Vollkornpaniermehl
2 EL geriebener Parmesan
Pfeffer
4 Lammkoteletts (à 60–80 g)
2 EL natives Kokosöl
2 TL Dijonsenf
2 EL Butter
1 TL flüssiger Honig
1 EL Zitronensaft
50 ml Milch (3,5 % Fett)
frisch geriebene Muskatnuss

Für 2 Personen
50 Min. Zubereitung
Nährwert pro Portion:
ca. 585 kcal
27 g EW | 35 g F | 41 g KH

1 Den Backofen auf 180 °C (Umluft) vorheizen. Ein Backblech mit Backpapier auslegen. Kartoffeln und Möhren putzen und schälen, dabei das Grün der Möhren bis auf ca. 4 cm entfernen. Die Kartoffeln in leicht gesalzenem Wasser zugedeckt 20–25 Min. garen. Dann abgießen und kurz ausdampfen lassen.

2 Den Knoblauch schälen und fein hacken. Die Kräuter waschen, trocken tupfen, die Blätter bzw. Nadeln abzupfen und fein hacken, dabei etwas Thymian für die Möhren beiseitelegen. Übrige Kräuter mit Knoblauch, Paniermehl und Parmesan in einer kleinen Schüssel gut mischen und mit Salz und Pfeffer würzen.

3 Die Lammkoteletts waschen und trocken tupfen. Das Öl in einer Pfanne erhitzen und die Koteletts darin auf jeder Seite 1–2 Min. scharf anbraten. Anschließend auf das Blech legen, mit Senf bestreichen und mit der Kräuterpanade bedecken. Im Ofen (Mitte) ca. 8 Min. garen. Danach warm halten.

4 Inzwischen die Möhren in einer Pfanne in 1 EL Butter 5–8 Min. andünsten. Honig, Zitronensaft und beiseitegelegten Thymian dazugeben und alles ca. 3 Min. weiterdünsten. Die Kartoffeln im Topf noch warm mit dem Kartoffelstampfer zerdrücken, mit Milch und übriger Butter cremig rühren und mit Salz sowie 1 Prise Muskat abschmecken.

5 Die Lammkoteletts mit Püree und Möhren auf Tellern anrichten und sofort servieren.

Möhren liefern Betacarotin, das die Augen gesund hält. Biomöhren brauchen Sie nur waschen, nicht schälen, denn ein Großteil des Betacarotins befindet sich in der Schale. Bei konventionell angebauten Möhren kann der Pestizidgehalt in der Schale jedoch erhöht sein.

LACHS-SÜSSKARTOFFEL-TÜRMCHEN

Ein Fischgericht für besondere Anlässe: Aus gebackenen Süßkartoffelscheiben und knusprigen Lachsfrikadellen entstehen hier leckere Türmchen.

◊ ZELLSCHÜTZEND

1 große Süßkartoffel
Salz, Pfeffer
rosenscharfes Paprikapulver
250 g Wildlachsfilet
1 Knoblauchzehe
1 Handvoll Koriandergrün
1 Ei (M)
40 g gemahlene Mandeln
1 EL Limettensaft
2 EL natives Kokosöl
1 EL heller oder dunkler Sesam

Für 2 Personen
30 Min. Zubereitung
20 Min. Garen
Nährwert pro Portion:
ca. 710 kcal
35 g EW | 45 g F | 41 g KH

1 Den Backofen auf 200 °C vorheizen. Ein Backblech mit Back-papier auslegen. Die Süßkartoffel putzen, schälen und in mindestens 16 ca. 1 cm dicke Scheiben schneiden. Mit Salz, Pfeffer und Paprika-pulver würzen und nebeneinander auf das Blech legen, dann im Ofen (Mitte) in ca. 20 Min. weich garen. Herausnehmen und warm halten.

2 Inzwischen den Lachs waschen, trocken tupfen und in sehr feine Streifen oder Würfel schneiden. Den Knoblauch schälen und fein hacken. Den Koriander waschen, trocken tupfen, die Blätter abzupfen und fein hacken.

3 Den Lachs mit Ei, gemahlenen Mandeln, Knoblauch, Koriander und Limettensaft kräftig mischen. Der Lachs soll vollständig zerfallen und es soll eine kompakte Masse entstehen. Mit etwas Salz und Pfeffer wür-zen. Aus der Masse mit angefeuchteten Händen 8 Buletten formen. Das Öl in einer Pfanne erhitzen und die Buletten darin auf jeder Seite ca. 10 Min. braten.

4 Zum Servieren die Lachsbuletten jeweils zwischen 2 Süßkartoffel-scheiben auf Tellern anrichten und mit Sesam bestreuen. Falls vorhan-den, Süßkartoffelreste dazu reichen.

Süßkartoffeln enthalten zellschützendes Betacarotin und antioxidatives Vitamin E. Bei den Mineralstoffen trumpfen sie mit Kalium, das den Flüssigkeitshaushalt im Körper ausbalanciert, sowie Magnesium und Kalzium auf. Außerdem stecken in der Süßkartoffel wichtige sekundäre Pflanzenstoffe wie Anthocyane. Die Knollen sind reich an Ballaststoffen, aber auch an Zucker, der den süßen Geschmack verleiht. Übrigens sind Süßkartoffeln nicht mit unseren heimischen Kartoffeln verwandt.

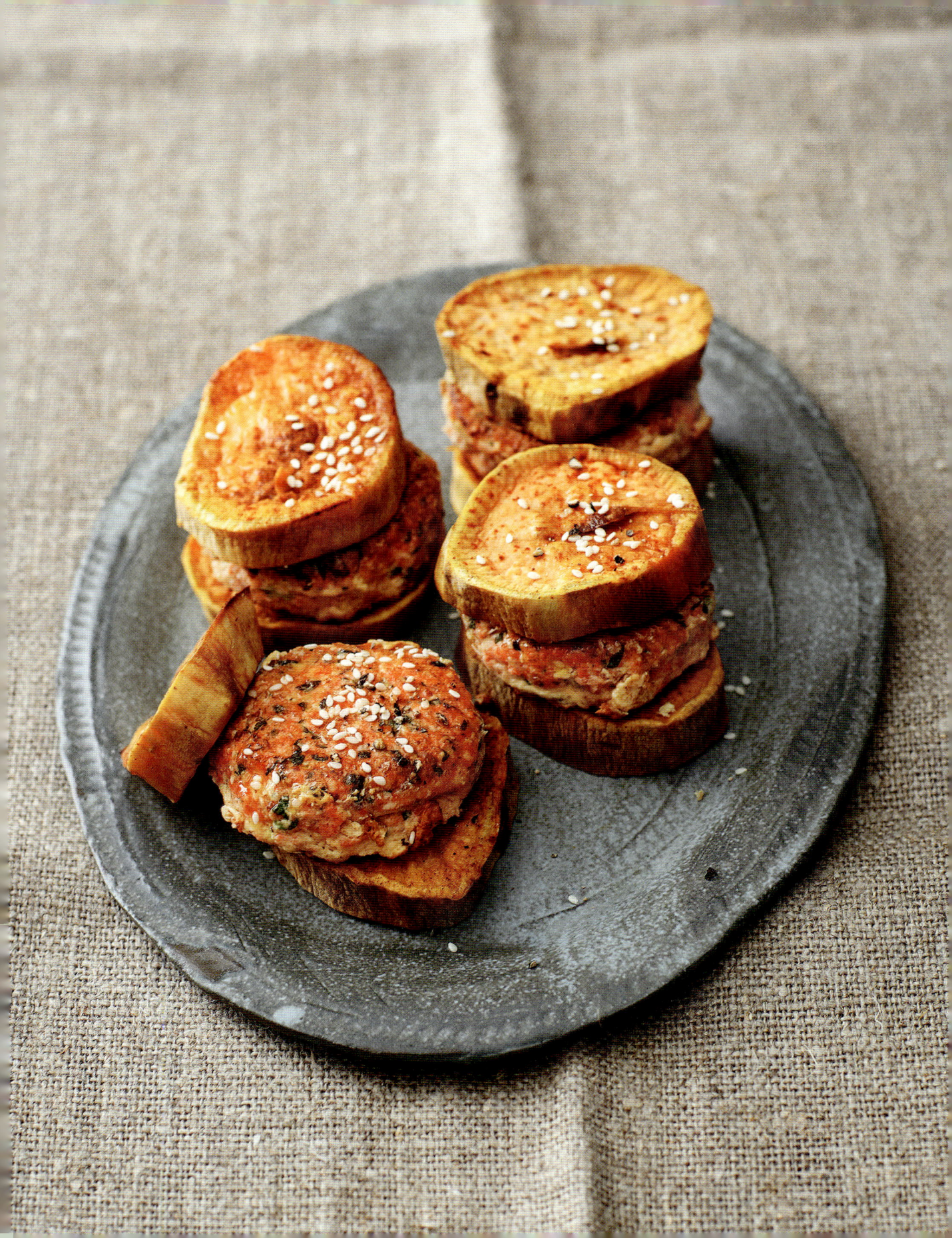

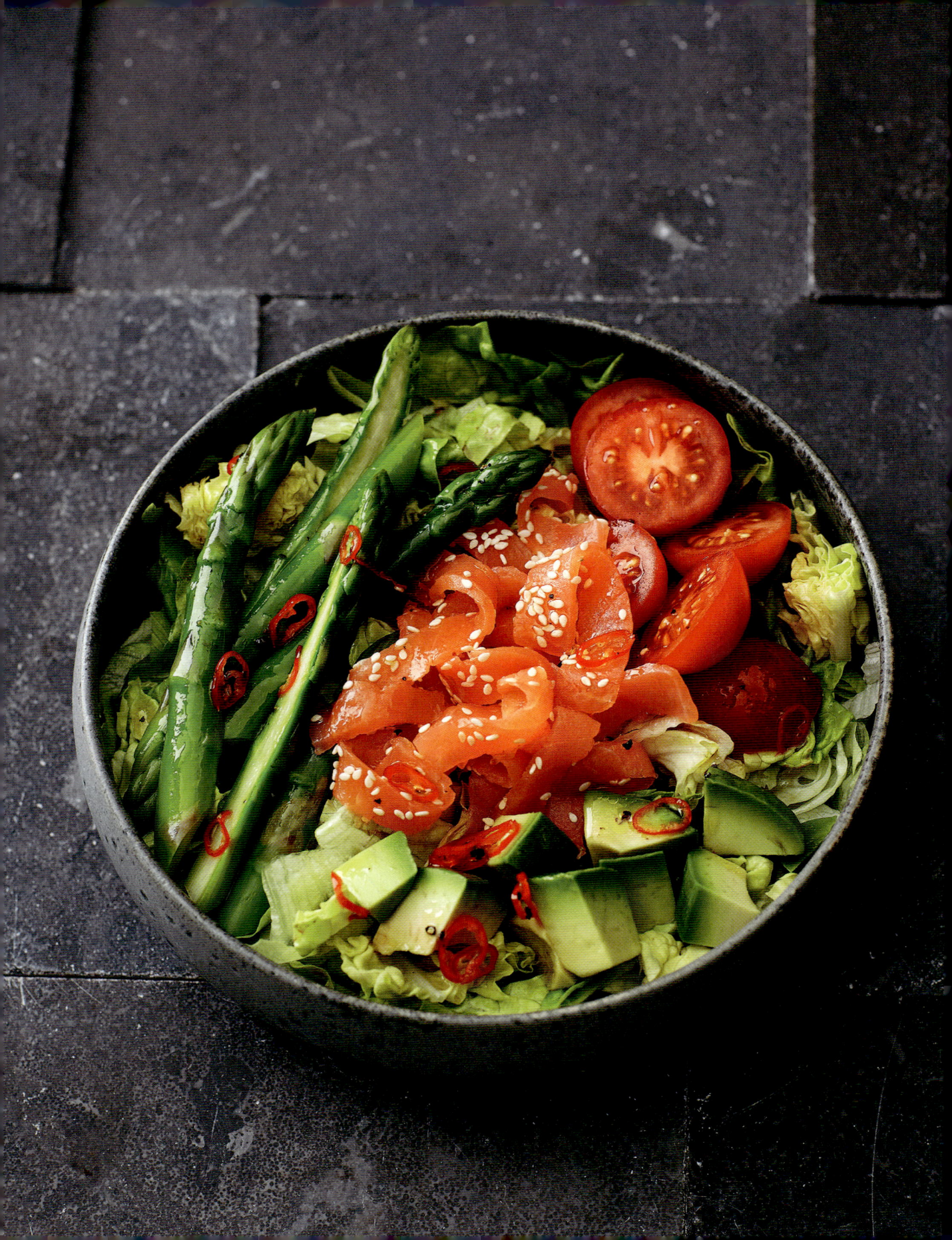

SALAT MIT LACHS UND SPARGEL

Eine Salatschüssel voll gesunder Zutaten: reichlich Vitamine, Mineralstoffe und Antioxidantien aus dem Gemüse sowie gesunde Fettsäuren aus Fisch, Avocado und Sesam. Wer will, kann den Lachs auch in Kokosraspeln wenden.

◊ HERZ-KREISLAUF-ANREGEND

6 Stangen grüner Spargel
Salz
75 g grüner Blattsalat
6 Kirschtomaten
1 Avocado
150 g geräucherter Lachs
2 EL heller Sesam
1 rote Chilischote
2 EL Limettensaft
1 EL flüssiger Honig
2 EL Reisessig
2 EL Erdnussöl
Pfeffer

Für 2 Personen
15 Min. Zubereitung
Nährwert pro Portion:
ca. 640 kcal
27 g EW | 54 g F | 12 g KH

1 Den Spargel waschen, im unteren Drittel schälen und die holzigen Enden abschneiden. Den Spargel jeweils halbieren und in einem Topf mit wenig Salzwasser ca. 5 Min. garen. Spargelstangen herausnehmen und etwas abkühlen lassen.

2 Inzwischen den Salat waschen, trocken schütteln, in Streifen schneiden und auf 2 Schüsseln verteilen. Die Tomaten waschen und halbieren. Die Avocado halbieren und den Kern entfernen, das Fruchtfleisch mit einem Löffel auslösen und in Würfel schneiden. Den Lachs in feine Streifen schneiden und im Sesam wälzen. Spargel, Tomaten, Avocado und Lachs in beiden Schüsseln auf dem Salat nebeneinander anrichten.

3 Für das Dressing die Chilischote waschen. Oberes Ende abschneiden, Kerne und Trennwände entfernen. Dann die Schote in feine Ringe schneiden. Mit Limettensaft, Honig, Essig und Öl in einer kleinen Schüssel mischen. Mit Salz und Pfeffer abschmecken. Zum Servieren das Dressing über den Salat träufeln.

Grüner Spargel enthält im Gegensatz zu seinem weißen Verwandten reichlich Folsäure und Betacarotin (Provitamin A). Der Wirkstoff Asparagin löst eine vermehrte Harnproduktion aus und regt so die Nierentätigkeit an – egal ob es sich um grünen oder weißen Spargel handelt, die auch beide zu 93 Prozent aus Wasser bestehen. Da Spargel Purine enthält, sollten Betroffene von Gicht oder Nierenerkrankungen beim Spargelgenuss vorsichtig sein.

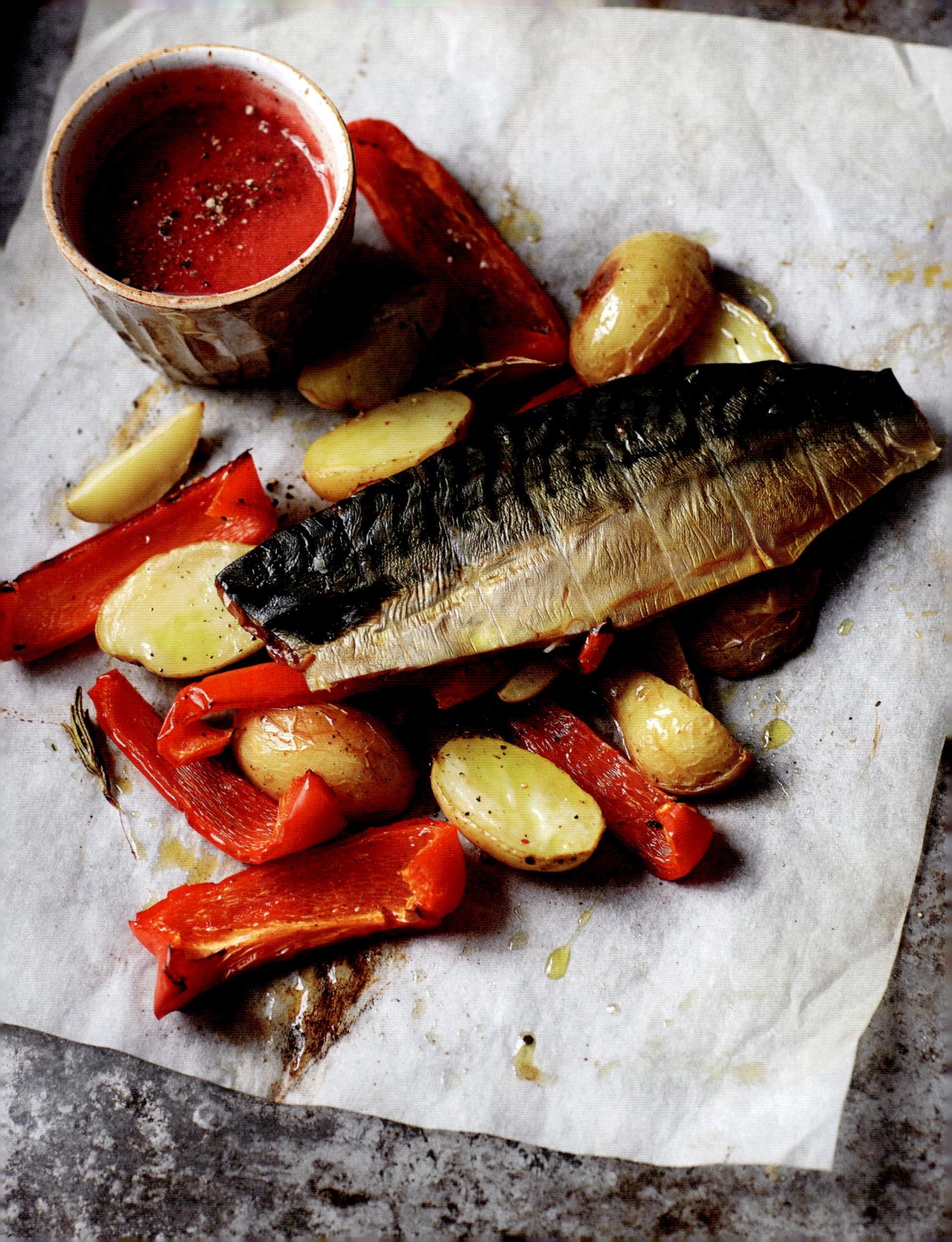

RÄUCHERMAKRELE MIT BEERENSOSSE UND OFENGEMÜSE

Die Raucharomen der Makrele und die Säure der Beerensoße sind eine wunderbare Kombination. Wer es nicht so scharf mag, lässt den Meerrettich einfach weg.

◊ **HERZGESUND**

Für die Makrelen:
2 geräucherte Makrelen
200 g kleine festkochende Kartoffeln
400 g rote Paprika
2 EL Olivenöl
Salz
2 Zweige Rosmarin

Für die Soße:
80 g Rote Johannisbeeren (frisch oder TK)
2 Schalotten
1 TL Apfeldicksaft
1 EL Apfelessig
1 TL geriebener Meerrettich
Salz, Pfeffer

Für 2 Personen
20 Min. Zubereitung
20 Min. Garen
Nährwert pro Portion:
ca. 565 kcal
42 g EW | 34 g F | 20 g KH

1 Für die Makrelen die Fische ca. 1 Std. vor dem Essen aus dem Kühlschrank nehmen und zugedeckt Raumtemperatur annehmen lassen. Den Backofen auf 180 °C vorheizen. Ein Backblech mit Backpapier auslegen.

2 Die Kartoffeln waschen und mit Schale halbieren. Die Paprikaschoten längs halbieren, weiße Trennwände und Kerne entfernen. Die Hälften waschen und in Spalten schneiden. Beides auf dem Blech verteilen, mit Öl beträufeln und salzen. Den Rosmarin waschen und trocken schütteln. Die Nadeln abzupfen und über Kartoffeln und Paprika verteilen. Alles im Ofen (Mitte) ca. 20 Min. garen.

3 Inzwischen für die Soße die Johannisbeeren verlesen, waschen und von den Rispen streifen. Die Schalotten schälen und fein hacken. Beeren, Schalotten und Apfeldicksaft mit 2 EL Wasser in einem kleinen Topf zugedeckt bei schwacher Hitze ca. 5 Min. köcheln. Danach im Topf mit dem Pürierstab fein pürieren. Die Soße bei Bedarf noch durch ein feines Sieb streichen, um die kleinen Kerne zu entfernen.

4 Die Soße vom Herd nehmen und mit Essig, Meerrettich, Salz und Pfeffer abschmecken. Das Gemüse aus dem Ofen nehmen, mit dem Fisch auf Tellern anrichten und sofort servieren. Die Beerensoße separat dazu reichen.

Fette Fische wie Makrele liefern wertvolle Omega-3-Fettsäuren, die Herz und Blutgefäße gesund halten. Deshalb sollten sie am besten zweimal pro Woche auf dem Speiseplan stehen.

263

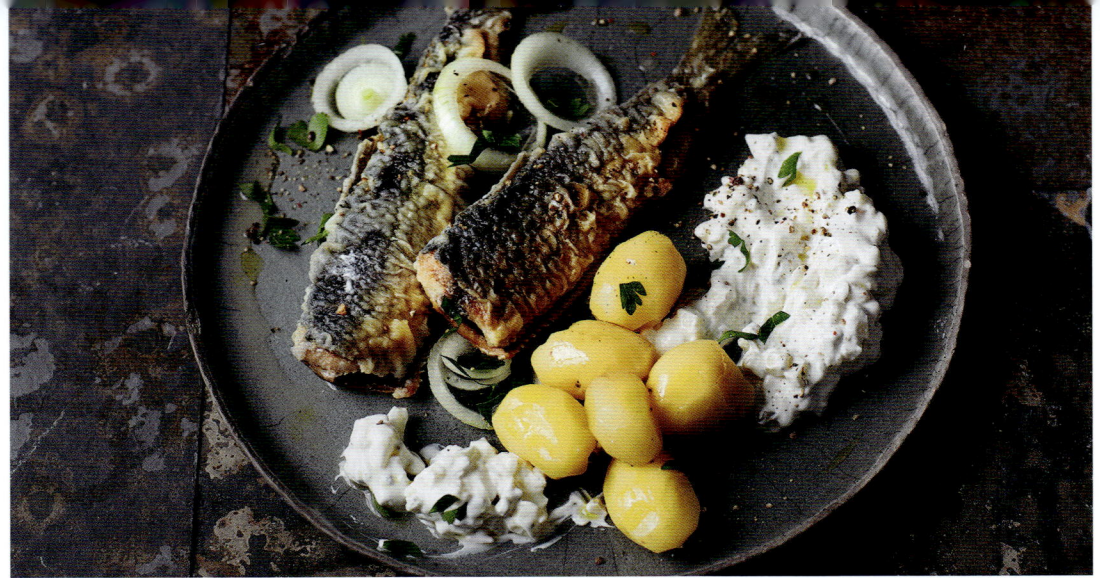

BRATHERING MIT KARTOFFELN

Wer den Brathering wie beschrieben selber machen möchte, muss 2 Tage Vorlauf einrechnen. Ansonsten können Sie den Brathering auch fertig kaufen.

Vorbereitung:
4 Heringe (à ca. 90 g; ohne Kopf)
1 Zwiebel
120 ml Weißweinessig
1 EL Gewürze (z.B. Lorbeerblatt,
Wacholderbeeren, Pfeffer-, Senf-,
Pimentkörner, Nelken)
2 EL Rapsöl
4 EL Vollkornweizenmehl

Zubereitung:
250 g kleine festkochende
Kartoffeln, Salz
100 g Magerquark
70 g Joghurt (3,8 % Fett)
¼ Apfel, 1 Schalotte
3 Gewürzgurken mit Einlegewasser
Pfeffer, Zucker

Für 2 Personen
30 Min. Zubereitung
Nährwert pro Portion:
ca. 700 kcal
46 g EW | 43 g F | 32 g KH

1 Vorbereitung: 1–2 Tage vor der geplanten Mahlzeit die Heringe waschen und trocken tupfen. Zwiebel schälen und in dünne Ringe schneiden. In einem flachen Gefäß den Essig mit 200 ml Wasser mischen, Gewürze und Zwiebelringe dazugeben. Das Öl in einer Pfanne erhitzen. Die Heringe in Mehl wenden und in der Pfanne kräftig rundum anbraten. Herausnehmen und in der Marinade zugedeckt im Kühlschrank 1–2 Tage ziehen lassen.

2 Zubereitung: 1–2 Tage später Kartoffeln waschen und mit Schale in Salzwasser in ca. 20 Min. weich garen. Abgießen und kurz ausdampfen lassen. Quark mit Joghurt verrühren. Apfel schälen, entkernen und fein würfeln. Schalotte schälen und mit den Gurken fein würfeln.

3 Ca. 1 Stunde vor dem Servieren den Brathering aus dem Kühlschrank nehmen, damit er zimmerwarm wird. Dann Apfel, Schalotte und Gurke unter die Quarkmischung ziehen und mit Salz, Pfeffer und 1 Prise Zucker würzen. Nach Bedarf die Konsistenz mit etwas Gurkeneinlegewasser anpassen. Die Kartoffeln pellen. Den Brathering, die Kartoffeln und den Quark auf Tellern anrichten und servieren.

Fische wie Hering helfen, den Cholesterinspiegel zu senken, und liefern wertvolle ungesättigte Fettsäuren.

264

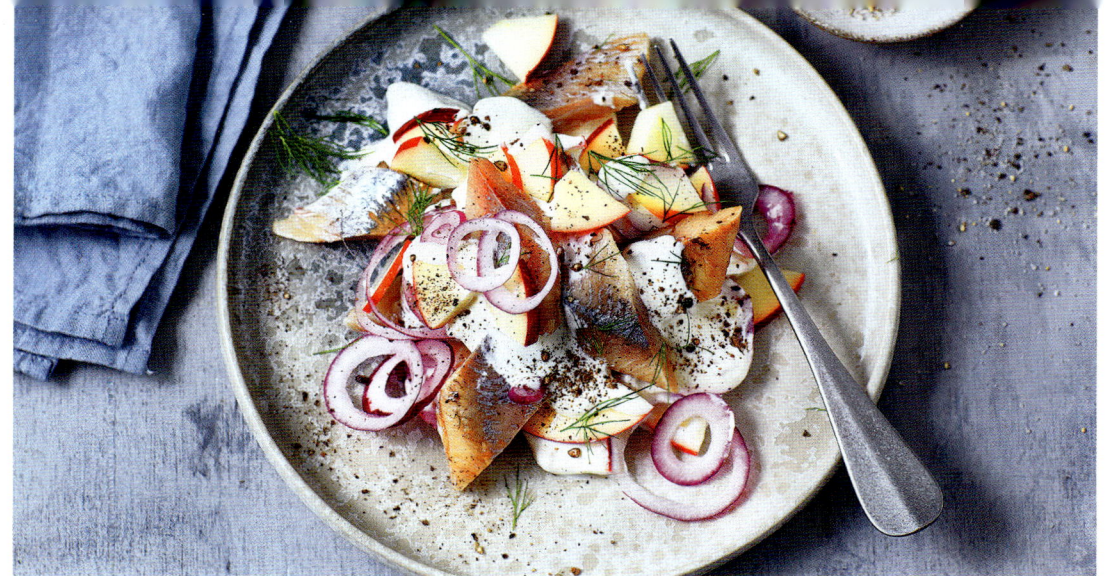

MATJES MIT APFELDRESSING

Für Matjes werden Heringe traditionell nach dem Fang in den Monaten Mai, Juni und Juli veredelt. Dazu legt man sie in Salzlake ein, in der sich der Geschmack optimal entwickelt.

3–4 Matjesfilets
2 säuerliche Äpfel
(z. B. Braeburn oder Elstar)
1 kleine rote Zwiebel
200 g saure Sahne
Zucker
Salz, Pfeffer
4 Spitzen Dill

Für 2 Personen
15 Min. Zubereitung
Nährwert pro Portion:
ca. 455 kcal
22 g EW | 37 g F | 16 g KH

1 Den Matjes in mundgerechte Stücke schneiden. Die Äpfel schälen, vierteln und entkernen, anschließend die Apfelviertel in kleine Stücke schneiden. Die Zwiebel schälen und in hauchdünne Scheiben schneiden. Matjes- und Apfelstücke mit den Zwiebelringen in einer Schüssel mischen.

2 Für das Dressing die saure Sahne mit 1 Prise Zucker, Salz und Pfeffer gründlich verrühren. Das Dressing zum Matjessalat geben und vorsichtig untermischen.

3 Zum Servieren den Dill waschen, trocken schütteln, fein hacken und den Salat damit bestreuen. Nach Belieben mit Pfeffer übermahlen. Dazu passen traditionell Pellkartoffeln mit einem frischen Blattsalat.

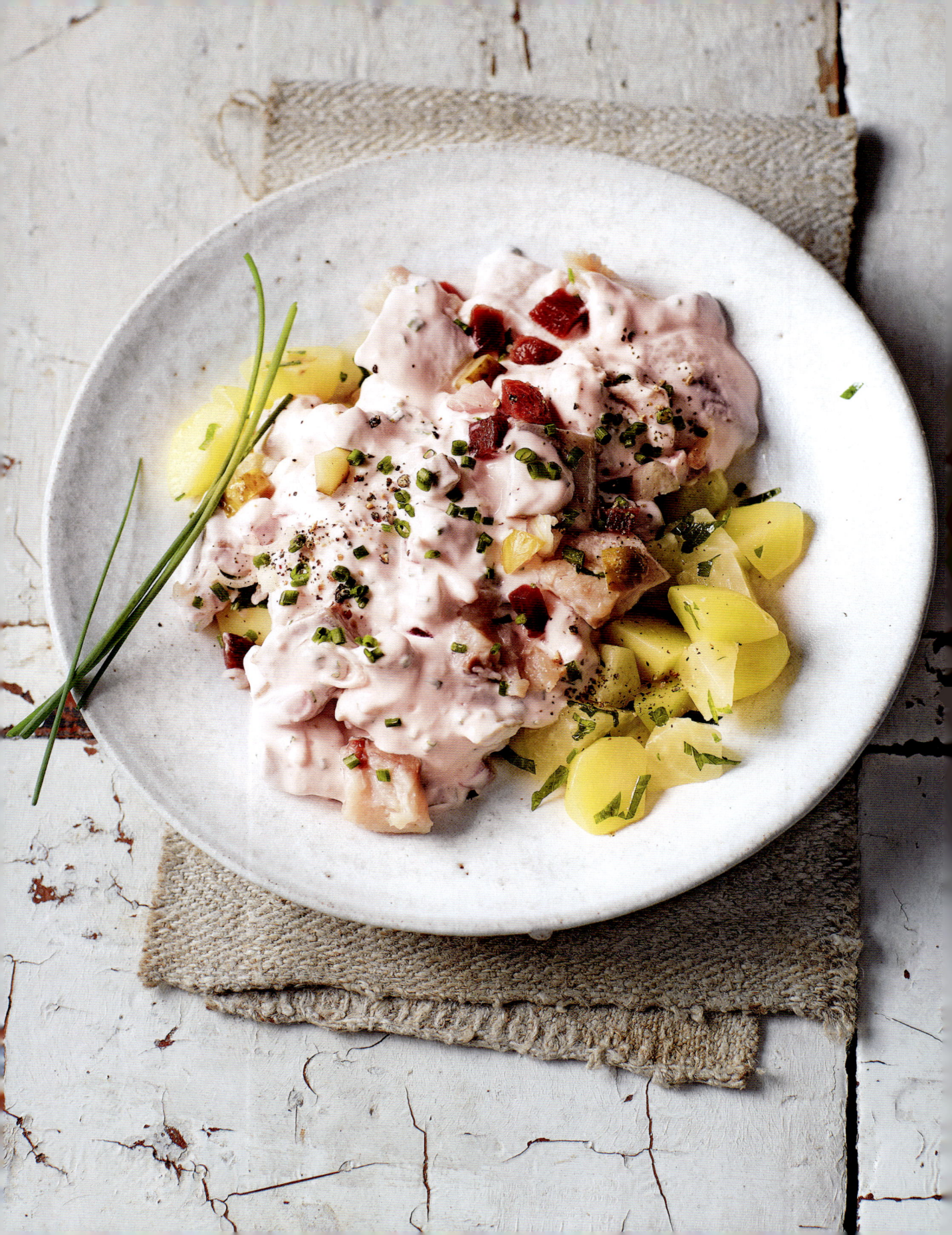

MATJES-BETE-QUARK MIT KARTOFFEL-KOHLRABI-WÜRFELN

Den Matjes-Bete-Quark können Sie auch nur mit Kartoffeln servieren.
Die Kohlrabiwürfel sorgen aber für mehr Gemüse und
weniger Kohlenhydrate auf dem Teller.

◊ EIWEISSREICH

100 g gegarte Rote Bete
(vakuumverpackt)
200 g Matjesfilets
2 Gewürzgurken
1 Schalotte
½ Bund Schnittlauch
150 g Sojaquark (ersatzweise
Speisequark max. 20 % Fett)
1 EL Apfelessig
Salz, Pfeffer
½ TL geriebener Meerrettich
100 g festkochende Kartoffeln
200 g Kohlrabi
¼ Bund Petersilie

Für 2 Personen
35 Min. Zubereitung
Nährwert pro Portion:
ca. 360 kcal
23 g EW | 25 g F | 17 g KH

1 Die Rote Bete schälen und in feine Würfel schneiden (am besten mit Einmalhandschuhen arbeiten). Die Matjesfilets und die Gewürzgurken in kleine Würfel schneiden. Die Schalotte schälen und fein hacken. Den Schnittlauch waschen, trocken schütteln und in Röllchen schneiden.

2 Den Quark mit Essig, Salz, Pfeffer, Meerrettich und Schnittlauch verrühren. Rote Bete, Matjes, Gewürzgurken und die Quarkmischung mit der Schalotte in eine Schüssel geben und alles gut mischen. Mit Salz und Pfeffer abschmecken und bis zum Servieren kühl stellen.

3 Kartoffeln und Kohlrabi schälen und in gleich große Würfel schneiden. Beides in kochendem Salzwasser in ca. 15 Min. bissfest garen. Währenddessen die Petersilie waschen und trocken schütteln. Die Blätter abzupfen und fein hacken.

4 Die Petersilie unter das Kartoffel-Kohlrabi-Gemüse mischen und mit dem Rote-Bete-Matjes-Quark servieren.

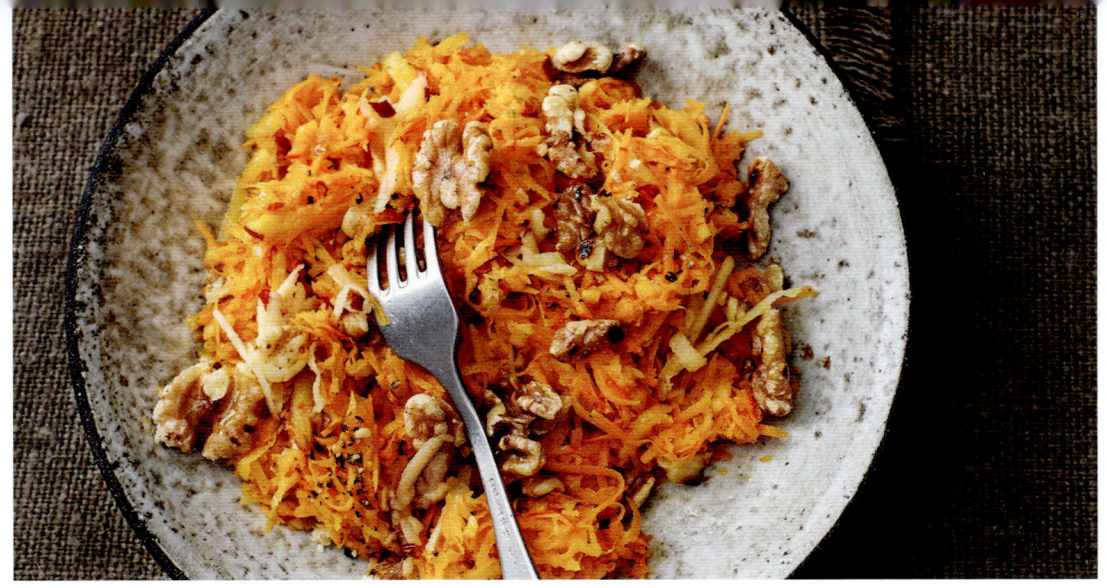

KÜRBIS-APFEL-ROHKOST

Kürbis schmeckt auch roh und harmoniert dabei hervorragend mit Apfel.

◊ FÖRDERT DAS WOHLBEFINDEN

1 kleiner Hokkaido-Kürbis
2 süßliche Äpfel
(z. B. Elstar, Jonagold)
1 Zitrone
2 EL Walnussöl (ersatzweise
Olivenöl)
1 TL Zimtpulver
½ TL Salz
40 g Walnusskerne

Für 2 Personen
25 Min. Zubereitung
Nährwert pro Portion:
ca. 380 kcal
6 g EW | 24 g F | 38 g KH

1 Den Kürbis waschen und halbieren. Die Kerne und die Fasern mit einem Löffel entfernen, die Hälften in Spalten schneiden. Die Äpfel waschen, vierteln und entkernen. Die Apfelviertel und die Kürbisspalten auf der Gemüsereibe fein raspeln.

2 Die Zitrone halbieren und den Saft auspressen. Den Zitronensaft mit Öl, Zimt und Salz zu einem Dressing mischen. Das Dressing über die Apfel- und Kürbisraspel geben. Alle Zutaten gründlich mischen und die Rohkost bis zum Servieren durchziehen lassen.

3 Die Walnusskerne in einer Pfanne ohne Fett hell rösten. Herausnehmen und kurz abkühlen lassen. Zum Servieren die Rohkost auf Teller oder Schalen verteilen und mit den Walnüssen bestreuen. Dazu passen scharf angebratene Hähnchenbruststreifen (je ca. 100 g pro Person).

Walnüsse enthalten knapp 15 Prozent Eiweiß und sind die Früchte mit dem höchsten Gehalt an Tryptophan bzw. Serotonin, dem Wohlfühlhormon. Nachts sorgt Serotonin außerdem für guten Schlaf, weil es im Stoffwechsel in das Schlafhormon Melatonin umgewandelt wird.

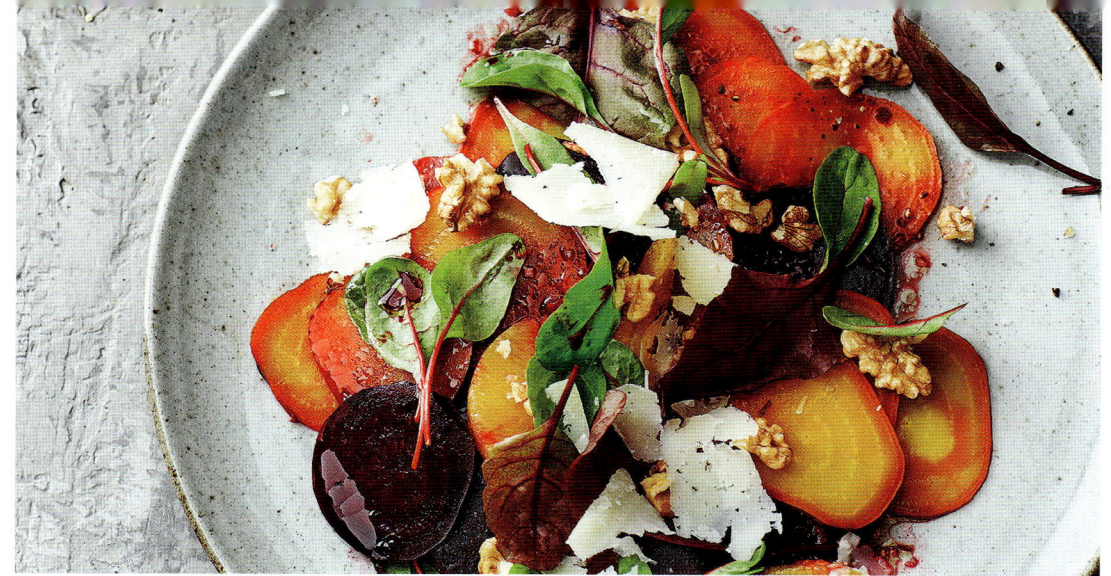

BETESALAT MIT ZIEGENKÄSE

Anstelle der Beteblätter können Sie auch Rucola oder Blutampfer verwenden.

◊ IMMUNSTÄRKEND

200 g junge Rote Bete
(mit Grün)
200 g junge Gelbe Bete
(mit Grün)
Salz
1 Clementine
1 EL Olivenöl
1 EL Rotweinessig
2 EL Rote-Bete-Apfelsaft
1 Orange
70 g Ziegenhartkäse (am Stück)
40 g Walnusskerne
Pfeffer

Für 2 Personen
40 Min. Zubereitung
Nährwert pro Portion:
ca. 405 kcal
14 g EW | 27 g F | 24 g KH

1 Von den Beten die kleinen Blätter abzupfen und beiseitelegen. Die Knollen gründlich waschen und grob hacken (am besten Einweghandschuhe verwenden). Die Beten in einem Topf in kochendem Salzwasser zugedeckt bei mittlerer Hitze in 20–25 Min. weich garen. In ein Sieb abgießen, mit kaltem Wasser abschrecken und abtropfen lassen.

2 Die Clementine halbieren, den Saft auspressen. In einer Schüssel Clementinensaft mit Öl, Essig und Rote-Bete-Apfelsaft zu einem Dressing mischen. Die Orange großzügig schälen, auch die weiße Haut entfernen. Die Filets zwischen den Trennhäuten herausschneiden und zum Dressing geben. Den Käse grob raspeln, Walnüsse zerkleinern.

3 Die Beteknollen schälen, auf der Gemüsereibe in dünne Scheiben hobeln und auf Tellern anrichten. Die Beteblätter waschen und trocken tupfen. Das Dressing salzen und pfeffern, über die Betescheiben träufeln und den Salat mit Beteblättern, Ziegenkäse und Nüssen bestreuen. Dazu passen 1–2 Scheiben Walnuss-Ciabatta pro Person.

> Der beste Inhaltsstoff der Roten Bete sind die Betanine, sekundäre Pflanzenstoffe aus der Gruppe der Flavonoide. Diese wirken antioxidativ, können Krebs hemmen und stärken das Immunsystem.

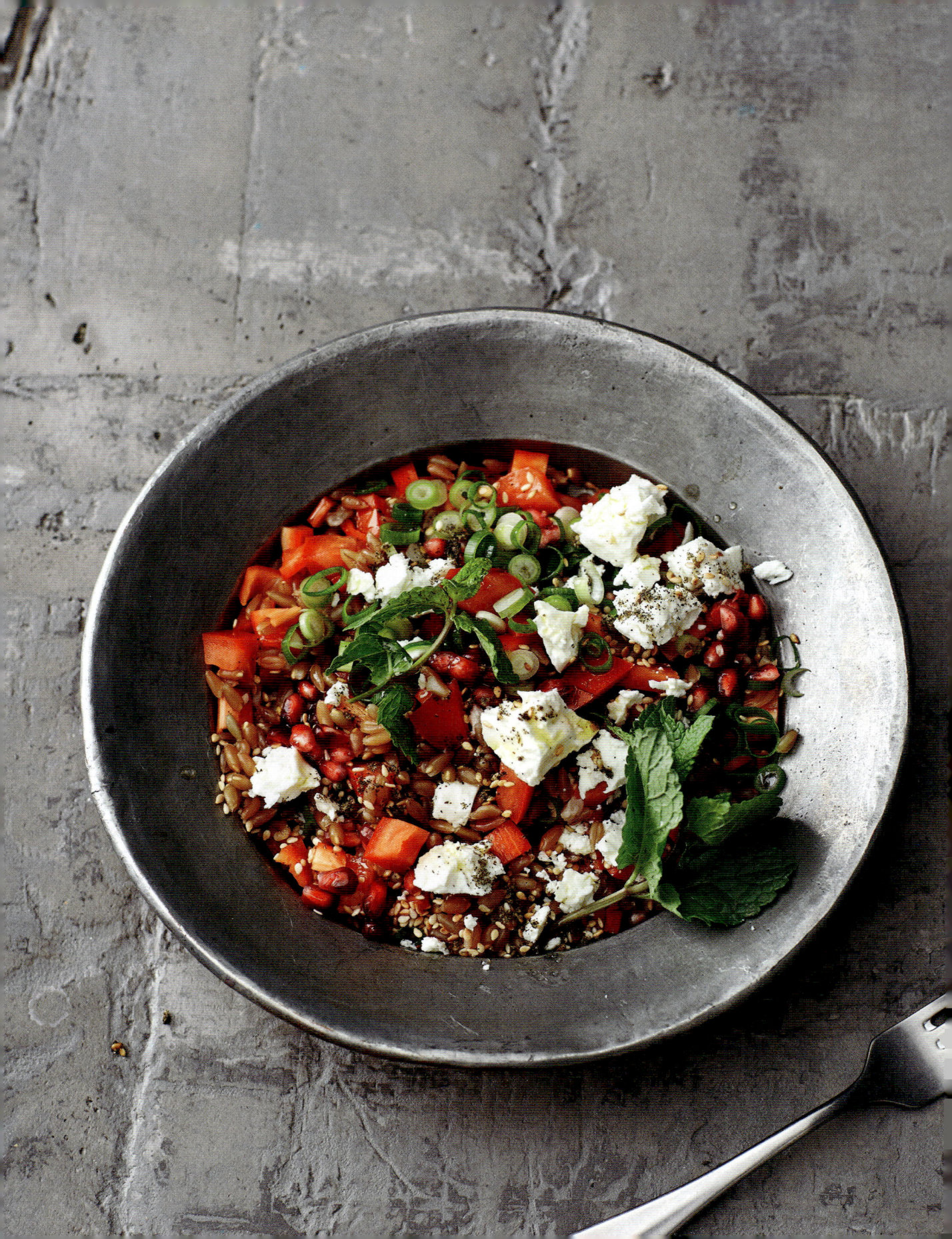

GRÜNKERNSALAT MIT GRANATAPFEL UND FETA

Grünkern ist unreif geernteter Dinkel, der geröstet und getrocknet wird.
Im Salat verspricht er würzig-nussigen Genuss mit langer „Satt-Halte-Garantie".

◊ LANG SÄTTIGEND

Salz
100 g Grünkern
2 kleine rote Spitzpaprika (ersatz-
weise 1 große rote Paprika)
2 Tomaten
½ Bund Frühlingszwiebeln
150 g Schafskäse (Feta)
½ Granatapfel
2 EL heller oder dunkler Sesam
½ Bio-Zitrone
2 EL Olivenöl
1 EL Zatar (orientalische Gewürz-
mischung)
Pfeffer
2 Stängel Minze

Für 2 Personen
35 Min. Zubereitung
Nährwert pro Portion:
ca. 580 kcal
24 g EW | 32 g F | 50 g KH

1 In einem Topf 200 ml Wasser leicht salzen und aufkochen. Den Grünkern darin zugedeckt bei mittlerer Hitze in ca. 30 Min. bissfest garen. Falls nötig, in ein Sieb abgießen und gut abtropfen lassen.

2 Inzwischen die Paprikaschoten waschen und halbieren. Weiße Trennwände und Kerne entfernen, dann die Hälften klein würfeln. Die Tomaten waschen und klein würfeln, dabei die Stielansätze entfernen. Die Frühlingszwiebeln putzen, waschen und in dünne Ringe schneiden. Den Feta zerkrümeln.

3 Die Kerne aus dem Granatapfel lösen, dazu die Hälfte über eine Schüssel halten und mit einem Löffelrücken auf den Granatapfel klopfen, sodass die Kerne herausfallen. Schale wegwerfen. Den Sesam in einer beschichteten Pfanne ohne Fett bei schwacher Hitze ca. 10 Min. unter Rühren leicht anrösten. Herausnehmen und abkühlen lassen.

4 Für das Dressing die Zitrone heiß waschen und abtrocknen. Die Schale fein abreiben, dann die Zitrone auspressen. Zitronenschale und -saft mit Öl und Zatar mischen. Das Dressing salzen und pfeffern.

5 Die Minze waschen und trocken tupfen. Die Blätter abzupfen und grob hacken. Den Grünkern in einer Schüssel mit Gemüse und Feta mischen, das Dressing unterrühren. Den Salat auf Teller verteilen und mit Granatapfelkernen, Sesam und Minze garnieren.

Im Vergleich zu Weizen enthält Grünkern mehr Eiweiß, Vitamine und Mineralstoffe. Grünkern punktet außerdem wie die meisten Vollkorngetreide mit reichlich B-Vitaminen, die für Stoffwechsel, Nervensystem und Gehirn wichtig sind. Außerdem liefert Grünkern Magnesium und Phosphor – im Zusammenspiel sorgen diese für die Festigkeit von Knochen und Zähnen sowie für den Aufbau von Zellwänden.

BOHNENSALAT MIT POLENTA-CROÛTONS

Mais und alle Produkte daraus, wie Speisestärke, Maismehl, Grieß (Polenta) oder Popcorn, sind frei von Gluten. Diese Crôutons bieten eine gute Alternative für alle, die weniger Brot essen möchten.

◊ GLUTENFREI

Öl für die Form
1 TL getrocknete Gemüsebrühe (Instant)
80 g Polenta (Maisgrieß)
1 TL getrocknete Rosmarinnadeln
Pfeffer
3 EL Olivenöl
200 g Rote Bete (vorgegart und vakuumverpackt)
100 g Rucola
1 Stange Staudensellerie
1 Dose weiße Bohnen (Abtropfgewicht 240 g)
50 g Schafskäse (Feta)
40 g Walnusskerne (ersatzweise Haselnusskerne)
2 EL Aceto balsamico
1 TL mittelscharfer Senf
1 TL flüssiger Honig
Salz
1 Zweig Rosmarin (ersatzweise 1 TL getrocknete Rosmarinnadeln)

Für 2 Personen
45 Min. Zubereitung
20 Min. Backen
Nährwert pro Portion:
ca. 330 kcal
10 g EW | 17 g F | 32 g KH

1 Den Backofen auf 180 °C vorheizen. Eine kleine Auflaufform (ca. 15 × 20 cm) mit Backpapier auslegen und mit Öl bestreichen. In einem Topf 250 ml Wasser mit dem Brühpulver aufkochen. Den Maisgrieß mit einem Schneebesen einrühren und unter Rühren einmal aufkochen, bis die Masse andickt. Die Polenta mit getrocknetem Rosmarin und Pfeffer würzen, in der Form verteilen und dünn mit 1 EL Öl bestreichen. Die Polenta im Ofen (Mitte) ca. 20 Min. backen. Herausnehmen und auf einem Kuchengitter abkühlen lassen.

2 Währenddessen die Rote-Bete-Knollen in grobe Würfel schneiden und in eine Salatschüssel geben (am besten Einweghandschuhe verwenden). Den Rucola verlesen, waschen und trocken schütteln. Die Stängel grob zupfen. Den Sellerie putzen, waschen und in feine Streifen schneiden. Sellerie und Rucola zur Roten Bete geben. Die Bohnen in einem Sieb abbrausen und gut abtropfen lassen. Den Feta würfeln und mit den Bohnen zum Salat geben.

3 Die Walnusskerne grob hacken und in einer beschichteten Pfanne ohne Fett bei schwacher Hitze ca. 10 Min. leicht anrösten, dabei wenden. Herausnehmen und abkühlen lassen. Die abgekühlte Polentaplatte in kleine Würfel schneiden.

4 Für das Dressing restliches Öl mit Essig, Senf und Honig verrühren, salzen und pfeffern. Rosmarin waschen und trocken tupfen. Nadeln abzupfen, fein hacken und zum Dressing geben. Den Salat mit dem Dressing mischen. Mit Polenta-Croûtons und Nüssen bestreut servieren.

Polenta bzw. Maisgrieß steckt voller Ballaststoffe und lebenswichtiger Folsäure. Diese zählt zu den B-Vitaminen und ist im Körper an Wachstumsprozessen und der Zellteilung beteiligt. Außerdem liefert Mais viel Kalium und Phosphor.

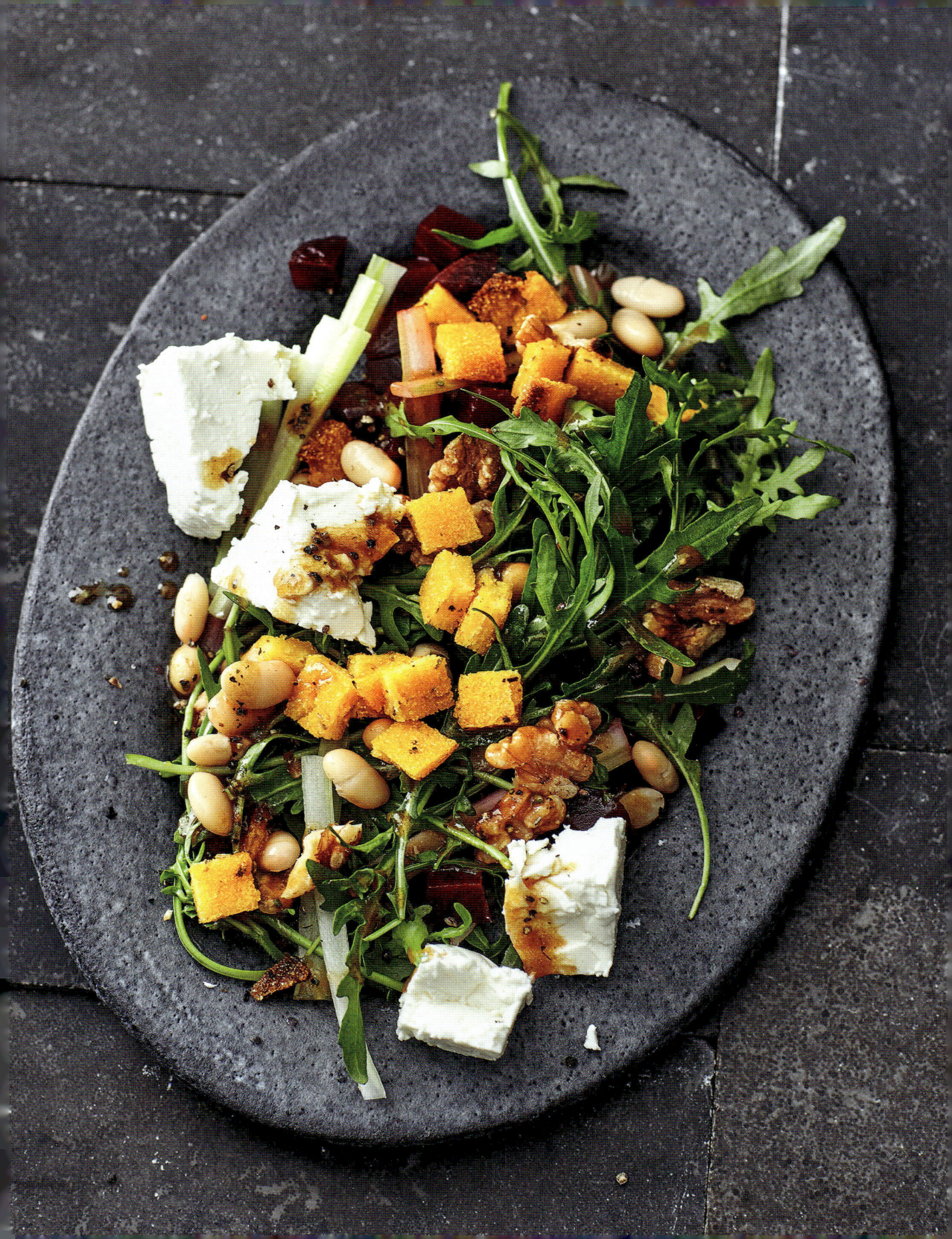

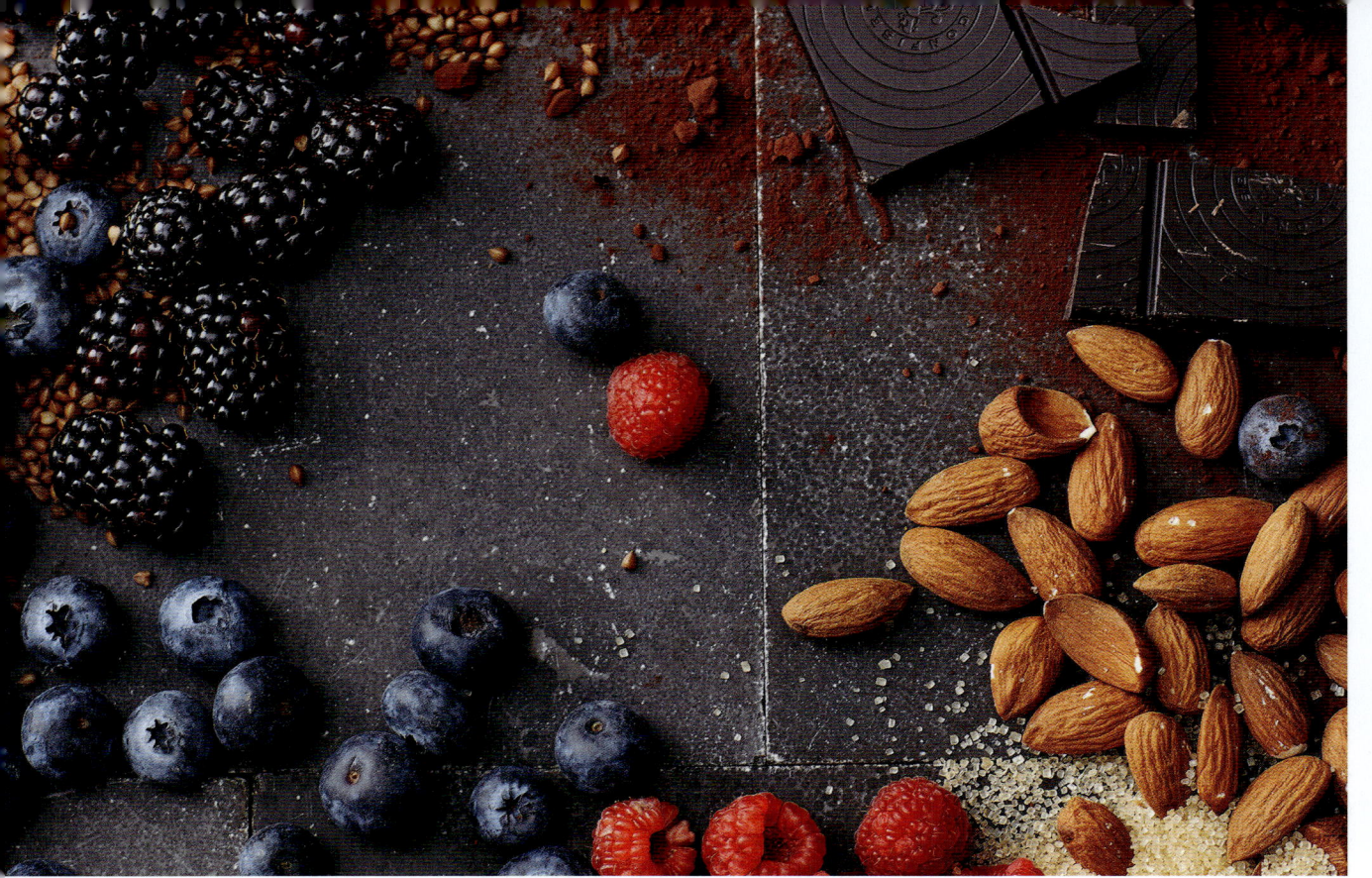

DESSERTS UND SNACKS
OHNE SCHLECHTES GEWISSEN

Im Lauf der Evolution hat der Mensch eine große Vorliebe für Süßes entwickelt. Das lag ganz einfach daran, dass Nahrungsmittel mit süßem Geschmack wie etwa Beeren, Knollen, süße Wurzeln oder Honig in grauer Vorzeit meist ohne Angst vor Vergiftung verzehrt werden konnten – im Gegensatz zu bitter schmeckenden Lebensmitteln.

FRÜHER WAR SÜSS UNGEFÄHRLICH

Süß war gewissermaßen der Inbegriff von Unbedenklichkeit. Trotzdem haben süße Lebensmittel nicht zum Überleben beigetragen, sie waren ein saisonal begrenztes Genussextra. Es gibt nach wie vor jedoch diese Lust auf Süßes in uns, den Heißhunger auf Schokolade oder eine Portion Eiscreme.

Dafür können wir nichts. Denn die Lust auf Süßes ist dank der Unbedenklichkeitserklärung der Natur (süß = ungiftig!) in unsere Gene eingeschrieben.

Problematisch wird dieses biologische Programm allerdings, wenn wir uns mit Süßem und verstecktem Zucker überfüttern. Das ist heute in Zeiten des Nahrungsüberflusses und der Vielzahl an Fertiggerichten leider ein Leichtes. Deshalb gilt mittlerweile eher: süß = gefährlich.

Eine weitere Form von Zucker, die gar nicht süß schmeckt, ist sogar noch gefährlicher als Haushaltszucker: Stärke aus Getreide – vor allem Weizenmehl, auch Weißmehl genannt. Weizenmehl stellt für viele Menschen die Hauptquelle der Zuckerzufuhr dar. Je mehr Zucker jedoch in der Nahrung steckt, desto höher ist auch der Anstieg des Blutzuckerspiegels nach einer Mahlzeit (Glukosespiegel). Dabei hängt die Geschwindigkeit des Blutzuckeranstiegs davon ab, welche Art von Zucker Sie zu sich nehmen und mit welchen Zutaten er kombiniert wird.

WAS MACHT DER ZUCKER IM KÖRPER?

Nach jeder Mahlzeit – egal ob sie zuckerreich oder zuckerarm ist – setzt die Bauchspeicheldrüse das Hormon Insulin frei. Sobald nun Zucker (Glukose) aus der Nahrung im Blut kursiert, öffnet der Botenstoff die Zellen und sorgt für den Transport der Nährstoffe aus dem Essen ins Zellinnere. Hier werden sie verbrannt oder als Baustoff verwendet.

Je mehr Kohlenhydrate (Zucker) in einer Mahlzeit stecken, desto schneller und höher steigt die Konzentration von Insulin im Blut an. Der Blutzuckerspiegel schnellt in die Höhe, Insulin wird freigesetzt, die Zellen öffnen sich, um die Nährstoffe aufzunehmen. Vor allem Haushaltszucker und Stärke treiben den Blutzucker sehr schnell nach oben, langsamer geht es mit den sogenannten Mehrfachzuckern aus ballaststoffreichen Vollkorngetreiden und süß schmeckendem Gemüse. Deshalb ist es empfehlenswert, den Anteil von Vollkorn und Gemüse bei den Mahlzeiten zu erhöhen.

Je häufiger man Süßes und Zuckerhaltiges isst, desto höher steigen der Blutzucker- und damit auch der fettaufbauende Insulinspiegel an. Die fatale Folge davon: Gewichtszunahme, mehr Entzündungsbereitschaft des Immunsystems sowie für Zucker immer unempfindlichere Zellen. Wenn die Zellen nicht mehr auf Insulin reagieren, spricht man von Insulinresistenz. Dieser Prozess blockiert die Fettverbrennung und ist die Vorstufe für zahlreiche Stoffwechselstörungen bis hin zu Diabetes. Aber auch entzündliche Erkrankungen und Arterienalterung können auf diese Weise verstärkt oder sogar erstmals ausgelöst werden.

WENIGER ZUCKER UND SELBST DOSIERT

Ein maßvoller Umgang mit Zucker und Süßem ist somit wünschenswert und ein Grundelement einer ausgewogenen Ernährung. Besonders gefährlich, da weniger auffällig, ist versteckter Zucker in Fertigprodukten wie Müsliriegel, Fruchtjoghurt und Ähnlichem. Die Angaben auf den Verpackungen sind oft nicht eindeutig, kompliziert oder unverständlich. Denn Zucker kann viele Namen tragen. So kann es sein, dass Sie im Laufe des Tages mehr Zucker aufnehmen, als Sie vermuten. Eigentlich haben Sie ja keine Süßigkeiten gegessen, aber den Fruchtriegel, einen Milchshake und einen Erdbeerjoghurt.

Deshalb bereiten Sie Snacks und Desserts lieber selbst zu, dann können Sie bestimmen, wie viel Zucker Sie sich gönnen wollen. Mit den Kreationen auf den folgenden Seiten können Sie sich gelegentlich verwöhnen, wenn Sie Lust auf Süßes haben, oder ein Menü köstlich abschließen. Dosieren Sie Zucker immer individuell und so sparsam wie möglich.

Und wenn doch der kleine Hunger einen zwischendurch einholt? Dann sollten Sie lieber herzhaft oder pikant snacken mit unseren Rezeptideen! Kleinste Mahlzeiten zwischendurch wurden zwar lange Zeit von Ernährungsexperten empfohlen. Es hat sich aber herausgestellt, dass es dem Körper nicht guttut, ständig ohne Pause „gefüttert" zu werden. Den kleinen Hunger zwischendurch sollte man daher möglichst lange aushalten und dann etwas Sättigendes snacken. Durch die Essenspause hat der Verdauungsapparat Gelegenheit, sich zu erholen, und kann die nächste Mahlzeit effektiver verarbeiten.

NOCH WAS SÜSSES FÜR DANACH?

Was wäre ein kleines Festessen ohne eine Nachspeise? Wie wäre es mit Crêpes, Muffins oder Konfekt? Zubereiten müssen Sie die Köstlichkeiten allerdings selbst, Anregungen finden Sie hier. Wer gesund snacken möchte, greift am besten zu Tapas-Mandeln oder knusprigen Kohl-Chips.

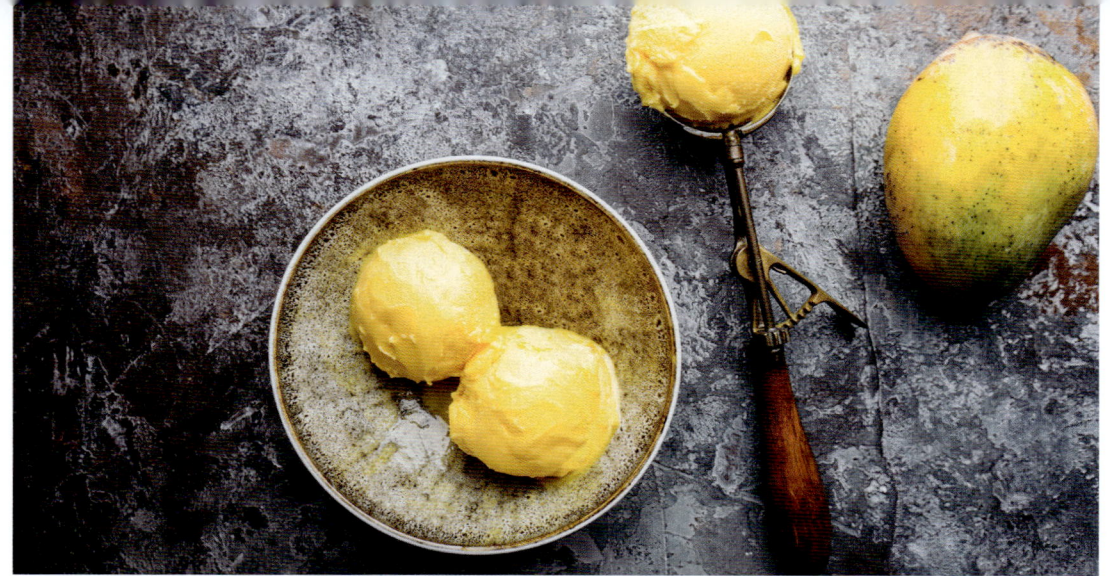

MANGO-ORANGEN-
SORBET

**Erfrischung gefällig? Das Sorbet kühlt nicht nur den Gaumen,
sondern liefert auch nährstoffreiche Früchte in Bestform.**

◇ VITAMINREICH

1 große Mango
1 große Orange
etwas Zitronensaft
1 Stück Ingwer (3 cm lang)
1 Msp. Chiliflocken
einige Blätter Zitronenmelisse
nach Belieben

Für 2 Personen
20 Min. Zubereitung
2–3 Std. Tiefkühlen
Nährwert pro Portion:
ca. 110 kcal
2 g EW | 1 g F | 23 g KH

1 Mango schälen und das Fruchtfleisch vom Kern schneiden. Von der Orange mit einem scharfen Messer die Schale samt der weißen Haut abschneiden und die Fruchtfilets aus den Trennhäutchen herauslösen. Dabei den austretenden Saft auffangen, den restlichen Saft ausdrücken. In einem hohen Rührbecher Mango mit ca. 100 g Orangenfilets, Orangensaft, Zitronensaft und 2 EL Wasser mit dem Pürierstab fein pürieren.

2 Ingwer schälen, reiben und mit Chiliflocken zum Püree geben. Nochmals durchmixen, in eine Schüssel geben und ins Tiefkühlfach stellen.

3 Nach ca. 45 Min. mit einem Schneebesen kräftig Luft unter das Püree schlagen. Diesen Arbeitsschritt noch zweimal wiederholen, bis eine softeisähnliche Konsistenz entsteht. Das Sorbet nach dem letzten Durchgang in ein flaches Gefäß geben und vollständig gefrieren lassen.

4 Das Sorbet ca. 30 Min. vor dem Servieren aus dem Tiefkühlfach nehmen und antauen lassen. Anschließend mit dem Pürierstab pürieren. Das Sorbet mit einem Eislöffel in Schalen portionieren und falls gewünscht mit Zitronenmelisse garnieren.

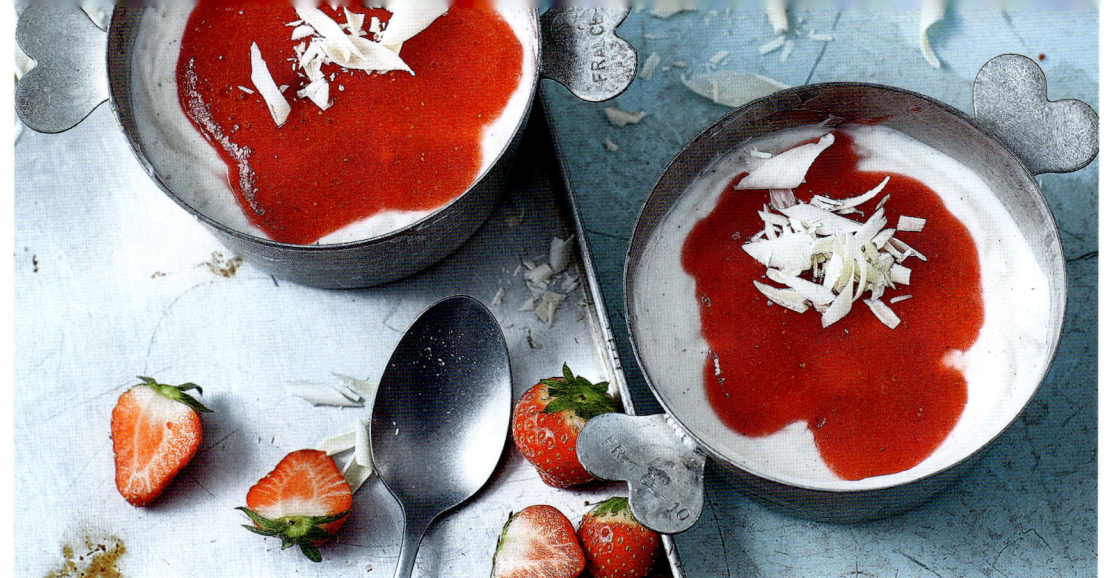

EISGEKÜHLTE
ERDBEER-VANILLE-CREME

Wenn Sie die Creme bereits 15 Minuten vor dem Servieren aus dem Tiefkühlfach nehmen, schmilzt die Fruchthaube etwas und wird cremiger.

◊ EIWEISSREICH

50 g Frischkäse
(max. 45 % Fett)
100 g Magerquark
3 EL Kochsahne
1 EL Xylit (ersatzweise Zucker)
½ TL gemahlene Vanille
1 TL Zitronensaft
150 g Erdbeeren
(frisch oder TK)
2 TL weiße Kuvertüre

Für 2 Personen
15 Min. Zubereitung
45 Min. Tiefkühlen
Nährwert pro Portion:
ca. 175 kcal
10 g EW | 8 g F | 18 g KH

1 In einer Rührschüssel Frischkäse, Magerquark und Kochsahne mit einem Schneebesen gründlich verrühren und mit Xylit, Vanille und Zitronensaft mischen. Die Quarkcreme auf 2 Dessertgläser verteilen.

2 Die Erdbeeren putzen, waschen und in Stücke schneiden. Dann in einem hohen Rührbecher mit dem Pürierstab fein pürieren.

3 Das Erdbeerpüree auf die Vanillecreme füllen und die Eisbecher zugedeckt im Tiefkühlfach 40–45 Min. gefrieren lassen. Zum Servieren die weiße Kuvertüre grob raspeln und darüberstreuen.

Xylit ist ein Zuckeraustauschstoff mit derselben Süßkraft wie Zucker, aber nur der Hälfte der Kalorien. Es schützt vor Karies, kann allerdings in hohen Mengen abführend wirken. Xylit ist online, in einigen Drogeriemärkten oder in der Apotheke erhältlich.

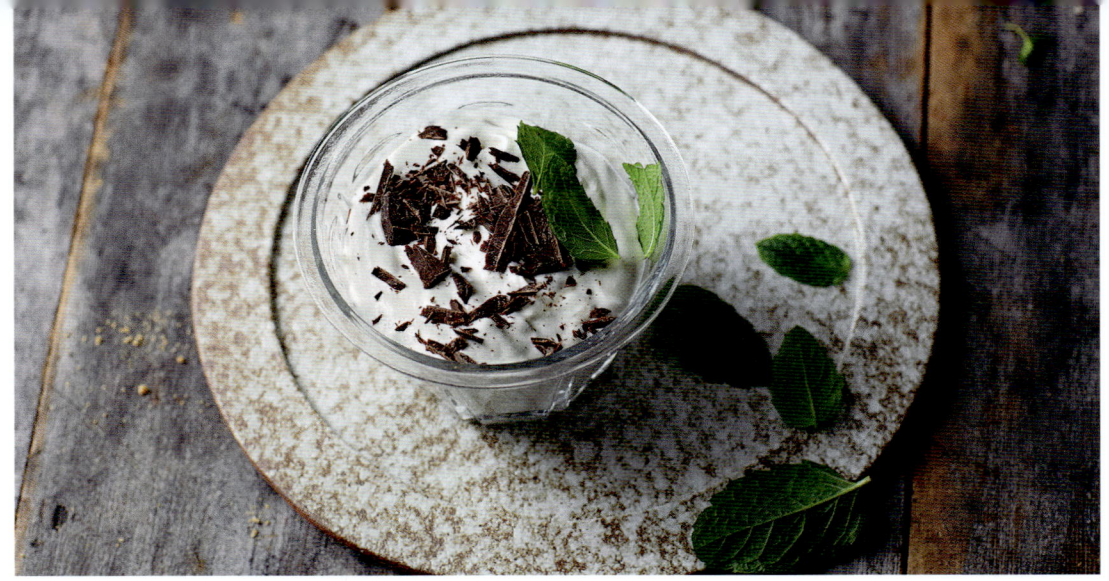

MINZCREME MIT BITTERSCHOKOLADE

Auf Schokolade verzichten? Das muss nicht sein!
Greifen Sie am besten zu Zartbitterschokolade, dann nehmen Sie
weniger Zucker auf als bei Vollmilchschokolade.

◇ LAKTOSEFREI

2 Stängel Minze
50 g Zartbitter-Schokoladenraspel
150 g Sojaquark (ersatzweise
Speisequark max. 20 % Fett)
2 EL Pfefferminzsirup
50 g aufschlagbare Sojasahne
(ersatzweise Sahne; siehe Tipp)

Für 2 Personen
10 Min. Zubereitung
30 Min. Kühlen
Nährwert pro Portion:
ca. 255 kcal
8 g EW | 17 g F | 17 g KH

1 Die Minze waschen, trocken schütteln und die Blätter abzupfen. 4 Blätter zum Garnieren beiseitelegen, den Rest fein hacken. Etwas Raspelschokolade ebenfalls zum Garnieren beiseitestellen. Den Quark mit dem Sirup in einer Schüssel cremig rühren und die übrigen Schokoladenraspel untermischen.

2 Die Sahne steif schlagen und mit einem Teigschaber unter die Quarkcreme heben. Anschließend 30 Min. kühl stellen.

3 Zum Servieren die Creme in Gläser verteilen und mit je 2 Minzblättern und Raspelschokolade garnieren.

Tipp: Aufschlagbare Sojasahne ist in den meisten gut sortierten Supermärkten erhältlich. Man findet sie im ungekühlten Bereich bei der Sprühsahne.

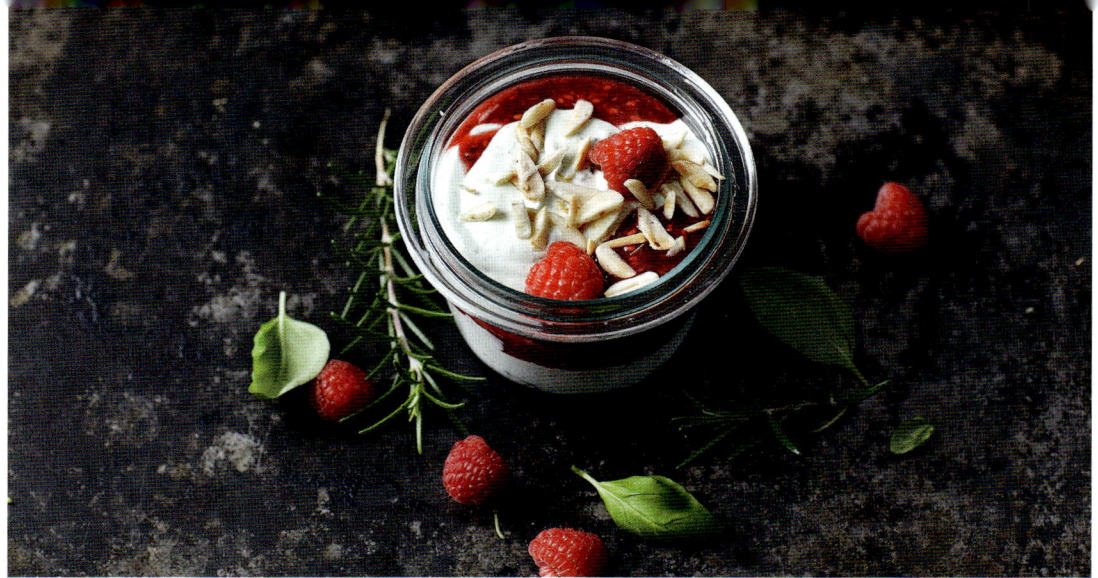

BASILIKUMCREME MIT HIMBEEREN

Herbe Kräuter und süße Himbeeren harmonieren wunderbar miteinander.
Besonders im Sommer ist diese Creme ein erfrischender Genuss.

◊ ANTIBAKTERIELL

1 Bund Basilikum
2 Zweige Rosmarin
250 g Sojaquark (ersatzweise
Speisequark max. 20 % Fett)
50 ml ungesüßter Mandeldrink
(ersatzweise Buttermilch)
2 TL Xylit (siehe Kasten Seite 277)
200 g Himbeeren
2 TL Apfelpektin (6 g)
etwas Zitronensaft
2 TL Vanillezucker
2 TL Mandelstifte

Für 2 Personen
15 Min. Zubereitung
25 Min. Ziehen
1 Std. Kühlen
Nährwert pro Portion:
ca. 200 kcal
11 g EW | 8 g F | 20 g KH

1 Basilikum und Rosmarin waschen, trocken schütteln, die Blätter bzw. die Nadeln abzupfen und fein hacken. Beide Kräuter mit Quark, Mandeldrink und Xylit in einem hohen Rührbecher mit dem Pürierstab fein pürieren.

2 Himbeeren verlesen, waschen und trocken tupfen. 4 Himbeeren zum Garnieren beiseitestellen, die restlichen Beeren mit einer Gabel zerdrücken. Pektin, Zitronensaft und Vanillezucker dazugeben und ca. 25 Min. ziehen lassen. Danach die Beerenmischung in einem Topf 3–4 Min. köcheln.

3 Inzwischen die Mandeln in einer Pfanne ohne Fett hell rösten. Abwechselnd Creme und Himbeersoße in Gläser schichten, mit der Creme abschließen und mit je 2 Himbeeren und den Mandeln garnieren. Vor dem Servieren ca. 1 Std. kühl stellen.

Bei Sojaquark handelt es sich um eine Alternative zu Quark, die einen großen Anteil Wasser enthält. Sojaquark liefert viel pflanzliches Eiweiß und lässt sich wie Quark verarbeiten.
Basilikum enthält sekundäre Pflanzenstoffe, die antibakteriell wirken.

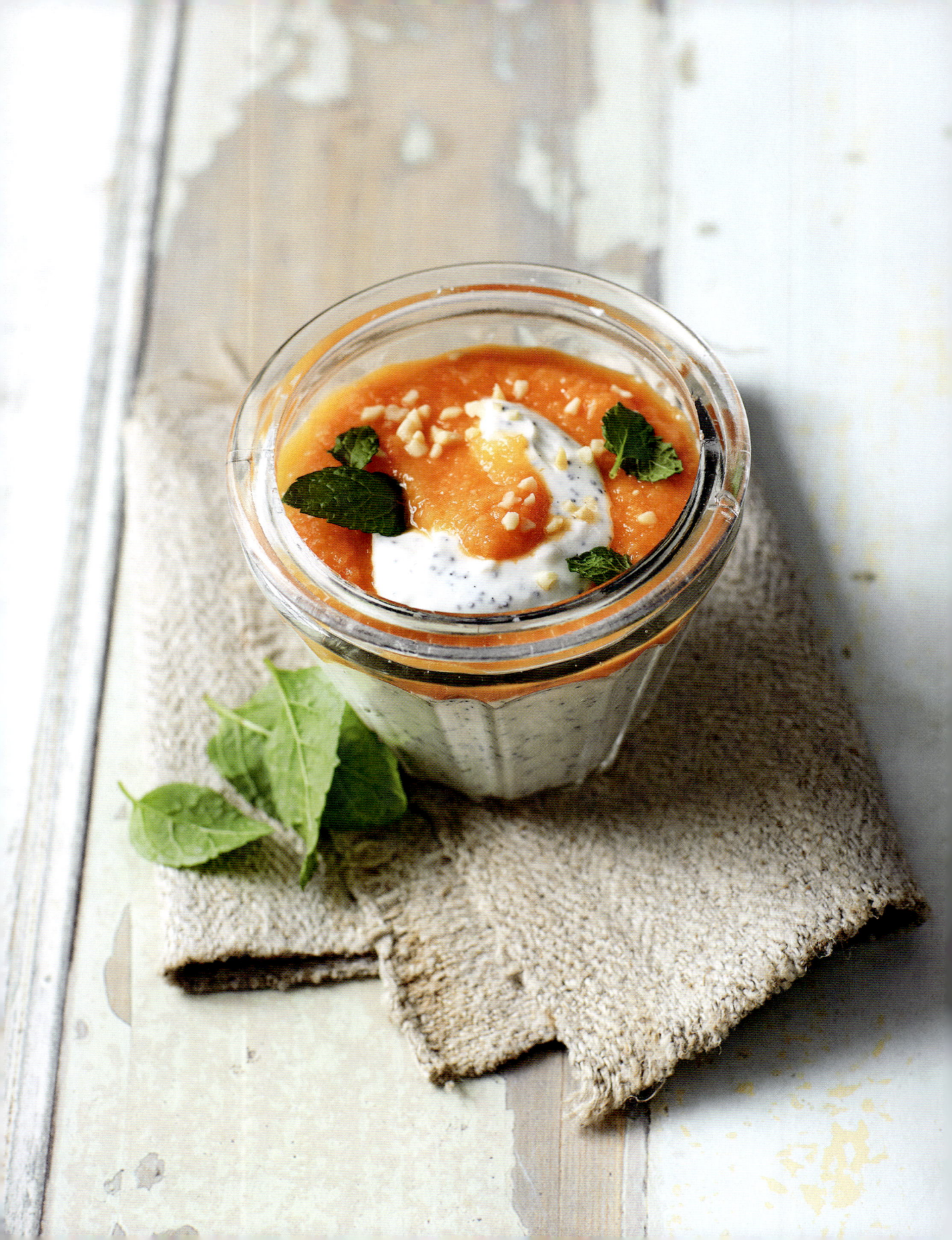

QUARK-VANILLE-CREME
MIT PAPAYASOSSE

Die Papayasoße eignet sich auch als süßer Brotaufstrich.
Sie enthält so gut wie keinen Fruchtzucker.

◇ ZUCKERARM

Für die Soße:
½ Papaya
1 Grapefruit
2 EL Honig
1 TL Apfelpektin (3 g)

Für die Creme:
250 ml ungesüßter Mandeldrink
(ersatzweise Milch)
Mark von 1 Vanilleschote
2 EL Xylit (siehe Kasten Seite 277)
1 EL Speisestärke
125 g Sojaquark (ersatzweise
Speisequark max. 20 % Fett)
1 EL Mohnsamen
1 EL gehackte Mandeln
4 Blätter Zitronenmelisse

Für 2 Personen
15 Min. Zubereitung
20 Min. Ziehen
Nährwert pro Portion:
ca. 360 kcal
9 g EW | 13 g F | 48 g KH

1 Für die Soße die Papayahälfte schälen, Kerne entfernen und das Fruchtfleisch in grobe Stücke schneiden. Die Grapefruit halbieren und auspressen. Papaya mit Grapefruitsaft und Honig in einem hohen Rührbecher mit dem Pürierstab fein pürieren. Das Püree mit dem Pektin mischen und ca. 20 Min. ziehen lassen. Danach die Papayasoße in einem Topf ca. 4 Min. kochen, vom Herd nehmen und etwas abkühlen lassen.

2 Inzwischen für die Creme den Mandeldrink mit Vanillemark und Xylit aufkochen. Die Stärke mit etwas kaltem Wasser anrühren, dann unter die Mandeldrinkmischung rühren. Alles unter Rühren nochmals mindestens 1 Min. aufkochen. Vom Herd nehmen und abkühlen lassen.

3 Den Quark mit Mohnsamen und gehackten Mandeln unter die Vanillecreme heben. Die Creme auf Dessertgläser verteilen und mit der Papayasoße übergießen. Die Zitronenmelisse waschen, trocken schütteln und das Dessert damit garnieren.

Tipp: Sie können das Obst in der Soße je nach Saison und Geschmack beliebig variieren. Das Vorgehen mit Pektin ist immer gleich: Obst zerdrücken oder pürieren, mit Pektin mischen, ca. 20 Min. ziehen lassen. Dann 4–5 Min. aufkochen und nach Belieben noch ½–1 Blatt eingeweichte Gelatine unterrühren (die Konsistenz kann aber auch nur mit Pektin erzielt werden).

SCHNELLE GAZPACHO

Wieso nicht mal ein Snack zum Trinken? Diese spanische
Gurken-Tomaten-Suppe wird traditionell eisgekühlt serviert,
ist also ideal für heiße Sommertage direkt aus dem Kühlschrank.

◊ IMMUNSTÄRKEND

1 Paprika (rot oder gelb)
2–3 Tomaten
½ Salatgurke
2 große Schalotten
1 Knoblauchzehe
½ Zitrone
200 ml Tomatensaft
1 EL Olivenöl
1 TL edelsüßes Paprikapulver
1 TL getrockneter Oregano
Salz, Pfeffer

Für 2 Personen
15 Min. Zubereitung
1 Std. Kühlen
Nährwert pro Portion:
ca. 120 kcal
4 g EW | 6 g F | 12 g KH

1 Die Paprika waschen, halbieren, weiße Trennwände und Kerne entfernen. Die Paprikahälften grob würfeln. Die Tomaten waschen und grob
würfeln, dabei die Stielansätze entfernen. Die Gurke putzen, schälen
und ebenfalls grob würfeln.

2 Paprika, Tomaten und Gurke im Mixer oder in einem hohen Rührbecher mit dem Pürierstab fein pürieren. Schalotten und Knoblauch
schälen, grob hacken und zum Gemüsepüree geben.

3 Die Zitrone auspressen und den Saft mit Tomatensaft und Öl eben-
falls unter das Püree mischen. Die Gazpacho mit Paprikapulver und
Oregano würzen, alles nochmals fein pürieren und zuletzt mit Salz und
Pfeffer abschmecken.

4 Die Gazpacho vor dem Servieren am besten 1 Std. kühl stellen. Dann
auf Schalen oder Gläser verteilen.

Tipp: Wird die Gazpacho nicht sofort serviert, können Sie die Servier-
schüsseln in eine größere Schüssel oder Schale mit Eiswürfeln stellen.
So bleibt die Suppe länger kühl. Diese Methode eignet sich auch für ein
Büfett.

Paprikaschoten sind echte Vitamin-C-Bomben – mit dem antioxidativ
wirksamen Vitamin stärken sie unser Immunsystem. Als Gemüse enthalten sie natürlich auch viele Ballaststoffe und kurbeln damit unsere
Verdauung an. Die intensiven Farben deuten auf die sekundären Pflanzenstoffe der Carotinoide hin.

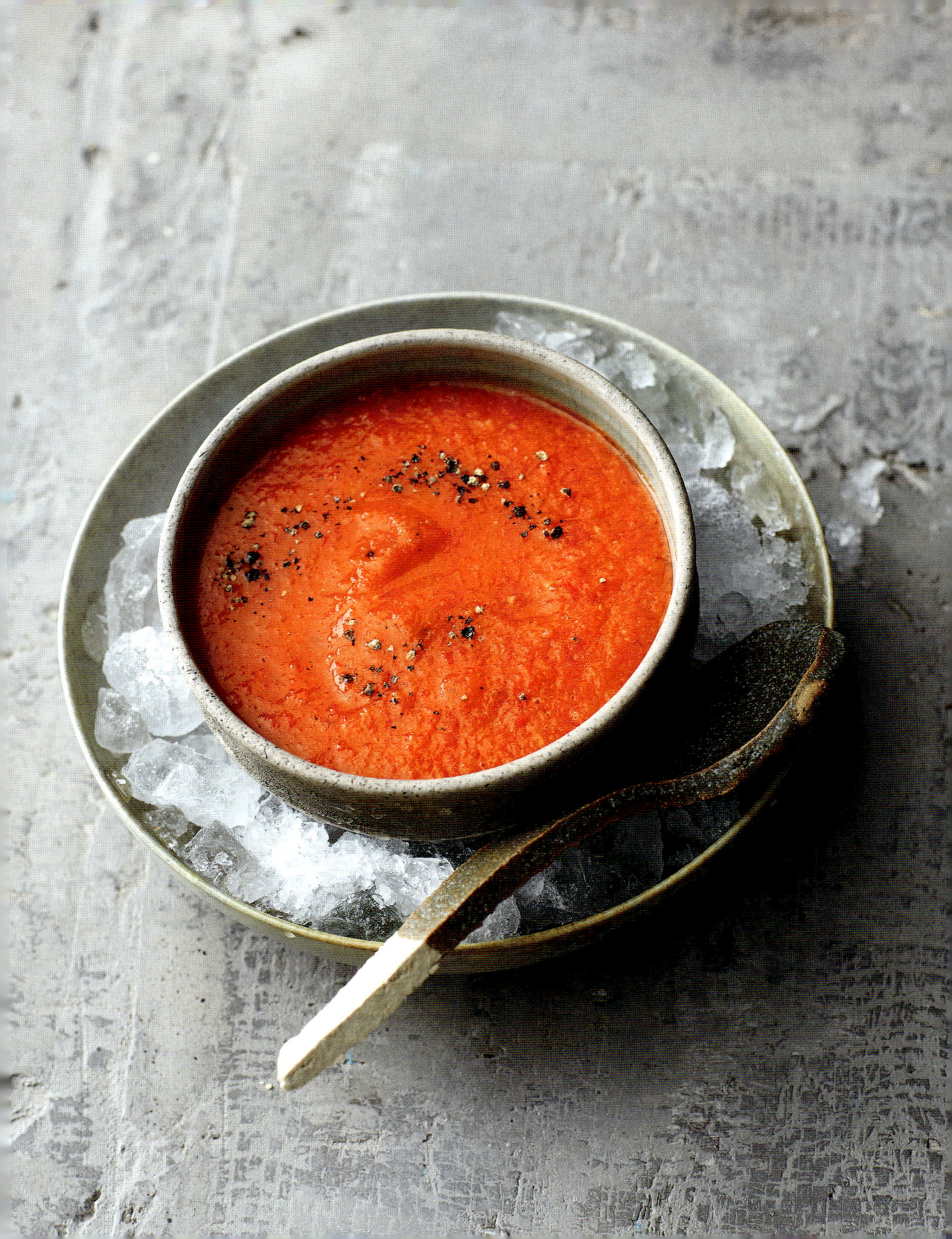

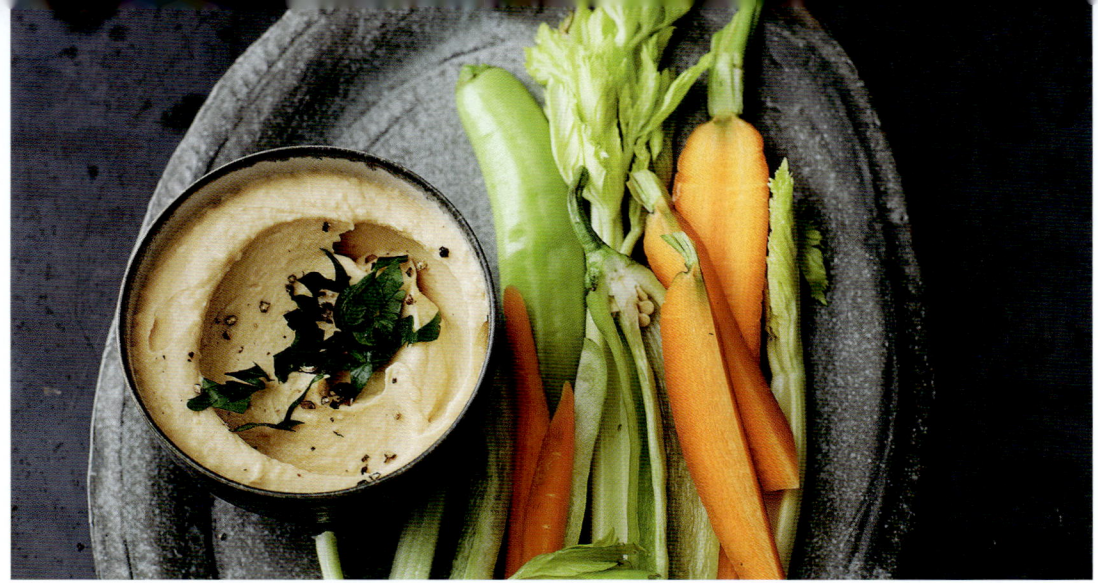

HUMMUS MIT GEMÜSESTICKS

Gemüserohkost ist prima vorzubereiten und daher perfekt fürs Picknick,
vor allem wenn sie von so einem herzhaften Dip begleitet wird.

◇ ZELLAUFBAUEND

1 Glas Kichererbsen (Abtropfgewicht 240 g)
1 Knoblauchzehe
2 EL Tahin (Sesampaste)
2 EL Olivenöl
1 TL gemahlener Kreuzkümmel
1 Zitrone
Salz, Pfeffer
½ Bund Petersilie
300 g Gemüse
(z. B. Möhren, Salatgurke,
Paprika)

Für 2 Personen
10 Min. Zubereitung
Nährwert pro Portion:
ca. 135 kcal
4 g EW | 9 g F | 9 g KH

1 Die Kichererbsen in einem Sieb abbrausen und abtropfen lassen. Die Knoblauchzehe schälen. Kichererbsen und Knoblauch mit Tahin, Öl und Kreuzkümmel in einen Mixer geben und so lange pürieren, bis eine homogene Masse entstanden ist.

2 Die Zitrone halbieren und auspressen. Den Saft unter den Hummus mischen. Alles mit Salz sowie Pfeffer abschmecken und nochmals kurz cremig pürieren. Falls die Masse zu fest ist, noch 1–2 EL Wasser unter den Hummus rühren.

3 Die Petersilie waschen, trocken tupfen, die Blätter abzupfen und grob hacken. Das Gemüse putzen und waschen bzw. schälen, dann in dünne Streifen schneiden. Zum Servieren den Hummus in eine kleine Schüssel geben und mit Petersilie garnieren. Hummus mit den Gemüsesticks servieren. Gut verschlossen ist er im Kühlschrank 3–4 Tage haltbar.

In einen klassischen Hummus gehört Kreuzkümmel. Das auch als Cumin bekannte Gewürz verleiht ihm orientalisches Flair. Es steckt aber auch voll gesunder Inhaltsstoffe wie entzündungshemmender Antioxidantien. Sein ätherisches Öl regt die Bildung von Magen- und Gallensäften an.

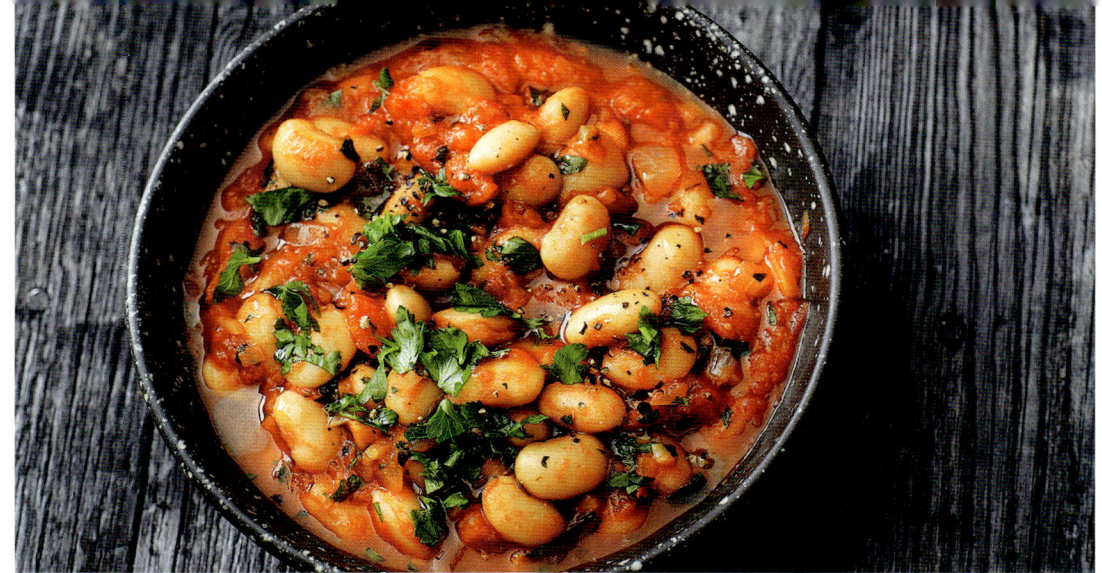

BOHNEN IN TOMATENSOSSE

Dieses Gericht lässt sich sehr gut auf Vorrat zubereiten und aufbewahren.
Auch als Beilage oder zum Mitnehmen sind diese Bohnen ideal.

◊ SUPERFOOD

240 g weiße Riesenbohnen
(aus dem Glas)
1 rote Zwiebel
1 Knoblauchzehe
1 Möhre
1 EL getrockneter Oregano
2 EL Olivenöl
200 g stückige Tomaten
(aus der Dose)
1 TL Tomatenmark
Salz, Pfeffer
½ Bund Petersilie

Für 2 Personen
15 Min. Zubereitung
Nährwert pro Portion:
ca. 245 kcal
9 g EW | 11 g F | 26 g KH

1 Die Bohnen in einem Sieb abbrausen und abtropfen lassen. Zwiebel und Knoblauch schälen und fein hacken. Die Möhre putzen, schälen und fein würfeln.

2 Zwiebel, Knoblauch, Möhre und Oregano in einem Topf im Öl andünsten und bei mittlerer Hitze in ca. 5 Min. bissfest garen. Tomatenstücke und Tomatenmark unterrühren und alles so lange köcheln lassen, bis die Soße etwas angedickt ist. Mit Salz und Pfeffer abschmecken.

3 Zum Servieren die Petersilie waschen, trocken tupfen, die Blätter abzupfen und grob hacken. Die weißen Bohnen mit der Tomatensoße auf Teller oder Schalen verteilen und mit der Petersilie bestreuen.

Bohnen sind Superfood, denn sie enthalten reichlich Protein. Dazu kommen cholesterinsenkende Ballaststoffe und knochenschützende Mineralstoffe wie Magnesium, Kalzium sowie Unmengen an sekundären Pflanzenstoffen. Erbsen, Linsen, Bohnen und Lupinen sollten regelmäßig auf dem Speiseplan stehen. Die pflanzlichen Eiweißquellen sind gut verwertbar und liefern zusätzlich hochwertige Ballaststoffe.

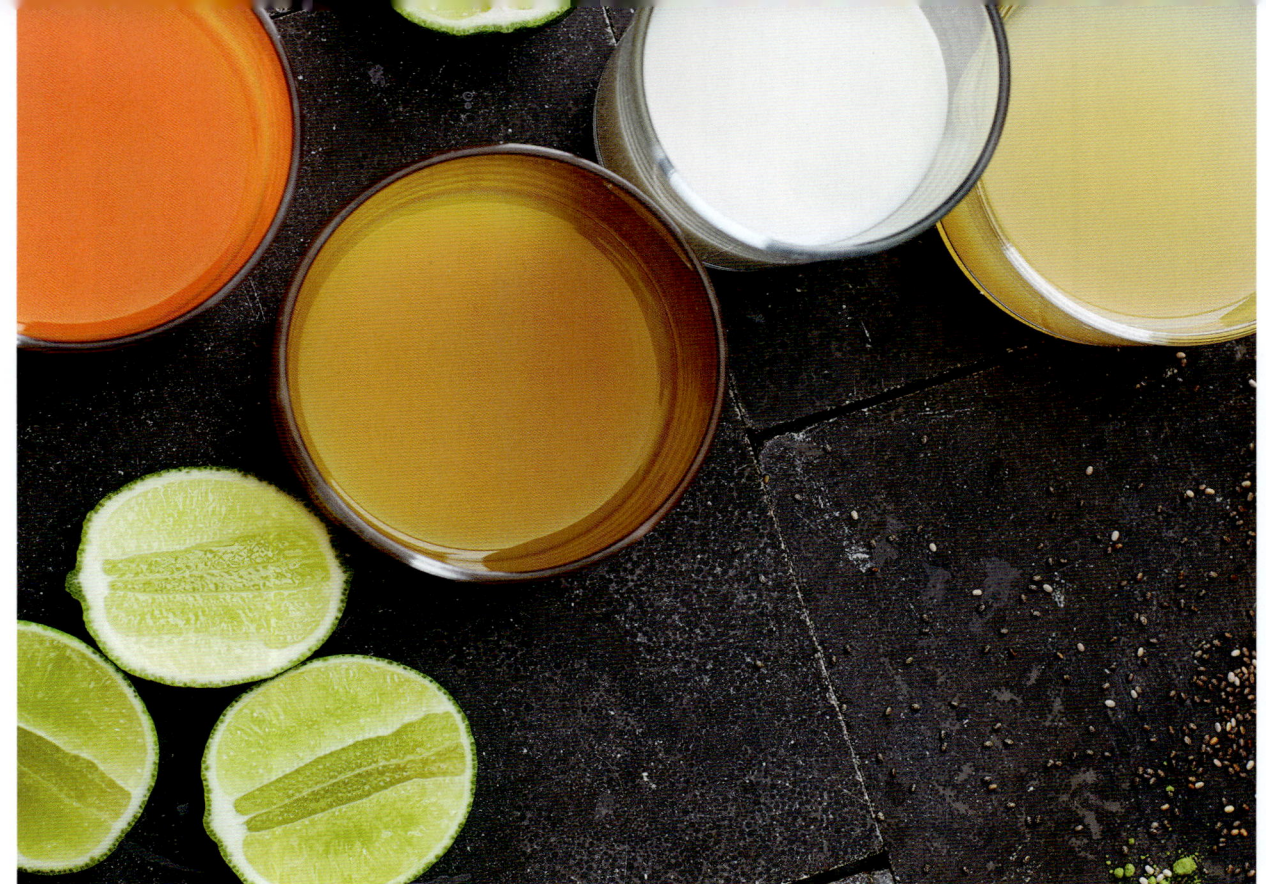

RICHTIG TRINKEN

Ohne Wasser läuft im Körper nichts, denn wir bestehen zu über 70 Prozent aus diesem Lebenselexier. Nur können wir es nicht auf Vorrat speichern. Für alle Stoffwechselvorgänge, genauso wie für ein frisches Aussehen und straffes Körpergewebe, ist eine ausreichende Flüssigkeitszufuhr wichtig.

INDIVIDUELLER BEDARF

Jeder von uns hat seinen individuellen Flüssigkeitsbedarf, der je nach Alter, Körpergewicht, körperlicher Aktivität, Wetter etc. schwankt. Etwa die Hälfte davon müssen wir trinken. 40 Prozent nehmen wir bestenfalls mit der Nahrung auf, wenn wir reichlich Gemüse und Obst essen. Den Rest an Flüssigkeit erzeugt unser Stoffwechsel.

Um einem Leistungsabfall vorzubeugen, sollten Sie dem Körper verlorene Flüssigkeit immer rasch zurückgeben. Bei älteren Menschen ist die größte Gefahr die Austrocknung (Dehydrierung), denn naturgemäß schwindet mit dem Lebensalter das Durstgefühl. Der Körper vermindert bei Wassermangel auch die Fähigkeit, Harn und die darin gelösten Stoffe auszuscheiden. Es kann zu Verstopfung und Harnwegserkrankungen kommen.

Weitere Folgen können Nieren- und Kreislaufversagen oder sogar Bewusstlosigkeit sein. Bei einer zu geringen Flüssigkeitsaufnahme vermindert sich die Leistungsfähigkeit. Wassermangel wirkt sich negativ auf die Haut, die Schleimhäute und die Körpertemperatur aus. Die Haut verliert an Elastizität, die Schleimhäute trocknen aus, „der Körper fährt runter".

WIE VIEL SOLL MAN TRINKEN?

Ärzte und Ernährungswissenschaftler mahnten jahrelang, täglich mindestens 2 Liter Flüssigkeit aufzunehmen. Nun werden zunehmend Stimmen laut, die den tatsächlichen Nutzen solcher Empfehlungen anzweifeln. Eine Studie amerikanischer Fachärzte für innere Medizin zeigte schon 2008, dass die für einen erwachsenen Menschen empfohlene Tagesmenge von 2 Litern keine gesundheitlichen Vorteile mit sich bringt.

Auch wenn man zu viel Wasser trinkt, kann das negative gesundheitliche Auswirkungen haben: Bei übertriebener Flüssigkeitszufuhr sinkt durch die Verdünnung der Natriumgehalt im Blut. Die Folgen: Müdigkeit, Konzentrationsstörungen und – im Extremfall ab 5 Liter Wasser – sogar Krämpfe in den Gliedmaßen.

Eine neuere Empfehlung lautet, je nach Außentemperatur und körperlicher Anstrengung mindestens 1 Liter Wasser am Tag zu trinken – und seinem natürlichen Durstgefühl zu vertrauen. Ein guter Indikator ist auch die Farbe des Urins. Ist er dunkelgelb, einfach ein kleines Glas Wasser zwischendurch trinken. Viel mehr kann der Darm ohnehin nicht auf einmal aufnehmen. Eine grobe Faustregel gibt es allerdings: 0,03 Liter Flüssigkeit pro Kilogramm Körpergewicht. Einzige Ausnahme: bei Krankheiten, bei denen dem Körper viel Flüssigkeit verloren geht, sollte mehr zugeführt werden, um den Verlust auszugleichen.

DIE RICHTIGE GETRÄNKEWAHL

Als Durstlöscher sind in erster Linie Wasser, Kräuter- und Früchtetees sowie Frucht- und Gemüsesaftschorlen (im Verhältnis 3:1) zu empfehlen. Insbesondere grüner Tee ist ein hervorragendes Tagesgetränk. Er ist reich an sekundären Pflanzenstoffen und durch seine Bitterstoffe hilft er, den Appetit zu zügeln, und wirkt sättigend.

Alkohol sollte nur in Maßen genossen werden. Der gesundheitliche Wert von einem Glas Rotwein aufgrund der in ihm enthaltenen wertvollen sekundären Pflanzenstoffe pro Tag für das Herz ist zwar relativ gut nachgewiesen. Trotzdem stimulieren Bier oder Wein aufgrund des darin enthaltenen Zuckers die Ausschüttung von Insulin. Deshalb: Zum Essen genossen, ist ein Glas in Ordnung, zu viel steigert unnötig den Appetit und fördert leider das Wachstum von Krebszellen sowie das Auftreten von Herzrhythmusstörungen.

Bedenken Sie, dass Smoothies und sogenannte Wellnessgetränke keine Durstlöscher sind. Smoothies bestehen aus püriertem Obst und Gemüse. Sie liefern Zucker, Ballast- und Nährstoffe, sind also eher als Zwischenmahlzeiten zu sehen. Auch bei Wellnessdrinks und Shakes ist der Zuckergehalt oft hoch. Sind andere Zutaten wie Milch oder Pflanzendrinks beigemischt, haben die Getränke reichlich Kalorien. Als Durstlöscher sind sie deshalb nicht geeignet. Greifen Sie besser auf Wasser oder Tee zurück und genießen Sie Smoothies als Dessert oder Zwischenmahlzeit, um Ihren Gemüse- und Obstbedarf zu decken.

FLÜSSIGKEITSVERLUSTE GEZIELT VERMEIDEN

- Beginnen Sie jeden Tag direkt nach dem Aufstehen mit einem Glas Wasser.
- Stellen Sie in den Raum, in dem Sie sich am häufigsten aufhalten, in Ihrem Sichtfeld eine Flasche Wasser oder eine Kanne ungesüßten Kräutertee.
- Essen Sie wasserreiches Obst und Gemüse wie Wassermelone und Zucchini.
- Trinken Sie zu jeder Mahlzeit etwas.

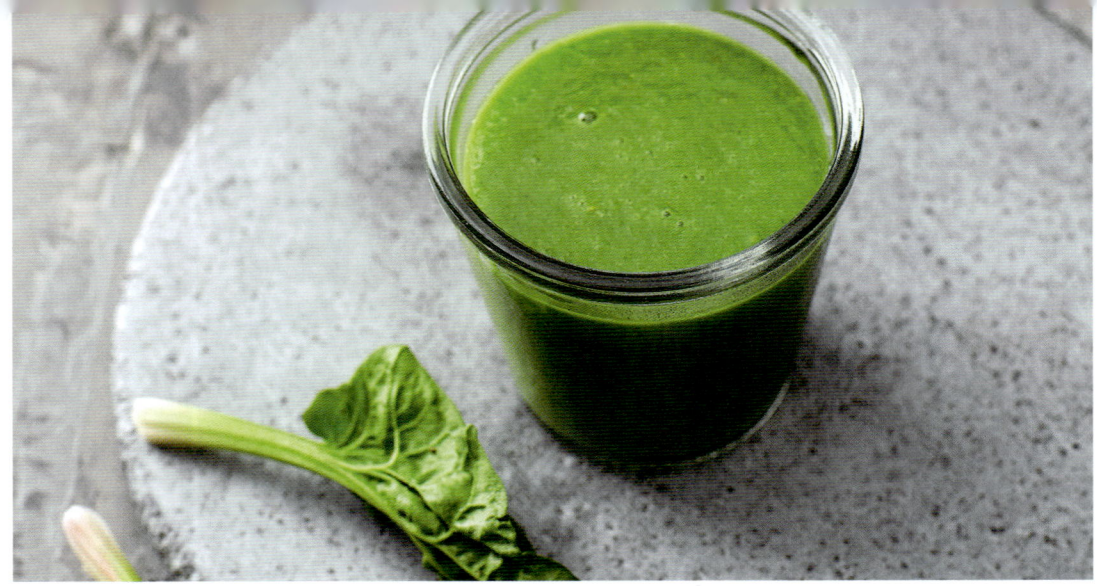

SPINAT-SMOOTHIE

Dieser Smoothie enthält eine Extraportion Folsäure. Dieser Stoff hilft,
die Zellen von Nägeln und Haaren zu regenerieren.

◊ ZELLAUFBAUEND

1 Birne
½ Avocado
3 Handvoll Baby-Blattspinat
300 ml gut gekühltes Mineralwasser (ohne Kohlensäure)

Für 2 Personen
5 Min. Zubereitung
Nährwert pro Portion:
ca. 150 kcal
3 g EW | 12 g F | 7 g KH

1 Die Birne waschen, vierteln und entkernen. Die Viertel in grobe Stücke schneiden. Das Fruchtfleisch der halben Avocado mit einem Löffel
auslösen und in grobe Stücke schneiden. Den Spinat verlesen, waschen
und trocken schütteln.

2 Birne, Avocado und Spinat im Mixer fein pürieren. Dabei das Gerät
erst auf kleiner Stufe starten, dann alles auf höchster Stufe cremig und
fein pürieren. Anschließend das Mineralwasser hinzufügen und gründlich
unterrühren. Zum Servieren den Smoothie in Gläser füllen.

> Spinat liefert Kalzium und Folsäure. Zudem enthält er reichlich Ballast-
> stoffe, die die Verdauung ankurbeln. Der grüne Pflanzenfarbstoff Chlo-
> rophyll begünstigt die Ausscheidung von Giftstoffen und Fetten, die sich
> in der Leber stauen können. Außerdem enthält Spinat einen hohen Ge-
> halt an Carotinoiden, darunter vor allem Zeaxanthin und Lutein. Unter-
> suchungen zeigen, dass diese Stoffe vor altersbedingter Makuladegene-
> ration schützen können.

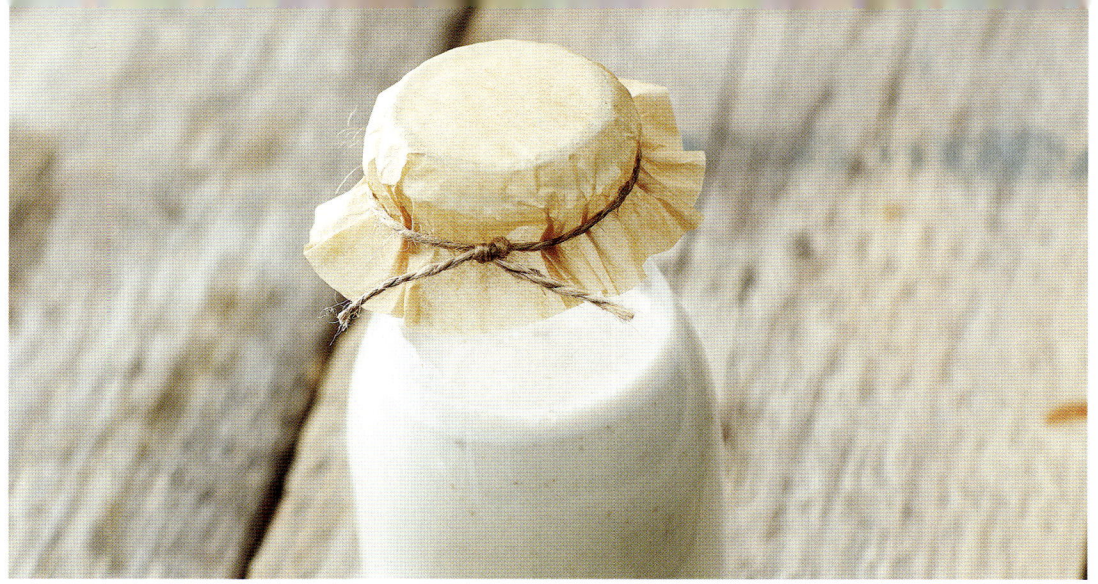

MANDELDRINK

Pflanzendrinks stellen eine gute und vegane Alternative zu Kuhmilch dar und können einfach selbst zubereitet werden. Man muss allerdings eine Einweichzeit einkalkulieren.

◇ VEGAN

100 g Mandeln (ersatzweise Cashew- oder Haselnusskerne)

Für 2 Personen
10 Std. Einweichen (über Nacht)
10 Min. Zubereitung
Nährwert pro Portion:
ca. 295 kcal
11 g EW | 27 g F | 3 g KH

1 Am Vortag Mandeln in eine Schüssel geben und vollständig mit Wasser bedecken. Zugedeckt ca. 10 Std., am besten über Nacht, einweichen, damit sie sich leichter pürieren lassen und besser verdaulich sind.

2 Am nächsten Tag die Mandeln in ein Sieb abgießen, dann in einen hohen Rührbecher geben. 1 l kochendes Wasser dazugießen und alles mit dem Pürierstab fein pürieren. Die Masse durch ein feines Sieb oder ein sauberes Küchentuch passieren und gut ausdrücken. Der Mandeldrink hält sich luftdicht verschlossen im Kühlschrank ca. 3 Tage.

Tipp: Die übrig gebliebenen Mandelreste lassen sich mit Kokosraspeln, Zimt, Vanille und 1 TL Ahornsirup mischen und auf einem Backblech verteilt im Backofen (150 °C) in ca. 15 Min. zu krossen Streuseln backen. Eine leckere Garnierung für Müsli oder Süßspeisen.

Mandeln liefern hochwertiges Eiweiß, günstige Fettsäuren sowie gesunde B-Vitamine. Zudem können sie helfen, den Spiegel an „schlechtem" LDL-Cholesterin zu senken.

GETRÄNKE –
DIE BESTEN DER BESTEN

Wasser ist das wichtigste Lebensmittel überhaupt, denn ohne das flüssige Element gäbe es kein Leben. Für unseren Körper und Geist ist eine ausreichende Flüssigkeitszufuhr essenziell. Tipps zum gesunden Trinken finden Sie auf Seite 286.

1 WASSER

Ebenso wichtig wie die ausreichende Menge ist die Qualität Ihres Trinkwassers. Besonders wenn Sie schweißtreibende Tätigkeiten ausüben, wie harte körperliche Arbeit oder Sport, ist es am besten, ein mineralstoffreiches Wasser zu bevorzugen. Quellwasser aus den Bergen oder Naturschutzgebieten erfüllt diese Voraussetzungen sehr gut. Leitungswasser hat in Deutschland, Österreich und der Schweiz in der Regel Trinkwasserqualität, ist nur oft mineralstoffarm. Aus diesem Grund sind Mineralwässer besonders bei körperlicher Aktivität günstiger. Abzuraten ist von Mineralwässern mit einem unausgewogenen Mineralstoffgehalt, da unser Körper das nicht gut verwerten kann.

2 PFLANZENDRINKS

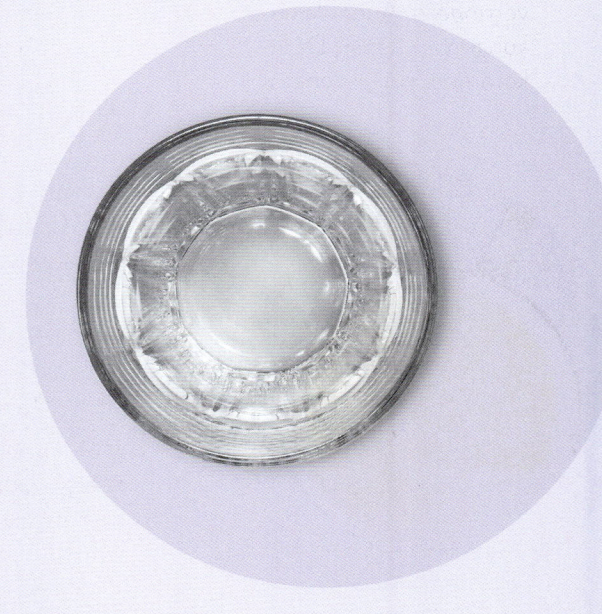

Wie Milch aussehende Getränke, die aus Getreide oder Nüssen hergestellt werden, gibt es schon seit Jahrhunderten. In der EU werden sie als „Drinks", verkauft, da der Begriff Milch geschützt ist. Für die Pflanzendrinks werden Getreide wie Hafer, Reis oder Hirse, Hülsenfrüchte wie Sojabohnen, Lupinen oder Nüsse, aber auch Hanfsamen, Mandeln oder Kokosnüsse vermahlen und mit Wasser gekocht. Eine Fermentierung durch Enzyme und die Zugabe von Pflanzenöl ergeben eine milchähnliche Konsistenz. Wichtig: Immer die individuelle Verträglichkeit von Sojaprodukten berücksichtigen, da die enthaltenen Sojalektine in größeren Mengen schwer bekömmlich sein oder Allergien auslösen können.

3 KAFFEE

Eine Kaffeebohne enthält etwa 0,82 Prozent Koffein, weshalb das aromatische Getränk Kreislauf und Stoffwechsel anregt. Außerdem steigert Kaffee die Gehirndurchblutung und damit die Konzentration. In jeder Tasse koffeinhaltigem oder entkoffeiniertem Kaffee stecken 7 mg Kaffeesäure. Sie enthält mehrere Antioxidantien, wie Flavonoide oder Resveratrol, die antientzündlich und darmschützend wirken. So soll Kaffee das Risiko für Herz-Kreislauf-Erkrankungen, Depressionen, Schlaganfälle und Alzheimer verringern. Auch das Risiko, Asthma, Krebserkrankungen an Leber, Darm, Nieren und Prostata zu bekommen, soll gesenkt werden.

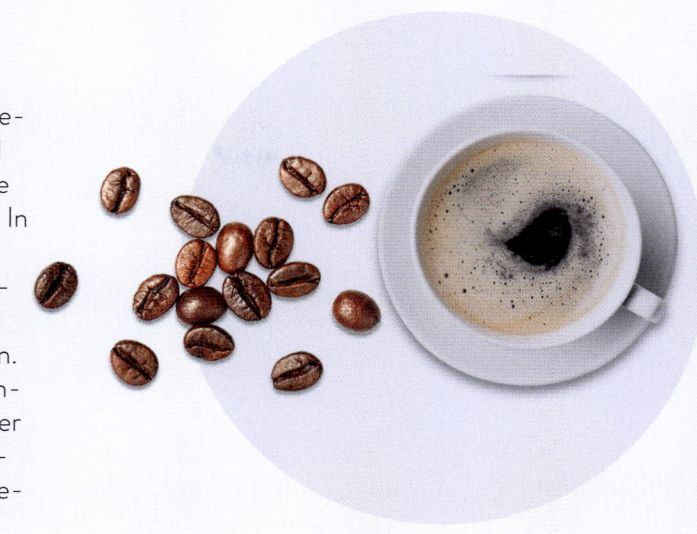

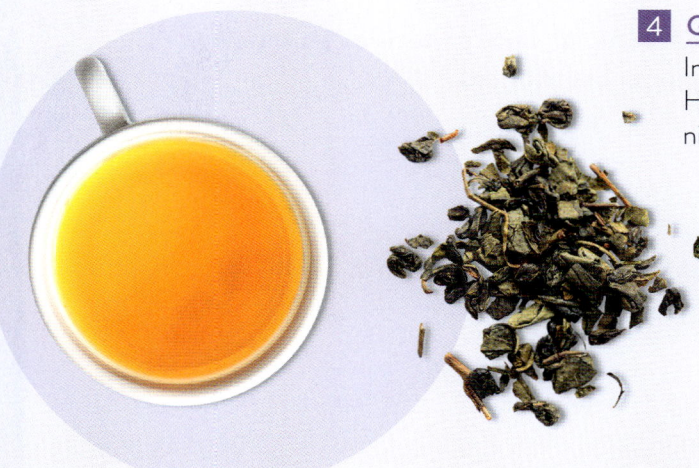

4 GRÜNER TEE

In China ist der Grüntee seit etwa 5 000 Jahren als Heilmittel bekannt. Weil er anders als Schwarztee nicht fermentiert wird, überstehen die wertvollen Polyphenole (Catechine) im Teeblatt den Verarbeitungsprozess unbeschadet. Die Catechine werden allerdings nur dann optimal freigesetzt, wenn Sie den Tee 8–10 Min. ziehen lassen.

5 ROTWEIN

Seit 2 500 Jahren weiß man, dass Wein in Maßen genossen ein Heilmittel sein kann. Eine wichtige Rolle spielen die enthaltenen Polyphenole (in der Haut von blauen Trauben). Der Pflanzenschutzstoff Resveratrol wirkt zell- und gefäßschützend, krebsvorbeugend und antientzündlich. Trotzdem: Alkohol im Wein kann Krebs wiederum fördern.

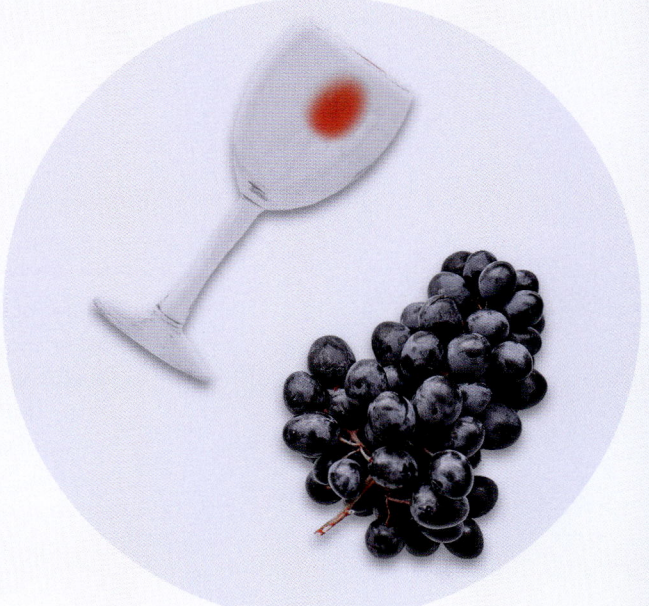

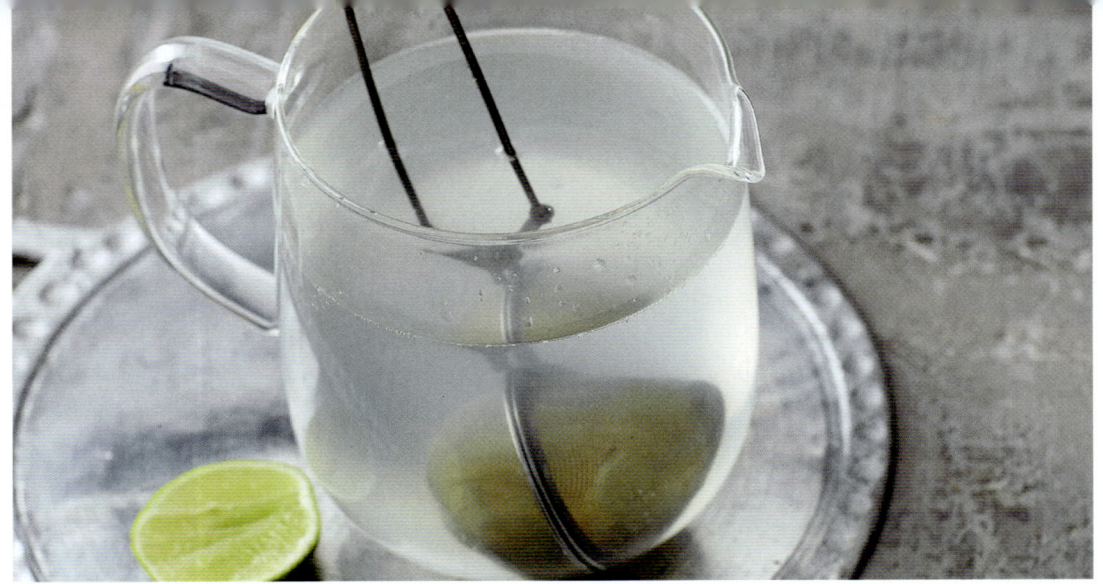

LIMETTEN-INGWER-WASSER

Wasser mit natürlichem Frischearoma ist eine gesunde Alternative zu zuckerhaltigen Softdrinks.

◊ ANTIBAKTERIELL

1 Stück Ingwer (ca. 2 cm lang)
½ Limette

Für 2 Personen
5 Min. Zubereitung
20 Min. Ziehen
Nährwert pro Portion:
0 kcal
0 g EW | 0 g F | 0 g KH

1 Den Ingwer schälen und in kleine Stücke schneiden. In einem Teesieb in eine Teekanne geben, mit 400 ml kochendem Wasser aufgießen und zugedeckt ca. 20 Min. ziehen lassen.

2 Inzwischen die Limette auspressen. Das Teesieb entfernen und den Limettensaft zum Ingwerwasser geben. Das Getränk warm oder abgekühlt servieren, dazu in Gläser gießen.

Ingwer ist ein typisches Gewürz aus Asien. Er ist insbesondere wegen seiner antibaktiellen Wirkung bekannt. Die Wurzel enthält insbesondere Gingerole, die auch Übelkeit lindern können. Studien zeigten, dass Inhaltsstoffe des Ingwers bestimmte Stellen auf der Oberfläche von Nervenzellen blockieren, weshalb Botenstoffe, die den Brechreiz auslösen, nicht mehr an diese Zellen andocken können. Ingwer hilft bekanntlich auch bei Reiseübelkeit.

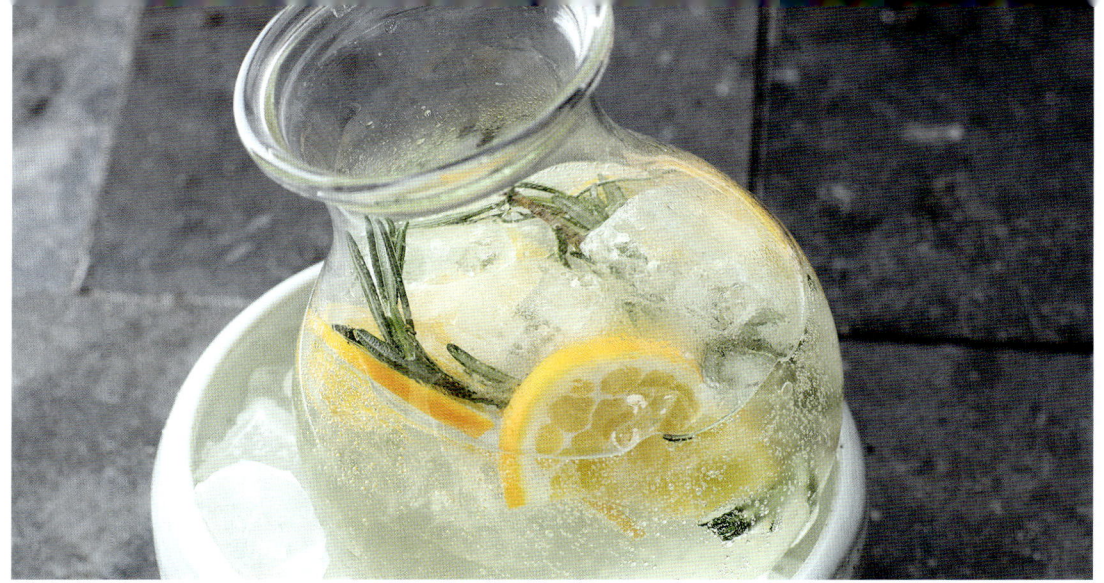

ORANGEN-ROSMARIN-WASSER

Das Rezept können Sie nach Belieben abwandeln:
Statt Orangenscheiben passt auch Zitrone oder Limette,
statt Rosmarin aromatische Kräuter wie Basilikum oder Thymian.

◊ IMMUNSTÄRKEND

½ Bio-Orange
3 Zweige Rosmarin
500 ml Mineralwasser
(mit Kohlensäure)
6 Eiswürfel

Für 2 Personen
5 Min. Zubereitung
30 Min. Ziehen
Nährwert pro Portion:
0 kcal
0 g EW | 0 g F | 0 g KH

1 Die Orangenhälfte heiß waschen und abtrocknen. Dann die Orange quer in dünne Scheiben schneiden. Die Rosmarinzweige waschen und trocken tupfen.

2 Die Orangenscheiben mit den Rosmarinzweigen in eine Glaskaraffe geben und mit dem Mineralwasser auffüllen. Alles zugedeckt ca. 30 Min. ziehen lassen.

3 Zum Servieren die Eiswürfel hinzufügen und das aromatisierte Wasser auf Gläser verteilen.

Orangen strotzen nur so vor Vitamin C. Gesund sind ebenfalls die weißen Hautpartien. Denn unter der Schale sitzen wie bei anderen Obstsorten auch reichlich gesunde sekundäre Pflanzenstoffe. Daher lieber die ganzen Früchte essen, als nur den Saft trinken, der leider relativ viel Fruchtzucker enthält.

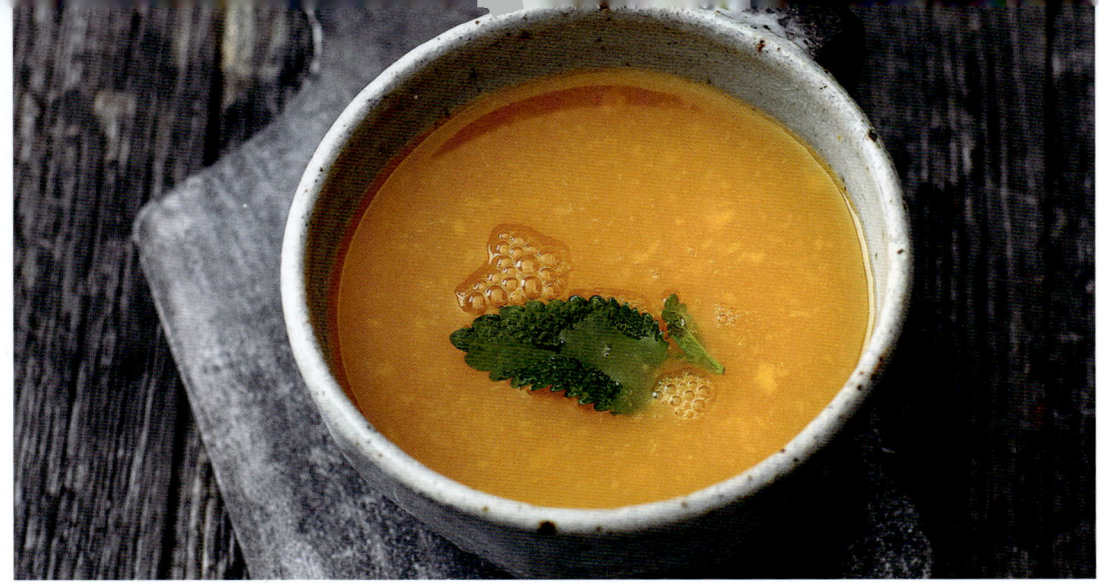

GRÜNTEE MIT MANGO

Sie können das Getränk warm wie einen süßen Tee oder
gekühlt als Erfrischung genießen.

◇ HERZ-KREISLAUF-SCHÜTZEND

*2 Beutel grüner Tee (ersatzweise
Kräutertee)*
½ Mango
einige Blätter Zitronenmelisse

Für 2 Personen
5 Min. Zubereitung
Nährwert pro Portion:
ca. 35 kcal
0 g EW | 0 g F | 8 g KH

1 Den grünen Tee in einer Kanne mit 300 ml kochend heißem Wasser aufbrühen und zugedeckt 2–3 Min. ziehen lassen. Dann die Teebeutel entfernen und den Tee kurz abkühlen lassen.

2 Inzwischen die Mango schälen. Das Fruchtfleisch erst auf den flachen Seiten vom Stein abschneiden, dann in grobe Stücke schneiden. Die Mangostücke in einem hohen Rührbecher mit dem Pürierstab fein pürieren.

3 Zum Servieren die Zitronenmelisse waschen, trocken tupfen und die Blätter abzupfen. Das Mangopüree mit dem warmen Grüntee verrühren und in Gläser oder Tassen füllen, mit der Zitronenmelisse garnieren. Nach Belieben warm oder abgekühlt trinken.

> Polyphenole im Grüntee (Catechine) zählen zu den sekundären Pflanzenstoffen und können das Risiko von Herz-Kreislauf-Erkrankungen senken. Sie wirken antientzündlich, können bei bestimmten Krebserkrankungen vorbeugend wirken und steigern die Fettverbrennung.

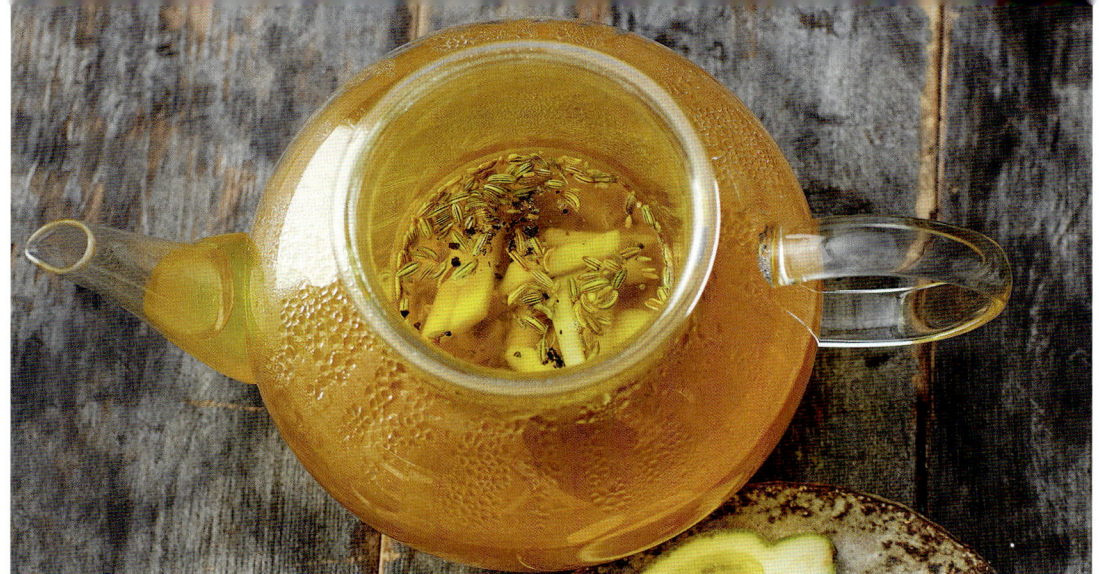

WINTERLICHER GEWÜRZTEE

Gewürze wärmen nicht nur, sondern wirken auch gesundheitsfördernd, beispielsweise Kurkuma oder Zimt.

◊ IMMUNSTÄRKEND

1 Stück Ingwer (ca. 2 cm lang)
1 Msp. Zimtpulver
1 Msp. schwarzer Pfeffer
1 Msp. gemahlene Kurkuma
2 Gewürznelken
1 EL Fenchelsamen
2 Scheiben Bio-Zitrone

Für 2 Personen
5 Min. Zubereitung
12 Min. Ziehen
Nährwert pro Portion:
0 kcal
0 g EW | 0 g F | 0 g KH

1 Den Ingwer schälen und in kleine Stücke schneiden. Dann mit den Gewürzen und Samen in einen Einwegteebeutel oder ein Teesieb geben. Den Teebeutel in eine Teekanne hängen und mit 400 ml kochend heißem Wasser übergießen. Den Tee zugedeckt 12–15 Min. ziehen lassen.

2 Anschließend jeweils 1 Zitronenscheibe in ein Teeglas legen und mit dem winterlichen Gewürztee aufgießen.

Dieser Gewürztee enthält nicht nur die heilkräftigen Gewürze Zimt und Kurkuma, sondern auch Pfeffer und Gewürznelken. Während Pfeffer appetitanregend und keimtötend wirkt, kommen Nelken in der Naturheilkunde bei Verdauungsbeschwerden und Zahnschmerzen zum Einsatz.

REZEPTREGISTER

Abkürzungen in den Rezepten:
kcal = Kilokalorien
EW = Eiweiß
F = Fett
KH = Kohlenhydrate
Eiergröße: S = klein,
M = mittelgroß, L = groß

SACHREGISTER

A

Achtsamkeit 51, 52
Adipositas 40, 199, **202–205**
Agavendicksaft 13, 25, 217, 219
Akupunktur 121, 165, 168, 192
Algen 75, 172, **237**
Alkohol 45, 48, 63, 98, 116, 117, 133, 134, 140, 168, 176, 186, 187
Alzheimer'sche Krankheit 112
Aminosäuren 18, 55, 122, 138
Arterienverkalkung 15, 24, 25, 69, 71, 77, 85, **92–94**, 96, 133
Arthritis 88, 132, **194–197**
Arthrose **88–91**, 203
Artischocke 71
Atemtest 15, 124, 125, 151
Atherosklerose **92–95**, 96, 113, 142, 160, 176, 198
Australien 67, **80–81**
Autoimmunerkrankung 167, 194, 198, 206
Avocado 21, **85**, **94**

B

Ballaststoffe 11, 16, 27, 53, 55, 59, 60, 221
Bananen 220
Bauchfett 20, 89, 93, 134, 199
Bauchkrämpfe 124
Bauchumfang **40**, 94, 97, 116, 202
Beeren 32, 79, 106, 126, 196
Bewegung 39, **42**, **43**, 51, 200
Bio 15, **27**, **49**
biologische Wertigkeit 18
Blähungen 33, 35, 124, 125, 151, 154, 155, 190, 191, 206
blaue Zonen 67, 70, 74
Bloomberg Health Index 67
Bluthochdruck 92, 93, **96–99**, 113, 144, 160, 174, 175, 176, 199

Blutzuckerspiegel 11, 12, 13, 14, 24, 25, 35, 198, 199, 200
BMI **40**, 42, **202**, 203, 204
Buchweizen **16**
Butter **137**

C

Carotinoide 23
Chili 83, 204
Cholesterin 31, **34**, **92**, 93, 94, 128, 137, **142–144**, 200
Chronisch entzündliche Darmerkrankungen (CED) **100**
Chronisches Erschöpfungssyndrom **104–107**
Clean Eating (Ernährungsform) 58
Colitis ulcerosa **100**, 101
Coronavirus **108–111**
Covid-19 **108–111**

D

Darm 35, 47, 50, **54–56**, 62, 148
Darmerkrankungen
   chronisch entzündliche Darmerkrankungen **100–103**
   Fruktoseintoleranz **124–127**
   Histaminintoleranz **138–141**
   Immunabwehr 148
   Laktoseintoleranz **150–153**
   Reizdarm **190–193**
   Zöliakie **206–209**
Darmflora 35, **54–56**, 71, 79, 83, 85, 100, 122, 148, 168, 172, **178**, 191, 207
Darmkrebsvorsorge 35
Darmschleimhaut 139, 150, 151, 190, 191, 192, 206
Datteln 225

Demenz 69, 71, 75, 96, **112–115**, 144
Detox 59
Diabetes 35, 48, 49, 89, 93, 97, 132, 174, 175, 182, 183, **198–201**
Diäten 54, **58–62**
Dickdarm 54, 100, 101
Dünndarm 101, 138, 150, 151, 188, 190, 192, 206
Durchfall 100, 101, 102, 124, 138, 139, 150, 151, 190, 191, 192, 206

E

Eier 19, **31**, 106, 223
Eiweiß **18–19**, 29, 53, 73, 75, 77, 79, 81, 85, 112, 170, 175, 176, 204
   tierisches Eiweiß **30–31**
Eiweißdiät 60
Eliminationsdiät 139, 140, 171
Emmer **16**
emotionaler Hunger 46
Energiebilanz **43**, 63, 203
Entzündungen 20, 31, 100, 113, 116, 156, 158, 164, 166, 168, 175, 200
   Darm 100, 151, 206
   Gelenk 88, 89, 90, 194–196
   Lebensmittel gegen 75, 79, 81, 83
   Magenschleimhaut **154–157**
   Zahnfleisch 182
Erkältung **146–149**
Ernährungsberatung 44
Ernährungscheck **36–38**
Ernährungsmythen **48–49**
Ernährungstagebuch 44
Erschöpfungssyndrom, chronisches **104–107**

BILDNACHWEIS

Covervorder- und -rückseite:
iStock/kerdkanno

Bilder von Agenturen:
Adobe Stock: S. 29 unten, 38
links, 69 beide oben, 71 beide
oben, 73 oben, 76, 79, 81, 83, 85,
90, 94, 98, 102, 106, 110, 114,
118, 122, 126, 134, 140, 144, 152,
160, 168, 172, 180, 184, 188, 196,
204, 208
DDP: S. 192
Dreamstime: S. 81
Getty Images: S. 22, 26, 39, 59,
66, 73 Mitte, 122

GU-Archiv: S. 28, 33
iStock: S. 3, 6 unten, 7 oben, 10,
19, 29 oben, 35, 36, 47, 51, 55,
56, 60 oben, 62, 64, 69 unten,
71 beide Mitte, 73 Mitte, 76, 81,
83, 85, 86, Grafik S. 89 ff., 90,
98, 102, 106, 110, 114, 122, 130,
134, 140, 156, 160, 164, 168,
172, 176, 184, 188, 204, 208,
210, 211, 276
Mauritius Images: S. 188
Shutterstock.com: S. 16/17,
24/25, 30/31, 37, 38 rechts,
69 beide Mitte, 71 unten, 73
unten, 75, 79, 81, 85, 94, 102,

106, 110 oben, 114, 118, 136/137,
144, 148, 152, 156, 164, 176, 180,
192, 196, 200, 204, 236/237
StockFood: S. 79, 106
Stocksy: S. 12, 40, 43
Bilder von Fotografen:
Maria Grossmann und
Monika Schürle:
S. 4, 6 oben, 7 unten, 8, 46,
Foodfotografien S. 212–295
(außer Bilder auf S. 236/237 und
S. 276)
Valentina Kurscheid: S. 45

IMPRESSUM

Sonderausgabe für Reader's Digest Deutschland, Schweiz, Österreich
© 2021 Gräfe und Unzer GmbH, München
© 2021 Reader's Digest Deutschland, Schweiz, Österreich – Verlag Das Beste GmbH, Stuttgart, Appenzell, Wien

Producing: bookwise GmbH, München

Umschlag
Peter Waitschies, Reader's Digest

Produktion
arvato distribution
Thomas Kurz

Druck und Binden
Mohn Media, Gütersloh

Die in diesem Buch enthaltenen medizinischen Informationen sind kein Ersatz für eine ärztliche Diagnose und Behandlung. Der Verlag empfiehlt allen Patienten mit Krankheits- bzw. Schmerzsymptomen, sich an einen Arzt zu wenden. Das vorliegende Buch ist sorgfältig erarbeitet worden. Dennoch erfolgen alle Angaben ohne Gewähr. Weder Autoren noch Verlag übernehmen eine Haftung für eventuelle Schäden, die aus den im Buch enthaltenen praktischen Hinweisen resultieren.

Das Werk einschließlich aller seiner Teile ist urheberrechtlich geschützt. Jede Verwendung außerhalb der engen Grenzen des Urheberrechtsgesetzes ist ohne Zustimmung des Verlags unzulässig und strafbar. Das gilt insbesondere für Vervielfältigungen, Übersetzungen, Mikroverfilmungen und die Verarbeitung in elektronischen Systemen.

Printed in Germany
ISBN 978-3-95619-430-6

Besuchen Sie uns im Internet
www.readersdigest-verlag.de
www.readersdigest-verlag.ch
www.readersdigest-verlag.at